国家卫生健康委员会"十三五"规划教材
全 国 高 等 学 校 教 材
供基础、临床、预防、口腔医学类专业用

眼科学
Ophthalmology

主　审　赵堪兴
主　编　杨培增　范先群
副主编　孙兴怀　刘奕志　赵桂秋　原慧萍

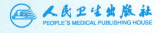
人民卫生出版社

图书在版编目（CIP）数据

眼科学/杨培增,范先群主编. —9 版. —北京：人民卫生出版社,2018

全国高等学校五年制本科临床医学专业第九轮规划教材

ISBN 978-7-117-26667-3

Ⅰ.①眼… Ⅱ.①杨…②范… Ⅲ.①眼科学-高等学校-教材 Ⅳ.①R77

中国版本图书馆 CIP 数据核字（2018）第 165217 号

人卫智网　www.ipmph.com　医学教育、学术、考试、健康，购书智慧智能综合服务平台
人卫官网　www.pmph.com　人卫官方资讯发布平台

版权所有,侵权必究!

眼　科　学
第 9 版

主　　编：杨培增　范先群
出版发行：人民卫生出版社（中继线 010-59780011）
地　　址：北京市朝阳区潘家园南里 19 号
邮　　编：100021
E - mail：pmph @ pmph.com
购书热线：010-59787592　010-59787584　010-65264830
印　　刷：北京盛通印刷股份有限公司
经　　销：新华书店
开　　本：850×1168　1/16　印张：22
字　　数：651 千字
版　　次：1980 年 7 月第 1 版　　2018 年 8 月第 9 版
　　　　　2023 年 5 月第 9 版第 8 次印刷（总第 71 次印刷）
标准书号：ISBN 978-7-117-26667-3
定　　价：88.00 元

打击盗版举报电话：010-59787491　E-mail：WQ @ pmph.com
（凡属印装质量问题请与本社市场营销中心联系退换）

编　者

以姓氏笔画为序

马　翔（大连医科大学附属第一医院）
马景学（河北医科大学第二医院）
王宁利（首都医科大学附属北京同仁医院）
王雨生（空军军医大学西京医院）
庄文娟（宁夏回族自治区人民医院）
刘奕志（中山大学中山眼科中心）
孙丰源（天津医科大学眼科医院）
孙兴怀（复旦大学附属眼耳鼻喉科医院）
杜利平（重庆医科大学附属第一医院）
杨培增（重庆医科大学附属第一医院）
张凤妍（郑州大学第一附属医院）
范先群（上海交通大学医学院）
赵　晨（复旦大学附属眼耳鼻喉科医院）
赵桂秋（青岛大学附属医院）
赵堪兴（天津市眼科医院）
姚　克（浙江大学医学院附属第二医院）
贾仁兵（上海交通大学医学院附属第九人民医院）
原慧萍（哈尔滨医科大学附属第二医院）
徐国兴（福建医科大学附属第一医院）
黄　挺（中山大学中山眼科中心）
蒋　沁（南京医科大学附属眼科医院）
颜　华（天津医科大学总医院）
瞿　佳（温州医科大学附属眼视光医院）

编写秘书
杜利平（兼）　贾仁兵（兼）

融合教材阅读使用说明

融合教材介绍：本套教材以融合教材形式出版，即融合纸书内容与数字服务的教材，每本教材均配有特色的数字内容，读者阅读纸书的同时可以通过扫描书中二维码阅读线上数字内容。

《眼科学》(第9版)融合教材配有以下数字资源：

九 教学课件　九 案例　九 视频　九 动画　九 图片　九 自测试卷　九 英文名词读音

九 AR 互动(扫描教材中带有 AR 图标的图片，即可体验增强现实的 AR 内容)

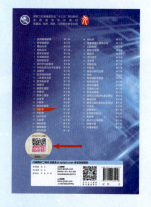

❶ 扫描教材封底圆形图标中的二维码，打开激活平台。

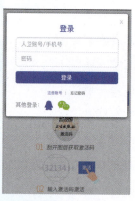

❷ 注册或使用已有人卫账号登录，输入刮开的激活码。

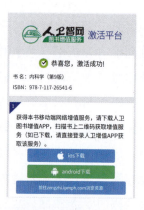

❸ 下载"人卫图书增值"APP，也可登录 zengzhi.ipmph.com 浏览。

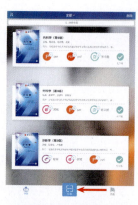

❹ 使用APP"扫码"功能，扫描教材中二维码可快速查看数字内容。

配套教材(共计56种)

全套教材书目

《眼科学》(第9版)配套教材

《眼科学学习指导与习题集》　主编：杨培增、范先群

全套教材书目

读者信息反馈方式

欢迎登录"人卫e教"平台官网"medu.pmph.com"，在首页注册登录后，即可通过输入书名、书号或主编姓名等关键字，查询我社已出版教材，并可对该教材进行读者反馈、图书纠错、撰写书评以及分享资源等。

序 言

党的十九大报告明确提出,实施健康中国战略。没有合格医疗人才,就没有全民健康。推进健康中国建设要把培养好医药卫生人才作为重要基础工程。我们必须以习近平新时代中国特色社会主义思想为指引,按照十九大报告要求,把教育事业放在优先发展的位置,加快实现教育现代化,办好人民满意的医学教育,培养大批优秀的医药卫生人才。

着眼于面向2030年医学教育改革与健康中国建设,2017年7月,教育部、国家卫生和计划生育委员会、国家中医药管理局联合召开了全国医学教育改革发展工作会议。之后,国务院办公厅颁布了《国务院办公厅关于深化医教协同进一步推进医学教育改革与发展的意见》(国办发〔2017〕63号)。这次改革聚焦健康中国战略,突出问题导向,系统谋划发展,医教协同推进,以"服务需求、提高质量"为核心,确定了"两更加、一基本"的改革目标,即:到2030年,具有中国特色的标准化、规范化医学人才培养体系更加健全,医学教育改革与发展的政策环境更加完善,医学人才队伍基本满足健康中国建设需要,绘就了今后一个时期医学教育改革发展的宏伟蓝图,作出了具有全局性、战略性、引领性的重大改革部署。

教材是学校教育教学的基本依据,是解决培养什么样的人、如何培养人以及为谁培养人这一根本问题的重要载体,直接关系到党的教育方针的有效落实和教育目标的全面实现。要培养高素质的优秀医药卫生人才,必须出版高质量、高水平的优秀精品教材。一直以来,教育部高度重视医学教材编制工作,要求以教材建设为抓手,大力推动医学课程和教学方法改革。

改革开放四十年来,具有中国特色的全国高等学校五年制本科临床医学专业规划教材经历了九轮传承、创新和发展。在教育部、国家卫生和计划生育委员会的共同推动下,以裘法祖、吴阶平、吴孟超、陈灏珠等院士为代表的我国几代著名院士、专家、医学家、教育家,以高度的责任感和敬业精神参与了本套教材的创建和每一轮教材的修订工作。教材从无到有、从少到多、从多到精,不断丰富、完善与创新,逐步形成了课程门类齐全、学科系统优化、内容衔接合理、结构体系科学的立体化优秀精品教材格局,创建了中国特色医学教育教材建设模式,推动了我国高等医学本科教育的改革和发展,走出了一条适合中国医学教育和卫生健康事业发展实际的中国特色医药学教材建设发展道路。

在深化医教协同、进一步推进医学教育改革与发展的时代要求与背景下,我们启动了第九轮全国高等学校五年制本科临床医学专业规划教材的修订工作。教材修订过程中,坚持以习近平新时代中国特色社会主义思想为指引,贯彻党的十九大精神,落实"优先发展教育事业""实施健康中国战略"及"落实立德树人根本任务,发展素质教育"的战略部署要求,更加突出医德教育与人文素质教育,将医德教育贯穿于医学教育全过程,同时强调"多临床、早临床、反复临床"的理念,强化临床实践教学,着力培养医德高尚、医术精湛的临床医生。

我们高兴地看到,这套教材在编写宗旨上,不忘医学教育人才培养的初心,坚持质量第一、立德树人;在编写内容上,牢牢把握医学教育改革发展新形势和新要求,坚持与时俱进、力求创新;在编写形式上,聚力"互联网+"医学教育的数字化创新发展,充分运用AR、VR、人工智能等新技术,在传统纸质教材的基础上融合实操性更强的数字内容,推动传统课堂教学迈向数字教学与移动学习的新时代。为进一步加强医学生临床实践能力培养,整套教材还配有相应的实践指导教材,内容丰富,图文并茂,具有较强的科学性和实践指导价值。

我们希望,这套教材的修订出版,能够进一步启发和指导高校不断深化医学教育改革,推进医教协同,为培养高质量医学人才、服务人民群众健康乃至推动健康中国建设作出积极贡献。

2018年2月

全国高等学校五年制本科临床医学专业
第九轮　规划教材修订说明

全国高等学校五年制本科临床医学专业国家卫生健康委员会规划教材自1978年第一轮出版至今已有40年的历史。几十年来，在教育部、国家卫生健康委员会的领导和支持下，以裘法祖、吴阶平、吴孟超、陈灏珠等院士为代表的我国几代德高望重、有丰富的临床和教学经验、有高度责任感和敬业精神的国内外著名院士、专家、医学家、教育家参与了本套教材的创建和每一轮教材的修订工作，使我国的五年制本科临床医学教材从无到有，从少到多，从多到精，不断丰富、完善与创新，形成了课程门类齐全、学科系统优化、内容衔接合理、结构体系科学的由规划教材、配套教材、网络增值服务、数字出版等组成的立体化教材格局。这套教材为我国千百万医学生的培养和成才提供了根本保障，为我国培养了一代又一代高水平、高素质的合格医学人才，为推动我国医疗卫生事业的改革和发展做出了历史性巨大贡献，并通过教材的创新建设和高质量发展，推动了我国高等医学本科教育的改革和发展，促进了我国医药学相关学科或领域的教材建设和教育发展，走出了一条适合中国医药学教育和卫生事业发展实际的具有中国特色医药学教材建设和发展的道路，创建了中国特色医药学教育教材建设模式。老一辈医学教育家和科学家们亲切地称这套教材是中国医学教育的"干细胞"教材。

本套第九轮教材修订启动之时，正是我国进一步深化医教协同之际，更是我国医疗卫生体制改革和医学教育改革全方位深入推进之时。在全国医学教育改革发展工作会议上，李克强总理亲自批示"人才是卫生与健康事业的第一资源，医教协同推进医学教育改革发展，对于加强医学人才队伍建设、更好保障人民群众健康具有重要意义"，并着重强调，要办好人民满意的医学教育，加大改革创新力度，奋力推动建设健康中国。

教材建设是事关未来的战略工程、基础工程，教材体现国家意志。人民卫生出版社紧紧抓住医学教育综合改革的历史发展机遇期，以全国高等学校五年制本科临床医学专业第九轮规划教材全面启动为契机，以规划教材创新建设，全面推进国家级规划教材建设工作，服务于医改和教改。第九轮教材的修订原则，是积极贯彻落实国务院办公厅关于深化医教协同、进一步推进医学教育改革与发展的意见，努力优化人才培养结构，坚持以需求为导向，构建发展以"5+3"模式为主体的临床医学人才培养体系；强化临床实践教学，切实落实好"早临床、多临床、反复临床"的要求，提高医学生的临床实践能力。

在全国医学教育综合改革精神鼓舞下和老一辈医学家奉献精神的感召下，全国一大批临床教学、科研、医疗第一线的中青年专家、学者、教授继承和发扬了老一辈的优秀传统，以严谨治学的科学态度和无私奉献的敬业精神，积极参与第九轮教材的修订和建设工作，紧密结合五年制临床医学专业培养目标、高等医学教育教学改革的需要和医药卫生行业人才的需求，借鉴国内外医学教育教学的经验和成果，不断创新编写思路和编写模式，不断完善表达形式和内容，不断提升编写水平和质量，已逐渐将每一部教材打造成了学科精品教材，使第九轮全套教材更加成熟、完善和科学，从而构建了适合以"5+3"为主体的医学教育综合改革需要、满足卓越临床医师培养需求的教材体系和优化、系统、科学、经典的五年制本科临床医学专业课程体系。

其修订和编写特点如下：

1．教材编写修订工作是在国家卫生健康委员会、教育部的领导和支持下，由全国高等医药教材建设研究学组规划，临床医学专业教材评审委员会审定，院士专家把关，全国各医学院校知名专家教授编写，人民卫生出版社高质量出版。

2．教材编写修订工作是根据教育部培养目标、国家卫生健康委员会行业要求、社会用人需求，在全国进行科学调研的基础上，借鉴国内外医学人才培养模式和教材建设经验，充分研究论证本专业人才素质要求、学科体系构成、课程体系设计和教材体系规划后，科学进行的。

3．在教材修订工作中，进一步贯彻党的十九大精神，将"落实立德树人根本任务，发展素质教育"的战略部署要求，贯穿教材编写全过程。全套教材在专业内容中渗透医学人文的温度与情怀，通过案例与病例融合基础与临床相关知识，通过总结和汲取前八轮教材的编写经验与成果，充分体现教材的科学性、权威性、代表性和适用性。

4．教材编写修订工作着力进行课程体系的优化改革和教材体系的建设创新——科学整合课程、淡化学科意识、实现整体优化、注重系统科学、保证点面结合。继续坚持"三基、五性、三特定"的教材编写原则，以确保教材质量。

5．为配合教学改革的需要，减轻学生负担，精炼文字压缩字数，注重提高内容质量。根据学科需要，继续沿用大16开国际开本、双色或彩色印刷，充分拓展侧边留白的笔记和展示功能，提升学生阅读的体验性与学习的便利性。

6．为满足教学资源的多样化，实现教材系列化、立体化建设，进一步丰富了理论教材中的数字资源内容与类型，创新在教材移动端融入AR、VR、人工智能等新技术，为课堂学习带来身临其境的感受；每种教材均配有2套模拟试卷，线上实时答题与判卷，帮助学生复习和巩固重点知识。同时，根据实际需求进一步优化了实验指导与习题集类配套教材的品种，方便老师教学和学生自主学习。

第九轮教材共有53种，均为**国家卫生健康委员会"十三五"规划教材**。全套教材将于2018年6月出版发行，数字内容也将同步上线。教育部副部长林蕙青同志亲自为本套教材撰写序言，并对通过修订教材启发和指导高校不断深化医学教育改革、进一步推进医教协同，为培养高质量医学人才、服务人民群众健康乃至推动健康中国建设寄予厚望。希望全国广大院校在使用过程中能够多提供宝贵意见，反馈使用信息，以逐步修改和完善教材内容，提高教材质量，为第十轮教材的修订工作建言献策。

全国高等学校五年制本科临床医学专业第九轮规划教材
教材目录

序号	书名	版次	主编	副主编
1.	医用高等数学	第7版	秦 侠 吕 丹	李 林 王桂杰 刘春扬
2.	医学物理学	第9版	王 磊 冀 敏	李晓春 吴 杰
3.	基础化学	第9版	李雪华 陈朝军	尚京川 刘 君 籍雪平
4.	有机化学	第9版	陆 阳	罗美明 李柱来 李发胜
5.	医学生物学	第9版	傅松滨	杨保胜 邱广蓉
6.	系统解剖学	第9版	丁文龙 刘学政	孙晋浩 李洪鹏 欧阳宏伟 阿地力江·伊明
7.	局部解剖学	第9版	崔慧先 李瑞锡	张绍祥 钱亦华 张雅芳 张卫光
8.	组织学与胚胎学	第9版	李继承 曾园山	周 莉 周国民 邵淑娟
9.	生物化学与分子生物学	第9版	周春燕 药立波	方定志 汤其群 高国全 吕社民
10.	生理学	第9版	王庭槐	罗自强 沈霖霖 管又飞 武宇明
11.	医学微生物学	第9版	李 凡 徐志凯	黄 敏 郭晓奎 彭宜红
12.	人体寄生虫学	第9版	诸欣平 苏 川	吴忠道 李朝品 刘文琪 程彦斌
13.	医学免疫学	第7版	曹雪涛	姚 智 熊思东 司传平 于益芝
14.	病理学	第9版	步 宏 李一雷	来茂德 王娅兰 王国平 陶仪声
15.	病理生理学	第9版	王建枝 钱睿哲	吴立玲 孙连坤 李文斌 姜志胜
16.	药理学	第9版	杨宝峰 陈建国	臧伟进 魏敏杰
17.	医学心理学	第7版	姚树桥 杨艳杰	潘 芳 汤艳清 张 宁
18.	法医学	第7版	王保捷 侯一平	丛 斌 沈忆文 陈 腾
19.	诊断学	第9版	万学红 卢雪峰	刘成玉 胡申江 杨 炯 周汉建
20.	医学影像学	第8版	徐 克 龚启勇 韩 萍	于春水 王 滨 文 戈 高剑波 王绍武
21.	内科学	第9版	葛均波 徐永健 王 辰	唐承薇 肖海鹏 王建安 曾小峰
22.	外科学	第9版	陈孝平 汪建平 赵继宗	秦新裕 刘玉村 张英泽 李宗芳
23.	妇产科学	第9版	谢 幸 孔北华 段 涛	林仲秋 狄 文 马 丁 曹云霞 漆洪波
24.	儿科学	第9版	王卫平 孙 锟 常立文	申昆玲 李 秋 杜立中 母得志
25.	神经病学	第8版	贾建平 陈生弟	崔丽英 王 伟 谢 鹏 罗本燕 楚 兰
26.	精神病学	第8版	郝 伟 陆 林	李 涛 刘金同 赵旭东 王高华
27.	传染病学	第9版	李兰娟 任 红	高志良 宁 琴 李用国

序号	书名	版次	主编	副主编
28.	眼科学	第9版	杨培增 范先群	孙兴怀 刘奕志 赵桂秋 原慧萍
29.	耳鼻咽喉头颈外科学	第9版	孙 虹 张 罗	迟放鲁 刘 争 刘世喜 文卫平
30.	口腔科学	第9版	张志愿	周学东 郭传瑸 程 斌
31.	皮肤性病学	第9版	张学军 郑 捷	陆洪光 高兴华 何 黎 崔 勇
32.	核医学	第9版	王荣福 安 锐	李亚明 李 林 田 梅 石洪成
33.	流行病学	第9版	沈洪兵 齐秀英	叶冬青 许能锋 赵亚双
34.	卫生学	第9版	朱启星	牛 侨 吴小南 张正东 姚应水
35.	预防医学	第7版	傅 华	段广才 黄国伟 王培玉 洪 峰
36.	中医学	第9版	陈金水	范 恒 徐 巍 金 红 李 锋
37.	医学计算机应用	第6版	袁同山 阳小华	卜宪庚 张筠莉 时松和 娄 岩
38.	体育	第6版	裴海泓	程 鹏 孙 晓
39.	医学细胞生物学	第6版	陈誉华 陈志南	刘 佳 范礼斌 朱海英
40.	医学遗传学	第7版	左 伋	顾鸣敏 张咸宁 韩 骅
41.	临床药理学	第6版	李 俊	刘克辛 袁 洪 杜智敏 闫素英
42.	医学统计学	第7版	李 康 贺 佳	杨土保 马 骏 王 彤
43.	医学伦理学	第5版	王明旭 赵明杰	边 林 曹永福
44.	临床流行病学与循证医学	第5版	刘续宝 孙业桓	时景璞 王小钦 徐佩茹
45.	康复医学	第6版	黄晓琳 燕铁斌	王宁华 岳寿伟 吴 毅 敖丽娟
46.	医学文献检索与论文写作	第5版	郭继军	马 路 张 帆 胡德华 韩玲革
47.	卫生法	第5版	汪建荣	田 侃 王安富
48.	医学导论	第5版	马建辉 闻德亮	曹德品 董 健 郭永松
49.	全科医学概论	第5版	于晓松 路孝琴	胡传来 江孙芳 王永晨 王 敏
50.	麻醉学	第4版	李文志 姚尚龙	郭曲练 邓小明 喻 田
51.	急诊与灾难医学	第3版	沈 洪 刘中民	周荣斌 于凯江 何 庆
52.	医患沟通	第2版	王锦帆 尹 梅	唐宏宇 陈卫昌 康德智 张瑞宏
53.	肿瘤学概论	第2版	赫 捷	张清媛 李 薇 周云峰 王伟林 刘云鹏 赵新汉

第七届全国高等学校五年制本科临床医学专业教材评审委员会名单

顾　　问

吴孟超　王德炳　刘德培　刘允怡

主 任 委 员

陈灏珠　钟南山　杨宝峰

副主任委员（以姓氏笔画为序）

王　辰　王卫平　丛　斌　冯友梅　李兰娟　步　宏
汪建平　张志愿　陈孝平　陈志南　陈国强　郑树森
郎景和　赵玉沛　赵继宗　柯　杨　桂永浩　曹雪涛
葛均波　赫　捷

委　　员（以姓氏笔画为序）

马存根　王　滨　王省良　文历阳　孔北华　邓小明
白　波　吕　帆　刘吉成　刘学政　李　凡　李玉林
吴在德　吴肇汉　何延政　余艳红　沈洪兵　陆再英
赵　杰　赵劲民　胡翊群　南登崑　药立波　柏树令
闻德亮　姜志胜　姚　智　曹云霞　崔慧先　曾因明
颜　虹

主 审 简 介

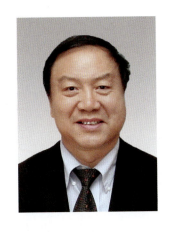

赵堪兴

男，1946年4月出生于天津市。一级主任医师，博士研究生导师。国际眼科科学院（AOI）院士，国际眼科联盟（ICO）前理事会理事，亚太地区斜视与小儿眼科学会副主席，亚太眼科学会（APAO）理事会理事，中华医学会眼科学分会斜视与小儿眼科学组组长，中华医学会眼科学分会前主任委员，中国医师协会眼科医师分会会长，《中华眼科杂志》前任主编。享受国务院政府特殊津贴，国家有突出贡献中青年专家，卫生部有突出贡献中青年专家，天津市政府授衔专家。被美国斜视与小儿眼科学会誉为："国际斜视与小儿眼科界的思想领袖"。

48年来，赵堪兴教授一直活跃在眼科临床、教学、科研、防盲工作一线。在斜视与小儿眼科领域有深刻造诣，特别是在复杂斜视、眼球震颤、垂直斜视诊治及儿童弱视预防与规范化诊疗、近视防控等方面有丰富的临床经验。曾主持完成6项国家自然科学基金重点和面上课题，教育部、原卫生部、天津市自然科学基金课题、国际合作大型课题多项。共发表400余篇学术论文，其中SCI收录60余篇，主编临床医学专业本科规划教材《眼科学》（第7版、第8版）及《斜视弱视学》（第1版、第2版）。曾荣获亚太眼科学会（APAO）杰出贡献奖，中华眼科学会杰出成就奖，中美眼科学会金钥匙奖，中美眼科学会金苹果奖，国际眼科联盟（ICO）与亚太眼科学会（APAO）颁发的教育成就金苹果奖，2016年获首批中华眼科学会终身成就奖。

主 编 简 介

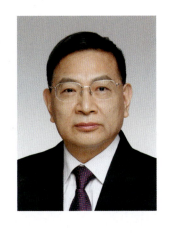

杨培增

男，1957年6月出生于河南省濮阳县。教授、博士研究生导师。教育部长江学者特聘教授、国家杰出青年基金获得者、国务院政府特殊津贴获得者，国务院学位委员会第五、六届学科评议组成员，重庆市两江学者特聘教授、重庆市首届首席医学专家、十八大党代表、国际眼炎症学会执行理事、亚太眼内炎症学会执行理事、国际 Behcet 病学会理事、国际葡萄膜炎研究组成员，The Lancet、Nature Genetic、JACI、Ann Rheum Dis 等 50 余份 SCI 收录杂志审稿专家，中华医学会眼科学分会副主任委员、眼科学重庆市市级重点实验室主任、重庆市眼科研究所所长、重庆医科大学附属第一医院眼科主任。

从事临床、科研、教学工作40年，以项目负责人获国家自然科学基金创新群体基金、国家自然科学基金重大国际合作研究项目（3项）、国家自然科学基金重点项目（2项）、国家重点研发计划、科技部"十一五"支撑计划等，在 Nature Genetics 及其他 SCI 收录杂志发表第一作者和（或）通讯作者的论文200多篇，独立完成著作460万字，主编五年制规划教材及其他专著5部，以第一完成人获国家科技进步奖二等奖（2项）、三等奖（1项），省部级科技进步一等奖6项，亚太眼内炎症学会杰出成就奖、亚太眼科学会成就奖、重庆市科技突出贡献奖、重庆市富民兴渝贡献奖、中华眼科杰出成就奖、中美眼科学会金钥匙奖、中美眼科学会金苹果奖和第六届中国医师奖，被授予卫生部有突出贡献中青年专家、全国杰出专业技术人才、全国"五一劳动奖章"、全国模范教师和全国优秀科技工作者等称号。

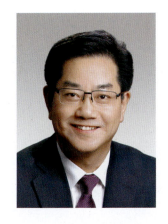

范先群

男，1964年6月出生于安徽寿县。教育部"长江学者"特聘教授、主任医师、博士生导师。上海交通大学党委副书记、医学院党委书记。国家临床重点专科、上海市重点学科和上海市重中之重医学重点学科（眼科学）带头人。英国皇家眼科 Fellow、亚太地区眼肿瘤眼病理学会副主席、第五届亚太地区眼整形外科学会主席，中华医学会眼科学分会眼整形眼眶病学组组长、中国医师协会眼科医师分会副会长、上海市医学会副会长兼眼科学分会主任委员。

从事临床、科研和教学工作30多年。牵头组建中华医学会眼科学分会眼整形眼眶病学组、中国抗癌协会眼肿瘤专业委员会、海医会眼科专委会视网膜母细胞瘤学组。主持863项目、国家自然科学基金国际合作重点项目、国家卫生行业专项等国家级项目14项。以通讯作者或第一作者身份发表 SCI 收录论文142篇。第一完成人获国家科技进步二等奖1项、上海市科技进步一等奖3项，教育部高等学校科技进步一等奖1项。入选国家百千万人才工程，获国家卫生计生突出贡献中青年专家、全国卫生系统先进工作者、全国优秀科技工作者、上海市科技精英等荣誉称号。获得亚太眼科学会杰出成就奖、中华眼科杰出成就奖、上海医学发展杰出贡献奖和上海市育才奖等奖励。

副主编简介

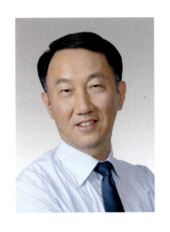

孙兴怀

男，1962年2月生于安徽歙县。医学博士，主任医师，眼科学教授，博士生导师，复旦大学上海医学院眼科学及视觉科学系主任，卫生部近视眼重点实验室主任，中华医学会眼科学分会候任主任委员，中国研究型医院学会眼科学与视觉科学专委会主任委员，中国医师协会眼科分会副会长等。

从事临床眼科诊疗和相关研究，以及教学工作30余年。承担多项国家级重点科研项目，论文发表在 *Nature Genetics*、*Progress in Retinal and Eye Research*、*Ophthalmology* 等杂志。获全国优秀教师、上海市科技精英、中国优秀眼科医师、中华眼科学会杰出成就奖、亚太眼科学会（APAO）杰出贡献奖、上海市科技进步奖一等奖、国家科技进步奖二等奖等荣誉。

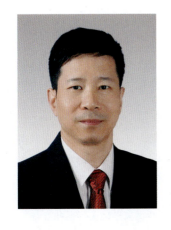

刘奕志

男，1962年7月生于广州，973首席科学家。现任中山大学中山眼科中心主任，眼科医院院长，眼科学国家重点实验室主任；亚太眼科学会常务理事，中华医学会眼科学分会副主任委员，广东省医学会副会长，广东省医学会眼科学分会主任委员；*Mol Vision* 共同主编、*Current Molecular Medicine* 副主编。

从事眼科学临床、科研、教学工作至今34年，是我国微创白内障手术创始人之一，创建了新型白内障防治体系；在再生医学领域取得突破性成果：首次利用内源性干细胞实现了人类晶状体再生，用于治疗婴幼儿白内障，成果以 Article 发表在 *Nature* 杂志，并被 *Nature Medicine* 评为"2016年度全球医学八大突破性进展"。以通讯作者或共同通讯作者在 *NEJM*、*Nature*、*Science*、*BMJ*、*PNAS* 等 SCI 收录杂志发表论文；获何梁何利基金科学与技术进步奖，国家科技进步二等奖，广东省科技突出贡献，全国五一劳动奖章，中国医师奖及 The De Ocampo Lecture、Arthur Lim、APACRS Gold Medal 等奖励。

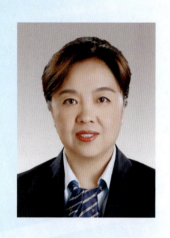

赵桂秋

女，1962年8月出生于山东省青岛市。二级教授、博士研究生导师。青岛大学附属医院眼科主任。山东省泰山学者特聘专家，全国卫生计生系统先进工作者，享受国务院政府特殊津贴。现任中华医学会眼科学分会病理学组副组长、中国医师协会眼科学分会眼病理专业委员会副主任委员，山东省医学会眼科学分会副主任委员，山东省医师协会眼科医师分会副主任委员，青岛市医学会眼科学分会主任委员。

从事眼科临床、科研、教学工作33年，主持国家自然科学基金项目3项，省部级重点项目2项，累计发表论文170篇，其中SCI收录78篇，出版教材及专著17部，获国家专利13项。获国家医药学研究生教育成果奖1项、省部级奖项20多项。获第九届中国医师奖、山东省十佳医师、山东省优秀研究生指导教师、山东省复明项目示范标兵、青岛市专业技术拔尖人才、青岛市工人先锋、青岛市三八红旗手等荣誉称号。

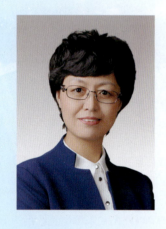

原慧萍

女，1962年生于哈尔滨。二级教授、主任医师，博士生导师，哈尔滨医科大学附属第二医院五官医院院长、眼科主任、眼科教研室主任；国家临床重点专科负责人，黑龙江省重点学科带头人、领军人才梯队带头人，黑龙江省杰出青年基金项目获得者，黑龙江省卫生系统有突出贡献的中青年专家。

中华医学会眼科学分会委员、中华医学会专家会员、全国视觉生理学组和青光眼学组委员、中国研究型医院学会眼科学与视觉科学专业委员会副主任委员、中国微循环学会眼微循环专业委员会常委、中国医师协会眼科医师分会常委等。主持国家自然科学基金项目6项、黑龙江省自然科学基金重点项目等省部级课题4项。获国家发明专利2项；获省科学技术二等奖3项，三等奖4项；发表SCI收录论文30篇。

前　言

《眼科学》教材自1980年第一版出版以来，历经38年8次修订，一直深受医学院校广大师生和眼科临床医师的钟爱和好评，作为医学教育"干细胞"教材的重要组成部分，为培养医学"干细胞"人才发挥了重要作用。我国眼科学对世界眼科学作出了突出贡献，如第一次揭示出衣原体是沙眼的病原体。近年来，我国眼科学临床和基础研究日新月异，诊疗技术不断创新，揭示出遗传因素在青光眼、黄斑变性、葡萄膜炎、视网膜色素变性等眼病发生中起着重要作用，晶状体再生、难治性视网膜病变诊疗、眼肿瘤研究、眼眶修复、角膜移植、人工视觉等方面也进行了有益的探索并取得了一定的进展。眼科领域的"中国方案"（中国第一个具有自主知识产权的创新性生物制剂康柏西普、基于中国大数据形成的疾病诊治规范和共识，中国学者所著中英文眼科论文、教材及专著等）越来越多。另一方面，院校教育、毕业后教育和继续教育教材体系日趋完善，"互联网+医学教育"已初具规模，医学教育模式的革新和医学教材的修订也势在必行。

为全面学习贯彻落实习近平新时代中国特色社会主义思想和党的十九大精神，深入落实全国高校思想政治工作会议、全国卫生与健康大会、全国医学教育改革发展工作会议等精神及《国务院办公厅关于深化医教协同进一步推进医学教育改革与发展的意见》（国办发〔2017〕63号）文件精神，为培养"医术精湛、医德高尚的、有情怀和温度的顶天立地的医学人才"，教育部和国家卫生健康委员会组织进行了全国高等学校临床医学专业五年制本科第九轮规划教材的修订工作，按照"进一步夯实五年制临床医学教材的基础地位""推进互联网+医学教育""早临床、多临床、反复临床"等要求，对本教材进行了第9次修订，也将我国具有代表性和原创性的研究成果充实在本教材中。

本次修订坚持对第8版的继承和发展。遵照"三基"（基础理论、基本知识、基本技能）、"五性"（思想性、科学性、先进性、启发性、适用性）、"三特定"（特定对象、特定要求、特定限制）的原则，力求概念准确、语言流畅、逻辑清晰、图文并茂，在保证纸质版教材内容完整性的同时尽量精练，将延伸内容、辅助教学内容放至数字资源中，便于学生学习和教师教授，使本教材更加满足"干细胞"医学生培养的需要，也可作为低年资眼科医师的入门教材。

本版继续保持了上版印刷形式，图片随文，全书共有264张图片，其中彩图221张，内容更生动、形象、易于理解。上版教材以网络增值服务的形式提供给读者的资料，在辅助教学、拓宽学生知识面和帮助学生深入学习方面起到了重要作用，也受到了广大读者的一致好评。本版教材进一步增加了多媒体素材，如各章节的教学PPT、典型病例分析、模拟考试题目等，这些资料均为本领域专家多年来在临床和教学工作中的经验和心得，具有很高的临床指导价值。

第9版教材内容在第8版的基础上，主要作出了以下修订和补充：①在第三章缩减了色盲镜检查、简化了对比敏感度等内容，同时增加了目前屈光手术中常用的波前像差分析，增加了神经眼科常见的Horner瞳孔和Adie瞳孔等内容，对眼科影像学检查的顺序做了调整；②第四、五、十、十四章新增了一些更典型、更清晰的图片，使读者更容易牢记疾病的特征；③第六章增加了我国干眼的分类、诊断和治疗共识等内容；④第十章增加了关于晶状体混浊分类方法Ⅲ、飞秒激光辅助下白内障摘除术以及多焦点人工晶状体的介绍；⑤第十三章删除了Wagner玻璃体视网膜变性和Stickler

综合征等内容，精练了玻璃体切割手术指征；⑥第十四章新增了特发性脉络膜新生血管和息肉样脉络膜血管病变，简单介绍了超广角荧光素眼底血管造影、抗-血管内皮生长因子生物制剂治疗、长效糖皮质激素等在眼底病诊疗中的应用；⑦第十六章删除了非激光角膜屈光手术部分，介绍了角膜塑形镜；⑧第十九章将眼外伤的病历采集部分独立，新增了"眼外伤预后评估"和几种特殊人群的眼外伤；⑨第二十章介绍了早产儿视网膜病变分期及筛选标准的新进展。

在本教材修订过程中，得到全体编委的大力支持和通力协作。本版仍较多保留了上一版的内容，黎晓新教授、徐亮教授和陈晓明教授因为年龄原因不再担任本书编委，在此感谢他们对本教材前几版的辛勤付出。第8版主编赵堪兴教授对全书进行了审阅，一批青年学者参与了稿件的整理和校对，中山眼科中心郑丹莹教授、河北医科大学附属第一医院安建斌副教授、哈尔滨医科大学附属第二医院周欣荣主任医师、天津医科大学总医院由彩云副教授、大连医科大学附属第一医院卢建民副教授、郑州大学附属第一医院祈颖副教授以及南京医科大学附属眼科医院李柯然医师等提供或参与审阅了相关眼科视频、图片及影像资料。在此，向所有关心、支持本教材修订工作的专家同事表示真诚的感谢。

由于水平及时间有限，本书错漏在所难免，恳请读者批评指正，以便再版时修订、完善。

杨培增　范先群

2018年5月

目 录

第一章 绪论 ... 1

第一节 眼科学的范围及其在医学中的地位 1
第二节 眼科学发展简史 1
第三节 通科医师学习眼科学的重要性 3
第四节 眼科学、视光学和视觉科学 3

第二章 眼科学基础 ... 5

第一节 眼的组织与解剖 5
　一、眼球 5
　二、眼附属器 11
　三、视路 15
　四、眼部血管和神经 17
第二节 眼的胚胎发育 19
　一、胚眼 19
　二、眼球的发育 19
　三、眼附属器的发育 20
　四、眼部组织的发育来源 21
第三节 眼的生理生化 21
　一、泪膜 21
　二、角膜 22
　三、虹膜、睫状体 22
　四、房水 22
　五、脉络膜 23
　六、晶状体 23
　七、玻璃体 23
　八、视网膜 24
第四节 眼遗传学概述 26
　一、临床遗传学 26
　二、分子遗传学 26
　三、表观遗传学 27
第五节 眼科用药概述 27
　一、眼局部的药物动力学 27
　二、常用眼药剂型及给药方式 28
第六节 眼科流行病学 29

一、眼科流行病学概述　29
二、眼科流行病学常用研究方法　29
三、眼科流行病学研究的常用指标和疾病的测量　31
四、基于GIS技术的流行病学调查与分析　32
五、流行病学调查中常见的偏倚及控制　32

第三章　眼科检查　34

第一节　病史采集及眼病主要症状　34
一、病史采集　34
二、眼病主要症状　34

第二节　视功能检查　35
一、视力　35
二、视野　36
三、色觉　39
四、暗适应与明适应　40
五、立体视觉　41
六、对比敏感度　41
七、视觉电生理　42
八、波前像差分析　43

第三节　眼部检查　44
一、眼附属器检查　44
二、眼球前段检查　45
三、裂隙灯生物显微镜检查　47
四、前房角镜检查　48
五、眼压测量　49
六、检眼镜检查　50
七、眼科影像学检查　52

第四章　眼睑病　62

第一节　概述　62

第二节　眼睑炎症　62
一、睑腺炎　62
二、睑板腺囊肿　63
三、睑缘炎　64
四、病毒性睑皮炎　65
五、接触性睑皮炎　65

第三节　眼睑肿瘤　66
一、眼睑良性肿瘤　66
二、眼睑恶性肿瘤　67

第四节　眼睑位置、功能和先天异常　68
一、倒睫和乱睫　68

二、睑内翻　68
三、睑外翻　69
四、眼睑闭合不全　69
五、上睑下垂　69
六、内眦赘皮　70
七、睑裂狭小综合征　70

第五章　泪器病　71

第一节　概述　71
第二节　泪液分泌系统疾病　71
　一、泪腺炎　71
　二、泪腺肿瘤　72
　三、泪腺脱垂　73
　四、泪液分泌异常　73
第三节　泪液排出系统疾病　74
　一、泪道阻塞或狭窄　74
　二、泪囊炎　75
　三、泪囊肿瘤　76

第六章　眼表疾病　78

第一节　概述　78
　一、维持正常眼表的主要因素　78
　二、完整的眼表功能单位对维持眼表稳定的作用　80
第二节　眼表疾病　80
　一、眼表疾病的病因　80
　二、眼表疾病的分类　80
　三、眼表疾病的临床表现　81
　四、眼表疾病的治疗原则　81
第三节　干眼　82
第四节　睑板腺功能障碍　84

第七章　结膜病　86

第一节　概述　86
第二节　结膜炎总论　86
　一、结膜炎的病因　86
　二、结膜炎的分类　87
　三、结膜炎的常见体征　87
　四、结膜炎的常用诊断方法　88
　五、结膜炎的治疗原则　89
　六、结膜炎的预后和预防　89

第三节　细菌性结膜炎　90
第四节　病毒性结膜炎　92
　　一、腺病毒性角结膜炎　92
　　二、流行性出血性结膜炎　94
第五节　衣原体性结膜炎　94
　　一、沙眼　94
　　二、包涵体性结膜炎　96
　　三、其他衣原体导致的结膜炎　97
第六节　免疫性结膜炎　97
　　一、春季角结膜炎　97
　　二、季节性过敏性结膜炎　98
　　三、常年性过敏性结膜炎　99
　　四、巨乳头性结膜炎　99
　　五、过敏性结膜炎　99
　　六、泡性角结膜炎　100
　　七、自身免疫性结膜炎　100
第七节　结膜肿瘤　101
　　一、原发结膜良性肿瘤　101
　　二、原发结膜恶性肿瘤　102
第八节　其他结膜病　103
　　一、结膜变性疾病　103
　　二、球结膜下出血　105

第八章　角膜病　106

第一节　概述　106
　　一、角膜的组织结构和生理　106
　　二、角膜的病理生理　106
第二节　角膜炎症　107
　　一、角膜炎总论　107
　　二、感染性角膜炎　109
　　三、非感染性角膜炎　117
第三节　角膜变性与角膜营养不良　120
　　一、角膜变性　120
　　二、角膜营养不良　122
第四节　角膜软化症　123
第五节　角膜先天异常　124
　　一、圆锥角膜　124
　　二、大角膜　125
　　三、小角膜　125
　　四、扁平角膜　125
第六节　角膜肿瘤　125
　　一、角膜皮样瘤　125

二、角膜内上皮癌　　126
　　三、角膜鳞状细胞癌　　126
第七节　角膜接触镜引起的并发症　　127
　　一、接触镜本身引起的并发症　　127
　　二、接触镜引起的角膜和结膜异常　　127
第八节　准分子激光角膜屈光手术的角膜并发症　　127

第九章　巩膜病　　129

第一节　概述　　129
第二节　表层巩膜炎　　129
　　一、结节性表层巩膜炎　　129
　　二、单纯性表层巩膜炎　　130
第三节　巩膜炎　　130
　　一、前巩膜炎　　130
　　二、后巩膜炎　　131
第四节　巩膜葡萄肿　　132

第十章　晶状体病　　133

第一节　概述　　133
第二节　白内障　　133
　　一、白内障的病因学及发病机制　　133
　　二、白内障的分类　　133
　　三、白内障的临床表现　　133
　　四、年龄相关性白内障　　135
　　五、先天性白内障　　139
　　六、外伤性白内障　　140
　　七、代谢性白内障　　141
　　八、并发性白内障　　142
　　九、药物及中毒性白内障　　143
　　十、放射性白内障　　143
　　十一、后发性白内障　　144
第三节　晶状体位置异常　　144
第四节　先天性晶状体异常　　145
　　一、晶状体形成异常　　145
　　二、晶状体形态异常　　146

第十一章　青光眼　　147

第一节　概述　　147
　　一、青光眼的概念　　147
　　二、眼压与青光眼　　147

三、青光眼视神经损害的机制　　148
　　　四、青光眼的临床诊断　　148
　　　五、青光眼的分类　　148
　第二节　原发性青光眼　　148
　　　一、原发性闭角型青光眼　　149
　　　二、原发性开角型青光眼　　153
　　　三、原发性青光眼的治疗　　155
　第三节　高眼压症　　158
　第四节　继发性青光眼　　159
　第五节　先天性或发育性青光眼　　161
　　　一、婴幼儿型青光眼　　161
　　　二、青少年型青光眼　　162
　　　三、合并其他眼部或全身发育异常的先天性青光眼　　162

第十二章　葡萄膜疾病　　163

　第一节　葡萄膜炎　　163
　　　一、概述　　163
　　　二、前葡萄膜炎　　164
　　　三、中间葡萄膜炎　　168
　　　四、后葡萄膜炎　　169
　　　五、全葡萄膜炎　　169
　第二节　几种常见的特殊葡萄膜炎　　169
　　　一、强直性脊柱炎　　169
　　　二、Vogt-小柳原田病　　170
　　　三、Behcet 病　　170
　　　四、交感性眼炎　　171
　　　五、Fuchs 综合征　　172
　　　六、急性视网膜坏死综合征　　172
　　　七、伪装综合征　　172
　　　八、感染性葡萄膜炎　　173
　第三节　葡萄膜囊肿和肿瘤　　173
　　　一、虹膜囊肿　　173
　　　二、脉络膜血管瘤　　173
　　　三、脉络膜恶性黑色素瘤　　173
　　　四、脉络膜转移癌　　174
　　　五、脉络膜骨瘤　　174
　第四节　葡萄膜先天异常　　174
　　　一、无虹膜　　174
　　　二、虹膜缺损　　174
　　　三、瞳孔残膜　　174
　　　四、脉络膜缺损　　175

第十三章　玻璃体疾病　　　　176

第一节　概述　176
第二节　玻璃体的年龄性改变　177
　　一、组织病理学改变　177
　　二、玻璃体后脱离　177
　　三、飞蚊症　178
　　四、玻璃体视网膜界面异常　178
　　五、玻璃体变性　178
第三节　玻璃体积血　178
第四节　其他玻璃体疾病　179
　　一、先天性遗传性视网膜劈裂症　179
　　二、家族性渗出性玻璃体视网膜病变　180
　　三、玻璃体炎症　180
　　四、玻璃体寄生虫　181
第五节　玻璃体手术　182
　　一、眼前段玻璃体手术的适应证　183
　　二、眼后段玻璃体切割术的适应证　183

第十四章　视网膜病　　　　186

第一节　概述　186
　　一、视网膜解剖结构特点　186
　　二、视网膜病变表现特点　186
第二节　视网膜血管病　188
　　一、视网膜动脉阻塞　188
　　二、视网膜静脉阻塞　191
　　三、视网膜静脉周围炎　193
　　四、Coats 病　193
　　五、糖尿病性视网膜病变　194
　　六、高血压性视网膜病变　195
　　七、早产儿视网膜病变　196
第三节　黄斑疾病　196
　　一、中心性浆液性脉络膜视网膜病变　196
　　二、特发性脉络膜新生血管　196
　　三、年龄相关性黄斑变性　197
　　四、黄斑囊样水肿　198
　　五、近视性黄斑变性　199
　　六、黄斑裂孔　199
　　七、黄斑部视网膜前膜　200
第四节　视网膜脱离　200
　　一、孔源性视网膜脱离　201

二、牵拉性视网膜脱离　201
　　三、渗出性视网膜脱离　202
第五节　视网膜色素变性　202
第六节　视网膜母细胞瘤　202

第十五章　视路疾病　205

第一节　概述　205
第二节　视神经疾病　205
　　一、视神经炎　205
　　二、前部缺血性视神经病变　209
　　三、视盘水肿　210
　　四、视神经萎缩　211
　　五、视神经肿瘤　212
　　六、视盘发育异常　212
第三节　视交叉病变　214
第四节　视交叉以上的视路病变　215
　　一、视束病变　215
　　二、外侧膝状体病变　215
　　三、视放射病变　216
　　四、枕叶病变　216

第十六章　屈光不正　217

第一节　概述　217
第二节　眼球光学　218
　　一、眼的屈光和屈光力　218
　　二、模型眼　218
　　三、眼的调节与集合　219
第三节　正视、屈光不正与老视　221
　　一、正视　221
　　二、近视　221
　　三、远视　222
　　四、散光　222
　　五、屈光参差　224
　　六、老视　224
第四节　屈光检查方法　225
　　一、静态检影　226
　　二、主觉验光　227
　　三、老视的验配　229
　　四、睫状肌麻痹验光　230
第五节　屈光不正矫治方法　230
　　一、框架眼镜　230

二、接触镜　232
　　三、屈光手术　233

第十七章　斜视与弱视　　237

第一节　概述　237
第二节　眼外肌与眼球运动　238
　　一、拮抗肌、协同肌、配偶肌　238
　　二、眼球运动定律　239
第三节　双眼视觉及斜视后的异常改变　239
　　一、双眼视觉　239
　　二、斜视后的异常双眼视觉　239
　　三、斜视后对异常双眼视觉的适应　240
第四节　斜视临床检查法　241
　　一、一般检查　241
　　二、遮盖检查　241
　　三、斜视角检查　242
　　四、眼球运动功能检查　242
　　五、知觉功能检查　243
第五节　斜视治疗的基本原则　245
　　一、治疗时机　245
　　二、非手术治疗　245
　　三、手术治疗　246
第六节　斜视各论　247
　　一、内斜视　247
　　二、外斜视　249
　　三、垂直斜视　250
　　四、A、V型斜视　251
　　五、特殊类型斜视　251
第七节　弱视　253
　　一、概述　253
　　二、分类　254
　　三、弱视的发病机制　254
　　四、弱视的临床检查　254
　　五、弱视的治疗　255
第八节　眼球震颤　256
　　一、分类　256
　　二、先天性眼球震颤　256
　　三、眼球震颤的治疗　257

第十八章　眼眶疾病　　258

第一节　概述　258

一、眼眶的应用解剖与生理　258
二、眼眶病的检查　259
第二节　眼眶炎症性病变　261
一、眼眶蜂窝织炎　261
二、眼眶特发性炎症　262
第三节　甲状腺相关眼病　263
第四节　眼眶海绵状静脉畸形　264
第五节　眼眶皮样囊肿　265
第六节　眼眶肿瘤　266
一、眼眶淋巴瘤　266
二、眼眶脑膜瘤　266
三、眼眶横纹肌肉瘤　266
第七节　眼眶爆裂性骨折　267
第八节　眼眶先天性异常　268
一、先天性小眼球　268
二、脑膜脑膨出　268

第十九章　眼外伤　269

第一节　概述　269
一、眼外伤的分类　269
二、眼外伤病史采集　270
三、眼外伤的检查　270
四、眼外伤的处理原则　270
五、眼外伤预后评估　271
六、眼外伤的预防　271
第二节　机械性眼外伤　272
一、眼球钝挫伤　272
二、眼球穿通伤　276
三、眼异物伤　277
四、眼附属器和视神经外伤　280
第三节　非机械性眼外伤　281
一、酸碱化学伤　281
二、眼部热烧伤　283
三、辐射性眼损伤　283
第四节　几种特殊人群的眼外伤　284
一、儿童眼外伤　284
二、屈光手术后眼外伤　284
三、单眼视力障碍者眼外伤　284

第二十章　常见全身疾病的眼部表现　286

第一节　概述　286

第二节　内科疾病　286
　　一、动脉硬化与高血压　286
　　二、糖尿病　287
　　三、肾脏疾病　288
　　四、感染性心内膜炎　288
　　五、血液病　288
　　六、结核病　290
　　七、维生素缺乏　290
　　八、结节病　290

第三节　外科疾病　291
　　一、颅脑外伤　291
　　二、几种与外伤有关的视网膜病变　291
　　三、面部疖肿及体内深部脓肿　292

第四节　儿科疾病　292
　　一、麻疹　292
　　二、流行性腮腺炎　292
　　三、风疹　292
　　四、急性细菌性痢疾　292
　　五、早产儿视网膜病变　292

第五节　神经与精神科疾病　294
　　一、脱髓鞘、锥体外系和脊髓退行性疾病　294
　　二、脑血管疾病　294
　　三、颅内肿瘤　295
　　四、颅内炎症　295
　　五、颞动脉炎　295
　　六、精神病　295

第六节　妇产科疾病　296

第七节　口腔科疾病　296
　　一、口腔颌面部感染　296
　　二、颌面外伤与眼　296
　　三、下颌瞬目综合征　296

第八节　耳鼻喉科疾病　296
　　一、炎症性疾病　296
　　二、肿瘤　297

第九节　皮肤与性传播疾病　297
　　一、麻风病　297
　　二、性传播疾病　297
　　三、Stevens-Johnson 综合征　298

第十节　遗传性代谢性疾病　298
　　一、肝豆状核变性　298
　　二、白化病　298
　　三、黏多糖贮积症　298

第十一节　全身免疫异常性疾病　298

一、系统性红斑狼疮　298
　　二、强直性脊柱炎　299
　　三、Behcet 病　299
　　四、干燥综合征　299
　　五、重症肌无力　299
　　六、肉芽肿性血管炎　299
第十二节　药源性眼病　299
　　一、糖皮质激素　300
　　二、安定药　300
　　三、盐酸苯海索　300
　　四、心血管系统药物　300
　　五、抗结核药　300
　　六、抗惊厥药　301
　　七、避孕药　301
　　八、非类固醇抗雌激素药物　301
　　九、抗疟药　301

第二十一章　防盲治盲　302

第一节　盲和视力损伤标准　302
第二节　世界防盲治盲状况　303
第三节　我国防盲治盲工作的历史和现状　304
　　一、历史　304
　　二、现状　304
　　三、几种主要致盲眼病的防治　305
　　四、展望　306
第四节　盲和低视力的康复　307

附录　眼科测量正常值　308

推荐阅读　311

中英文名词对照索引　313

本书测试卷

第一章 绪 论

【导读】眼科学是临床医学的重要组成部分。眼病的检查和诊治方法与其他临床学科差别很大,眼科学早已成为一门独立的学科。在本章中,明确了眼科学的研究范围及其在医学中的地位;叙述了国内、外眼科学发展的简史,特别是叙述了我国近40年来眼科学发展的历程和所取得的成就;强调了通科医师学习眼科学的重要性。通过本章的学习,将对眼科学有基本了解。

第一节 眼科学的范围及其在医学中的地位

眼科学(ophthalmology)是研究视觉器官疾病的发生、发展和转归以及预防、诊断和治疗的医学科学。由于视器的特点及其功能的复杂性,眼病的检查和诊治方法与其他临床学科差别很大,眼科学早已成为一门独立的学科,是临床医学的重要组成部分。

眼是人体十分重要的感觉器官,能够接受外部的光刺激,并将光冲动传送到大脑中枢而引起视觉。人通过感觉器官从外界获得的信息中,大约90%是由眼来完成的。人的视觉敏锐程度对生活、学习和工作的能力影响极大。眼部结构精细,即使轻微损伤,都可能引起结构改变,导致视功能的减退,甚至完全丧失,从而给个人、家庭和社会造成难以估量的损失。现代社会的工作和生活要求人们具有良好的视功能。因此,防治眼病具有重要意义。

眼科学与其他临床学科有着密切的关系。视觉器官是人体的重要组成部分,视觉器官的病变与全身其他系统疾病常有密切联系和相互影响。视觉功能的减退或丧失会影响到全身其他系统的功能和生活质量。相当多的全身疾病在眼部有特殊的表现和并发症,甚至会导致患者丧失视力。

眼科学与基础医学的关系非常密切。基础学科,例如生理学、生物化学、遗传学、免疫学、分子生物学、发育生物学、药理学、流行病学、影像医学和基因工程学等所取得的成就有助于阐明一些眼病的发病机制,有助于探索和提高预防、诊治眼病的水平。在眼科领域中所取得的成就又丰富了这些基础学科的内容。正是由于眼科学与其他学科之间的互相渗透和影响,眼科学中已经出现了许多新的分支,如眼遗传学、眼免疫学、眼药理学、神经眼科学、眼流行病学和激光眼科学等,进一步促进了眼科学和其他医学科学的发展。

第二节 眼科学发展简史

在人类与疾病作斗争的实践中产生和发展了医学,在医学不断发展和进步的过程中产生和发展了眼科学。

我国传统医学历史悠久,眼病的最早记录出现在公元前14世纪,殷武丁时代就有包括"疾目"的甲骨文卜辞。我国现存的第一部药书《神农本草经》中有70多种眼科用药的记载。隋代的《诸病源候论》记载了多种眼病的病因和病理。唐代出现了第一部眼科专著《龙树眼论》。隋、唐以后,针拨内障的手术屡见于史籍。宋代设立的太医局已将眼科独立。明代的《原机启微》是一部眼病专著。明、清时代的《审视瑶函》《目经大成》等眼病专著的内容更为丰富。

西方现代眼科学始于16世纪文艺复兴时代,在17世纪认识了眼的屈光成像,18世纪有了白内障晶状体摘除术,到了19世纪,由于科学技术的进步,眼科学才从外科学分离出来,成为独立学科。

1851年德国的Helmholtz发明了检眼镜,取得了眼科学划时代的进步。一些眼科学家研究了调节、屈光、色觉和色盲的机制。20世纪科学技术的迅猛发展促进了眼科学的进一步发展,各种诊治眼病的器械和方法相继发明,例如20世纪初发明了眼压计、裂隙灯显微镜,开展了视网膜脱离复位术、角膜移植术等;50年代开始施行人工晶状体植入术;60年代开展了荧光素眼底血管造影术和电生理诊断,应用超声波进行眼部活体测量和诊断眼病,应用激光治疗多种眼病,开展了眼显微手术;70年代开展了玻璃体切割术和角膜屈光手术,出现了计算机辅助的自动视野计;90年代开始在临床应用图像分析技术、超声活体显微镜、光学相干断层扫描等,使预防、诊断和治疗眼病的水平提到了新的高度。

现代眼科学是在19世纪从西方传入我国的。我国最早的眼科医师关竹溪任职于广州博济医院。1918年北京协和医学院将眼科与耳鼻喉科分开,成立了独立的眼科,并举办眼科讲座,培训眼科医师。1924年李清茂教授翻译出版了《梅氏眼科学》,开始以中文系统地介绍现代眼科学。在这一时期,我国各地出现了一些以眼科为重点的综合医院或眼科专科医院。其中成立较早的有北京同仁医院。1937年一些著名的眼科专家发起并成立了中华眼科学会。

1949年中华人民共和国成立之后,现代眼科学在我国获得了真正的发展。中华人民共和国成立初期,全国的眼科医师仅有百余人,主要集中在大城市。在政府正确领导和积极支持下,著名眼科专家毕华德、林文秉、周诚浒、高文翰、陈耀真、罗宗贤、石增荣、郭秉宽、毛文书、张晓楼、刘家琦等积极开展眼病防治工作,培养了大批眼科专业人才。到1959年眼科专业医师的人数已经增加了10倍。全国除了在大城市的医院设立眼科之外,省、自治区一级的医院也都设立了眼科,不少省、市还成立了眼科医院、眼库和眼病防治研究机构。为了适应眼病防治和防盲治盲的需要,全国大多数的县级医院设立了眼科,有些基层的区、镇医院,工厂和矿区的医院也配备了眼科医师。至20世纪90年代,我国的眼科医师已达22 000多名。

1955年我国微生物学家汤飞凡、眼科学家张晓楼成功分离和培养了沙眼衣原体,这一沙眼病原学研究成果受到了国际医学界的普遍重视和认同,是我国科学家对世界医学发展的重要贡献。1949年后,我国先后出版了大量眼科书刊,如全国高等医学院校统一教材《眼科学》及各医学院校自编的眼科学教材,《眼科全书》《中华眼科学》《中国医学百科全书·眼科学》以及有关眼科解剖、病理、药理、角膜、屈光、视网膜、青光眼、白内障、眼外伤、葡萄膜炎、小儿眼科与斜视、眼眶眼整形等多种专著或译著,并定期出版近20种眼科期刊。与此同时,我国中医眼科事业也有很大发展,除了中医眼科医院外,各市、县中医院也设立了眼科,积极开展了中西医结合研究,培训了专业人才,出版了中医眼科教材和期刊。

40年来,由于国家实行改革开放的政策,有力地促进了我国眼科学基础和临床水平的提高,眼科学成为发展最快的临床学科之一。中国眼科医生已经掌握了国际上所有的眼科诊治技能和先进的眼科手术,如白内障超声乳化和人工晶状体植入术、玻璃体切割术等得到了普及;抗青光眼药物明显增多;感染性角膜病变的诊断和治疗水平明显提高;屈光不正矫治水平不断提高;眼科各亚专业得到了快速发展。1984年在原卫生部的领导下成立了全国防盲指导组,制定了全国防盲治盲规划,并相继在各省、市成立了防盲技术指导组,在全国进行了盲和视力损伤的流行病学调查,确定了白内障是我国致盲的首位原因,国家将白内障复明列入了国家计划,在全国开展了大规模的白内障复明工作,使数以百万计的白内障盲人恢复了视力。眼科的基础研究工作也得到了重视和加强,各级政府资助的眼科研究经费逐年增加,在眼的胚胎发育、超微结构、细胞生物学、分子生物学、免疫学、遗传学研究、人工智能辅助诊疗系统等方面完成了大量工作,取得了一批重要成果。在国际眼科学术杂志发表的文章大量增加。我国在积极引进先进眼科设备的同时,也积极开发研制了各种眼科设备。目前我国已有专业工厂生产眼科显微器械、手术显微镜、人工晶状体、眼用准分子激光器、眼用超声检查仪等设备和眼科用药。随着我国眼科学的发展,国际和国内学术交流进一步加强。进入21世纪以来,中华眼科学会已相继加入了国际眼科学会联盟和国际眼科理事会、亚洲太平洋地区眼科学会等国际眼科学术机构,并已有代表进入这些组织的理事会和国际眼科学院等组织,标志着我国眼科学的国际地位得到了空前的提高。

虽然我国眼科学的发展已经取得了很大的成绩,特别在近35年中获得了长足的进步,但与发达国家相比,我国眼科的整体实力还存在着差距,主要表现在眼科教学和眼科研究工作方面。随着我国人口的增长和老龄化,年龄相关性眼病正在大量增加,目前我国眼科学的发展水平还不能满足大量眼病患者的需求。我们需要积极培养高质量的眼科专科医师,加强眼科医师的继续教育,提高眼科医师的整体水平,增加眼科医师的创新能力,积极引进和研制新设备,促进我国眼科的新发展。

第三节 通科医师学习眼科学的重要性

对于高等医学院校的学生来说,虽然将来大多数人将成为通科医师或非眼科专业的专科医师,但学习眼科学仍有非常重要的意义。

首先,视觉器官是人体的重要组成部分,一些眼病会导致失明,产生严重的后果。了解视觉器官的解剖、生理及常见疾病的防治方法有助于预防和治疗这些严重的眼病,因此眼科学是临床医学的重要内容,所有的医学生对此都应有基本的了解。

其次,视觉器官与全身其他系统关系密切,相互影响。很多全身疾病常有眼部的表现,例如高血压、糖尿病和血液病常有眼底的改变,甲状腺功能亢进可引起眼球突出和眼肌运动障碍,维生素A缺乏可引起角膜软化症等。临床上可以根据眼部的一些特征协助其他临床学科作出正确的诊断和预后评估。有时一些疾病的首发症状出现在眼部,忽视眼部表现可能会导致误诊。一些眼病有全身表现,例如原发性闭角型青光眼急性发作时可有剧烈头痛、恶心、呕吐等症状,如果不能及时正确地诊断和治疗,而以神经系统或消化系统的疾病来处理,不但会增加患者的痛苦,还有可能使患者丧失视力。一些其他临床学科对疾病的诊治可能对眼部产生不良的影响,例如全身麻醉时使用阿托品类药物有可能使具有闭角型青光眼倾向的人发生闭角型青光眼急性发作。因此作为通科医师或非眼科专业的专科医师来说,掌握基础的眼科知识有助于本专业的医疗实践。

通科医师或非眼科专业的专科医师学习眼科学的基本要求是了解眼科学的基本理论知识,掌握眼部检查方法,掌握一些常见眼病,例如外眼病、青光眼、白内障、屈光不正的预防、诊断和治疗方法,掌握急、重眼病和眼外伤的初步处理,了解其他系统疾病在眼部的表现,认识哪些眼病应当及时转诊给眼科专科医师处理,掌握眼科常用药物的使用方法。眼科学是一门既重视理论,又非常注重实践的临床学科,因此除了理论学习以外,还应多实践,掌握诊治各种眼病的基本方法。

第四节 眼科学、视光学和视觉科学

眼科学、视光学和视觉科学这三个名称联系紧密,但其含义和工作的范围又有一定的差别。准确地理解和把握眼科学、视光学和视觉科学的实质含义将有助于发展这三门学科,也有利于全面、健康地开展我国的眼病防治和眼保健工作。

眼科(ophthalmology)是研究视觉器官疾病的发生、发展和转归以及预防、诊断、治疗和康复的医学科学,是临床医学的重要分支。眼科学源于外科学,是最先从外科学中分离出来的学科。经过医学院校的学习,以及眼科学知识和技能的培训,具有基本独立从事和承担眼科学医疗活动的能力和责任的医师才能成为眼科医师(ophthalmologist),他们是由临床医学专业培养而产生的。随着眼科学的发展,眼科学又进一步分为玻璃体和视网膜、青光眼、白内障、眼外伤、角膜病、葡萄膜病、斜视与小儿眼病、屈光、眼整形、眼眶疾病等亚专业,一般由具有综合眼科知识和服务能力以及亚专科的专门知识和能力的高年资眼科医师来承担。其中屈光主要从事眼的屈光不正的诊断和治疗,是眼科学的重要内容之一,是眼科医师应当掌握的知识和具有的实践能力。

视光学(optometry)源于物理学的分支——光学(optics),属于理学学科。视光学主要研究眼的光学特性,从事屈光不正的检测和矫治,包括应用框架眼镜、角膜接触镜等来矫正屈光不正。在一些国家中,视光学还提供初级眼保健服务,包括视力测量和常见眼病的筛查和诊治。由于视光学和眼科学发展轨迹的不同,人才培养途径的差别以及服务对象的重叠,两个学科之间存在着一定的冲突。在我国,作为理学学科的视光学(非临床医学专业)的培养目标是具备屈光学知识和屈光不正矫治能力的视光师(optometrist),而不是培养眼科医师。他们与眼科医师共同为屈光不正的患者提供服务。

视觉科学(vision science)是脑科学领域的重要分支,是指为探索视觉系统发育、视觉信息加工网络和通道、视觉色觉产生机制以及和视觉相关的认知和行为问题的交叉学科的统称。主要包括视觉神经科学、视觉心理物理学、视觉计算科学、视觉认知心理学等。视觉科学也泛指与视觉相关的一系列科学的统称,视觉科学为基础学科。从事视觉科学研究的主要是研究工作者,也可以是眼科医师和视光师。

思 考 题

1. 眼科学的研究范围是什么?
2. 眼科学与其他临床学科和基础医学的关系如何?
3. 对于医学生来说,学习眼科学有什么意义?

(赵堪兴)

第二章 眼科学基础

【导读】学习临床眼科学的系统疾病要基于对眼和视觉系统的组织解剖、胚胎发育和生理生化代谢,以及对眼科用药特点的充分理解。这些基础知识的掌握不仅有利于认识眼部各组织结构的病理变化,而且也指导我们要在着眼于视觉功能保护和重建的前提下,采取最有效的方法诊断处理、治疗预防眼病。掌握眼遗传学和流行病学的基础知识对了解眼科疾病的特殊性、规律性,与社会发展的相关性,以及深入研究其发病机制会有所帮助。抓住这些重点将使你更好地学习和理解眼科学基础知识。

眼科学基础包括眼的组织解剖、胚胎发育、生理生化、眼病遗传、眼科用药和流行病学等,这是学习临床眼科学的基础。

第一节 眼的组织与解剖

视觉器官包括眼球、眼眶、眼的附属器、视路、视皮层以及眼的相关血管神经结构等。

一、眼球

眼球近似球形,其前面是透明的角膜,其余大部分为乳白色的巩膜,后面有视神经与颅内视路及视觉中枢连接。正常眼球前后径在人刚出生时约16mm,3岁时达23mm,成年时为24mm,垂直径较水平径略短。

眼球位于眼眶前部,借助眶筋膜、韧带与眶壁联系,周围有眶脂肪垫衬,其前面有眼睑保护,后部受眶骨壁保护。

眼球向前方平视时,一般突出于外侧眶缘12~14mm,受人种、颅骨发育、眼屈光状态等因素影响,但两眼球突出度相差通常不超过2mm。

眼球由眼球壁和眼球内容物所组成(图2-1)。

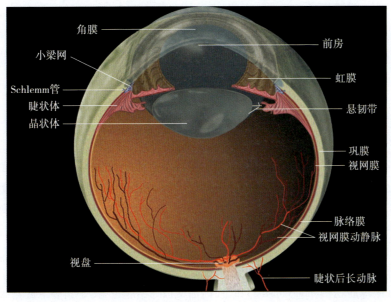

图2-1 眼球立体剖面图

（一）眼球壁

前部的角膜为单层纤维膜，后部的眼球壁可分为三层，外层为纤维膜，中层为葡萄膜，内层为视网膜。

1. 外层 主要是胶原纤维组织，由前部透明的角膜（屈光功能）和后部乳白色的巩膜共同构成眼球完整封闭的外壁，起到保护眼内组织、维持眼球形态的作用。

（1）角膜（cornea）：位于眼球前部中央，呈略向前凸的透明偏横椭圆形组织结构，是重要的屈光系统构成部分，横径约11.5~12mm，垂直径约10.5~11mm。角膜曲率半径的前表面约为7.8mm，后内面约为6.8mm。角膜中央厚度约0.5mm，周边厚度约1.0mm。

组织学上从前向后分为：①上皮细胞层：厚约35μm，由5~6层鳞状上皮细胞组成，无角化，排列特别整齐，易与其内面的前弹力层分离；②前弹力层（Bowman membrane）：厚约12μm，为一层均质无细胞成分的透明膜；③基质层：厚约500μm，占角膜厚度的90%，由近200层排列规则的胶原纤维束薄板组成，其间有角膜细胞和少数游走细胞，并有黏蛋白和糖蛋白填充；④后弹力层（Descemet membrane）：为较坚韧的透明均质膜，成年人厚约10~12μm；⑤内皮细胞层：厚5μm，为一层六角形扁平细胞构成，细胞顶部朝向前房，基底面向后弹力层（图2-2）。

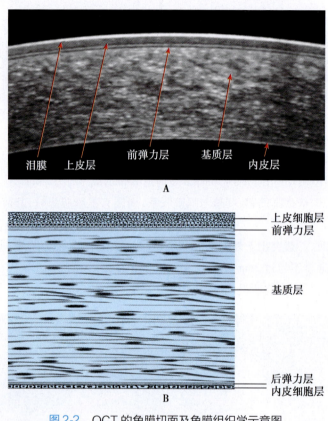

图2-2 OCT的角膜切面及角膜组织学示意图
A. OCT的角膜切面图；B. 角膜组织学示意图

（2）巩膜（sclera）：质地坚韧，呈乳白色，主要由致密而相互交错的胶原纤维组成。前接角膜，在后部与视神经交接处巩膜分内外两层，外2/3移行为视神经鞘膜，内1/3呈网眼状，称巩膜筛板，视神经纤维束由此处穿出眼球。巩膜厚度各处不同，眼外肌附着处最薄（0.3mm），视神经周围及角巩膜缘处最厚（1.0mm）。

组织学上巩膜分为：表层巩膜、巩膜实质层和棕黑板层。表层巩膜有致密的血管结缔组织，角膜缘后的区域有巩膜内血管丛（房水静脉）。此外贯通巩膜全层的巩膜导管内有动脉、静脉和神经通过。巩膜其余部位几乎无血管。

巩膜表面被眼球筋膜（Tenon capsule）包裹，前面又被球结膜覆盖，于角膜缘处角膜、巩膜和结膜、筋膜在此相互融合附着。

(3) 角膜缘(limbus)：是角膜和巩膜的移行区，由于透明的角膜嵌入不透明的巩膜内，并逐渐过渡到巩膜，所以在眼球表面和组织学上没有一条明确的分界线。角膜缘解剖结构上是前房角及房水引流系统的所在部位，临床上又是许多内眼手术切口的标志部位，组织学上还是角膜干细胞所在之处，因此十分重要。一般认为角膜缘前界位于连接角膜前弹力层止端与后弹力层止端的平面，后界定于经过房角内的巩膜突或虹膜根部并垂直于眼表的平面，各象限不同，宽约 1.5～2.5mm。在活体外观上角膜缘部可见各约 1mm 宽的前部半透明区（即从前弹力层止端到后弹力层止端）以及后部的白色巩膜区（即后弹力层止端到巩膜突或虹膜根部，包含有小梁网及 Schlemm 管等组织结构）。

(4) 前房角(anterior chamber angle)：位于周边角膜与虹膜根部的连接处。在角膜缘内面有一凹陷称巩膜内沟，沟内有网状组织（小梁网）及 Schlemm 管。沟的后内侧巩膜突出部分为巩膜突。如此，前房角的前外侧壁为角膜缘，从角膜后弹力层止端(Schwalbe 线)至巩膜突；后内侧壁为睫状体的前端和虹膜根部。在前房角内可见到如下结构：从前外至后内依次为 Schwalbe 线、小梁网和 Schlemm 管、巩膜突、睫状带和虹膜根部（图 2-3）。

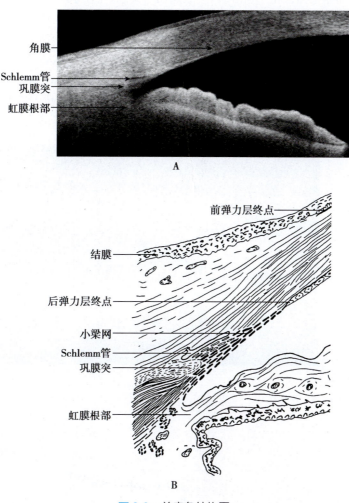

图 2-3 前房角结构图
A. 前房角 OCT 切面图；B. 前房角结构示意图

小梁网系多层束状或板片状的扁平、交叉网孔样结构，每一小梁束由胶原纤维核心和其外被的内皮细胞组成。滤过房水的小梁网可分为葡萄膜部（前房侧）、角巩膜部和近小管组织（Schlemm 管侧）三部分，近小管组织是房水外流的主要阻力部位。Schlemm 管是围绕前房角一周的房水输出管道，由若干扁平小腔隙相互吻合而成，内壁仅由一层内皮细胞与小梁网相隔，外壁有 25～35 条集液管与巩膜内静脉（房水静脉）沟通。

前房角是房水排出眼球的主要通道。

2. 中层 为葡萄膜(uvea)，又称血管膜、色素膜，富含黑色素和血管。此层由相互衔接的3部分组成，由前到后为虹膜、睫状体和脉络膜。在巩膜突、巩膜导水管出口和视神经3个部位与巩膜牢固附着，其余处均为潜在腔隙，称睫状体脉络膜上腔。

（1）虹膜(iris)：为一圆盘状膜，自睫状体伸展到晶状体前面，将眼球前部腔隙隔成前房与后房。虹膜悬在房水中，表面有辐射状凹凸不平的皱褶称虹膜纹理和隐窝。虹膜的中央有一2.5~4mm的圆孔称为瞳孔(pupil)。距瞳孔缘约1.5mm的虹膜上有一环形齿轮状隆起称为虹膜卷缩轮，此轮将虹膜分成瞳孔区和睫状区。虹膜周边与睫状体连接处为虹膜根部，此部很薄，当眼球受钝挫伤时，易从睫状体上离断。由于虹膜位于晶状体的前面，当晶状体脱位或手术摘除后，虹膜失去依托，在眼球转动时可发生虹膜震颤。

虹膜由前面的基质层和后面的色素上皮层构成。基质层是由疏松的结缔组织和虹膜色素细胞所组成的框架网，神经、血管走行其间。瞳孔括约肌(平滑肌)呈环形分布于瞳孔缘部的虹膜基质内，受副交感神经支配，司缩瞳作用。基质内色素上皮细胞内的色素含量多少决定虹膜的颜色，棕色虹膜色素致密，蓝色虹膜色素较少。色素上皮层分前后两层，两层细胞内均含致密黑色素，故虹膜后面颜色深黑，在前层的扁平细胞前面分化出肌纤维，形成瞳孔开大肌(平滑肌)，受交感神经支配，司散瞳作用；后层的色素上皮在瞳孔缘可向前翻转呈一条窄窄的环形黑色花边，称瞳孔领。

（2）睫状体(ciliary body)：为位于虹膜根部与脉络膜之间的宽约6~7mm的环状组织，其矢状面略呈三角形，巩膜突是睫状体基底部附着处。睫状体前1/3较肥厚称睫状冠(pars plicata)，宽约2mm，富含血管，内表面有70~80个纵行放射状嵴样皱褶称睫状突(ciliary processes)，后2/3薄而平坦称睫状体扁平部(pars plana)，为视网膜玻璃体手术进入眼内的切口部位。扁平部与脉络膜连接处呈锯齿状称锯齿缘(ora serrata)，为睫状体后界(图2-4)。

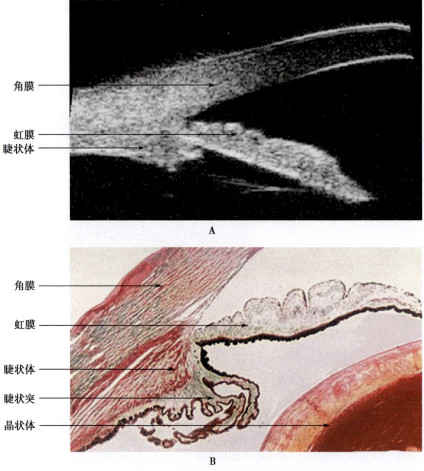

图2-4 睫状体结构图
A. 睫状体UBM切面图；B. 睫状体组织切片图

睫状体主要由睫状肌和睫状上皮细胞组成。睫状肌由外侧纵行的、中间呈放射状的和内侧环形的三组肌纤维构成，纵行肌纤维向前分布可达小梁网。睫状肌是平滑肌，受副交感神经支配。睫状上皮细胞层由外层的色素上皮和内层的无色素上皮两层细胞组成。

（3）脉络膜（choroid）：为葡萄膜的后部，前起锯齿缘，后止于视乳头周围，介于视网膜与巩膜之间，有丰富的血管和黑色素细胞，组成小叶状结构。脉络膜平均厚约0.25mm，由三层血管组成：外侧的大血管层，中间的中血管层，内侧的毛细血管层，借玻璃膜（Bruch membrane）与视网膜色素上皮相连。

睫状后长动脉、睫状后短动脉、睫状神经均经脉络膜上腔通过。血管神经穿过巩膜导管处，脉络膜与巩膜黏着紧密。

3. **内层** 为视网膜，是一层透明的膜，位于脉络膜的内侧。

视网膜（retina）后极部有一无血管凹陷区，解剖上称中心凹（fovea），临床上称为黄斑（macula lutea），乃由于该区含有丰富的黄色素而得名。其中央有一小凹，解剖上称中心小凹（foveola），临床上称为黄斑中心凹（fovea centralis），是视网膜上视觉最敏锐的部位。黄斑区色素上皮细胞含有较多色素，因此在检眼镜下颜色较暗，中心凹处可见反光点，称中心凹反射。

视盘（optic disc），又称视乳头（optic papillae），是距黄斑鼻侧约3mm，大小约1.5mm×1.75mm，境界清楚的橙红色略呈竖椭圆形的盘状结构，是视网膜上神经节细胞轴突纤维汇集组成视神经，向视觉中枢传递穿出眼球的部位，视盘中央有小凹陷区，称视杯或杯凹（optic cup）。视盘上有视网膜中央动脉和静脉通过，并分支走行在视网膜上（图2-5）。

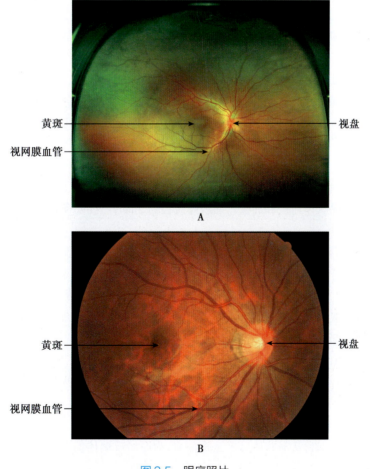

图2-5 眼底照片

A. 全视网膜眼底全景照片；B. 眼底后部照片（黄斑，视盘）

视网膜是由胚胎时期神经外胚叶形成的视杯发育而来,视杯外层形成单一的视网膜色素上皮层(retinal pigment epithelium,RPE),视杯内层则分化为视网膜神经感觉层(neurosensory retina),二者间有一潜在间隙,临床上视网膜脱离即由此处分离。

视网膜色素上皮为排列整齐的单层六角形细胞,黄斑部较厚,周边部变薄。视网膜色素上皮呈极性排列,基底部与脉络膜的 Bruch 膜紧密连接,细胞顶部有较多微绒毛,将光感受器的外节包埋于黏多糖间质中。

视网膜神经感觉层由外向内分别是:①视锥、视杆层,由光感受器细胞的内、外节组成;②外界膜,为一薄网状膜,由邻近的光感受器和 Müller 细胞的接合处形成;③外核层,由光感受器细胞核组成;④外丛状层,为疏松的网状结构,是视锥、视杆细胞的终球与双极细胞树突及水平细胞突起相连接的突触部位;⑤内核层,主要由双极细胞、水平细胞、无长突细胞及 Müller 细胞的细胞核组成;⑥内丛状层,主要是双极细胞、无长突细胞与神经节细胞相互接触形成突触的部位;⑦神经节细胞层,由神经节细胞核组成;⑧神经纤维层,由神经节细胞轴突即神经纤维构成;⑨内界膜,为介于视网膜和玻璃体间的一层薄膜(图 2-6)。

光感受器细胞的结构包括外节、连接绒毛、内节、体部和突触五部分。每个外节由约 700 个扁平膜盘堆积组成。视杆细胞外节为圆柱形,视锥细胞外节呈圆锥形,膜盘不断脱落和更新。

视网膜光感受器的神经冲动经双极细胞传至神经节细胞。由神经节细胞发出的神经纤维(轴突)向视盘汇聚。黄斑区纤维以水平缝为界,呈上下弧形排列到达视盘颞侧,此纤维束称视盘黄斑纤维束(简称盘斑束)。颞侧周边部纤维亦分成上下部分,分别在盘斑束之上下进入视盘。视网膜鼻侧上下部的纤维直接向视盘汇集。

(二) 眼球内容物

包括房水、晶状体和玻璃体三种透明物质,是光线进入眼内到达视网膜的通路,它们与角膜一并称为眼的屈光介质。

1. **房水(aqueous humor)** 为眼内透明液体,充满前房与后房。前房(anterior chamber)指角膜后面与虹膜和瞳孔区晶状体前面之间的眼球内腔,容积约 0.2ml。前房中央部深约 2.5~3mm,周边部渐浅。后房(posterior chamber)为虹膜后面、睫状体内侧、晶状体悬韧带前面和晶状体前侧面的环形间隙,容积约 0.06ml。房水总量约占眼内容积的 4%,处于动态循环中。

2. **晶状体(lens)** 形如双凸透镜,位于瞳孔和虹膜后面、玻璃体前面,由晶状体悬韧带与睫状体的冠部联系固定。晶状体前面的曲率半径约 10mm,后面约 6mm,前后两面交界处称晶状体赤道部,两面的顶点分别称晶状体前极和后极。晶状体直径约 9mm,厚度随年龄增长而缓慢增加,中央厚度一般约为 4mm。

晶状体由晶状体囊和晶状体纤维组成。囊为一层具有弹性的均质基底膜,前囊比后囊厚约一倍,后极部最薄约为 4μm,赤道部最厚达 23μm。前囊和赤道部囊下有一层立方上皮,后囊下缺如。晶状体纤维为赤道部上皮细胞向前、后极伸展、延长而成。一生中晶状体纤维不断生成并将原先的纤维挤向中心,逐渐硬化而形成晶状体核,晶状体核外较新的纤维称为晶状体皮质。晶状体富有弹性,但随年龄增长,晶状体核逐渐浓缩、增大,弹性逐渐减弱。

3. **玻璃体(vitreous body)** 为透明的胶质体,充满于玻璃体腔内,占眼球内容积的 4/5,约 4.5ml。玻璃体前面有一凹面称玻璃体凹,以容纳晶状体,其他部分与视网膜和睫状体相贴,其间以视盘边缘、黄斑中心凹周围及玻璃体基底部即锯齿缘前 2mm 和后 4mm 区域粘连紧密。玻璃体前表面和晶状体后囊间有圆环形粘连,在青少年时粘连较紧密,老年时变松弛。玻璃体中部可有一光学密度较低的中央管,称 Cloquet 管,从晶状体后极至视盘前,为原始玻璃体的遗留,在胚胎时曾通过玻璃体血管。

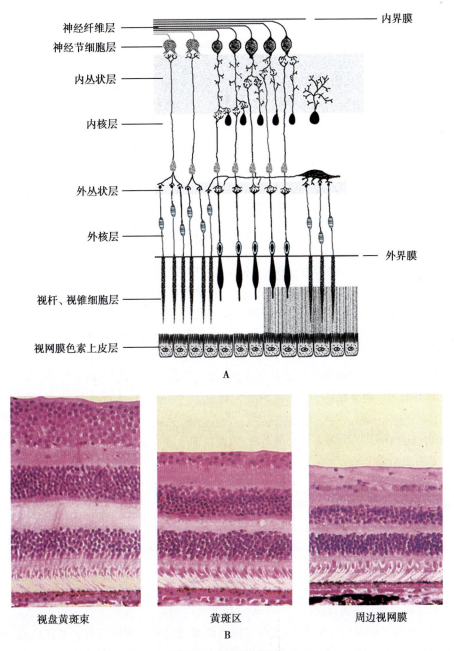

图2-6 视网膜结构图
A. 视网膜结构示意图；B. 视网膜组织切片图

二、眼附属器

（一）眼眶

眼眶（orbit）为四边锥形的骨窝。其开口向前，锥朝向后略偏内侧，由7块骨构成，即额骨、蝶骨、筛骨、腭骨、泪骨、上颌骨和颧骨。成人眶深为40~50mm，容积为25~28ml。眼眶有4个壁：上壁、下壁、内侧壁和外侧壁。眼眶外侧壁较厚，其前缘稍偏后，眼球暴露较多，有利于外侧视野开阔，但也增加了外伤机会。其他3个壁骨质较薄，较易受外力作用而发生骨折，且与额窦、筛窦、上颌窦毗邻，这些鼻窦病变时可累及眶内。眼眶骨壁主要结构见图2-7。

1. 视神经孔和视神经管 视神经孔（optic foramen）为位于眶尖部的圆孔，直径4~6mm。视神经管（optic canal）由此孔向后内侧，略向上方通入颅腔，长4~9mm，管中有视神经、眼动脉及交感神经纤维通过。

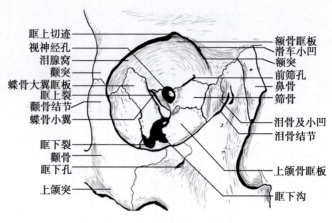

图 2-7　眼眶骨壁示意图

2. 眶上裂（superior orbital fissure）　在眶上壁和眶外壁的分界处，位于视神经孔外下方，长约 22mm，与颅中窝相通，第Ⅲ、Ⅳ、Ⅵ脑神经和第Ⅴ脑神经第一支，眼上静脉和部分交感神经纤维通过。此处受损则累及通过的神经、血管，出现眶上裂综合征。

3. 眶下裂（inferior orbital fissure）　位于眶外壁和眶下壁之间，有第Ⅴ脑神经第二支、眶下神经及眶下静脉等通过。

4. 眶上切迹（或孔）与眶下孔　眶上切迹位于眶上缘的内 1/3 处，有眶上神经、第Ⅴ脑神经第一支（眼支）及血管通过。眶下孔位于眶下缘内 1/3、离眶缘约 4mm 处，有眶下神经、第Ⅴ脑神经第二支通过。

此外，眶外上角有泪腺窝、内上角有滑车窝，内侧壁前下方有泪囊窝。泪囊窝前缘为泪前嵴，为泪囊手术的重要解剖标志。

眶内在眼球、眼外肌、泪腺、血管、神经和筋膜等组织间有脂肪填充，起软垫作用。眶内无淋巴结。眼眶前部有一弹性的结缔组织膜，连接眶骨膜和睑板，与眼睑形成隔障，称眶隔（orbital septum）。

（二）眼睑

眼睑（eye lids）位于眼眶前部，覆盖于眼球表面，分上睑和下睑，其游离缘称睑缘（palpebral margin）。上、下睑缘间的裂隙称睑裂（palpebral fissure），其内外连结处分别称内眦和外眦。正常平视时睑裂高度约 8mm，上睑遮盖角膜上部 1～2mm。内眦处有一小的肉样隆起称泪阜，为变态的皮肤组织。睑缘有前唇和后唇。前唇钝圆，有 2～3 行排列整齐的睫毛，毛囊周围有皮脂腺（Zeis 腺）及变态汗腺（Moll 腺），开口于毛囊。后唇呈直角，与眼球表面紧密接触。两唇间有一条灰色线乃皮肤与结膜的交界处。灰线与后唇之间有一排细孔，为睑板腺的开口。上下睑缘的内侧端各有一乳头状突起，其上有一小孔称泪点。

眼睑从外向内分五层：①皮肤层：是人体最薄柔的皮肤之一，易形成皱褶。②皮下组织层：为疏松结缔组织和少量脂肪。肾病和局部炎症时容易出现水肿。③肌层：包括眼轮匝肌和上睑提肌。眼轮匝肌是横纹肌，肌纤维走行与睑裂平行呈环形，由面神经支配，司眼睑闭合。上睑提肌由动眼神经支配，提起上睑，开启睑裂。此肌起自眶尖视神经孔周围的总腱环，沿眶上壁至眶缘呈扇形分成前、中、后三部分：前部为薄宽的腱膜穿过眶隔，止于睑板前面，部分纤维穿过眼轮匝肌止于上睑皮肤下，形成重睑；中部为一层平滑肌纤维（Müller 肌），受交感神经支配，附着于睑板上缘（下睑 Müller 肌起于下直肌，附着于睑板下缘），在交感神经兴奋时睑裂特别开大；后部亦为一腱膜，止于穹窿部结膜。④睑板层：由致密结缔组织形成的半月状结构，两端借内、外眦韧带固定于眼眶内外侧眶缘上。睑板内有若干与睑缘呈垂直方向排列的睑板腺（Meibomian 腺），是全身最大的皮脂腺，开口于睑缘，分泌类脂质，参与泪膜的构成并对眼表面起润滑作用。⑤结膜层：紧贴睑板后面的透明黏膜称睑结膜。

眼睑的血供：有浅部和深部两个动脉血管丛，分别来自颈外动脉的面动脉分支和颈内动脉的眼动脉分支。离睑缘约3mm处形成睑缘动脉弓，睑板上缘处形成较小的周围动脉弓。浅部（睑板前）静脉回流到颈内和颈外静脉，深部静脉最终汇入海绵窦。由于眼睑静脉没有静脉瓣，因此化脓性炎症有可能蔓延到海绵窦，而导致严重的后果。

眼睑的淋巴：与静脉回流平行，眼睑外侧引流到耳前、腮腺淋巴结；眼睑内侧引流至颌下淋巴结。

眼睑的感觉：三叉神经第一和第二支分别司上睑和下睑的感觉。

（三）结膜

结膜（conjunctiva）是一层薄的半透明黏膜，柔软光滑且富弹性，覆盖于眼睑后面（睑结膜）、部分眼球表面（球结膜）以及睑部到球部的返折部分（穹窿结膜）。这三部分结膜形成一个以睑裂为开口的囊状间隙，称结膜囊（conjunctival sac）（图2-8）。近年的研究认为穹窿部结膜以及睑缘部结膜可能是结膜干细胞所在之处。

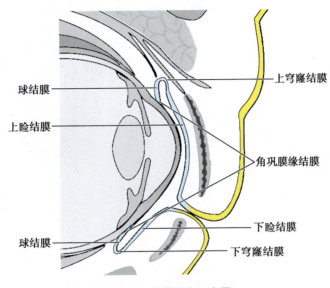

图2-8 结膜分布示意图

1. **睑结膜（palpebral conjunctiva）** 与睑板牢固黏附不能被推动，正常情况下可见小血管走行和透见部分睑板腺管。上睑结膜距睑缘后唇约2mm处，有一与睑缘平行的浅沟，较易存留异物。

2. **球结膜（bulbar conjunctiva）** 覆盖于眼球前部巩膜表面，止于角膜缘，是结膜的最薄和最透明部分，可被推动。球结膜与巩膜间有眼球筋膜疏松相连，在角膜缘附近3mm以内与眼筋膜、巩膜融合。在泪阜的颞侧有一半月形球结膜皱褶称半月皱襞，相当于低等动物的第三眼睑。

3. **穹窿结膜（fornical conjunctiva）** 此部结膜组织疏松，多皱褶，便于眼球活动。上方穹窿部有上睑提肌纤维附着，下方穹窿部有下直肌鞘纤维融入。

结膜是一黏膜，组织学为不角化的鳞状上皮和杯状细胞组成，有上皮层和固有层。上皮2~5层，各部位的厚度和细胞形态不尽相同。睑缘部为扁平上皮，睑板到穹窿部由立方上皮逐渐过渡成圆柱形，球结膜呈扁平形，角膜缘部渐变为复层鳞状上皮，然后过渡到角膜上皮。杯状细胞是单细胞黏液腺，多分布于睑结膜和穹窿结膜的上皮细胞层内，分泌黏液。固有层含有血管和淋巴管，分腺样层和纤维层。腺样层较薄，穹窿部发育较好，含Krause腺、Wolfring腺，分泌浆液。该层由纤细的结缔组织网构成，其间有多量淋巴细胞，炎症时易形成滤泡。纤维层由胶原纤维和弹力纤维交织而成，睑结膜缺乏。

结膜血管来自眼睑动脉弓及睫状前动脉。睑动脉弓穿过睑板分布于睑结膜、穹窿结膜和距角结膜缘4mm以外的球结膜，充血时称结膜充血。睫状前动脉在角膜缘3~5mm处分出细小的巩膜上支组成角膜缘周围血管网并分布于球结膜，充血时称睫状充血。两种不同充血对眼部病变部位的判断有重要意义。

第Ⅴ脑神经司结膜的感觉。

（四）泪器

泪器（lacrimal apparatus）包括泪腺和泪道两部分（图2-9）。

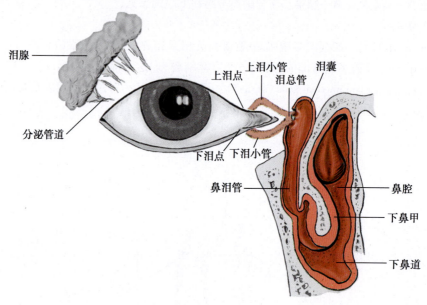

图2-9 泪器示意图

1. **泪腺（lacrimal gland）** 位于眼眶外上方的泪腺窝内，长约20mm，宽12mm，借结缔组织固定于眶骨膜上，上睑提肌外侧肌腱从中通过，将其分隔成较大的眶部泪腺和较小的睑部泪腺，正常时从眼睑不能触及。泪腺的排出管10～12根，开口于外侧上穹窿结膜。泪腺是外分泌腺，产生浆液，每一腺体含腺细胞和肌上皮细胞。血液供应来自眼动脉分支泪腺动脉。

泪腺神经有3种成分，其中第Ⅴ脑神经眼支的分支为感觉纤维；来自面神经中的副交感神经纤维和颅内动脉丛的交感神经纤维，司泪腺分泌。

此外尚有位于穹窿结膜的Krause腺和Wolfring腺，分泌浆液，称副泪腺。

2. **泪道（lacrimal passages）** 是泪液的排出通道，包括上下睑的泪点、泪小管、泪囊和鼻泪管。

（1）泪点（lacrimal puncta）：是泪液引流的起点，位于上、下睑缘后唇，距内眦约6.0～6.5mm的乳头状突起上，直径为0.2～0.3mm的小孔，贴附于眼球表面。

（2）泪小管（lacrimal canaliculi）：为连接泪点与泪囊的小管。从泪点开始后的1～2mm泪小管与睑缘垂直，然后呈一直角转为水平位，长约8mm。到达泪囊前，上、下泪小管多先汇合成泪总管后进入泪囊中上部，亦有直接进入泪囊的。

（3）泪囊（lacrimal sac）：位于内眦韧带后面、泪骨的泪囊窝内。其上方为盲端，下方与鼻泪管相连接，长约10mm，宽约3mm。

（4）鼻泪管（nasolacrimal duct）：位于骨性鼻泪管内，上接泪囊，向下后稍外走行，开口于下鼻道，全长约18mm。鼻泪管下端的开口处有一半月形瓣膜称Hasner瓣，有阀门作用。

泪液排出到结膜囊后，经眼睑瞬目运动分布于眼球的前表面，并汇聚于内眦处的泪湖，再由接触眼表面的泪点和泪小管的虹吸作用，进入泪囊、鼻泪管到鼻腔，经黏膜吸收。正常状态下泪液每分钟分泌0.9～2.2μl，如超过100倍，即使泪道正常亦会出现泪溢。当眼部遭到外来有害物质刺激时，则反射性地分泌大量泪液，以冲洗和稀释有害物质。

(五) 眼外肌

眼外肌(extraocular muscles)是司眼球运动的肌肉。每眼眼外肌有6条,即4条直肌和2条斜肌。4条直肌为上直肌、下直肌、内直肌和外直肌,它们均起自眶尖部视神经孔周围的总腱环,向前展开越过眼球赤道部,分别附着于眼球前部的巩膜上。直肌止点距角膜缘不同,内直肌最近为5.5mm,下直肌为6.5mm,外直肌为6.9mm,上直肌最远为7.7mm。内外直肌的主要功能是使眼球向肌肉收缩的方向转动。上、下直肌走向与视轴呈23°角,收缩时除有使眼球上、下转动的主要功能外,同时还有内转内旋、内转外旋的作用。2条斜肌是上斜肌和下斜肌。上斜肌起自眶尖总腱环旁蝶骨体的骨膜,沿眼眶上壁向前至眶内上缘,穿过滑车向后转折,经上直肌下面到达眼球赤道部后方,附着于眼球的外上巩膜处。下斜肌起自眼眶下壁前内侧上颌骨眶板近泪窝处,经下直肌与眶下壁之间,向后外上伸展附着于赤道部后外侧的巩膜上。上、下斜肌的作用力方向与视轴呈51°角,收缩时主要功能是分别使眼球内旋和外旋;其次要作用上斜肌为下转、外转,下斜肌为上转、外转(图2-10)。

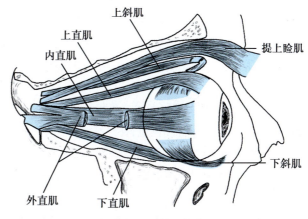

图2-10 眼外肌示意图

眼外肌为横纹肌。外直肌受第Ⅵ脑神经、上斜肌受第Ⅳ脑神经支配,其余眼外肌皆受第Ⅲ脑神经支配。眼外肌的血液供应来自眼动脉分出的上、下肌支,泪腺动脉和眶下动脉。除外直肌由泪腺动脉分出的一支血管供给外,其余直肌均有两条睫状前动脉供血,并与睫状体内的动脉大环交通。

三、视路

视路(visual pathway)是视觉信息从视网膜光感受器开始到大脑枕叶视中枢的传导路径。临床上通常指从视神经开始,经视交叉、视束、外侧膝状体、视放射到枕叶视中枢的神经传导通路(图2-11)。

(一)视神经

视神经(optic nerve)是中枢神经系统的一部分。从视盘起至视交叉前脚这段神经称视神经,全长

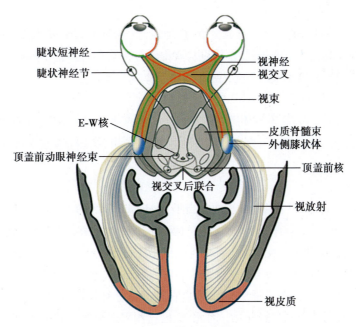

图2-11 视路示意图

平均约40mm。按其部位划分为：眼内段、眶内段、管内段和颅内段四部分。

1. 眼内段（通常称视神经乳头） 是从视盘开始，约100万~120万神经节细胞的轴突组成神经纤维，成束穿过巩膜筛板出眼球，长约1mm。可分四部分：神经纤维层、筛板前层、筛板和筛板后区。临床上可从眼底视见神经纤维层（橙红色）、筛板前层中央部分（杯凹），有时可见到视杯底部的小灰点状筛孔，即筛板。筛板前的神经纤维无髓鞘（直径1.5mm），筛板以后开始有髓鞘包裹（直径3.0mm）。眼内段视神经血供来自视网膜动脉分支和睫状后短动脉分支。

2. 眶内段 长约25mm，位于肌锥内。视神经外由视神经鞘膜包裹，此鞘膜是三层脑膜的延续。鞘膜间隙与颅内同名间隙连通，有脑脊液填充。在距眼球10~15mm处盘斑束逐渐转入视神经的中轴部，来自视网膜其他部位的纤维，仍位于视神经的相应部位。眶内段视神经血供主要来自眼动脉分支和视网膜中央动脉分支。

3. 管内段 即视神经通过颅骨视神经管的部分，长4~9mm。鞘膜与骨膜紧密相连，以固定视神经。此段与眼动脉伴行和供血，神经纤维排列不变。

4. 颅内段 为视神经出视神经骨管后进入颅内到达视交叉前脚的部分，约为10mm，直径4~7mm。颈内动脉和眼动脉供血。

（二）视交叉

视交叉（optic chiasm）是两侧视神经交汇处，呈长方形，约为横径12mm，前后径8mm，厚4mm的神经组织。此处的神经纤维分两组，来自两眼视网膜的鼻侧纤维交叉至对侧，来自颞侧的纤维不交叉。黄斑部纤维占视神经和视交叉中轴部的80%~90%，亦分成交叉纤维和不交叉纤维。

视交叉与周围组织的解剖关系：前上方为大脑前动脉及前交通动脉，两侧为颈内动脉，下方为脑垂体，后上方为第三脑室。这些部位的病变都可侵及视交叉而表现为特征性的视野损害。

（三）视束

视束（optic tract）为视神经纤维经视交叉后位置重新排列的一段神经束。离视交叉后分为两束绕大脑脚至外侧膝状体。来自下半部视网膜的神经纤维（包括交叉的和不交叉的）位于视束的外侧，来自上半部视网膜的神经纤维（包括交叉的和不交叉的）位于视束的内侧，黄斑部神经纤维起初位于中央，以后移向视束的背外侧。

（四）外侧膝状体

外侧膝状体（lateral geniculate body）位于大脑脚外侧，卵圆形，由视网膜神经节细胞发出的神经纤维约70%在此与外侧膝状体的节细胞形成突触，换神经元（视路的第四级神经元）后再进入视放射。在外侧膝状体中，灰质和白质交替排列，白质将灰质细胞分为6层，由对侧视网膜而来的交叉纤维止于第1、4、6层，由同侧视网膜而来的不交叉纤维止于第2、3、5层。

（五）视放射

视放射（optic radiation）是联系外侧膝状体和枕叶皮质的神经纤维结构。换元后的神经纤维通过内囊和豆状核的后下方呈扇形散开，分成背侧、外侧及腹侧三束，绕侧脑室颞侧角形成Meyer襻，到达枕叶。

（六）视皮质

视皮质（visual cortex）位于大脑枕叶皮质相当于Brodmann分区的17、18、19区，即距状裂上、下唇和枕叶纹状区，是大脑皮质中最薄的区域。每侧与双眼同侧一半的视网膜相关联，如左侧视皮质与左眼颞侧和右眼鼻侧视网膜相关。视网膜上部的神经纤维终止于距状裂上唇，下部的纤维终止于下唇，黄斑部纤维终止于枕叶纹状区后极部。交叉纤维在深内颗粒层，不交叉纤维在浅内颗粒层。

由于视觉神经纤维在视路各段排列不同，所以在神经系统某部位发生病变或损害时对视觉神经纤维的损害各异，表现为特定的视野异常。因此，检出这些视野缺损的特征性改变，对中枢神经系统病变的定位诊断具有重要意义。

四、眼部血管和神经

(一) 血管

眼部主要的动脉血管分布见表 2-1。

表 2-1　眼部的血液供应

颈内动脉→眼动脉,进入眼眶后的主要分支:
　　视网膜中央动脉(主要供应视网膜内层)
　　泪腺动脉(主要供应泪腺和外直肌)→睑外侧动脉(参与睑动脉弓)
　　睫状后短动脉(主要供应脉络膜和视网膜外层)
　　睫状后长动脉(主要供应虹膜、睫状体、前部脉络膜)
　　　　　　　　　　　　　　　　　　　→虹膜睫状体
　　肌动脉支(供应眼外肌)→睫状前动脉→角膜缘血管网(供应角膜缘)
　　　　　　　　　　　　　　　　　　　→结膜前动脉(供应前部球结膜)
　　眶上动脉(主要供应上睑及眉部皮肤)
　　鼻梁动脉(主要供应泪囊)→睑内侧动脉→睑动脉弓(供应眼睑)→结膜后动脉(供应睑结膜及后部球结膜)
颈外动脉的主要分支:
　　面动脉→内眦动脉(主要供应内眦、泪囊与下睑内侧皮肤)
　　颞浅动脉(主要供应上下睑外侧皮肤及眼轮匝肌)
　　眶下动脉(主要供应下睑内侧、泪囊及下斜肌)

眼球有视网膜中央血管系统和睫状血管系统(图 2-12)。

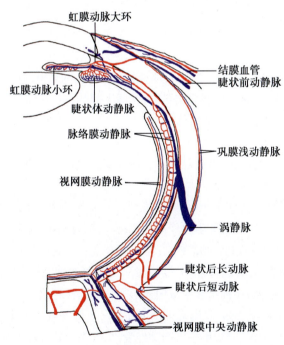

图 2-12　眼球血液循环示意图

1. **视网膜中央动脉**(central retinal artery, CRA)　为眼动脉眶内段的分支,在眼球后 9~12mm 处从内下或下方进入视神经中央,再经视乳头穿出,分为颞上、颞下、鼻上、鼻下 4 支,走行于视网膜神经纤维层内,逐渐分布达周边部。从中央动脉经五级分支形成毛细血管,视网膜毛细血管网又分浅、深两层。浅层分布于神经纤维层和神经节细胞层,深层位于内核层。在视网膜黄斑区中央为一无血管区。CRA 属终末动脉,供给视网膜内 5 层。大约 30% 的眼还有源于睫状后短动脉的睫状视网膜动脉,也供应视网膜内层组织,仅 15% 的人该动脉参与供应黄斑部分的血供。

2. **睫状血管**　按部位和走行分为睫状后短动脉、睫状后长动脉和睫状前动脉。

(1) 睫状后短动脉(short posterior ciliary artery):为眼动脉的一组分支,分鼻侧和颞侧两主干,在视神经周围穿入巩膜前分为约 20 支,进入脉络膜内再逐级分支直至毛细血管,呈小叶分布,营养脉络膜及视网膜外 5 层。

(2) 睫状后长动脉(long posterior ciliary artery):由眼动脉分出 2 支,在视神经鼻侧和颞侧稍远处,斜穿巩膜进入脉络膜上腔,前行达睫状体后部,开始发出分支。少数分支返回脉络膜前部,大多数分支到睫状体前、虹膜根部后面,与睫状前动脉的穿通支交通,组成动脉大环;大环再发出一些小支向前,在近瞳孔缘处形成虹膜小环,一些小支向内至睫状肌和睫状突构成睫状体的血管网。

（3）睫状前动脉（anterior ciliary artery）：是由眼动脉分支肌动脉而来。在肌腱止端处发出的分支，走行于表层巩膜与巩膜实质内，并分为巩膜上支，前行至角膜缘组成角膜缘血管网；小的巩膜内支，穿入巩膜终止于 Schlemm 管周围；大的穿通支，穿过巩膜到睫状体参与动脉大环的组成。

视盘血供有其特点：视盘表面的神经纤维层系 CRA 的毛细血管供应，而筛板和筛板前的血供则来自睫状后短动脉的分支，即 Zinn-Haller 环，此环与 CRA 也有沟通（图 2-13）。

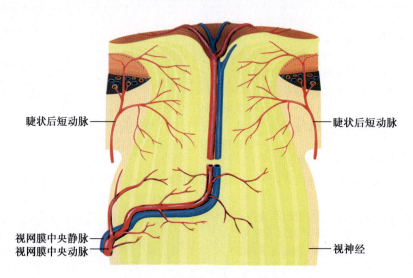

图 2-13　视神经血液供应示意图

眼球静脉回流主要为：

1. **视网膜中央静脉（central retinal vein，CRV）**　与同名动脉伴行，经眼上静脉或直接回流到海绵窦。

2. **涡静脉（vortex vein）**　位于眼球赤道部后方，汇集脉络膜及部分虹膜睫状体的血液，共 4～7 条，每个象限有 1～2 条，在直肌之间距角膜缘 14～25mm 处斜穿出巩膜，经眼上静脉、眼下静脉回流到海绵窦。

3. **睫状前静脉（anterior ciliary vein）**　收集虹膜、睫状体的血液。上半部静脉血流入眼上静脉，下半部血流入眼下静脉，大部分经眶上裂注入海绵窦，一部分经眶下裂注入面静脉及翼腭静脉丛，进入颈外静脉。

（二）神经

眼部的神经支配丰富，与眼相关的脑神经共有 6 对。第 Ⅱ 脑神经——视神经；第 Ⅲ 脑神经——动眼神经，支配所有眼内肌、上睑提肌和除外直肌、上斜肌以外的眼外肌；第 Ⅳ 脑神经——滑车神经，支配上斜肌；第 Ⅴ 脑神经——三叉神经，司眼部感觉；第 Ⅵ 脑神经——展神经，支配外直肌；第 Ⅶ 脑神经——面神经，支配眼轮匝肌。第 Ⅲ 和第 Ⅴ 脑神经与自主神经在眼眶内还形成特殊的神经结构。

1. **睫状神经节（ciliary ganglion）**　位于视神经外侧，总腱环前 10mm 处。节前纤维由三个根组成：①长根为感觉根，由鼻睫状神经发出；②短根为运动根，由第 Ⅲ 脑神经发出，含副交感神经纤维；③交感根，由颈内动脉丛发出，支配眼血管的舒缩。节后纤维即睫状短神经。眼内手术施行球后麻醉，即阻断此神经节。

2. **鼻睫状神经（nasociliary nerve）**　为第 Ⅴ 脑神经眼支的分支，司眼部感觉。在眶内又分出睫状神经节长根、睫状长神经、筛后神经和滑车下神经等。

睫状长神经（long ciliary nerve）在眼球后分 2 支分别在视神经两侧穿过巩膜进入眼内，有交感神经纤维加入，行走于脉络膜上腔，司角膜感觉。其中交感神经纤维分布于睫状肌和瞳孔开大肌。

睫状短神经（short ciliary nerve）为混合纤维，共 6～10 支，在视神经周围及眼球后极部穿入巩膜，行走于脉络膜上腔,前行到睫状体,组成神经丛。由此发出分支,司虹膜睫状体、角膜和巩膜的感觉,其副交感纤维分布于瞳孔括约肌及睫状肌,交感神经纤维至眼球内血管,司血管舒缩。

第二节 眼的胚胎发育

一、胚眼

胚眼(embryonic eye)是由神经外胚叶、脑神经嵴细胞(cranial neural crest cells)、表皮外胚叶和中胚叶发育而成。胚胎上最初可辨认的是前脑两侧神经褶(neural fold)处略呈弧形凹痕的视沟(optic sulcus),并发育成单层神经外胚叶的视窝(optic pit)。随着神经管的闭合,视窝加深形成囊状凸起称视泡(optic vesicle)。视泡向前生长,近脑端较窄形成视茎(optic stalk),即视神经始基,均在胚胎3周内(胚长1.5~3.0mm)完成。在胚胎第4周(胚长4mm)时视泡继续凸出膨大,与覆盖其上的表皮外胚叶逐渐接近。视泡的远端偏下方向内凹陷形成一有双层细胞壁的杯,称为视杯(optic cup)。同时,与视泡接触的表皮外胚叶增厚形成晶状体板(lens placode),晶状体板凹陷形成晶状体泡(lens vesicle)。视杯逐渐深凹并包围晶状体,视杯前缘最后形成瞳孔。早期视杯和视茎的下方为一裂缝,称为胚裂(embryonic fissure)。围绕视杯的原始玻璃体动脉经胚裂进入视杯内。胚裂于胚胎第5周(12mm)时开始闭合形成眼球,由中部开始,向前后延展。此时眼的各部已具雏形,即形成胚眼。当胚裂闭合不全时,可形成虹膜、睫状体、脉络膜或视盘的缺损(图2-14)。

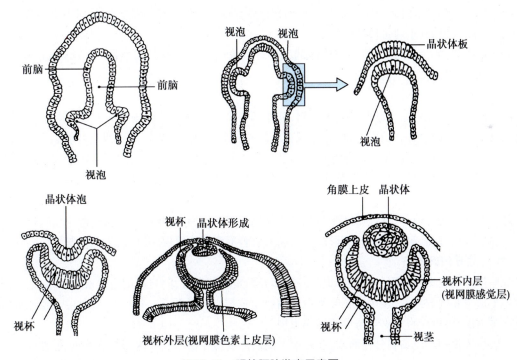

图2-14 眼的胚胎发育示意图

二、眼球的发育

(一)视网膜

视杯的神经外胚叶外层形成视网膜色素上皮层,是体内最早产生黑色素的细胞,胚胎第6周开始生成黑色素。视杯的神经外胚叶内层高度分化增厚,形成视网膜神经感觉层,胚胎第2个月末,视网膜神经感觉层发育到赤道部附近。当胚胎8个月时,视网膜各层已基本形成。

黄斑区分化较为特殊,胚胎第3个月时,黄斑开始出现,第7个月时形成中心凹。出生时视锥细胞尚未发育完全，出生后第 4 个月视网膜的各层沿着中心凹斜坡周围重新定位，中心小凹处仅留下视锥细胞核可见。黄斑区的各组成部分继续重新塑型，直到近 4 岁时黄斑的发育才基本完成。

（二）视神经

由胚胎的视茎发育而来。胚胎第 6 周时，视网膜神经节细胞轴突形成的神经纤维逐渐汇集于视茎内，形成视神经。第 10～12 周时，轴突有 190 万，第 16 周时达 370 万。此后逐渐减少到第 33 周时的约 120 万，即成年人的状况。视神经纤维的髓鞘是由视交叉处开始沿神经纤维向眼部生长，出生后 1 个月时止于筛板后，如进入视网膜则形成视网膜有髓鞘神经纤维。

（三）晶状体

源于表皮外胚叶，胚胎第 5 周时由视泡基底层形成晶状体囊将晶状体泡与表皮外胚叶完全分开。晶状体泡分化过程中，前壁细胞形成前囊下的上皮细胞层，后壁细胞逐渐变长向前生长。胚胎第 7 周时，后壁细胞形成的晶状体原始纤维充满泡腔，构成晶状体胚胎核。赤道部前的晶状体上皮细胞始终保持有丝分裂能力，在胚胎第 7 周以后开始分化为第二晶状体纤维围绕晶状体核向前后生长。新的纤维不断以同样方式生长，原先的纤维成熟失去细胞核和细胞器，并被挤向中央，终生进行。各层纤维末端彼此联合形成晶状体缝，核前的缝为"Y"形，核后为"人"形。

（四）玻璃体

胚胎第 4～5 周时，在晶状体泡与视杯内层之间，源于外胚叶的原纤维，大部分源于中胚叶、少部分源于从视杯的边缘迁移而来的神经嵴细胞，以及玻璃体血管共同形成原始玻璃体（primary vitreous），在胚胎第 2 个月时发育最完善，第 12 周时逐渐萎缩。同时由视杯内层细胞分泌出第二玻璃体（secondary vitreous），由 Ⅱ 型胶原纤维和玻璃样细胞组成。原始玻璃体被挤向眼球中央和晶状体后面，形成 Cloquet 管，其中通过玻璃体血管。

在胚胎第 3～4 个月时，由第二玻璃体的胶原纤维浓缩形成的第三玻璃体（tertiary vitreous）逐渐发育成晶状体悬韧带，出生时完成。

（五）葡萄膜

虹膜睫状体的发育始于胚胎第 6～10 周，胚胎第 3 个月时视杯前缘向前生长形成虹膜睫状体内面的两层上皮。瞳孔括约肌和开大肌也由视杯缘的外层上皮分化而来。睫状肌在胚胎第 3 个月始由神经嵴细胞分化发育，至出生后 1 年才完成。胚胎第 6 周末，表皮外胚叶和晶状体之间形成一裂隙，即前房始基。裂隙后壁形成虹膜的基质层，中央较薄称为瞳孔膜，胚胎第 7 个月瞳孔膜开始萎缩形成瞳孔。

脉络膜始于视杯前部，神经嵴细胞分化形成脉络膜基质。胚胎第 4～5 周时，源于中胚叶的脉络膜毛细血管开始分化，第 3 个月开始形成脉络膜大血管层和中血管层，并引流入涡静脉。

（六）角膜和巩膜

胚胎第 5 周表皮外胚层与晶状体泡分开后即开始角膜的发育，间充质细胞形成角膜基质层，神经嵴细胞形成角膜内皮细胞，表皮外胚叶则形成角膜上皮层。胚胎第 3～4 个月，基质层浅层角膜细胞合成前弹力层，内皮细胞分泌参与形成后弹力层。

巩膜主要由神经嵴细胞分化而来，胚胎第 7 周前部巩膜开始形成并逐渐向后伸展，胚胎第 5 个月发育完成。

（七）前房角

角膜和前房发生后，于胚胎第 2 个月末期，巩膜开始增厚，第 3 个月末形成角膜缘，由视杯缘静脉丛衍变发生 Schlemm 管，并具有许多分支小管。随后其内侧源于神经嵴细胞的间充质细胞分化发育成小梁网。前房角是由前房内间充质细胞和中胚叶细胞组织逐渐吸收分化而形成，这一过程开始于胚胎第 3 个月，一直持续到出生后，要到 4 岁时才完成。

三、眼附属器的发育

胚胎第 4 周时，围绕视杯周围间隙内的神经嵴细胞发育并逐步分化成眼眶的骨、软骨、脂肪和结缔组织。眼眶发育较眼球缓慢,胚胎第 6 个月时眶缘仅在眼球的赤道部,眼眶发育持续到青春期。胚胎第 5 周时源于中胚叶的眼外肌开始分化,第 7 周时上直肌分化出上睑提肌。胚胎第 3 个月时眼外肌肌腱与巩膜融合。眼睑的发育始于胚胎第 4~5 周,表层外胚叶形成睑皮肤和结膜,中胚叶形成睑板和肌肉,至第 5 个月时,上、下睑逐渐分离开。眼睑附属物如毛囊、皮脂腺等,于胚胎第 3~6 个月间,由上皮细胞陷入间充质内发育而成。泪腺在胚胎第 6~7 周时开始发育,泪腺导管约在胚胎第 3 个月时形成。副泪腺于胚胎第 2 个月时出现,均由表皮外胚叶分化而来。

四、眼部组织的发育来源

神经外胚叶(neuroectoderm):视网膜、睫状体上皮、虹膜色素上皮、瞳孔括约肌和开大肌、视神经、玻璃体。

脑神经嵴细胞(cranial neural crest cells):角膜基质和内皮、小梁网、睫状肌、葡萄膜基质、眶骨、结缔组织、巩膜、黑色素细胞、神经。

表皮外胚叶(surface ectoderm):晶状体、角膜上皮、结膜、眼睑皮肤、泪器、玻璃体。

中胚叶(mesoderm):血管、眼外肌、部分巩膜、玻璃体。

第三节　眼的生理生化

一、泪膜

泪膜(tear film)是覆盖于眼球前表面的一层液体,为眼表结构的重要组成部分,分眼球前泪膜(结膜表面)和角膜前泪膜(角膜表面)。传统认为,泪膜分为 3 层:表面的脂质层,主要由睑板腺分泌形成;中间的水液层,主要由泪腺和副泪腺分泌形成;底部的黏蛋白层,主要由眼表上皮细胞及结膜杯状细胞分泌形成。目前认为其黏蛋白与水液是混合在一起的,底部的黏蛋白较多,两者没有明确的分层。泪膜厚约 7μm,总量约 7.4μl,以(12%~16%)/min 更新,pH 6.5~7.6,渗透压 296~308mOsm/L,含有 IgA、溶菌酶、β 溶素、乳铁蛋白、电解质等成分(图 2-15)。

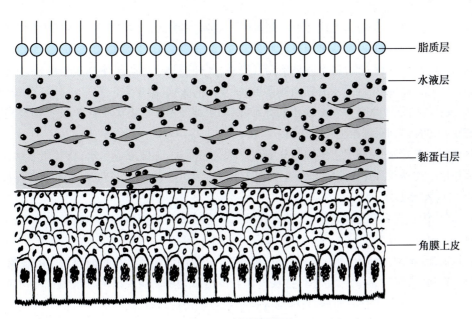

图 2-15　泪膜示意图

泪膜的生理作用是润滑眼球表面,防止角膜、结膜干燥,保持角膜光学特性,供给角膜氧气以及冲洗、抵御眼球表面异物和微生物。

泪膜的成分改变、眼球表面的不规则以及眼睑与眼球间的解剖位置、运动不协调均可导致泪膜质或量的异常，从而造成泪膜功能障碍。

二、角膜

角膜是主要的眼屈光介质，相当于43D的凸透镜。角膜组织结构排列非常规则有序，具有透明性，以及良好的自我保护和修复特性。角膜富含感觉神经，系三叉神经的眼支通过睫状后长神经支配，神经末梢在角膜内脱髓鞘，从前弹力层后分支进入上皮细胞层，因此感觉十分敏锐。角膜无血管，其营养代谢主要来自房水、泪膜和角膜缘血管网。上皮细胞的氧供来自泪膜，内皮细胞的氧供来自房水。能量物质主要是葡萄糖，大部分通过内皮细胞从房水中获取，约10%由泪膜和角膜缘血管供给。

角膜上皮细胞再生能力强，损伤后较快修复且不遗留痕迹，如累及上皮细胞的基底膜，则损伤愈合时间将大大延长。角膜缘处角膜上皮的基底细胞层含有角膜缘干细胞，在角膜上皮的更新和修复过程中起到重要作用。前弹力层是胚胎期由基质中角膜细胞分泌形成，损伤后不能再生。角膜基质主要由Ⅰ型胶原纤维（直径24~30nm）和细胞外基质组成，其规则有序排列可使98%的入射光线通透。通常认为，基质损伤后组织修复形成的胶原纤维，其直径和纤维之间间隙的改变失去原先的交联结构，造成瘢痕。后弹力层由内皮细胞分泌形成，系Ⅳ型胶原纤维，富于弹性，抵抗力较强，损伤后可再生。出生时较薄，随年龄增长变厚。内皮细胞约100万个，随年龄增长而减少。细胞间形成紧密连接，阻止房水进入细胞外间隙，具有角膜-房水屏障功能以及主动泵出水分维持角膜相对脱水状况，保持角膜的透明性。内皮细胞几乎不进行有丝分裂，损伤后主要依靠邻近细胞扩张和移行来填补缺损区。若角膜内皮细胞损伤较多，则失去代偿功能，将造成角膜水肿和大泡性角膜病变。

三、虹膜、睫状体

虹膜的主要功能是根据外界光线的强弱，通过瞳孔光反射路径使瞳孔缩小或扩大，以调节进入眼内的光线，保证视网膜成像清晰。瞳孔大小与年龄、屈光状态、精神状态等因素有关。虹膜组织血管丰富，炎症时以渗出反应为主。

瞳孔光反射（light reflex）为光线照射一侧眼时，引起两侧瞳孔缩小的反射。光照侧的瞳孔缩小称瞳孔直接光反射，对侧的瞳孔缩小称间接光反射。光反射路径有传入和传出两部分。传入路光反射纤维开始与视觉纤维伴行，在外侧膝状体前离开视束，经四叠体上丘臂至中脑顶盖前核，在核内交换神经元后，一部分纤维绕中脑导水管到同侧Edinger-Westphal核（E-W核），另一部分经后联合交叉到对侧E-W核。传出路为两侧E-W核发出的纤维，随动眼神经入眶至睫状神经节，交换神经元后，由节后纤维随睫状短神经到眼球内瞳孔括约肌。

睫状体的主要功能有：睫状上皮细胞分泌和睫状突超滤过、弥散形成房水，睫状肌收缩通过晶状体起调节作用。此外还具有葡萄膜巩膜途径的房水外流作用。睫状上皮细胞间的紧密连接是构成血-房水屏障的重要部分。

虹膜、睫状体均含有感觉神经（三叉神经的眼支），通过睫状后长和后短神经发出分支，炎症时可引起疼痛。

瞳孔近反射（pupil near reflex）为视近物时瞳孔缩小，与调节和集合作用同时发生的现象，系大脑皮质的协调作用。其传入路与视路伴行达视皮质。传出路为视皮质发出的纤维经枕叶-中脑束至中脑的E-W核和动眼神经的内直肌核，再随动眼神经到达瞳孔括约肌、睫状肌和内直肌，同时完成瞳孔缩小、焦点移近的调节和眼球内聚的集合动作。

四、房水

房水具有维持眼内组织（晶状体、玻璃体、角膜、小梁网等）代谢作用，提供必要的营养（如葡萄糖、氨基酸等)维持其正常的运转,并从这些组织带走代谢废物(如乳酸、丙酮酸等)。房水还维持、调节适当的眼压,这对于维持眼球结构的完整性十分重要。房水由睫状体通过主动转运(约占75%)、超滤过和弥散等形式产生,生成速率约为1.5~3μl/min。因睫状上皮细胞的血-房水屏障作用,房水中无血细胞,仅有微量蛋白,因此为光学通路提供了透明的屈光介质部分。血-房水屏障破坏时,房水中蛋白含量明显增加,视功能就受到损害。

房水中含有乳酸、维生素C、葡萄糖、肌醇、谷胱甘肽、尿素以及钠、钾、氯等,蛋白质微量(仅0.2mg/ml)。此外房水中还含有一些生长调节因子如$TGF-\beta_1$、$TGF-\beta_2$、aFGF、bFGF等。房水的氧分压约55mmHg,二氧化碳分压约40~60mmHg,pH 7.5~7.6。房水的流出系数约0.22~0.28μl/(min·mmHg)。

房水循环途径(图2-16 AR)为:睫状体产生,进入后房,越过瞳孔到达前房,再从前房角的小梁网进入Schlemm管,然后通过集液管和房水静脉,汇入巩膜表面的睫状前静脉,回流到血循环。另有少部分从房角的睫状带经由葡萄膜巩膜途径引流(约占10%~20%)和通过虹膜表面隐窝吸收(约占5%)。

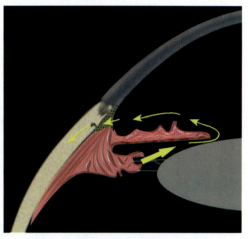

图2-16 房水循环主要路径示意图

扫描图片
体验 AR

五、脉络膜

脉络膜血管丰富,血容量大,约占眼球血液总量的65%。由睫状后短动脉供血,涡静脉回流,其内层的毛细血管通透性高,供应视网膜外层的营养。脉络膜毛细血管的通透特性使小分子的荧光素易于渗漏,而大分子的吲哚青绿造影剂不易渗漏,临床上能较好显示脉络膜血管。

脉络膜血供丰富,有眼部温度调节作用;含丰富的黑色素,起到眼球遮光和暗房的作用。

六、晶状体

晶状体无血管,营养来自房水和玻璃体,主要通过无氧糖酵解途径来获取能量。晶状体是眼屈光介质的重要部分,相当于约19D的凸透镜,具有独特的屈光通透和折射功能,且可滤去部分紫外线,对视网膜有保护作用。晶状体悬韧带源于睫状体的冠部和平坦部,附着在晶状体赤道部周围的前、后囊上,通过睫状肌的收缩、放松来共同完成眼的调节功能。

晶状体透明度的保持依靠晶状体细胞结构的准确排列,以及晶状体纤维的蛋白基质的高度有序化。在晶状体因调节而改变形状时,同样保持透明性。晶状体的高屈光力是由于晶状体细胞的蛋白浓度非常高,特别是一种被称为晶状体蛋白的可溶性蛋白。人晶状体的蛋白在一生中极其稳定,以保持其正常的功能。晶状体囊在代谢转运方面起重要作用,当晶状体囊受损或房水代谢变化时,晶状体将发生混浊形成白内障。此外,由于晶状体的生长模式及其在慢性暴露过程中受到的应激,晶状体的混浊与年龄密切相关。

七、玻璃体

玻璃体是眼屈光介质的组成部分,并对晶状体、视网膜等周围组织有支持、减震和代谢作用。玻璃体含有98%的水和0.15%的大分子,包括胶原、透明质酸和可溶性蛋白质,剩余的固体物质包括离子和低分子量的物质。两个主要的结构成分是呈细纤维网支架的Ⅱ型胶原和交织于其间的透明质酸黏多糖。正常状况下的玻璃体呈凝胶状态,代谢缓慢,不能再生,具有塑形性、黏弹性和抗压缩性。随着年龄增长,玻璃体的胶原纤维支架结构塌陷或收缩,玻璃体液化、后脱离。

八、视网膜

视网膜色素上皮不仅含有同大多数细胞一样的细胞器(如细胞核、高尔基体、光面和粗面内质网、线粒体),而且还有代表其两个重要功能的黑色素颗粒和吞噬体。视网膜色素上皮含有特别多的小过氧化物酶体,提示视网膜色素上皮在这样一个高氧化性和光线充足的环境中非常活跃地参与对大量自由基和氧化脂质的解毒作用。视网膜色素上皮虽然是一单层结构,却具有多种复杂的生化功能,如维生素 A 的转运和代谢、药物解毒、合成黑色素和细胞外基质等,在视网膜外层与脉络膜之间选择性转送营养和代谢物质,对光感受器外节脱落的膜盘进行吞噬消化,并起到光感受器活动的色素屏障等环境维持作用(图 2-17)。色素上皮细胞间的紧密连接可阻止脉络膜血管正常漏出液中大分子物质进入视网膜,即血-视网膜外屏障(与脉络膜的 Bruch 膜共同组成视网膜-脉络膜屏障)作用。生化学上视网膜色素上皮是一种动态的复杂细胞,必须满足其自身活跃的代谢,特殊的吞噬功能,以及作为视网膜神经感觉层生物滤过角色的需要。这些过程对视网膜色素上皮提出了非常高的能量要求,因而视网膜色素上皮细胞含有三个主要生化途径的酶:糖酵解、三羧酸循环和戊糖磷酸循环。

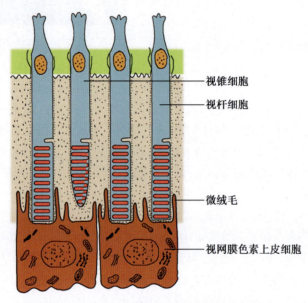

图 2-17 视网膜色素上皮与光感受器关系示意图

此外,视网膜色素上皮亦促进了视网膜与脉络膜的解剖黏着。

视网膜中的胶质细胞、Müller 细胞贯穿神经感觉层,其纤维从外界膜纵向伸展到内界膜,对视网膜起到结构支持和代谢营养等作用。

视信息在视网膜内形成视觉神经冲动,以三级神经元传递,即光感受器-双极细胞-神经节细胞。神经节细胞轴突即神经纤维沿视路将视信息传递到外侧膝状体(第四级神经元),换元后再传向视中枢形成视觉。光感受器是视网膜上的第一级神经元,分视杆细胞和视锥细胞两种。视杆细胞感弱光(暗视觉)和无色视觉,视锥细胞感强光(明视觉)和色觉。视锥细胞约 700 万个,主要集中在黄斑区(图 2-18)。在中心凹处只有锥细胞,此区神经元的传递又呈单线连接,故视力非常敏锐;而离开中心凹后视锥细胞密度即显著降低,所以当黄斑区病变时,视力明显下降。视杆细胞在中心凹处缺乏,距中心凹 0.13mm 处开始出现并逐渐增多,在 5mm 左右视杆细胞最多,再向周边又逐渐减少。当周边部视网膜病变时,视杆细胞受损则发生夜盲。视盘是神经纤维聚合组成视神经的始端,没有光感受器细胞,故无视觉功能,在视野中表现为生理盲点。

每个光感受器细胞外节内只有一种感光色素。视杆细胞外节所含感光色素为视紫红质(rhodop-

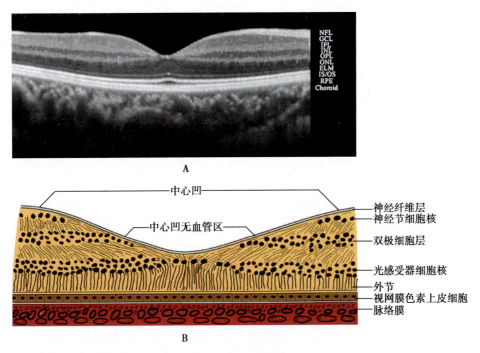

图 2-18 黄斑结构图
A. 黄斑 OCT 切面图；B. 黄斑组织结构示意图

sin），是由顺-视黄醛和视蛋白相结合而成，其光化学循环见图 2-19。在暗处，视紫红质的再合成，能提高视网膜对暗光的敏感性。

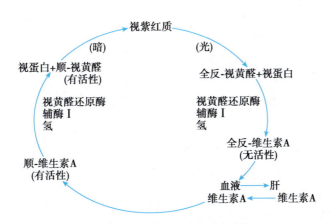

图 2-19 视紫红质光化学循环示意图

视锥细胞含 3 种色觉感光色素：视紫蓝质（iodopsin）、视紫质、视青质，亦由另一种维生素 A 醛及视蛋白合成，在光的作用下起色觉作用。所以色觉是眼在明亮处视锥细胞的功能。黄斑部色觉敏感度最高，远离黄斑则色觉敏感度降低，周边部视网膜几乎无色觉，这与视网膜视锥细胞的分布相一致。

解释色觉理论的学说很多，目前公认在视网膜水平上是 Young-Helmholtz 三原色学说，正常色觉者在视锥细胞中有感受 3 种波长光——长波（570nm）、中波（540nm）、短波（440nm）的感光色素，即对应为红、绿、蓝三原色。每一种感光色素主要对一种原色光发生兴奋，而对其余两种原色仅发生程度不等的较弱反应。例如在红色的作用下，感红光色素发生兴奋，感绿色光色素有弱的兴奋，感蓝色光色素兴奋更弱，因此构成色彩缤纷的色觉功能。如果视锥细胞中缺少某一种感光色素，则发生色觉障碍。

第四节　眼遗传学概述

眼遗传病已成为当前儿童和青少年的主要致盲性眼病，眼遗传学（ophthalmic genetics）主要研究眼遗传病及有眼部表现的全身性遗传病的遗传方式、发病机制及其可能的防治手段。

一、临床遗传学

根据遗传方式和与遗传物质的关系，眼遗传病也分 3 大类：单一基因突变的单基因遗传病；涉及多个基因位点，其发病与环境因素密切相关的多基因遗传病，又称多因子遗传病；染色体数目或结构异常的染色体遗传病，又称染色体病或染色体畸变综合征。眼病及有眼部表现的遗传病中属单基因遗传病最多，有常染色体隐性遗传如高度近视、半乳糖血症等，常染色体显性遗传如先天性上睑下垂、Marfan 综合征等，以及性连锁遗传如红绿色盲、眼白化病、原发性眼球震颤等，多为 X 连锁遗传。属于或可能为多基因遗传的眼病有单纯性近视、原发性青光眼、共同性斜视等，常为多发病，患病率高。这类眼遗传病的病因和遗传方式均较复杂，有时不易与后天获得性疾病区分开。染色体数目异常的疾病常表现为全身综合征如 Down 综合征伴眼部外形改变，结构异常的疾病如视网膜母细胞瘤等。

由遗传决定的个体具有易患某种或某类疾病的倾向性，称为遗传易感性（susceptibility），如某些个体易患春季卡他性结膜炎。不同致病基因可有相同的临床表现，如视网膜色素变性可有显性、隐性、性连锁隐性遗传等类型，但临床表现相同或类似，这种特性称为遗传异质性（heterogeneity），其意义在于指导正确判断遗传方式，推算子代或同代的发病概率，即遗传咨询。由环境因素或非遗传因素造成的变异，表现型上与基因突变的相似，称为表型模拟（phenocopy），如孕妇感染风疹病毒后致胎儿先天性白内障与遗传性先天性白内障在临床上难区别。

临床上眼遗传病的研究方法有：①家系调查法：可通过系谱分析来确定是否属遗传病及以何种方式遗传；②双生子法：有助于遗传与环境效应的比较，并可进一步计算疾病的遗传指数；③种族间比较：因种族差异有遗传学基础，在某病的发病率、临床表现、发病年龄和性别等方面有显著差别，应考虑与遗传有关，如原发性青光眼亚洲人种闭角型多见，而欧美白种人以开角型为主；④伴随性状研究：如某病常伴随一已确定的遗传性状或疾病同时出现，则表明该病与遗传有关；⑤疾病组分分析：对较复杂疾病的某个环节（组分）进行单独的分析研究，来明确是否与遗传有关。此外，还可通过建立人类疾病动物模型，尤其是自发性疾病动物模型和转基因动物模型，来进行眼遗传病的发病机制、临床病程和表现、试验性治疗等研究。

二、分子遗传学

近年来分子生物学的研究进展，尤其是基因组 DNA 文库构建、核酸分子杂交、DNA 序列分析技术、聚合酶链反应（PCR）、重组 DNA 技术等带来医学遗传学领域革命性变化，眼科学也突出表现在根据分子生物学理论和采用分子生物学技术手段对眼遗传病的发病机制（如基因定位）、诊断（如基因突变检测）和治疗（如基因转入）等方面进行研究和应用。

通过分子生物学技术确认 Leber 遗传性视神经病变是由线粒体 DNA（mtDNA）基因位点突变所致，原发性开角型青光眼的致病基因在 *GLC1*、*GLC3* 等。分子遗传学证明 70% 视网膜母细胞瘤具有等位基因杂合性丢失，酯酶 D（EsD）是唯一位于 13q14 的多肽酶，目前应用检测视网膜母细胞瘤的缺陷基因，或利用 EsD 多态性作为遗传标记用于家系连锁分析，对视网膜母细胞瘤作产前诊断，有助于遗传咨询。2002 年我国首先在国际上对先天性白内障的致病基因功能定位研究获得业内认可。2006 年国际上对年龄相关性黄斑变性疾病的相关基因研究获得突破。遗传性眼病的根本治疗是基因替代（基因矫正或基因置换）治疗，即通过转入细胞内以正常基因来获得有效的基因产物，纠正因疾病基因所致的酶或蛋白质缺陷等遗传性疾病状况。已开展遗传性眼病的基因治疗研究有如转基因鼠视网膜色素变性治疗等,相信随着分子遗传学和分子生物学研究的不断深入,遗传性眼病的基因治疗将为临床所应用。

三、表观遗传学

表观遗传学是近年来兴起的研究领域,是指影响基因表达或细胞表型的可遗传的变异,而这些变异并不由 DNA 序列本身决定。在多细胞的生物体内,每个细胞有着相同的 DNA 序列,但是它们却维持着很不相同的终末表型,细胞的这种并非来自基因组 DNA 的"记忆",记录着自身的发育和环境的影响,这就是表观遗传学。

表观遗传的现象很多,已知的有 DNA 甲基化(DNA methylation)、组蛋白修饰(histone modification)、染色质重塑(chromosome remodeling)、非编码 RNA(noncoding RNA)调控等。表观遗传变异在多种人类疾病中被认识,特别是肿瘤。值得注意的是,视网膜母细胞瘤也是最早被发现存在致癌的表观遗传变异的疾病之一。迄今为止,大多数疾病,特别是复杂疾病还不能够被各种基因组 DNA 变异完全解释,人们猜测这其中有很多可以部分地被非基因组的遗传因素——表观遗传学所解释。

在发育和衰老的过程中,环境致使机体产生表观遗传变异,影响到细胞的转录水平,这些变异可以非常稳定并终身存在,甚至传给下一代,潜在地影响了疾病的易感性。这就可以部分解释一些中老年发病、慢性进展的常见病,比如原发性青光眼、年龄相关性黄斑变性等疾病的发生。同时,表观遗传修饰,作为一种环境影响的结果,可以更好地解释为什么非遗传因素会增加疾病的风险和易感性,比如饮食、吸烟和环境污染等。

目前对表观遗传学与眼部的发育和疾病的关系仍然认识有限。我们已经知道 DNA 甲基化在眼球的发育中起到一定的作用;光感受器特异性基因有着细胞特异性的 DNA 甲基化谱;组蛋白修饰被发现存在于视神经损伤后,视网膜神经节细胞的病理损伤过程中,同时也存在于糖尿病视网膜病变的发生发展过程中。

了解表观遗传学与疾病的关系,可以帮助找到新的治疗途径。比如通过甲基化酶、组蛋白乙酰化酶和组蛋白去乙酰酶的抑制剂,可以达到调控基因表达的目的。肿瘤学家发现组蛋白去乙酰酶抑制剂,可以使得快速分裂的肿瘤细胞内的组蛋白高度乙酰化,从而启动凋亡。而在神经元中的作用恰好相反,比如在 Parkinson 病、Alzheimer 病和 Huntington 病中,组蛋白去乙酰酶抑制剂可以减少神经元的丢失,同样在视神经损伤和缺血动物模型中,也观察到组蛋白去乙酰酶抑制剂具有神经保护的作用,具体的机制还不清楚。

第五节　眼科用药概述

视觉器官是机体的重要感觉器官之一,治疗眼病时应有整体观念,全身系统性疾病或远离眼部的局限性病灶,有可能是造成眼病的因素,同样眼病的治疗也有可能影响到全身状况。

由于眼部存在血-眼屏障(包括血-房水屏障和血-视网膜屏障)等特殊的组织解剖结构,大多数眼病的有效药物治疗是局部给药。因此,眼科用药除了严格掌握适应证外,尚应对药物在眼局部作用的药物动力学和药效学有相当的了解,做到合理用药。

一、眼局部的药物动力学

药物要在眼局部作用部位达到有效浓度和发挥治疗作用,与以下因素有关:给药的剂量,药物吸收率,组织中的结合和分布,循环药量,组织之间的转运,生物转化,排泄等。

药物由眼球表面进入眼球内组织的主要途径是经角膜转运,首先药物先分布到泪膜,由泪膜转运入角膜,再由角膜转运到眼球内。而角膜上皮细胞层和内皮细胞层的细胞之间均有紧密连接,药物不能经细胞外间隙进入,只能由细胞膜转运。影响药物透过角膜的因素有药物的浓度、溶解度、黏滞性、脂溶性、表面活性等。药物浓度高,溶解度大,进入角膜的药量增加;黏滞性高,与角膜接触时间延长,可增强药物的吸收;由于角膜上皮和内皮细胞均有脂性屏障,泪液和角膜基质为水溶性,因此药物最好均具备脂溶性和水溶性,其中脂溶性对药物通透角膜更为重要;眼药中的表面活性物质能够影响角膜上皮细胞膜屏障作用而增加药物的通透性。此外,眼药的 pH 和渗透压也很重要,如偏离眼局部生理值太大,可造成眼部刺激和引起反射泪,会影响药物的吸收。

药物也可从眼表结构中的血管如角膜缘血管和结膜血管吸收通过血循环进入眼球内,或经结膜、筋膜和巩膜直接渗透到眼球内。药物到达眼内后主要通过房水弥散分布到眼前部各组织作用部位,少量可经玻璃体弥散到视网膜表面。有些药物是前体药,它在角膜吸收转运过程中经角膜组织内的酶作用进入眼内后就形成有活性的药物成分,可以大大降低药物的全身不良反应和提高药物的生物利用度。有些药物可经房水循环路径进入体循环再分布到眼内各组织结构。药物多在作用部位代谢后经房水或直接入静脉回流排泄。

二、常用眼药剂型及给药方式

(一)滴眼液

滴眼液(eyedrops)是最常用的眼药剂型,通常滴入下方结膜囊内。一般滴眼液每滴约为 25～30μl,而结膜囊泪液容量最多为 10μl,实际上只有较少的眼药保留在眼结膜囊内。因此,常规治疗每次只需滴一滴眼药即可。正常状况下泪液以每分钟约 16% 的速率更新,结果滴眼 4 分钟后只有 50% 的药液仍留在泪液中,10 分钟后则只剩 17%。所以,为促进药液的眼部吸收又不被冲溢出眼外,嘱患者再滴眼药的最短间隔时间应为 5 分钟。滴药后按压泪囊部以及轻轻闭睑数分钟可以减少药物从泪道的排泄、增加眼部吸收和减少全身不良反应。

(二)眼膏

为增加眼药与眼表结构的接触时间,可选用眼膏(ointments)。眼膏通常以黄色的凡士林、白色的羊毛脂和无色的矿物油作为基质,又称油膏。由于这些基质均为脂溶性的,因此可以明显增加脂溶性药物在眼部的吸收。大多数水溶性药物在眼膏中以微晶粒形式存在,只有眼膏表面的药物可融入泪液中,限制了这类药物在泪液中达到有效浓度。眼膏的另一大优点是在眼表病损如角膜上皮缺损时,可起润滑和衬垫作用,减缓眼刺激症状。缺点是可造成视物模糊。

(三)眼周注射

眼周注射(periocular injections)即围绕眼球周围的注射,包括球结膜下注射、球筋膜(Tenon 囊)下注射(球旁注射)和球后注射等,其共同的特点是避开了角膜上皮对药物吸收的屏障作用,一次用药量较大(常为 0.5～1.0ml),可在眼局部达到较高药物浓度,尤其适用于低脂溶性药物。球结膜下注射的药物吸收主要是通过扩散到达角膜基质层和角膜缘组织入眼球内,作用于眼前段病变;球筋膜下注射主要经巩膜渗入,适用于虹膜睫状体部位的病变;球后注射可使药物在晶状体虹膜隔以后部位达到治疗浓度,适用于眼后段以及视神经疾病。眼周注射存在眶内球外组织结构甚至眼球可能损伤的危险性。

(四)眼内注射

眼内注射(intraocular injections)即眼球内注射,最大的优点在于可立即将有效浓度的药物注送到作用部位,所需药物的剂量和浓度均很小且疗效较好,主要适用于眼内炎症、感染,视网膜黄斑疾病等治疗。给药方式包括前房内注射、经睫状体扁平部的玻璃体腔内注射,以及施行玻璃体切割术时的灌注液内给药。眼内注射尤其要注意将组织损伤减少到最低程度,且充分考虑到眼球内组织对药物的耐受性,亦即药物对组织的毒性作用。

(五)眼药新剂型

为提高滴眼液的生物利用度,延长局部作用时间和减少全身吸收带来的不良反应,常在滴眼液中加入适量的黏性赋形剂如甲基纤维素、透明质酸钠、聚乙烯乙醇、聚羧乙烯等,制成胶样滴眼剂,或是在位凝胶滴眼液(液体状滴眼剂滴到眼部后变成胶样物)。由于滴眼剂在两次用药间的药物浓度呈周期性波动,往往低谷时达不到有效药物浓度,因而产生了眼药的缓释控制装置(sustained-release devices),由高分子化合物或聚合物制成膜状或微粒状,或采用纳米粒子和表面功能修饰技术,可在眼局部持续缓释,保持药物浓度长时间内在一较为稳定的治疗水平,大大减少用药量、用药次数和药物的不良反应。用生物组织提炼制成的角膜接触镜样的胶原盾(collagen cornea shield),可以按不同比例整合入药物、复水时浸吸入或配戴后表面滴入药物来载释眼药,达到缓释效果。此外,采用磷酸酯分子形成疏水和亲水的双层脂膜,制成脂性微球——脂质体(liposomes),可根据需要将水溶性或脂溶性药物溶入作为眼药的载体。缓释装置和脂质体更适用于眼内给药。这些新剂型眼药给眼科药物治疗带来了应用方便、疗效持续、不良反应少的眼科药物治疗方法,具有广阔前景。

第六节 眼科流行病学

一、眼科流行病学概述

眼科流行病学(ocular epidemiology)是应用流行病学的描述性指标描述眼病的频率分布,阐明眼病发生和流行过程;运用分析性指标探讨眼病分布原因、影响因素、预防或诊治措施的效果。在现代生物-心理-社会医学模式下,要求眼科医师在开展防病治病的同时进行临床研究,以临床医学为基础,将流行病学、生物统计学、社会医学及卫生经济学等相关学科相互结合,从个体病例的研究扩大到相应患病群体的研究,由医院内个体患者的诊治扩大到社区人群中疾病的防治,从而对疾病的发生、发展、转归以及防治等进行更加全面而深入的研究。

二、眼科流行病学常用研究方法

分为描述性研究和分析性研究两大类。

(一)描述性研究

描述性研究(descriptive study)的目的不是专门检验一项病因的假设,而是研究疾病在一定人群中发生的数量及其分布特点。它主要回答"谁"、什么"地区"和什么"时候"易患这种疾病,可以形成进一步分析研究的假设。它采用定性或定量的技术,包括问卷调查、面谈、观察等来收集资料。描述性研究主要分为:

1. **病例报告** 研究某个或一系列具体情况的病例,无特设对照组。它只是描述所研究病例的发生和分布,因此不能用来估计发生该病的危险。这种研究方法的优点是容易收集资料,所需人力、物力和时间较少,在研究中患者能得到相应治疗;缺点是论证强度低,可信度较差,由于未设对照,可能会导致错误结论。

2. **疾病发生的流行病学描述** 根据个体特征(如年龄、性别、种族、受教育程度、职业、婚姻、社会经济状况和个性等)、地区(如国家、城市、农村等)及时间(如季节等),收集疾病在人群中发生、分布的资料,目的是了解"谁"容易患病。

3. **描述性横断面研究** 是运用某种手段收集特定人群在某个时间段的疾病资料,能了解某一时间点或时段的疾病患病率或健康状况,又称为现况研究。现况研究包括抽样调查与普查两种。从总体中随机抽取部分观察单位(即样本)进行调查称为抽样调查,它是根据抽取样本所调查的结果来估计出样本所代表总体的某些特征,因此只有遵循随机化原则才能获得较好代表性样本。常用的抽样方法有单纯随机抽样、系统抽样、分层抽样、整群抽样和多级抽样。抽样调查可节省人力、物力、时间,但研究设计、实施与资料分析较复杂,重复和遗漏不易发现,不适于变异过大的研究对象。普查是在特定时间内对特定范围内的人群中每一成员进行某种疾病或某种健康状况的调查或检查。

(二)分析性研究

分析性研究(analytic study)是检验特定病因假设所用的研究方法,可以通过观察某一危险因素的暴露和疾病发生之间的关系来确定病因。又分为观察性研究和实验性研究两大类。

1. 观察性研究 研究者不控制所研究的某一危险因素暴露程度,只是通过观察和分析来达到研究目的。常用的观察性研究有:

(1) 分析性横断面研究:在某一时点同时对人群的一个样本测量疾病和暴露因素,了解它们之间的联系。这种研究的优点是所需费用少,容易施行;不需要随访时间;可以研究几种疾病与多种暴露因素之间的联系;能为指定人群的健康计划提供有用资料;不影响研究对象的工作和生活,容易取得配合。缺点是在同一时间测量疾病和暴露因素,不能确定它们之间的时间顺序,不能建立疾病与暴露因素之间的因果关系;不能用于研究患病率极低的疾病;在大范围人群中随机选择样本困难;只能测量疾病的患病率,而不能测量疾病的发病率或其发生的相对危险性。

(2) 病例对照研究:比较一组患者(研究组)与一组或几组未患此病者(对照组)的过去或现在的暴露危险因素,从中分析危险因素与发病之间的联系及其联系程度,以便确定病因,是"从果到因"的研究。这种研究是回顾性观察性研究,可以形成新的假设。优点是适用于研究少见病或潜伏期长的疾病;需要的样本量相对少,研究的效率相对高;所需费用和时间较少。缺点是研究少见的暴露因素时效率不高;回顾性收集资料的可靠性较差;不能确定疾病和暴露因素之间的时间顺序,难以确定暴露因素和疾病之间的因果关系;选择病例组和对照组时产生偏差的概率很大;通常只限于研究一个暴露因素;不能得到有关疾病患病率、发病率和发病相对危险性的结果。

(3) 队列研究:比较一组具有危险因素暴露的研究组和另一组无这种危险因素暴露的对照组,经过一定时间后某种特定疾病的发生情况。在研究中,研究者不能随机地安排或主动地控制暴露因素和处理方法。队列研究一般采用前瞻性研究的方法,是"从因到果"的研究。它可用于叙述某种疾病在一定时间内的发病率,分析暴露因素与疾病之间的联系。这种研究方法的优点是:由于明确暴露因素的影响在疾病发生之前,所以可以确定疾病与暴露因素之间的因果关系;由于疾病发生在接受暴露因素影响之后,所以疾病的状况不会影响研究对象的选择和暴露因素的测量;它是确定疾病发病率和了解其可能病因的较好方法;可以容易地研究在一种暴露因素的影响下几种疾病的发生情况及这些疾病与暴露因素之间的联系。缺点是:所需费用多,时间长;研究少见病时效率不高;常需要大样本;研究对象失随访会减少有效的样本数;暴露于某种因素的人群在随访期结束前患病人数显著增加时,会产生严重的医学伦理问题。

2. 实验研究或临床试验 在这类研究中,研究者观察某一因素的暴露对疾病过程所产生的影响,而且研究者控制这一危险因素的暴露程度。这种方法常用于动物中,称为实验研究(experimental study)。将这种方法直接用于人体有可能违反医学伦理道德。但新药或新的治疗方法必须经过临床研究证明其有效性和安全性之后才能在临床推广应用。因此,在不违反医学伦理道德的前提下,将实验研究的方法应用于临床,称为临床试验(clinical trial)。临床试验的优点是可以更好地控制治疗和其他混杂因素对疾病的作用,能明确暴露因素与疾病的时间顺序,容易得到重复性结果。缺点是由于研究对象多为高度选择,这些人群并不一定具有代表性,因此所得结果不能轻易地推广到大范围人群中去;有时处理独立变量很困难;有时会出现医学伦理方面的问题。

临床试验的基本原则:设置对照、随机分组和盲法是临床试验的基本原则。

(1) 均衡和齐同条件下设立对照组:对照组是临床试验的比较基础。正确设置对照组是临床试验设计的核心问题。设置对照组的作用在于用对比鉴别的方法来研究处理因素的效应,可以排除非研究因素对疗效的影响,可以减少或防止偏倚和机遇产生的误差对试验结果的影响。为了试验组与对照组之间的可比性,两组均衡性越好,越能显示研究因素的作用。均衡可比的原则是对照要求除了研究因素外,其他条件均应与试验组尽量一致。对照设计方法有:

1) 配对比较设计:将研究对象按某些特征或条件配成对子,这样每遇到一对就分别给予不同处理。

2) 自身对照设计:即用同一患者,按照治疗前后进行疗效的比较。

3）组间比较设计：设计时将病例分为试验组和对照组。设立对照组的原则是：必须在开始试验前设计好；在同时期比不同时期好，在本单位比外单位好；对照组与试验组均应按随机分配的原则分组。

（2）随机分组：临床试验必须遵循随机化原则分组。在进行一项临床试验时，往往由于时间、人力、物力限制不能把所有患者都作为研究对象，而只能抽取其中一部分作为样本来代表总体。如果分组遵循随机化原则，则研究结果能推至总体。随机抽样不等于随便抽样，亦即患者分到试验组或对照组是不带主观因素的，不凭医师或患者主观意愿，随机化是需要一定的技术来实现的。抽样是研究的样本由总体中抽取时，使每个单位都有同等机会可能被抽中。随机抽样共分4种：单纯、分层、机械及整群随机抽样法，这几种方法常结合使用。随机化的方法很多，除用抽签、抓阄、掷骰等方法外，比较科学又方便的方法是用随机数字表，更简单的方法是用带随机数字的电子计算器或计算机等可直接由按键而得出一系列随机数字。

（3）盲法(blind trial)：任何临床试验都希望得到无偏倚的试验结果，但从临床试验设计到结果分析的任一环节都可能出现偏倚，这可以来自参加研究的医护人员，也可来自受试患者。采用盲法可有效地避免这些偏倚。根据盲法程度可分为单盲、双盲和三盲法。

1）单盲法：研究者知道每个研究对象用药的具体内容，但研究对象完全不知道。单盲法简单、容易进行，可消除受试者的心理偏倚，治疗中遇到问题便于医师及时做出处理，但在收集和评价资料时，有可能受来自研究者所产生的偏倚影响。有时医护人员在判断疗效标准中对治疗组和对照组掌握不一致，或恐对照组没有得到治疗而感到不安，自觉或不自觉地给对照组患者加以"补偿性"治疗等，这些显然会影响试验结果的正确性。对照组可以应用安慰剂。安慰剂(placebo)是一种在外形上与试验药物相同，但又不具有特异有效成分的制剂。安慰剂还要与试验药物在颜色、气味、溶解度、包装上都高度相似。如果安慰剂对患者病情不利时，可应用标准的药品，但它也要与试验药的色、形、味或剂型相同。

2）双盲试验：研究对象和观察者均不知道研究对象如何分组、接受何种治疗，这样可以减少两者主观因素造成的信息偏倚。双盲法要求有一套完善的代号和保密制度，还要有一套保证安全的措施。对一些危重患者的治疗不宜使用。

3）三盲法：即受试者、观察者和资料分析或报告者均不知道参与受试的对象分在哪个组。它可避免资料分析者引起的偏倚，但执行过程中有时有一定困难。在临床试验中通常应用双盲随机对照试验。

三、眼科流行病学研究的常用指标和疾病的测量

（一）眼科流行病学研究的常用指标

流行病学研究中测量疾病的主要工具是率，可以清楚地表达某一人群在特定时期内疾病发生的可能性和危险性。叙述疾病发生频率的率主要有两种。

1. **患病率（prevalence）** 是测量在某一时点或时段的人群中已经发生某种疾病的可能性。计算时，分子是指已经发生某种疾病的总数，分母是调查人群的总数。患病率不能用于病因分析的研究，但它在计划卫生设施和人力需要时是很有用的工具。当缺少用于计算发病率的必要资料时，患病率也可以用来估计疾病在人群中的重要性。

2. **发病率（incidence）** 是确定暴露于某种危险因素下的健康人群在某一特定时间内发生某种疾病的可能性。计算时，分子是这一特定时间内新患者的总数，分母是在这一特定时间内具有可能发生这种疾病危险的总人数。由于发病率是对急性病或慢性病发生频率的直接测量，所以它是进行病因研究的基本工具。

发病率和患病率有明显的关联。它们的关系可表达为 $P \backsim I \times D$（式中 P 为患病率，I 为发病率，D 为疾病存在时间。如果患者康复或死亡，则这一患者就不存在了），表明患病率直接随发病率和疾病

存在的时间而变化。如果发病率稳定,疾病长期存在,且患病者与人群中其他人的死亡率相同,那么$P=I\times D$。在这种情况下,只要知道了其中两项,就可以计算第3项了。

（二）疾病的发生与暴露因素之间统计学关联强度

疾病的发生与暴露因素之间统计学强度的测量,可以用两组之间的发病率或患病率之比来表示。

在队列研究中,两组之间发病率之比称为相对危险度(relative risk,RR),被用来表示疾病的发生与暴露因素之间的统计学关系强度。RR=1,表示暴露组人群的疾病发生率与非暴露组人群相同,暴露因素与发病没有联系,不可能是病因。如果RR明显大于1,表示暴露组人群的疾病发生率显著高于非暴露组,该因素可能是病因。如果RR明显小于1,则该因素不但不是病因,可能还有保护作用,即保护人群不发病。

在病例对照研究中,由于不能计算疾病的发病率,可以用两组之间的患病率之比来表示疾病与暴露因素之间的统计学关系强度,称为疾病优势比(odds ratio,OR)。当OR=1时,暴露因素与疾病无关;当OR>1时,暴露因素引起疾病的危险增加;当OR<1时,暴露因素引起疾病的危险减少,即有保护作用。

四、基于GIS技术的流行病学调查与分析

疾病的空间分布是流行病学研究中的重要部分,确定疾病空间分布特征,可更有效地研究影响疾病发生和流行的因素,从而为科学有效地制订防控措施提供依据。地理信息系统(geography information system,GIS)为管理和分析空间数据提供了技术基础。近年来,流行病学领域的GIS软件系统既可对调查数据进行管理,又可将数据在电子地图上进行可视化,并具有基本的查询和空间分析功能。在地图中包含行政区划分界线、水系、绿地、主次干道、地铁路线、重要物点等信息。现场坐标数据由手持式GPS定位仪进行实地采集并通过GIS Office软件进行数据转换和输入电子地图。基于GIS技术的流行病学调查数据管理与分析软件功能模块包括7个主要的功能:①调查表界面设计功能;②调查表信息数据的录入、查询和维护功能;③地图的基本操作和图层的创建与操作;④查询:图查属性、属性查图、图形和属性数据双向查询检索;⑤专题图的制作:根据用户选择的属性数据进行专题图的显示;⑥空间分析:叠加分析功能;⑦以报表或Excel格式输出数据。

五、流行病学调查中常见的偏倚及控制

1. **横断面研究常见的偏倚及控制** 在现况调查中,常由于某些人为的因素造成偏倚,导致研究结果不可靠。常见的偏倚有选择偏倚和信息偏倚。①选择偏倚:指在选择研究对象过程中所产生的偏倚。例如选择研究对象时没有按随机抽样的方案选择对象,随意地由他人代替,从而破坏了样本的代表性和同质性。无应答偏倚也是一种选择偏倚,研究对象由于种种原因而拒绝参加调查,造成应答率降低。在实际调查中,若无应答率超过10%,就难于反映所调查人群的全貌。因此,在抽样过程中坚持随机化原则,严格按照抽样设计方案选取研究对象,是十分必要的。调查前开展广泛的宣传和动员,采用补漏调查,都能提高应答率。②信息偏倚:指在调查过程中获取信息时所产生的偏倚,主要来自研究对象或研究者以及测量的仪器设备。常见的情况有,调查对象回答不真实或不准确造成回忆偏倚和报告偏倚;调查者没有按照"标准化"的方法进行调查所造成的偏倚;测量的工具或检测的方法不够精确所造成的偏倚。控制这些偏倚的方法主要是选用精确的仪器设备,按照"标准化"方法进行各项调查。

2. **病例对照研究的常见偏倚及控制** 病例对照研究是一种回顾性观察研究,容易产生偏倚,主要有选择偏倚和信息偏倚。①选择偏倚:是由于研究对象与非研究对象间的特征有系统差别所产生的误差。常发生在研究的设计阶段。②信息偏倚:信息偏倚指在收集资料阶段调查暴露史时,两组所用的标准不一致或有缺陷,而导致两组结果不一。例如:在调查时,被调查者应答时心理状态不稳定或回忆不准确所导致的偏倚。③混杂偏倚:混杂是指研究暴露因素与疾病之间关系时,由于其他因素

所产生的效应干扰研究的因素,造成研究的危险因素与疾病之间发生关联。病例对照研究是一种由"果"到"因"的研究,在研究疾病与暴露因素的先后关系时,先已知研究对象患某病或未患某病,再追溯其可能与疾病相关的原因。因此,调查方向是回顾性的,按照从果到因的时间顺序进行研究。病例对照研究设有对照组,由未患所研究疾病的人组成。因此,在流行学研究中避免或减少偏倚是非常重要的。

3. **队列研究的常见偏倚及控制** 队列研究一般是全人群中一个有高度选择性的亚群,所以队列研究的结论不能无条件地推及全人群。常见的偏倚有:选择偏倚、信息偏倚、混杂偏倚。但队列研究中值得注意的是"失访"。所谓的失访偏倚是指在研究过程中,某些选定的对象因为种种原因脱离了观察,研究者无法继续随访。在队列研究中,由于研究时间长、观察人数较多,失访是不可避免的。失访所产生的偏倚大小主要取决于失访率的大小、失访者的特征,对研究结果产生影响的较大偏倚是"高危人群"的失访,一般不应超过10%。

4. **临床试验的样本量估计及控制** 由于生物体(特别是人)个体间条件的差异,无论多么高明的抽样技术都不可能是样本完全反映总体的情况,所以抽样差异总是存在的。根据数据统计原理,样本越小,误差越大。临床试验中如何决定样本大小显得非常重要。一般来说,试验的样本愈大则愈可靠,但试验对象过多,有时反而不易达到正确、迅速,甚至造成不必要的浪费。而例数太少,又不易得出有显著差异的结果。因此临床试验中需要多少试验对象是一个值得研究的问题。估计样本大小需要了解以下几个条件:①采用何种试验设计方法。②估计试验人群和对照人群的阳性率和标准差各为多少。如无过去经验作参考,可用较少试验对象先做一个预实验,以便得到这些数据。③明确规定2个率或平均数间有显著差异时最小相差数。医学研究中,统计资料一般分为测量资料和计数资料两大类,不同的统计资料进行样本含量大小估计时要用不同的方法。

思 考 题

1. 眼球的解剖生理特点有哪些?
2. 眼的角膜、晶状体、视网膜生理生化代谢特点是什么?
3. 为什么眼科用药以局部为主?
4. 常用流行病学研究方法有哪些?
5. 临床试验的基本原则是什么?

(孙兴怀 徐国兴)

第三章 眼科检查

【导读】随着现代科技的飞速发展,许多新的眼科检查方法及检查仪器尤其是眼科影像学检查仪器不断涌现,对提高眼科学的整体诊断与治疗水平发挥着重要作用。掌握眼科基本检查方法,熟悉眼科常用检查方法的原理、适应证等,才能在眼病及某些全身疾病的诊断、治疗、随访过程中根据患者的病情特点适当选用。

眼科检查是眼病诊断、病情评价的主要依据,包括病史采集、视功能检查、眼部检查和眼科影像学检查等。

第一节 病史采集及眼病主要症状

一、病史采集

病史应按顺序系统地询问和记录。病史组成的要点包括:

1. **一般情况** 姓名、性别、年龄、职业、地址、电话等。
2. **主诉** 为主要的症状及其持续时间,要明确注明眼别。
3. **现病史** 包括发病诱因与时间,主要症状的性质、病情经过,是否治疗,效果如何等。
4. **既往史** 既往有无类似病史,既往眼病史及其与全身病的关系,外伤手术史,过敏史和传染病史等。有无戴镜史(框架眼镜与隐形眼镜)。
5. **个人史** 记录可能与眼病相关的特殊嗜好、生活习惯及周围环境。
6. **家族史** 家族成员中有无类似患者(与遗传有关的眼病)、父母是否近亲结婚等。

二、眼病主要症状

一般眼病患者的症状主要有以下三个方面。

(一)视力障碍

突然或逐渐视力下降,视远或视近不清楚,视物变形、变小、变色,夜盲、复视、视野缺损,眼前固定或飘动的黑影等。

1. **一过性视力下降或丧失** 指视力下降或丧失后在24小时(通常1小时)内恢复正常。①常见原因:一过性缺血发作(数分钟、单眼)、椎基底动脉供血不足(双眼)、视网膜中央动脉痉挛、直立性低血压、精神刺激性黑矇、癔症、过度疲劳、偏头痛(10~60分钟,伴有或不伴有随后的头痛)、视盘水肿(数秒钟,通常双眼);②其他原因:即将发生的视网膜中央静脉阻塞、血压突然变化、急性眶压升高、中枢神经系统病变等。

2. **突然视力下降** 可见于视网膜动脉或静脉阻塞、缺血性视神经病变、玻璃体积血、视网膜脱离、视神经炎等。

3. **逐渐视力下降** 可见于白内障、屈光不正、原发性开角型青光眼、慢性视网膜疾病(如年龄相关性黄斑变性、特发性黄斑裂孔、糖尿病视网膜病变、慢性角膜疾病)等。

4. **突然视力下降并眼痛** 可见于急性闭角型青光眼、葡萄膜炎、角膜炎、眼内炎等,球后视神经炎可伴有眼球转动痛。

（二）感觉异常

如眼部刺痛、胀痛、痒、异物感、畏光等。眼部刺激征为眼剧痛、睫状充血、畏光及流泪,常见于角膜炎、眼外伤、急性虹膜睫状体炎、急性青光眼等。

（三）外观异常

如充血、出血、分泌物、肿胀、新生物、眼睑位置异常、眼球突出等。

第二节 视功能检查

视功能检查包括视觉心理物理学检查(如视力、视野、色觉、暗适应、立体视觉、对比敏感度等)及视觉电生理检查两大类。目前,视觉质量的客观评估也已作为术前分析和判断术后视觉质量的重要参考,如波前像差分析等。

一、视力

视力,即视锐度(visual acuity),主要反映黄斑区的视功能。可分为远、近视力,后者为阅读视力。日常屈光状态下不戴镜所测得的视力称为裸眼视力,验光戴镜后的视力称为矫正视力。临床诊断及视残等级一般是以矫正视力为标准。通常临床上≥1.0 的视力为正常视力。

（一）视力表(vision chart)的设计及种类

正常情况下,人眼能分辨出两点间的最小距离所形成的视角称为最小视角即 1 分角(1′角)。国际标准视力表1.0 的标准为可看见1′角空间变化的视标的视力。无论是远视力表,还是近视力表,1.0 视力的视标均是按照1′角的标准设计的(图3-1)。

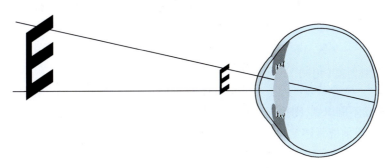

图 3-1 视角

1. **视力的表示方法** 视力计算公式为 $V=d/D$,V 为视力,d 为实际看见某视标的距离,D 为正常眼应当能看见该视标的距离。我国一般采用小数表示法。如国际标准视力表上 1.0 及 0.1 行视标分别为 5m 及 50m 处检测 1′角的视标。如果在 5m 处才能看清 50m 处对应 1′角的视标,代入上述公式,其视力 = 5m/50m = 0.1。有些国家不采用小数表示法,而是直接按上述公式的分数表示。将视标置于 6m(或 20 英尺)处,其视力可记录为 6/6、6/12、6/30、6/60,或 20/20、20/40、20/100、20/200 等,转换为小数分别为 1.0、0.5、0.2、0.1 等。

2. **对数视力表** 20 世纪 60 年代后期我国缪天荣设计了对数视力表,相邻两行视标大小之恒比为 1.26 倍(约 0.1log 单位),采用 5 分记录法。

国外的最小分辨角对数表达(logarithm of minimal angle of resolution,LogMAR)视力表和"糖尿病视网膜病变早期治疗研究(early treatment diabetic retinopathy study,ETDRS)也是采用对数法进行视标等级的分级,前者采用小数或分数记录,后者采用计分法记录。对数分级的视力表用于科研统计相对更为合理。我国推荐使用缪天荣设计的对数视力表(图 3-2)。

3. **视标的种类** 视标的形态有多种,最常见的视标为"E"字形、英文字母、阿拉伯数字和文字视

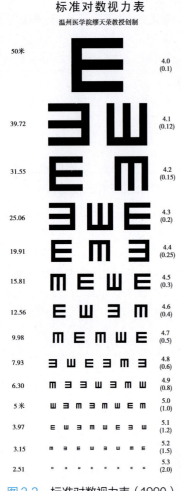

图3-2 标准对数视力表(1990)

标、Landolt带缺口的环形视标、儿童使用的简单图形视标等。

(二)视力检查法

1. 注意事项 查视力须两眼分别进行,先右后左,可用手掌或小板遮盖一眼,但勿压迫眼球。视力表须有标准亮度的光线照明。国际标准视力表远视力检查初始距离为5m,近视力检查为30cm。检查者用指示杆指示视力表视标,嘱被检者说出或用手势表示该视标缺口方向,逐行检查,找出被检者的最佳辨认行。

2. 检查步骤

(1)以国际标准视力表检查为例,正常远视力标准为1.0。如果在5m处无法识别最大的视标(0.1行),则嘱被检者逐步向视力表走近,直到识别视标为止。此时再根据V=d/D的公式计算,如在3m处才看清50m(0.1行)的视标,其实际视力应为V=3m/50m=0.06。

(2)如被检者远视力低于1.0时,须加针孔板或小孔镜检查,如视力有改进则可能是屈光不正。

(3)如在视力表1m处仍不能识别最大视标时,则分别进行以下检查:

指数(counting fingers,CF):检查者伸出不同数目的手指,嘱被检者说明手指数目,检查距离从1m开始,逐渐移近,直到能正确辨认为止,并记录该距离,如"指数/30cm"。

手动(hand motions,HM):指数在5cm处仍不能识别,则在被检者眼前方摆动检查者的手,能识别者记为手动,并记录该距离,如"手动/20cm"。

光感或无光感(light perception/no light perception,LP/NLP):如果眼前手动不能识别,则检查光感。在暗室中用烛光或手电照射被检眼,另眼须严密遮盖不让透光,测试被检者眼前能否感觉光亮,并记录看到光亮的距离,一般到5m为止。对有光感者还须行光源定位检查(简称光定位),用来反映视网膜功能。嘱被检者向前方注视不动,检查者在被检眼1m处,上、下、左、右、左上、左下、右上、右下变换光源位置,用"+""-"表示光源定位的"阳性""阴性"。

(4)近视力检查:采用标准近视力表(徐广第等制,小数法记录)或Jaeger近视力表。

远视力检查联合近视力检查可大致了解被检者的屈光状态。例如近视、远视、老视或调节功能障碍者。并可以比较准确地评估患者的阅读能力。

3. 儿童视力检查 对于小于3岁不能合作的患儿检查视力需耐心诱导观察,检查注视反射及跟随反射是否存在来大致了解患儿视力情况。采用视动性眼球震颤(optokinetic nystagmus,OKN)和视觉诱发电位等检查可客观地评估婴幼儿视力。对于3岁以上不能配合普通视力检查的儿童,可使用图形视力表。

二、视野

视野(visual field)是指眼向正前方固视时所见的空间范围,相对于视力的中心视锐度而言,它反映了周边视敏度。距注视点30°以内范围的视野称为中心视野,30°以外范围的视野称为周边视野。视野对工作及生活有很大影响。世界卫生组织规定视野半径≤10°者,即使视力正常也属于盲。

许多眼病及神经系统疾病可引起视野的特征性改变,所以视野检查对其诊断有重要意义。

（一）视野计的设计及检查方法

1. **视野计（perimeter）的发展阶段**　视野计的发展经历了最早的手动视野计、Goldmann人工半球形动态视野计及目前计算机控制的静态定量视野计三个阶段。

2. **视野检查的种类**　分动态及静态视野检查（图3-3）。

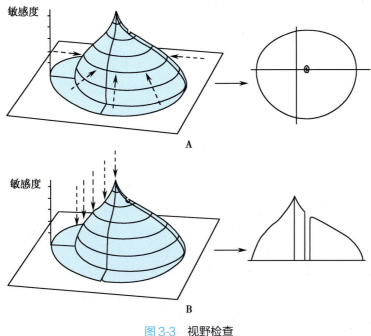

图3-3　视野检查
A：动态视野；B：静态视野

（1）动态视野检查（kinetic perimetry）：即传统的视野检查法，如平面视野计。用不同大小的视标，从周边不同方位向中心移动，记录下被检者刚能感受到视标出现的点，这些光敏感度相同的点构成了某一视标检测的等视线，由几种不同视标检测的等视线绘成了类似等高线描绘的"视野岛"。动态视野检查的优点是检查速度快，适用周边视野的检查。缺点是小的、旁中心相对暗点发现率低。

（2）静态视野检查（static perimetry）：为计算机控制的自动视野检查，在视屏的各个设定点上，由弱至强增加视标亮度，被检者刚能感受到的亮度即为该点的视网膜光敏感度值或光阈值。定量静态视野检查快捷、规范。

3. **视野检查的影响因素**　视野检查属于心理物理学检查，反映的是被检者的主观感觉。影响视野检查结果的因素主要有三方面：

（1）被检者方面：精神因素（如警觉、注意力、视疲劳及视网膜光阈值波动）；生理病理因素（如瞳孔直径、屈光间质混浊、屈光不正等）。

（2）仪器方面：存在动态与静态视野检查法的差异；平面屏与球面屏的差异；单点刺激与多点刺激的差异；背景光及视标的差异等。

（3）操作方面：不同操作者检查方法和经验不同易造成人为偏差。

4. **常用的视野检查法**

（1）对照法：此法为最简单的视野检查方法。此法以检查者的正常视野与被检者的视野作比较，以确定被检者的视野是否正常。方法为检查者与被检者相向而坐并对视，眼位等高，距离约1米。检查右眼时，被检者的右眼与检查者左眼彼此注视，并遮盖另一眼，检查左眼时反之。检查者将手指（或持一棉球）作为视标置于二者中间等距离处，分别从上、下、左、右各方位向中央移动，如被检者能够在各个方向与检查者同时看到视标，即视野大致正常。此法的优点是不需仪器。缺点是不够精确，且无法客观记录。

(2) 平面视野计(tangent screen perimeter):采用30°动态视野计,其黑屏布1m或2m,中心为注视点,屏两侧水平径线15°~20°,用黑色竖圆标定生理盲点(physiologic blind spot)。检查时用不同大小的视标绘出各自的等视线。

(3) 弧形视野计(arc perimeter):是简单的动态周边视野计。其底板为180°的弧形板,半径为33cm,其移动视标的旋钮与记录笔是同步运行的,操作简便。

(4) Goldmann视野计:为半球形视屏投光式视野计,半球屏的半径为33cm,背景光为31.5asb,视标的大小及亮度均以对数梯度变化。视标面积是以0.6log单位(4倍)变换,共6种。视标亮度以0.1log单位(1.25倍)变换,共20个光阶。此视野计为以后各式视野计的发展提供了刺激光的标准指标。

(5) 自动视野计(automated perimeter):电脑控制的静态定量视野计,有针对青光眼、黄斑疾病、神经系统疾病的特殊检查程序,能自动监控被检者固视的情况,并能对多次随诊的视野进行统计学分析,提示视野缺损的进展情况。Octopus、Humphery视野计具有代表性。

自动视野计的检查方法有三大类:①阈上值检查,为视野的定性检查,分别以正常、相对暗点或绝对暗点表示。此方法检查快,但可靠性较低,主要用于眼病筛查;②阈值检查,为最精确的视野定量检查,缺点是每只眼约检查15分钟,被检者易疲劳;③快速阈值检查,如TOP程序通过智能趋势分析,减少了检查步骤,每只眼检查仅需5分钟。

自动视野计结果判读的要点:①视野中央部分正常值变异小,周边部分正常值变异大,所以中央20°以内的暗点多为病理性的,视野25°~30°上下方的暗点常为眼睑遮盖所致,30°~60°视野的正常值变异大,临床诊断视野缺损时需谨慎;②孤立一点的阈值改变意义不大,相邻几个点的阈值改变才有诊断意义;③初次自动视野检查异常可能是被检者未掌握测试要领,应该复查视野,如视野暗点能重复出来才能确诊缺损;④有的视野计有缺损的概率图,此图可辅助诊断。

(6) Amsler表(Amsler grid):用于检查早期黄斑病变及其进展情况或测定中心、旁中心暗点。嘱被检者注视置于眼前30cm处的Amsler表中央黑点。如看不到中央黑点及附近区域,则表明黄斑区视功能受损。黄斑区发生水肿、出血等病变时,被检者也会出现直线扭曲、方格大小不等、某处方格的线条缺失或被暗影遮盖等现象。嘱其用铅笔在表上画出丢失或变形的区域。

(二) 正常视野

用直径3mm的白色视标检查周边视野的正常值为:上方55°、下方70°、鼻侧60°、颞侧90°。用蓝、红、绿色视标检查,周边视野依次递减10°左右(图3-4)。生理盲点的中心在注视点颞侧15.5°,在水平中线下1.5°,其垂直径为7.5°±2°,横径5.5°±2°。生理盲点的大小及位置因人而稍有差异。在生理盲点的上下缘均可见到有狭窄的弱视区,为视盘附近大血管的投影。

(三) 病理性视野

在视野范围内,除生理盲点外,出现其他任何暗点(scotoma)均为病理性暗点。

1. **向心性视野缩小** 常见于视网膜色素变性、青光眼晚期、球后视神经炎(周围型)、周边部视网膜脉络膜炎等。还有癔症性视野缩小、色视野颠倒、螺旋状视野收缩等现象。

2. **偏盲** 以注视点为界,视野的一半缺损称为偏盲。它对视路疾病定位诊断极为重要。

(1) 同侧偏盲(homonymous hemianopsia):多为视交叉以后的病变所致。有部分性、完全性和象限性同侧偏盲。部分性同侧偏盲最多见,缺损边缘呈倾斜性,双眼可对称也可不对称。上象限性同侧偏盲,见于颞叶或距状裂下唇的病变;下象限性

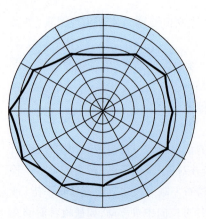

图3-4 正常视野范围(左眼)

同侧偏盲则为视放射上方纤维束或距状裂上唇病变所引起。同侧偏盲的中心注视点完全二等分者，称为黄斑分裂（macular splitting），见于视交叉后视束的病变。偏盲时注视点不受影响者称为黄斑回避（macular sparing），见于脑皮质疾患。

（2）颞侧偏盲（temporal hemianopsia）：为视交叉病变所引起，程度可不等，从轻度颞上方视野缺损到双颞侧全盲。

（3）扇形视野缺损：①扇形尖端位于生理盲点，见于视网膜分支动脉阻塞或缺血性视盘病变；②扇形尖端位于中心注视点为视路疾患；③象限盲：为视放射的前部损伤；④鼻侧阶梯：为青光眼的早期视野缺损。

（4）暗点：①中心暗点：位于中心注视点，常见于黄斑部病变、球后视神经炎、中毒性、家族性视神经萎缩等；②弓形暗点：多为视神经纤维束的损伤，常见于青光眼、有髓神经纤维、先天性视盘缺损、视盘玻璃膜疣、缺血性视神经病变等；③环形暗点：见于视网膜色素变性、青光眼等；④生理盲点扩大：见于视盘水肿、先天性视盘缺损、有髓神经纤维、高度近视眼等。

三、色觉

人眼的三原色（红、绿、蓝）感觉由视锥细胞的光敏色素决定。含红敏色素、绿敏色素、蓝敏色素的视锥细胞分别对 570nm、540nm、440nm 的光波最为敏感。所有的颜色逻辑上均可由红、绿、蓝三种色光按照一定比例匹配而成，称为三原色理论。

正常色觉者的三种光敏色素比例正常，称三色视。如果只有两种光敏色素正常者称双色视，仅存一种光敏色素者为单色视。根据三原色理论，如能辨认三种原色者为正常色觉者；如三种原色均不能辨认称为全色盲；如有一种原色不能辨认称为双色视，双色视为一种锥体视色素缺失：红敏色素缺失者为红色盲，绿敏色素缺失者为绿色盲；辨认任何一种颜色的能力下降称为色弱，主要为红色弱和绿色弱。色觉障碍可分为先天性及获得性色觉障碍，绝大多数先天性色觉障碍为性连锁隐性遗传，最常见者为红绿色弱（盲），男性多于女性。而获得性色觉障碍可由视神经、视网膜疾病、药物中毒、屈光间质混浊如角膜白斑或白内障等疾病引起。

色觉检查是升学、就业、服兵役前体检的常规项目。色觉检查还可作为青光眼、视神经病变等早期诊断的辅助检测指标，并可在白内障术前测定锥细胞功能状态，对术后视功能进行评估。色觉检查主要分为视觉心理物理学检查（主观检查）和视觉电生理检查（客观检查）。

（一）假同色图（色盲本）检查

假同色图（pseudoisochromatic plate）（色盲本）检查为最简单、快速并广泛应用的色觉检测方法。在同一幅色彩图中，既有相同亮度不同颜色斑点组成的图形或数字，也有不同亮度相同颜色斑点组成的图形或数字。它利用不同类型的颜色混淆特性来鉴别异常者。正常色觉者以颜色来辨认，色盲者只能以明暗来判断。检查须在充足的自然光线下进行，图标距被检眼 0.5 米，嘱被检者 5 秒内读出。色盲本的种类较多，在设计上各有侧重，如石原忍色盲本多用于筛查，AO-HRR 测验（American Optical Hardy-Rand-Rittler Color Vision Plates）作为一种半定量检查，SPP Ⅱ（Standard Pseudoisochromatic Plates part 2）用于获得性色觉障碍的检查。国内广泛应用的有俞自萍、贾永源等色盲本。

（二）色相排列检测

要求被检者按色调顺序排列一组颜色样品，根据其排列顺序的正常与否来反映出异常者色觉障碍的性质和程度。主要有 Farnsworth-Munsell（FM）-100 色调检测法（Farnsworth Munsell 100 Hue Test）和 Farnsworth D-15 色调检测法（Farnsworth D-15 Hue Test）（图 3-5）。

（三）色盲镜（anomaloscope）检查

利用红光和绿光适当混合形成黄光的原理，根据被检者调配红光与绿光的比例来判断是否有色觉障碍及其性质和程度。

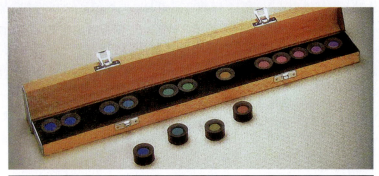
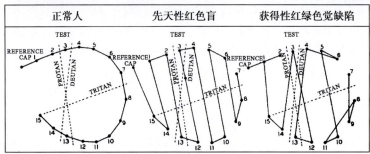

图 3-5　Farnsworth D-15 色调检测法

四、暗适应与明适应

当人眼从强光状态下进入暗处，最初一无所见，而后可逐渐看清暗处的周围物体，这种对光的敏感度逐渐增加，并达到最佳状态的过程称为暗适应（dark adaptation）。相反，当人长时间在暗处而突然进入明亮处时，最初感到一片耀眼的光亮，不能看清物体，只有稍待片刻才能恢复视觉，这一过程是视锥细胞重新合成感光色素的过程，称为明适应（light adaptation）或明视觉。正常人眼明适应过程大约需要 1 分钟，明适应可用来反映视锥细胞的功能。

暗适应检查可反映光觉的敏锐度是否正常，可对夜盲症状进行量化评价。正常人最初 5 分钟的光敏感度提高很快，以后渐慢，8～15 分钟时提高又加快，15 分钟后又减慢，直到 50 分钟左右达到稳定的高峰。在 5～8 分钟处的暗适应曲线上可见转折点（Kohlrausch 曲折），其代表视锥细胞暗适应过程的终止，此后完全是视杆细胞的暗适应过程。因此，暗适应的第一阶段主要与视锥细胞视色素的合成增加有关；第二阶段亦即暗适应的主要阶段，与视杆细胞中视紫红质的合成增强有关。

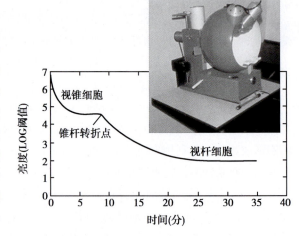

图 3-6　Goldmann-Weekers 计检测的暗适应曲线

检查暗适应的方法有：

1. 对比法　由被检者与暗适应正常的检查者同时进入暗室，分别记录在暗室内停留多长时间才能辨别周围的物体，如被检者的时间明显延长，即表示其暗适应能力差。

2. 暗适应计（adaptometer）　常用的有 Goldmann-Weekers 暗适应计、Hartinger 暗适应计、Friedmann 暗适应计等，其结构分为可调光强度的照明装置及记录系统。通常先做 5～15 分钟的明适应后，再做 30 分钟的暗适应测定，将各测定点连接画图，即成暗适应曲线（图 3-6）。

五、立体视觉

立体视觉(stereoscopic vision)也称深度觉,是感知物体立体形状及不同物体相互远近关系的能力。立体视觉以双眼单视为基础。外界物体在双眼视网膜相应部位(即视网膜对应点)所成的像,经过大脑枕叶视觉中枢的融合,综合成一个完整的、立体的单一物像,这种功能称为双眼单视。双眼单视功能分为三级:Ⅰ级为同时视;Ⅱ级为融像;Ⅲ级为立体视。许多职业如机械零件精细加工、绘画雕塑等要求有良好的立体视觉。立体视觉可用障碍阅读法、Worth 四点试验(Worth 4 dot test)、同视机法(synoptophore)、随机点立体图(random-dot stereogram)、Bagolini 线状镜(Bagolini striated glass)等方法检查。

同视机法检查的是视远的立体视觉。使用不同的画片可检查三级功能:①同时知觉画片可查主观斜视角和客观斜视角。如主观斜视角等于客观斜视角为正常视网膜对应,如二者相差 5°以上则为异常视网膜对应。②融合画片为一对相同图形的画片,每张图上有一不同部分为控制点。先令被检者将两画片重合并具有控制点,再将两镜筒臂等量向内和向外移动,至两画片不再重合或丢失控制点。向内移动范围为集合,向外移动范围为散开,二者相加为融合范围。正常融合范围为:集合 25°~30°,散开 4°~6°,垂直散开 2$^\triangle$~4$^\triangle$。③立体视画片双眼画片的相似图形有一定差异,在同视机上观察有深度感。

随机点立体图:制成同视机画片可检查视远的立体视,制成图片可检查看近的立体视。常用的有 Titmus 立体图和颜少明立体视觉图(正常立体视锐度≤60 弧秒)。前者用偏振光眼镜,后者用红绿眼镜检查。两者均可做定量检查。

六、对比敏感度

视力表视力反映的是黄斑在高对比度(黑白反差明显)情况下分辨微小目标(高空间频率)的能力,但不能全面地了解形觉的灵敏度。人眼辨别外界物体的能力还表现为对各种点线与空白间明暗程度(即对比度或反差)的分辨能力。空间频率是指每度视角内图像或刺激图形的亮暗作正弦调制的光栅周数,单位为周/度(cycle/degree,c/d)。因此对比敏感度(contrast sensitivity)指在明亮对比变化下,人眼对不同空间频率的正弦光栅视标的识别能力。人眼所能识别的最小对比度,称为对比敏感度阈值,阈值越低则敏感度越高。将不同空间频率作为横坐标,将光栅与背景间亮度的对比度作为纵坐标,即将视角与对比度结合起来,测定人眼对各种不同空间频率的图形的分辨能力,得出对比敏感度函数曲线,它能更加全面地了解人眼的形觉功能。在正常人,此函数似倒"U"形(图 3-7)。它比传统的视力表能提供更多的信息(低频区反映视觉对比度情况,中频区反映视觉对比度和中心视力综合情况,高频区反映视敏度)。因此检查对比敏感度有助于早期发现及监测某些与视觉有关的眼病。例如,早期皮质性白内障影响低频对比敏感度;早期核性白内障影响高频对比敏感度;较成熟白内障影响高、低频对比敏感度。

对比敏感度检查最初曾多用 Arden 光栅图表(1978)进行检查,方法简便,适用于普查,但最高只能测定 6c/d,欠精确。现多用对比敏感度测试卡(functional acuity contrast test chart,FACT 卡)以及计算机系统检测(如 Takaci-CGT-1000 型自动眩光对比敏感度检查仪)。此外,近年来用激光对比敏感度测定仪(将激光干涉条栅直接投射在视网膜上),采用氦氖激光,利用激光的

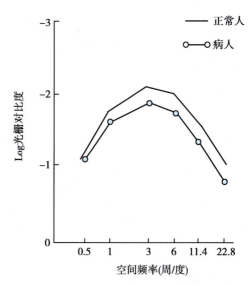

图 3-7 正常人对比敏感度函数曲线

相干性,将两束氦氖激光通过一定的装置,产生点光源,聚焦于眼的结点,通过屈光间质,到达视网膜上形成红黑相间的干涉条纹,通过变换干涉条纹的粗细以及背景光的亮度,便可记录下不同空间频率的对比敏感度阈值(激光视力)。

七、视觉电生理

常用的临床视觉电生理检查包括:视网膜电图(electroretinogram,ERG)、视觉诱发电位(visual evoked potential,VEP)和眼电图(electrooculogram,EOG)。不同视觉电生理检测方法及其波形检测的视觉组织结构关系概述为表3-1。

表3-1 视觉组织结构与相应的电生理检查

视网膜组织结构	电生理检查
光感受器	闪光ERG的a波
双极细胞、Müller细胞	闪光ERG的b波
无长突细胞等	闪光ERG的OPs波
神经节细胞	图形ERG*
视神经及视路	VEP*
色素上皮	EOG

*光感受器和双极细胞功能正常时

(一)视网膜电图

是闪光或图形刺激视网膜时通过角膜电极记录到的一组视网膜电位波形,它代表了从光感受器到无长突细胞的视网膜各层细胞对光刺激电反应的总和。通过改变背景光、刺激光及记录条件,分析ERG不同的波,可辅助一些视网膜疾病的诊断。

1. 闪光ERG(flash ERG) 检查内容应包括五部分(图3-8):①视杆细胞反应:暗适应状态下,用低强度白光刺激记录到一个潜伏期较长的正相波;②暗适应最大反应:暗适应条件下给予标准化白光刺激,为一个双相波形,是视杆和视锥细胞的混合反应,负相波为a波,正相波为b波;③振荡电位(oscillatory potentials,OPs):将仪器通频带加宽,暗适应状态下用标准化白光刺激,在ERG的b波上升支上记录到的4~5个小的子波;④视锥细胞反应:明适应状态10分钟后,用白色闪光刺激所诱发的反应,其a、b波振幅明显低于暗适应最大反应;⑤闪烁光反应:明适应状态下,30Hz白色闪烁光刺激,此反应也反映了视锥细胞活动,波形呈正弦波样。

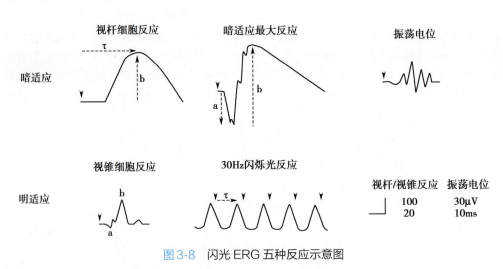

图3-8 闪光ERG五种反应示意图

各波改变的临床意义:①a波和b波振幅均下降:反映视网膜内层和外层均有损害,见于视网膜色素变性、玻璃体积血、脉络膜视网膜炎、全视网膜光凝后、视网膜脱离、铁锈症或铜锈症、药物中毒等;②b波振幅下降,a波振幅正常:提示视网膜内层功能障碍,见于先天性静止性夜盲症Ⅱ型、小口氏病(延长暗适应时间,b波可恢复正常)、青少年视网膜劈裂症、视网膜中央动脉或静脉阻塞等;③ERG视锥细胞反应异常,视杆细胞反应正常:见于全色盲、进行性视锥细胞营养不良等;④OPs波振幅下降或消失:见于视网膜缺血状态,如糖尿病视网膜病变、缺血型视网膜中央静脉阻塞和视网膜静脉周围炎等。

2. 图形 ERG（pattern ERG） 主要由 P1（P-50）的正相波和其后 N1（N-95）的负相波组成。图形 ERG 的起源与视网膜神经节细胞的活动密切相关，它的正相波有视网膜其他结构的活动参与。可用于原发性开角型青光眼（图形 ERG 的改变早于图形 VEP）、黄斑病变等的辅助诊断。

3. 多焦 ERG（multifocal ERG，mfERG） 即多位点视网膜电图。是通过计算机控制的刺激器，以多个六边形模式来刺激视网膜，刺激单元明暗变化由 m 序列来决定，得到的连续 ERG 混合反应信号，经计算机分析处理，得出每个刺激单元相应的局部 ERG 信号，通过多位点曲线阵列或三维地形图来显示，也可通过平均反应曲线波形（如 6 个环、4 个象限、上下半野甚至是任意组合的平均反应）以及多种组合图等形式来呈送结果。它主要反映了后极部视网膜（25°）的局部功能，对诊断黄斑部疾病有重要意义。

（二）视觉诱发电位

是视网膜受闪光或图形刺激后在枕叶视皮层诱发出的电活动。视皮层外侧纤维主要来自黄斑区，因此 VEP 也是判断黄斑功能的一种方法（图 3-9）。从视网膜神经节细胞到视皮层任何部位神经纤维病变均可导致 VEP 异常。按刺激光形态可分为闪光 VEP 和图形 VEP。前者适合于视力严重受损不能行图形 VEP 检查者，需要被检者的合作程度不如图形 VEP 高，但其振幅和潜伏期变异较大；后者常用棋盘格图形翻转刺激，波形较稳定、可重复性更好。闪光 VEP 波形中含有 N1、P1、N2 三个波，图形 VEP 含有 N75、P100、N145 三个波。其中 P100 波的波峰最明显且稳定，其潜伏期在个体间及个体内变异小，为临床常用诊断指标。

临床应用：①视神经、视路疾患的辅助诊断。常表现为 P100 波潜伏期延长、振幅下降；在脱髓鞘性视神经炎，P100 波振幅常常正常而潜伏期延长。②鉴别伪盲，主观视力下降而 VEP 正常，提示非器质性损害。③检测弱视治疗效果。④判断婴儿和无语言能力儿童的视力。⑤对屈光间质混浊患者预测术后视功能等。

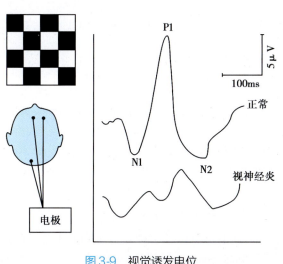

图 3-9 视觉诱发电位

（三）眼电图

记录的是眼的静息电位（不需额外光刺激），其产生于视网膜色素上皮，暗适应后眼的静息电位下降，此时最低值称为暗谷，转入明适应后眼的静息电位上升，逐渐达到最大值——光峰。产生 EOG 的前提是感光细胞与视网膜色素上皮的接触及离子交换，所以 EOG 异常可见于视网膜色素上皮、光感受器细胞疾病，中毒性视网膜疾病；一般情况下 EOG 反应与 ERG 反应一致，EOG 可用于某些不接受 ERG 角膜接触镜电极的儿童被检者。

八、波前像差分析

视觉质量是对人眼视觉系统在光学成像与神经处理方面特征的描述，用来评价人眼整个视光系统的功效。除了视力、对比敏感度等主观评估指标外，客观视觉质量检查也尤为重要，如波前像差分析。

波源发出的振动在介质中传播经相同时间所到达的各点即振动相位相同的点组成的面称为波阵面或等相面。因此物理光学上所指的像差指实际波阵面与理论上无偏差状态下的波阵面在相位改变相同的条件下，经一定时间在介质中传播形成的路程差，即光程差（optical path difference，OPD），也可称之为波阵面像差或波前像差（wave-front aberration）。

对于人眼，像差主要来源于光学系统的缺陷，如各屈光介质固有的成像缺陷、调节时的动态变化及屈光介质间的相互影响等。临床上,波前像差亦可用光程差来解释。在理想眼,从瞳孔各点入射的光线在介质中传播经相同的路程到达视网膜,成一理想的像。当眼组织厚度异常(如泪膜、角膜、晶体、前房、后房等)或屈光介质异常(如炎症、老年退行性变等)时,光线在传播过程中发生了偏差,并偏离了理想光路,以致物体上一点在视网膜上的对应点不是一个理想的像点,而是一个发散的光斑。

临床上可应用波前像差仪检查并了解角膜及眼球的波前像差,用于指导屈光手术、角膜接触镜的镜片设计和改良,以及对白内障、青光眼及其他角膜手术术后的视觉质量进行客观评估。

第三节 眼部检查

一、眼附属器检查

(一) 眼睑

观察有无红肿、淤血、气肿、瘢痕或肿物,有无内翻或外翻,两侧睑裂是否对称,上睑提起及睑裂闭合是否正常。睫毛是否整齐、方向是否正常,有无变色、脱落,根部有无充血、鳞屑、脓痂或溃疡等。

(二) 泪器

注意泪点有无外翻或闭塞,泪囊区有无红肿压痛或瘘管,压挤泪囊有无分泌物自泪点溢出。在泪溢症,可采取下列方法检查泪道有无阻塞。

1. **荧光素钠试验** 将1%~2%荧光素钠液滴入结膜囊内,2分钟后擤涕,如带绿黄色,即表示泪道可以通过泪液。

2. **泪道冲洗** 用2~5ml注射器套上6号钝针头,从下(或上)泪小点注入适量生理盐水,如被检者诉有水流入口、鼻或咽部,亦表示泪道可通过泪液。

3. **X线碘油造影** 可进一步了解泪道阻塞的部位及泪囊大小,目前也可采用泪道内镜直视下检查。

4. **眼干燥症的检查** 眼干燥症由泪液分泌减少或其组成成分异常引起。可采用Schirmer试验或泪膜破裂时间检查帮助诊断。

(1) Schirmer试验(Schirmer test):检测泪液的基础分泌量。用一条5mm×35mm的滤纸,将一端折弯5mm,置于下睑内侧1/3结膜囊内,其余部分悬垂于皮肤表面,轻闭双眼,5分钟后测量滤纸被泪水渗湿的长度。若检查前点了表面麻醉剂,该试验主要评价副泪腺功能,短于5mm为异常;如不点表面麻醉剂,则评价泪腺功能,短于10mm为异常。SchirmerⅡ试验:检测泪液的反射分泌量,即行鼻腔刺激后再行SchirmerⅠ试验。可用于鉴别Sjögren综合征与非Sjögren综合征水液性泪液不足,前者SchirmerⅠ、Ⅱ试验均低下,后者SchirmerⅠ试验可能低于5mm,SchirmerⅡ试验一般正常。

(2) 泪膜破裂时间(breaking up time,BUT)测量:通过裂隙灯钴蓝色滤光片观察,在球结膜颞下方滴1%~2%荧光素钠一滴(或在下穹窿部结膜放置荧光素滤纸条片刻),嘱被检者眨眼数次使荧光素均匀分布在角膜表面后,再睁眼凝视前方,不得眨眼,检查者从被检者睁眼时起立即持续观察其角膜,同时开始计时,直到角膜上出现第一个黑斑(泪膜缺损)时为止,如短于10秒则表明泪膜不稳定。

(三) 结膜

将眼睑向上、下翻转,检查睑结膜及穹窿部结膜,注意其颜色,以及是否透明光滑,有无充血、水肿、乳头肥大、滤泡增生、瘢痕、溃疡、睑球粘连,有无异物或分泌物潴集。

检查球结膜时,以拇指和食指将上下眼睑分开,嘱被检者向上、下、左、右各方向转动眼球,观察有无充血,特别注意区分睫状充血(其部位在角膜周围)与结膜充血(其部位在球结膜周边部),有无疱疹、出血、异物、色素沉着或新生物。

(四) 眼球位置及运动

注意两眼直视时角膜位置是否位于睑裂中央,高低位置是否相同,有无眼球震颤、斜视。眼球大小有无异常、有无突出或内陷。

检测眼球突出的简单方法是使被检者采取坐位,头稍后仰,检查者站在患者背后,用双手食指同时提高被检者上睑,从后上方向前下方看两眼突度是否对称。如需精确测量眼球前后位置是否正常,并记录其突出的程度,可用 Hertel 眼球突度计(Hertel exophthalmometer)测量,即将眼球突度计的两端卡在被检者两侧眶外缘,嘱其向前平视,从反光镜中读出两眼角膜顶点投影在标尺上的毫米数(图 3-10)。我国成人眼球突出度正常平均值为 12~14mm,两眼差不超过 2mm。

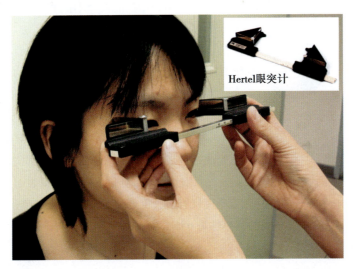

图 3-10　眼球突出测量

检查眼球运动时,嘱被检者向左、右、上、下及右上、右下、左上、左下八个方向注视,以了解眼球向各方向转动有无障碍(见斜视与弱视章节)。

（五）眼眶

观察两侧眼眶是否对称,眶缘触诊有无缺损、压痛或肿物。

二、眼球前段检查

检查角膜、前房、虹膜、晶状体等眼球前段最简单的方法是手电筒斜照法,即一手持带有聚光灯泡的手电筒,从眼的侧方距眼约2cm处,聚焦照明检查部位,另一手持13D的放大镜置于眼前进行检查。在眼科临床上最常用的眼球前段检查方法是裂隙灯生物显微镜检查。

（一）角膜

注意角膜大小、弯曲度、透明度及表面是否光滑,有无异物、新生血管及混浊(瘢痕或炎症),有无知觉异常,有无角膜膨隆和锥状突起(圆锥角膜)等。另外,须检查有无角膜后沉着物(keratic precipitates,KP)。KP 常见于虹膜睫状体炎及角膜炎。

角膜荧光素染色:为了查明角膜上皮和组织有无缺损,可用消毒玻璃棒蘸无菌 1%~2% 荧光素钠液涂于下穹隆部结膜上(或在下穹隆部结膜放置荧光素滤纸条),过 1~2 分钟后观察,黄绿色的染色可显示上皮缺损或溃疡的部位及范围。

角膜弯曲度检查:最简单的方法是观察 Placido 板在角膜上的映像有无扭曲。嘱被检者背光而坐,检查者一手持 Placido 板,将板的正面向着被检眼睑裂,通过板中央圆孔,观察映在角膜上黑白同心圆的影像。正常者影像为规则而清晰的同心圆,呈椭圆形者表示有规则散光,扭曲者表示有不规则散光(图 3-11)。如需测定角膜的曲率半径及屈光度,以便配戴眼镜、进行屈光手术或人工晶状体植入术,则须用角膜曲率计(keratometer)或角膜地形图(corneal topography)检查。

角膜知觉检查:简单的方法是从消毒棉签拧出一条纤维,用其尖端从被检者侧面移近并触及角膜,如不引起瞬目反射,或两眼所需触力有明显差别,则表明角膜知觉减退,多见于疱疹病毒性角膜炎

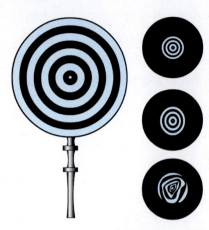

图 3-11　Placido 板角膜弯曲度检查

或三叉神经受损者。

（二）巩膜

注意巩膜有无黄染、充血、结节及压痛。

（三）前房

注意中央与周边前房深度，双眼前房深度是否对称，房水有无闪辉、房水细胞、混浊、积血、积脓等。检查前房深度的简单方法有手电筒斜照法和 van Herick 法。前者是让被检查者注视正前方，检查者用手电筒置于被检查眼的颞侧，手电筒光线方向与虹膜面平行，根据虹膜表面阴影的位置来判断前房深度。当阴影边缘位于颞侧瞳孔缘时表示前房浅，位于鼻侧瞳孔缘表示前房稍浅，当虹膜全部被照亮时表示前房较深。van Herick 法用于周边前房深度检查，将裂隙灯光带调到最亮、最窄，方向与裂隙灯视轴呈 60°夹角，裂隙灯光通过最周边的颞侧角膜缘照射在周边虹膜表面，形成三条光带分别是角膜上皮表面、角膜内皮表面及虹膜表面，估计角膜内皮到虹膜表面的距离（周边前房深度）与角膜上皮面到角膜内皮面距离（角膜厚度）的比值，可分为四级：<1/4、=1/4、>1/4 并<1/2、≥1/2，以≤1/4 为标准，筛查闭角性青光眼的敏感性为 65%，特异性为 99%。对于明显浅前房者散瞳检查有诱发前房角关闭、眼压升高的可能。

（四）虹膜

观察颜色、纹理，有无新生血管、色素脱落、萎缩、结节，有无与角膜前粘连、与晶状体后粘连，有无根部离断及缺损，有无震颤（晶状体脱位）。

（五）瞳孔

两侧瞳孔是否等大、形圆，位置是否居中，边缘是否整齐。正常成人瞳孔在弥散自然光线下直径约为 2.5～4.0mm，幼儿及老年人稍小。检查瞳孔和各种反射对于视路及某些全身病的诊断有重要意义，现分述如下。

1. **直接对光反射**　在暗室内用手电筒照射被检眼，该眼瞳孔迅速缩小的反应。此反应需要该眼瞳孔反射的传入和传出神经通路共同参与。

2. **间接对光反射**　在暗室内用手电筒照射另侧眼，被检眼瞳孔迅速缩小的反应。此反应只需要被检眼瞳孔反射的传出途径参与。

3. **相对性传入性瞳孔障碍（relative afferent pupillary defect，RAPD）**　亦称 Marcus-Gunn 瞳孔（图 3-12）。是指用光线照射患眼时，双眼瞳孔不缩小；而用光线照射健眼时，双眼瞳孔缩小的现象（患眼瞳孔由于间接反射而缩小）。以 1 秒间隔交替照射双眼，健眼瞳孔缩小，患眼瞳孔扩大。这种体征特别有助于诊断单眼球后视神经炎、缺血性视神经病变、晚期青光眼等。

4. **集合反射**　先嘱被检者注视一远方目标，然后嘱其立即改为注视 15cm 处自己的食指，这时两眼瞳孔缩小。

5. **Argyll-Robertson 瞳孔**　直接光反射消失而集合反射存在，这种体征可见于神经梅毒。

6. **Horner 瞳孔**　即麻痹性瞳孔缩小，表现为瞳孔缩小，但对光反射及近反射正常。同时伴有眼睑下垂及睑裂狭小、眼球内陷、患侧额部无汗，常见于 Horner 综合征。

7. **Adie 瞳孔**　又称为强直性瞳孔，表现为一侧瞳孔散大，在暗处用强光持续照射后缓慢收缩，停止光照后缓慢散大。调节反射也缓慢出现和恢复。缩瞳药可使受累瞳孔正常收缩，多见于中青年女性，常伴四肢腱反射消失。若伴有节段性无汗和直立性低血压等，称为 Adie 综合征。

（六）晶状体

观察晶状体有无混浊、混浊的位置及程度，晶状体形态及位置有无异常。必要时需散瞳检查。

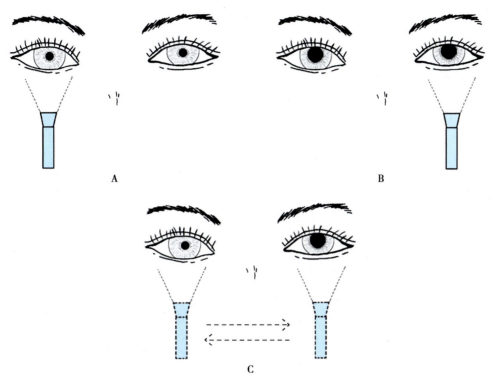

图 3-12 相对性传入瞳孔障碍（左眼为患眼）

A. 手电筒照射右眼，双眼瞳孔缩小；B. 照射左眼，双眼瞳孔不缩小；C. 间隔 1 秒交替照射，健眼瞳孔缩小，患眼瞳孔扩大

三、裂隙灯生物显微镜检查

1. **裂隙灯生物显微镜（slit-lamp biomicroscope）及用途**　眼科最常用的检查设备。主要结构可分为裂隙灯照明系统和双目显微镜两个部分。用它可在强光下放大 10～16 倍检查眼部病变，不仅能使表浅的病变看得十分清楚，而且通过调节焦点和光源宽窄，形成光学切面，可查明深部眼组织病变及其前后位置。配合前房角镜、Goldmann 三面镜、Hruby 前置镜、前房深度计、Goldmann 压平眼压计、角膜内皮检查仪、照相机和激光治疗仪等，其用途更为广泛（图 3-13）。

近年来裂隙灯透镜（也属于前置镜）在临床上广泛应用，使用双非球面+60、+78、+90D 透镜或数字系列透镜在裂隙灯下可方便地检查眼底后极部病变尤其是黄斑水肿、视神经病变等。检查者手握上述镜头置于被检者眼前，裂隙灯光束通过瞳孔照射、聚焦于视网膜上，可观察到视野较大的立体眼底倒像，其放大倍率比间接检眼镜大。

2. **操作方法**　裂隙灯生物显微镜较常用的操作方法有直接焦点照明法、弥散光照明法、后部反光照明法、镜面反光照明法、角膜缘分光照明法、间接照明法。

（1）直接焦点照明法：最常用，即将灯光焦点与显微镜焦点联合对在一起，将光线投射在结膜、巩膜或虹膜上，可见一境界清楚的照亮区，以便细微地观察该区的病变。将裂隙光线照在透明的角膜或晶状体上，呈一种乳白色的光学切面。借此可以观察其弯曲度、厚度，有无异物或角膜后沉着物，以及浸润、溃疡等病变的层次和形态。将光线调成细小光柱射入前房，可检

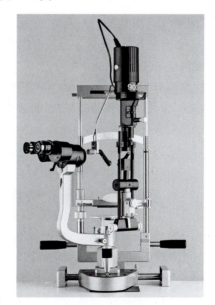

图 3-13　裂隙灯生物显微镜

查有无房水闪辉,又称 Tyndall 现象,即在角膜与晶状体之间见一乳白色的光带,提示房水中的蛋白质增加;也可检查房水中有无细胞漂浮。再将焦点向后移可观察晶状体有无混浊及混浊所在的层次,以及前 1/3 玻璃体内的病变。为观察眼后极的病变,可采用前置镜,注意投射光轴与视轴间的角度在 30°以内。

(2) 弥散光照明法:以裂隙灯弥散宽光为光源,在低倍镜下将光源以较大角度斜向投向眼前部组织,进行直接观察。所得影像比较全面,用于眼睑、结膜、巩膜的一般检查以及角膜、虹膜、晶状体的全面观察。

(3) 后部反光照明法:将显微镜聚焦到检查部位,再将裂隙灯光线照射到所要观察组织的后方,借助后方组织形成的反光屏将光线反射回来,利用反射回来的光线检查透明、半透明、正常或病变组织。适用于角膜和晶状体的检查。

(4) 镜面反光照明法:将光线从角膜颞侧照射,在角膜鼻侧出现一光学平行六面体,在角膜颞侧出现一小长方形的发亮反光区,将光学平行六面体与此反光区重合,即可出现镜面反光。借该区光度的增强,来检查该区的组织。用于观察角膜内皮细胞和晶状体前、后囊膜。

(5) 角膜缘分光照明法:利用光线通过角膜组织的全反射,将光线从侧面照射角膜缘,使对侧角膜缘出现明亮环形光晕。正常角膜仅可见此光晕及由巩膜突所形成的环形阴影,因此可清晰观察角膜的各种病变。

(6) 间接照明法:将裂隙灯光线聚焦在所观察目标的旁侧,借光线的折射观察目标。此时照射光线的焦点在目标旁,而显微镜的焦点在目标上。用此法可查出病变的深度。

四、前房角镜检查

(一) 前房角及前房角镜

1. **前房角** 由前壁、后壁及两壁所夹的隐窝 3 部组成。①前壁最前为 Schwalbe 线,为角膜后弹力膜终止处,呈白色、有光泽、略微突起;继之为小梁网,上有色素附着,是房水排出的主要通路,Schlemm 管即位于它的外侧;前壁的终点为巩膜突,呈白色。②隐窝是睫状体前端,呈黑色,又称睫状体带。③后壁为虹膜根部。

2. **前房角镜(gonioscope)** 是直接观察前房角结构的检查工具,在青光眼、眼外伤等诊治中经常使用。它利用光线的折射(直接式前房角镜)或反射(间接式前房角镜)原理进行检查(图 3-14),常需在手术显微镜或裂隙灯显微镜下配合使用。直接式前房角镜有 Koeppe 型、Troncoso 改良接触镜。目前以间接式前房角镜较常用,如 Goldmann 前房角镜及 Zeiss 前房角镜。

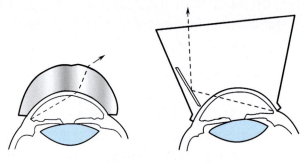

图 3-14 直接前房角镜和间接前房角镜

(二) 前房角宽窄与开闭的临床描述

判断前房角的宽窄与开闭对青光眼诊断、分类、治疗具有重要意义。

1. **前房角分级法** 用于判断房角的宽窄及开放与闭合。临床上常用的是 Scheie 分级法,也有其他分级法包括 Shaffer 分级法及 Spaeth 分级法。

2. **Scheie 分级法** 强调房角镜下可见到的房角隐窝最后部的结构。在眼球处于原位时(静态)能看见房角全部结构(包括 Schwalbe 线、小梁网、巩膜突、睫状体带)者为宽角,否则为窄角;窄角分为四级,静态仅能看到部分睫状体带者为窄Ⅰ,只能看到巩膜突者为窄Ⅱ,只能看到前部小梁者为窄Ⅲ,只能看到 Schwalbe 线者为窄Ⅳ(图 3-15)。动态下,即在改变眼球位置或施加少许压力时可判断房角的开闭,若可见后部小梁则为房角开放,否则为房角关闭。

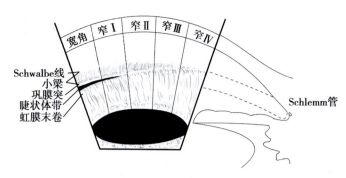

图 3-15　Scheie 前房角分级

(三) 小梁网色素分级

Scheie 分级法将小梁网色素分为 5 级:0 级,小梁网缺乏色素颗粒;Ⅰ级,细小色素颗粒分布在后部小梁网上;Ⅱ级,前后部小梁网均有细小颗粒色素沉着;Ⅲ级,密集粗糙颗粒状或均质性黑色或棕褐色色素附着在小梁网后部,小梁网前部及 Schwalbe 线上亦可见色素颗粒沉着;Ⅳ级,整个小梁网呈均质性黑色或棕褐色色素覆盖,在 Schwalbe 线、巩膜嵴及角膜内表面、睫状体带与巩膜表面上均可见色素颗粒。

五、眼压测量

眼压是指眼球内容物(包括晶状体、玻璃体、葡萄膜、视网膜和眼球内液体——房水和血液)作用于眼球壁上的压力。眼压测量(tonometry)方法包括指测法及眼压计测量法。

(一) 指测法

最简单的定性估计眼压方法,需要一定的临床实践经验。测量时嘱被检者双眼向下注视,检查者将双手食指尖放在其上眼睑皮肤面,交替轻压眼球,像检查波动感那样感觉眼球的张力,估计眼球硬度。初学者可触压自己的前额、鼻尖及嘴唇,粗略感受高、中、低 3 种眼压。记录时以 T_n 表示眼压正常,用 $T_{+1} \sim T_{+3}$ 表示眼压增高的程度,用 $T_{-1} \sim T_{-3}$ 表示眼压降低的程度。

(二) 眼压计测量法

传统眼压计主要分陷式、压平式两类。①压陷式:是用一定重量的眼压测杆使角膜压成凹陷,在眼压计重量不变的条件下,压陷越深其眼压越低,其测量值受眼球壁硬度影响。Schiötz 眼压计属于此类。②压平式:是用一定力量将角膜凸面压平而不下陷,眼球容积改变很小,因此受眼球壁硬度的影响小。根据角膜压平的面积或压力大小又可分两种。一种为固定压平面积,看压平该面积所需力的大小,所需力小者眼压亦低,如 Goldmann 压平眼压计;另一种为固定压力(眼压计重量不变)看压平面积,压平面积越大眼压越低,如 Maklakov 压平式眼压计。

1. **Schiötz 眼压计 (Schiötz tonometer)** 1905 年由 Schiötz 发明,由于其价廉、耐用、易操作、便携带,目前在我国应用仍较广泛,特别是青光眼调查筛选以及急诊室中检测急性闭角型青光眼。它由一个金属指针、脚板、活动压针、刻度尺、持柄和砝码组成(图 3-16),活动压针和指针砝码分别为 5.5g、7.5g、10g 和 15g。测量时眼压计刻度的多少取决于眼压计压迫角膜向下凹陷的程度,所以测量值受球壁硬度影响。当眼球壁硬度较高时(如高度远视和长期存在的青光眼),测量的眼压值偏高;当眼球壁硬度较低时(如高度近视、视网膜脱离手术后),所测的眼压值偏低。用两个不同重量的砝码测量后查表校正可消除球壁硬度造成的误差。

2. **Goldmann 压平眼压计 (Goldmann applanation tonometer)** 1948 年由 Goldmann 设计,是目前国际较通用的眼

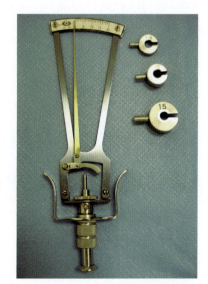

图 3-16　Schiötz 眼压计

压计,被认为是眼压测量的金标准。它附装在裂隙灯生物显微镜上,主要是由测压头、测压装置、重力平衡杆组成,被检者坐位测量。当角膜被压平面直径达 3.06mm(面积 7.354mm^2)时,通过裂隙灯显微镜看到的两个半圆环的内缘正好相切,刻度鼓上所显示的压力数值即为测量的眼压(图 3-17)。中央角膜厚度会影响其测量的眼压数值。如中央角膜厚于 570μm,眼压值会高估,中央角膜薄于 530μm(包括激光屈光性角膜切除术后),眼压值会低估。

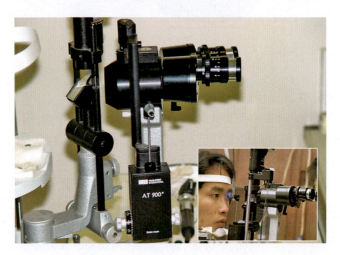

图 3-17 Goldmann 压平眼压计

3. **非接触眼压计(non-contact tonometer)** 原理是利用可控的空气气流快速使角膜中央压平并同时向角膜发出定向光束,其反射光束被光电池接受。当角膜中央压平区达 3.6mm 直径时,反射光到达光电池的量最大,此时的气流压力即为所测的眼压。其优点是检查时间短,不用接触角膜,避免了交叉感染的可能,可用于筛查以及表面麻醉剂过敏者。其眼压检测范围在 60mmHg 内。

4. **其他眼压计** Perkin 眼压计为手持式压平眼压计,检查时不需裂隙灯显微镜,被检者取坐、卧位均可。Tono-Pen 笔式眼压计为手持电子式压平眼压计,含微电脑分析系统,液晶显示器显示结果,便于携带。近年来还出现了一些新型眼压计,如回弹式眼压计(rebound tonometer)、动态轮廓眼压计(dynamic contour tonometer)、眼反应分析仪(ocular response analyzer)和压眼闪光眼压计(proview phosphene tonometer)等。

六、检眼镜检查

常用的检眼镜(ophthalmoscope)有直接和间接两种(图 3-18,图 3-19)。直接检眼镜(direct oph-

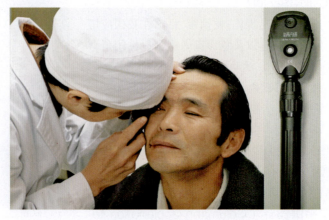

图 3-18 直接检眼镜检查

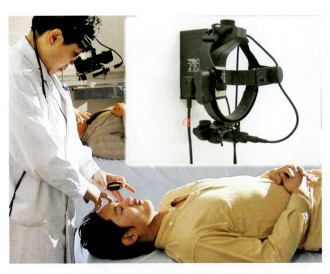

图 3-19 间接检眼镜检查

thalmoscope)于 1851 年由 Helmholtz 发明,双目间接检眼镜(binocular indirect ophthalmoscope)于 1947 年由 Schepens 发明。

(一) 直接检眼镜检查

是临床最常用的眼底检查方法,对眼底的初步评估筛查有重要意义。所见眼底为正像,放大约 16 倍。除能观察眼后节结构外,还可用于估计眼底病变隆起的高度,粗略判断被检者的注视点;但观察范围有限,单眼观察缺乏立体感,且容易受屈光间质混浊影响。对于非眼科专业医生较适用。

检查顺序及内容如下:

1. 彻照法 用于观察眼的屈光间质有无混浊。将镜片转盘拨到+8~+10D,距被检眼 10~20cm。正常时,瞳孔区呈橘红色反光,如屈光间质有混浊,红色反光中出现黑影;此时嘱被检者转动眼球,如黑影移动方向与眼动方向一致,表明其混浊位于晶状体前方,反之,则位于晶状体后方,如不动则在晶状体。

2. 眼底检查 将转盘拨到"0"处,距受检眼 2cm 处,根据检查者及被检者屈光状态不同,拨动转盘至看清眼底为止。嘱被检者向正前方注视,检眼镜光源经瞳孔偏鼻侧约 15°可检查视盘,再沿血管走向观察周边部,最后嘱被检者注视检眼镜灯光,检查黄斑部。

(二) 双目间接检眼镜

间接检眼镜放大倍数小(3~4 倍),所见为倒像(上下左右均相反),具有立体感。其可见眼底范围比直接检眼镜大,能较全面地观察眼底情况。间接检眼镜和特制光源(6V,15W 灯泡)均固定于额带,采用双非球面透镜作集光镜(可根据需要选择+14、+20 或+28D)。被检查者充分散瞳,检查者手握集光镜放在被检者眼前约 7cm 处进行检查。被检者分别注视上、下、鼻、颞、鼻上、颞上、鼻下、颞下等检查眼位,以便检查全部眼底。检查者视线与目镜、物镜及受检眼的瞳孔、被检查部位在一条线上。辅以巩膜压迫器,可看到锯齿缘,有利于查找视网膜裂孔。并可在直视下进行视网膜裂孔封闭及巩膜外垫压等操作。

眼底检查的记录方法:视盘大小、形状(有否先天发育异常)、颜色(有否视神经萎缩)、边界(有否视盘水肿、炎症)和病理凹陷(杯/盘是否增大,常见于青光眼);视网膜血管管径大小、是否均匀一致、颜色、动静脉比例(正常 2:3)、形态、有无搏动及动静脉交叉压迫征;黄斑部及中心凹光反射情况;视网膜是否有裂孔、变性、出血、渗出、色素增生或脱失,描述其大小、形状、数量等。对明显异常者可在视网膜图上绘出。

七、眼科影像学检查

近年来眼科影像学检查发展很快,许多眼科影像学检查已成为临床诊断及病情随访的常用方法。在此仅概述检查原理及适应证等。

(一)角膜地形图

角膜地形图(corneal topography)也称为计算机辅助的角膜地形分析系统,即通过计算机图像处理系统将角膜形态(如角膜前表面和后表面的曲率半径)进行数字化分析,然后将所获得的信息以不同特征的彩色形态图来表现,因其恰似地理学中地表面的高低起伏状态,故称为角膜地形图(图3-20)。在临床上主要用于检查圆锥角膜等所致的不规则散光、屈光手术前筛查角膜病变以及记录角膜屈光手术前后的角膜图像等。

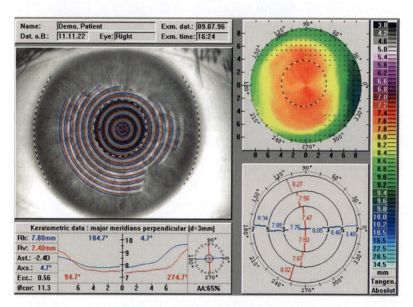

图3-20　正常角膜的角膜地形图

角膜地形图可以对角膜中央到周边部绝大部分的角膜屈光力进行检测,因而可以获得更多的信息量,在角膜屈光力的检测中具有重要临床意义。正常角膜的中央一般均较陡峭,向周边则逐渐变扁平,多数角膜周边屈光力较中央小约4.00D;对于同一个体,其角膜地形图时常相似,但对于不同个体,其角膜地形图却常常彼此互不相同。

正常角膜的角膜地形图一般可分以下几种类型:①圆型,角膜屈光度分布均匀,从中心到周边呈逐渐递减性的改变,近似球形;②椭圆型,角膜屈光度分布较均匀,从中心到周边呈对称性的改变,似椭圆形;③对称领结型,角膜屈光度分布呈对称领结形状,提示角膜散光为对称性,领结所在午线上的角膜屈光力最强;④不对称领结型,角膜屈光度分布呈非对称领结型,提示角膜散光为非对称性;⑤不规则型:角膜屈光度分布不规则。

(二)角膜内皮镜

角膜内皮镜(corneal specular microscopy)是利用光线照在角膜、房水、晶状体等透明屈光构件的界面上发生反射,在角膜内皮与房水界面之间,细胞间隙会发生反射而形成暗线,从而显示出角膜内皮细胞的镶嵌式六边形外观。主要的观察指标包括:

1. 角膜内皮细胞密度　正常人30岁前,平均细胞密度3000~4000个/mm²,50岁左右2600~2800个/mm²,大于69岁为2150~2400个/mm²。随年龄增加,细胞趋于变大,密度降低。

2. 六角形细胞百分比　正常角膜内皮细胞呈六角形,镶嵌连接呈蜂巢状,其六角形细胞所占比例越高越好,正常值在60%~70%左右。

(三)角膜共聚焦显微镜

角膜共聚焦显微镜(corneal confocal microscopy)采用共聚焦激光扫描成像技术,对活体角膜可进行不同层面的扫描,将角膜临床检查提高到细胞学水平,因其具有良好的穿透性和高分辨率,获取的图像十分清晰,目前已在临床中得到广泛应用,如真菌性角膜炎以及棘阿米巴角膜炎的诊断、治疗及随访,干眼症患者的角膜形态学变化,角膜屈光性手术后组织细胞形态学变化与术后视觉效果的关系,观察各种角膜营养不良的形态学特征以及监测角膜移植术后排斥反应等。

(四)眼底彩照

眼底彩照是通过眼底照相机直接获取眼底彩色图片的方法。20 世纪 20 年代出现了用于临床的眼底照相机,为眼底血管造影的发明以及对眼底疾病的深入认识奠定了基础。眼底彩照至今仍然是眼底最基本、最普遍的检查方法之一,对高度近视、糖尿病视网膜病变及小儿视网膜病的诊断有独特的意义,随着人工智能在临床的逐步应用,该检查还广泛用于眼底病及青光眼等致盲眼病的筛查和远程会诊中(图 3-21)。除了传统的眼底照相机,现在已经出现了手持眼底照相机、安装于手机的眼底照相机、免散瞳眼底照相机等,而激光扫描成像系统甚至在小瞳下可采集整个视网膜的图像。

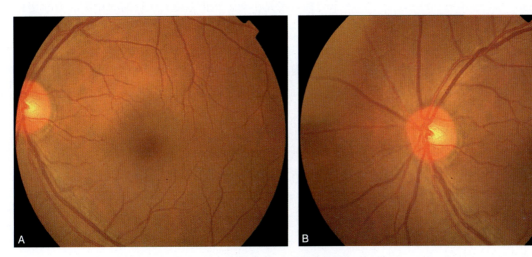

图 3-21 常规眼底彩照
A:以黄斑中心凹为中心;B:以视盘为中心

(五)眼底血管造影

眼底血管造影是将荧光染料从静脉(多为肘静脉)注入人体后,使用荧光染料对应的激发光源照射眼底,同时用特定滤光片获取发射光谱内的荧光,将眼底血管形态及其灌注的过程记录下来的过程,是了解眼底血管及其供养组织形态和功能信息的重要手段。

根据荧光染料不同,分为荧光素眼底血管造影(fundus fluorescence angiography,FFA)及吲哚菁绿血管造影(indocyanine green angiography,ICGA)两种。

1. 荧光素眼底血管造影

(1)简介:以荧光素钠为染料,主要反映视网膜血管及视网膜色素上皮屏障的异常,是常用、基本的眼底血管造影方法(图 3-22)。

(2)原理:荧光素钠分子量 376.3Da,在血液中 80% 与血浆蛋白结合,余未结合的荧光素钠在 465~490nm(蓝光)激发光下的发射光谱为 525~530nm。FFA 的成像原理与视网膜内外屏障密切相关。视网膜血管内皮连接紧密,构成内屏障,荧光素钠无法渗漏,故在 FFA 上可以显示出清晰的视网膜血管图像;脉络膜毛细血管内皮存在窗孔,荧光素钠可渗漏至脉络膜组织间隙,但视网膜色素上皮闭锁紧密,形成外屏障,同时由于视网膜色素上皮吸收大部分蓝绿光,弥散于脉络膜的荧光素钠在 FFA 上形成较弱的较均质的脉络膜背景荧光。

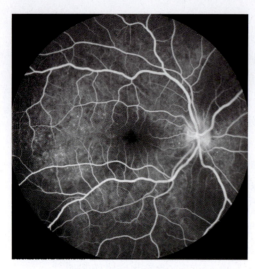

图 3-22　眼底血管造影

(3) 造影过程及分期：注射荧光素钠可能诱发过敏反应，应先做皮试。通常静脉注射荧光素钠 500mg（10%，5ml），同时开始计时，染料经过心肺循环到达眼底刚出现视网膜动脉显影的时间称为臂-视网膜循环时间（arm-retina circulation time，ART），正常成人 ART 约 7～12 秒，可受心率、血流速度、注射速度等因素影响。FFA 造影时长约 15 分钟，根据视网膜中央血管系统的荧光成像过程分为 5 个时期：动脉前期（视盘早期荧光→动脉层流）、动脉期（动脉层流→动脉充盈）、动静脉期（动脉充盈→静脉层流）、静脉早期（静脉层流→静脉充盈）和晚期（注射荧光素 5～10 分钟后）。

(4) 图像解读：主要包括荧光的异常及动态的变化。荧光异常指不同于生理情况的荧光，包括强荧光和弱荧光。动态变化主要关注早期的血流动力学变化及异常荧光在造影不同时期的变化情况。

1) 强荧光

①透见荧光：也称为窗样缺损，常见于视网膜色素上皮的异常。特点：在造影早期出现，与脉络膜同时充盈，造影晚期随着脉络膜染料的排空而减弱或消失；在造影晚期其荧光的形态和大小无变化。

②血管异常：血管形态或管壁结构异常引起的异常染料充盈或渗漏，包括血管迂曲扩张、异常吻合、微动脉瘤、错构瘤及肿瘤血管、新生血管等，如视网膜静脉迂曲扩张常见于视网膜静脉阻塞，微动脉瘤常见于糖尿病视网膜病变。新生血管可发生在视网膜、脉络膜或视盘上，并可进入玻璃体内。视网膜新生血管形成主要因视网膜缺血所致，常见于糖尿病视网膜病变、视网膜静脉阻塞、视网膜静脉周围炎等。有些疾病可引起脉络膜新生血管形成，如年龄相关性黄斑变性、病理性近视等。

③渗漏：主要包括视网膜渗漏及脉络膜渗漏。视网膜渗漏表现为晚期视网膜强荧光，是由于视网膜内屏障或外屏障破坏，染料渗入组织间隙的结果，如最常见的黄斑囊样水肿。

脉络膜渗漏表现为造影晚期视网膜下的强荧光，分为池样充盈和组织染色。池样充盈（pooling）又称为积存，荧光形态和亮度随时间的进展愈来愈大，愈来愈强，荧光维持时间达数小时之久。常见原因包括视网膜色素上皮脱离和神经上皮脱离，前者染料积聚在视网膜色素上皮下，边界清晰，后者染料积聚在视网膜感觉层下，边境不清。组织染色（staining），指染料渗入视网膜下物质或结构，形成晚期强荧光，如玻璃膜疣染色、巩膜染色等。

2) 弱荧光

①荧光遮蔽：正常情况下应显示荧光的部位，由于其上存在混浊物质，如血液、色素，使荧光明显减弱或消失。

②血管充盈缺损：由于血管阻塞，血管内无荧光充盈所致的低荧光。如无脉病、颈动脉狭窄、眼动脉或视网膜中央动脉阻塞。如果毛细血管闭塞可形成大片无荧光的暗区，称为无灌注区，常见于糖尿病视网膜病变、视网膜静脉阻塞等。

2. 吲哚菁绿血管造影（ICGA）

(1) 简介：以吲哚菁绿为造影剂，主要反映脉络膜异常。临床上主要用于以下几个方面：新生血管性老年性相关性黄斑变性的分类诊断，尤其是息肉样脉络膜血管病变和视网膜血管瘤样增生，中心性浆液性视网膜脉络膜病变的鉴别诊断，脉络膜视网膜炎症性疾病的诊断，脉络膜肿瘤的辅助诊断等。

(2) 原理：吲哚菁绿分子量 774.6Da，在血液中 98% 与蛋白结合。未结合的染料在 790～800nm

(近红外光)的激发光下的发射光谱为800～880nm,近红外光谱的激发和发射光能大部分穿透视网膜色素上皮和黄斑色素,以及薄的出血、色素和脂质渗出,因此可以较好地显示脉络膜血管细节。

(3) 造影过程及分期:吲哚菁绿按0.25～0.5mg/kg剂量溶于2～3ml注射用水内,检查时在5秒之内注入肘前静脉,同时计时。ICGA显示的脉络膜血管充盈回流过程十分迅速,早期需要录像才能较完整捕捉整个过程。ICGA造影时长约30分钟,通常根据造影时间大概将其分为3个时期:早期(5分钟内)、中期(5～20分钟)和晚期(20分钟以后),对碘或贝壳类食物过敏者禁忌本检查。目前FFA与ICGA可同步进行(图3-23)。

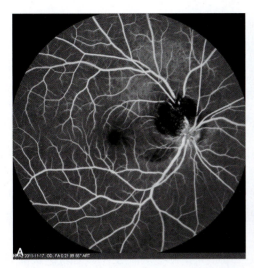 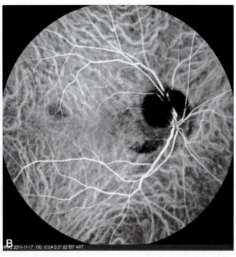

图3-23 同步进行的FFA(A)与ICGA(B)

(4) ICGA荧光解读

1) 持续性异常高荧光,脉络膜新生血管形成、染料渗漏等。

2) 持续性异常低荧光:①荧光遮蔽,如大面积出血、色素增殖等;②血管延迟充盈或呈现无灌注;③脉络膜毛细血管萎缩,表现出纱状荧光减弱或消失。

(六) 眼底自发荧光

眼底自发荧光(fundus autofluorescence)成像作为一种新型的无创眼底成像技术,利用脂褐质的荧光特性产生图像,能提供一些常规眼底检查如彩照、FFA、OCT不能显示的视网膜结构和功能的诊断信息。脂褐素是光感受器代谢的产物,在蓝光下能发荧光或亮光,这种亮光呈白色,是自然发生的,故称之为自发荧光。用共焦扫描激光检眼镜等设备可检测眼底自发荧光。正常眼底的视盘无自发荧光,视网膜血管由于血红蛋白的吸收无自发荧光,黄斑区由于黄斑色素对蓝光的吸收呈暗区,其余部位自发荧光均匀分布。自发荧光的异常主要是有别于生理情况下的强荧光(白/亮色区)或弱荧光(黑/暗色区)(图3-24)。

导致眼底自发荧光信号增强(强荧光)的原因:①视网膜下脂褐素的沉积,如Best病;②视网膜色素上皮细胞内脂褐素的过度聚集,如黄斑营养不良等;③视网膜色素上皮增殖,如渗出性视网膜脱离疾病迁延或恢复期;④黄斑色素减少或黄斑组织内腔隙形成对自发荧光遮蔽作用减弱,如2型黄斑毛细血管扩张症、黄斑裂孔;⑤视盘玻璃膜疣。

导致眼底自发荧光信号降低(弱荧光)的原因:①视网膜色素上皮细胞内脂褐素密度的降低,视网膜色素上皮层萎缩(如地图样萎缩),视网膜色素变性;②视网膜色素上皮细胞内黑色素增加,如视网膜色素上皮细胞增生;③位于视网膜色素上皮细胞前的遮蔽效应,如视网膜血管、视网膜水肿、迁徙的含黑色素的细胞、新鲜的视网膜内或视网膜下出血、屈光间质混浊等。

(七) 光学相干断层扫描

光学相干断层扫描(optical coherence tomography,OCT)是20世纪90年代初期发展起来的一种新

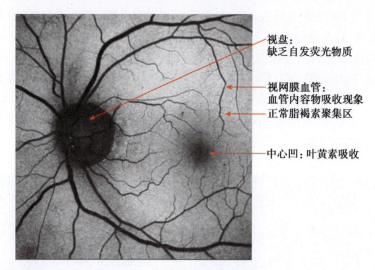

图 3-24 正常眼底的自发荧光

型非接触性无创光学影像诊断技术,是利用眼内不同组织对入射光束的反射性的不同,通过低相干性光干涉测量仪比较反射光束和参照光束来测定反射光束的延迟时间和反射强度,分析出不同组织的结构及其距离,经计算机处理成像,并以伪彩或灰度形式显示组织的断面结构。OCT 具有非接触性、分辨率高、可重复性高、获取图像快等特点,在临床上得到了广泛的应用,可分为前节和后节 OCT 两种。

前节 OCT 入射光波长为 1310nm,纵向分辨率为 15μm,可清晰显示前房结构,如虹膜根部、房角隐窝、睫状体前表面、巩膜突、小梁网、Schlemm 管,可对角膜厚度及前房相关参数进行测量,具有高度准确性和可重复性。后节 OCT,临床上常简称 OCT,自 1994 年问世以来先后经历了时域和频域时代,目前普通频域 OCT 的入射光波长约 820～870nm,分辨率已达 5μm,而长波长的"超高分辨率"OCT 的分辨率可达 3～4μm。OCT 扫描方式有水平、垂直、环行、放射状以及不同角度的线性扫描,检查者可根据病变的部位、性质以及检查目的来选择合适的扫描方式。OCT 对眼底多种疾病(如水肿、裂孔、前膜、劈裂、神经上皮及色素上皮脱离、玻璃体视网膜牵拉、CNV 等)的诊断有重要价值,也可用于青光眼的神经纤维层厚度定量测量及随访等。随着分辨率及扫描深度的不断提高,还可清楚地显示视网膜光感受器细微光带完整性及脉络膜厚度等。

(八)激光扫描拓扑仪

激光扫描拓扑仪(scanning laser topography),是运用共焦激光技术对视盘及周边区域进行 32 个层面的断层扫描,对视盘及其周围视网膜进行三维重建,从而精确地量化评价被检查者视盘及其周围视网膜形态结构的眼底影像检查系统。激光扫描拓扑仪可提供视网膜表面高度精确测量和对比,提供视盘定量参数,并可进行多种分析以协助临床医生定量评价视盘改变是否存在异常。另外,新一代技术中精确的对位系统可用于随诊观察这些结构的动态变化,帮助临床医生更好地对青光眼和青光眼高危人群进行随访监测。

(九)眼超声检查

包括 A 型、B 型超声,超声生物显微镜以及彩色超声多普勒等检查。

1. A 型超声检查(A-scan ultrasonography) 利用 8～12MHz 超声波显示探测组织每个声学界面的回声(反曲曲线),以波峰形式,按回声返回探头的时间顺序依次排列在基线上,构成与探测方向一致的一维图像(图 3-25)。优点是测距精确,回声的强弱量化。常用于测量眼轴,帮助白内障手术时 IOL 度数计算以及先天性小眼球、先天性青光眼等的辅助诊断;还可用于明确眼球或眼眶内组织的回声特征;特异性 A 超检查还可用于测量角膜厚度。

2. B 型超声检查(B-scan ultrasonography) 通过扇形或线阵扫描,将界面反射回声转为大

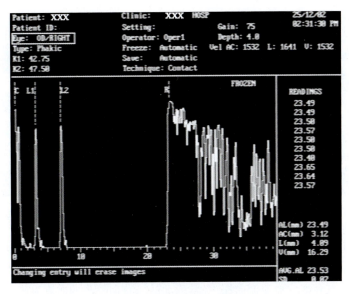

图 3-25　正常眼球 A 超图
C:角膜波;L1:晶状体前囊波;L2:晶状体后囊波;R:视网膜波

小不等、亮度不同的光点形式显示,由无数回声光点组成的二维声学光面图像。光点明暗代表回声强弱,回声形成的许多光点在示波屏上构成从虹膜到眼球后节实时的二维声学切面图像(图 3-26)。实时动态扫描可提供病灶的位置、大小、形态及与周围组织的关系,对所探测病变获得直观、实际的印象。用于屈光间质明显混浊时评价眼球后节的解剖结构情况,如:辅助后巩膜破裂伤的诊断;明确眼球内异物及位置、性质;评价眼内肿物的性质;评价视网膜脱离、脉络膜脱离等的范围、程度、鉴别诊断等。

3. **超声生物显微镜检查（ultrasound biomicroscopy,UBM）** 是一种特殊的 B 型超声检查,特征在于 UBM 换能器的工作频谱更高,一般在 40MHz 以上。因此能够获得分辨率更高的二维组织图像,图像分辨可达到低倍光学显微镜水平。因其对眼球组织的穿透力低,一般的扫描深度在 5～8mm 之间,适合于对眼前段组织进行检查,是唯一能够在活体状态下观察后房、晶状体悬韧带和睫状体的检查方法,其应用包括:①客观了解眼前段的全景结构(图 3-27)和前房角及其周围组织结构(图 3-28)。②了解眼外伤对眼前段组织的损伤情况,如睫状体分离程度及范围,晶状体脱位、小的前段异物等。③眼前段肿瘤的形态观察。④睫状体、基底部玻璃体和周边部视网膜疾病的诊断(图 3-29)。检查时需用水浴眼杯或水囊接触眼球,禁用于新鲜眼球破裂伤者。

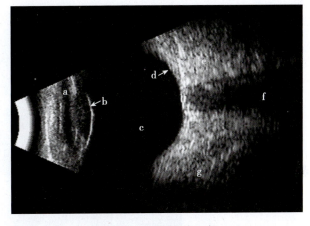

图 3-26　正常眼球 B 超
a:前房;b:晶状体-玻璃体界面回声;c:玻璃体无回声区;d:眼球壁回声;e:眼球后脂肪强回声区;f:视神经无回声区;g:眼外肌条带状低回声区

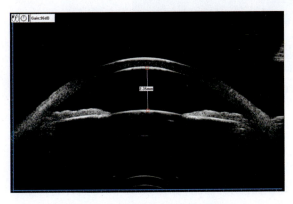

图 3-27　眼前段全景 UBM 图像

彩色超声多普勒成像(color doppler imaging,

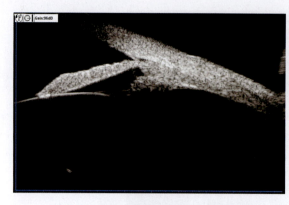 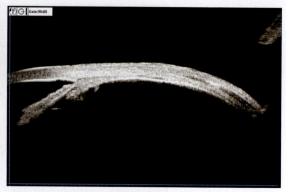

图 3-28 前房角和周围结构 UBM 图像　　图 3-29 基底部玻璃体和周边视网膜 UBM 图像

CDI)利用当超声探头与被检测界面间有相对运动时产生频移的多普勒原理,将血流特征以彩色的形式显示并实时叠加在二维黑白 B 超图像上,即用 B 型超声模式加多普勒技术检查眼部血管的血流动力学变化(图 3-30)。红色表示血流流向探头(常为动脉),背向探头的血流为蓝色(常为静脉)。以血流彩色作为指示,定位、取样及定量分析。可检测眼眶血管及眼球、眼眶肿瘤的血流:眼上静脉病变,如海绵窦漏、眼上静脉血栓;眼眶静脉曲张、眼眶动静脉畸形、视网膜中央动脉阻塞、视网膜中央静脉阻塞、眼缺血综合征(检测眼动脉)和巨细胞动脉炎(检测颞动脉)等。

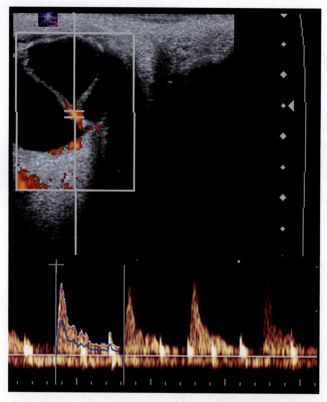

图 3-30　视网膜脱离患者的 CDI 图像和频谱图

(十) 计算机体层成像

计算机化断层显像(computerized tomography, CT)是以电子计算机与传统 X 线体层摄影相结合形成体层二维像。CT 可以进行横断位(轴位、水平位)和冠状面扫描,三维重建立体图像,以及应用含碘增强造影剂的扫描。CT 的密度分辨率高于 X 线成像,可提供骨骼结构的良好细节,可同时获得软组织、骨骼和血管的诊断性影像,还能提供令人印象深刻的软组织影像的细节,特别是当应用静脉内造影剂时。CT扫描速度较磁共振成像快，提供的影像分辨率较高，运动伪影较少。

CT扫描适应证包括眼球位置异常、眼球肿物、眼眶内占位病变、眼肌形态异常或缺如、眼外伤、骨及软组织损伤、颅骨或鼻窦与眼眶交界的病变、全身病的眼眶表现、眼眶综合征、先天眼眶异常等。

正常眼部CT表现：眶壁为高密度影，眼球壁为球壁边缘均匀中等密度环形影，称为眼环。晶状体呈均匀高密度，玻璃体呈均匀低密度。眼外肌为带状软组织密度影，视神经密度与眼外肌相仿，泪腺呈均匀中等密度影。横断面扫描（图3-31）：眼眶内、外侧壁，内、外直肌，视神经及视神经管显示较好。眼上静脉显示较好，近眶上壁层面呈由前内向后外走行的弯曲条状影。冠状面扫描（图3-32）：眶上壁、眶下壁、眶尖结构和上、下直肌及上、下斜肌的显示优于横断面，同时显示眼眶与相邻鼻窦、颅内的关系及眼外肌之间及其与视神经的方位关系较好。上睑提肌与其下的上直肌位置靠近难于完全区分，合称上直肌群。眼上静脉在其下呈小圆形影。

眼眶内肿物、增生、异物的影像为高密度块状影。视网膜脱离、局部炎症性病变等为球壁增厚。CT还可显示各种形式的眶壁增厚、骨破坏、骨缺失或骨折。

（十一）磁共振成像

磁共振成像（magnetic resonance imaging, MRI）是根据有磁矩的原子核在磁场作用下，能产生能级间的跃迁的原理而采用的一项新检查技术。与CT比较，MRI成像参数多，软组织分辨率高，能提供更多的软组织细节，能分辨不同类型软组织之间细微的差别，且无X线的电离辐射损伤，很方便地形成多方向体层像。但是在氢质子缺乏或含量很少的组织如致密的骨骼、钙化、含气的组织等，皆无法成像。

除磁性异物外，凡需借助影像显示的各种眼球、眼眶病变均为MRI的适应证：①眼内肿瘤的诊断和鉴别诊断；②眶内肿瘤，尤其是眶尖小肿瘤、视神经肿瘤，显示视神经管内、颅内段肿瘤侵犯，MRI优于CT；③眶内急性、慢性炎症；④眶内脉管性病变；⑤眼眶外伤；⑥眶内肿物颅内蔓延及眶周肿物眶内侵犯者；⑦某些神经眼科疾病。

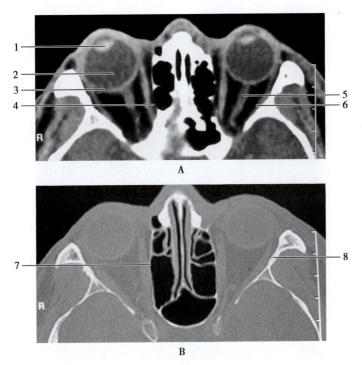

图3-31　正常眼眶CT横断面

A图为软组织窗，B图为骨窗。1. 晶状体；2. 玻璃体；3. 眼环；4. 内直肌；5. 视神经；6. 外直肌；7. 眶内壁；8. 眶外壁

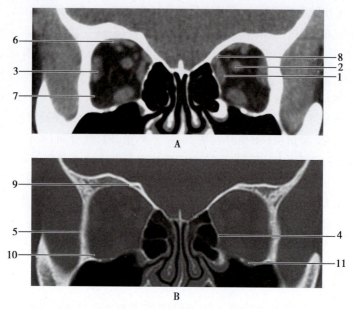

图 3-32　正常眼眶 CT 冠状面

A 图为软组织窗，B 图为骨窗。1. 内直肌；2. 视神经；3. 外直肌；4. 眶内壁；5. 眶外壁；6. 上直肌群；7. 下直肌；8. 上斜肌；9. 眶上壁；10. 眶下壁；11. 眶下管

正常眼部 MRI 表现：与 CT 检查所见相似，而信号表现则不同（图 3-33，图 3-34）。眼眶四壁 T_1WI、T_2WI 上均呈低信号。眼外肌及视神经在 T_1WI、T_2WI 呈中等信号。眶内血管在 T_1WI、T_2WI 上均呈血管流空信号。眶内脂肪在 T_1WI、T_2WI 呈高信号，脂肪抑制成像的图像上呈低信号。在 T_1WI 及 T_2WI 中，角膜巩膜为低信号，虹膜睫状体、视网膜呈现中等信号。晶状体外层为较高信号，内层为低信号。房水及玻璃体 T_1WI 低，T_2WI 高信号。

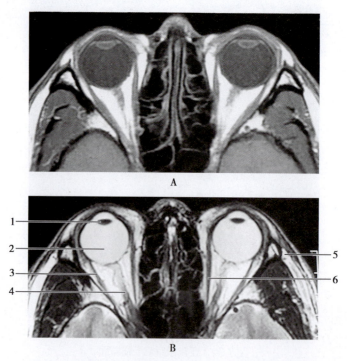

图 3-33　正常眼眶 MRI 横断面 T_1WI（A 图）及 T_2WI（B 图）

1. 晶状体；2. 玻璃体；3. 外直肌；4. 视神经；5. 眶外壁；6. 内直肌

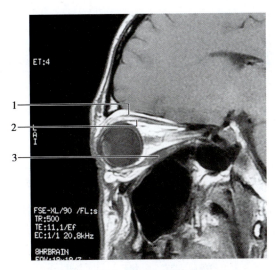

图 3-34　正常眼眶 MRI 斜矢状面 T_1WI

1. 上睑提肌；2. 上直肌；3. 下直肌

眼内肿瘤、出血和炎症渗出物均可显示为异常信号。葡萄膜黑色素瘤是成人最常见的眼内恶性肿瘤，它与其他肿瘤信号强度相反，在 T_1WI 为低信号，T_2WI 为高信号。视网膜母细胞瘤是儿童眼内常见肿瘤，T_1WI 呈中等信号，T_2WI 为高信号，但瘤内钙斑与瘤组织混杂，T_1WI 和 T_2WI 可有不规则低信号区。眶内肿瘤 T_1WI 多呈低信号，T_2WI 高信号，鉴别诊断仍需根据肿瘤部位、范围、形状、边界及信号强度等多种信息综合考虑。此外，MRI 还可显示视神经、眼外肌、泪腺及眼眶血管的病变。

思 考 题

1. 眼病患者就诊时的病史采集通常包括哪些方面？
2. 视功能检查包括哪些？
3. 远视力测量时应注意哪些问题？
4. FFA 与 ICGA 的成像原理有何异同？
5. 试描述视野检查的常见损害及其病因。

（刘奕志　蒋沁）

第四章 眼睑病

【导读】眼睑是保护眼球的重要屏障。眼睑病种类繁多,主要包括炎症、位置与功能异常、先天性异常和肿瘤,可造成视功能损害和眼部畸形,严重时导致视力丧失。眼睑病治疗既要针对疾病本身,也要最大限度保留眼睑正常结构和功能。本章介绍了常见眼睑病的病因、临床表现、诊断要点和治疗原则。

第一节 概 述

1. **结构与功能特点** 眼睑分为上、下两部分,上睑较下睑宽大,覆盖眼球前部,具有保护眼球的功能。眼睑皮肤薄而富于弹性,以适应眼睑运动的需要。眼轮匝肌和上睑提肌协调配合,使眼睑与眼球表面紧密贴合又开闭自如。眼睑反射性闭合动作可以使眼球避免强光刺激和异物侵害。经常性的瞬目运动可及时去除眼球表面的尘埃或微生物,将泪液均匀地散布于角膜表面,形成泪膜,防止角膜干燥。睑缘前端长有睫毛,可以遮挡灰尘及减弱强烈光线的刺激。

2. **眼睑病常见类型** 眼睑常见疾病包括炎症、位置与功能异常、先天性异常和肿瘤等。眼睑皮肤是全身皮肤的一部分,全身性皮肤病变均可在眼睑发生,如接触性皮炎、病毒性睑皮炎、基底细胞癌等。许多眼睑病的发生与眼睑开闭功能或眼球位置异常有关,如睑内翻、睑外翻和上睑下垂等。眼睑病的临床表现一目了然,易于诊断。眼睑肿瘤需要进行病理检查。

3. **眼睑病治疗要点** 眼睑形态对人的容貌非常重要,眼睑手术要充分考虑眼睑的睁开和闭合功能,还应注意到美容问题。在处理眼外伤时,应按照眼睑的解剖结构分层缝合。眼睑肿瘤切除手术时,应进行眼睑缺损修复。眼睑的静脉与面部的静脉相互沟通,没有静脉瓣,眼睑的化脓性感染容易回流进入海绵窦,因此在处理眼睑炎症时,切不可任意挤压患部,以免引起炎症扩散。

第二节 眼睑炎症

眼睑位于体表,富含各种腺体,易受外伤、微生物和理化物质的侵袭,这些特点使得眼睑易发生炎性疾病。眼睑皮肤菲薄,皮下组织疏松,炎症时眼睑充血、水肿等反应显著。

一、睑腺炎

睑腺炎(hordeolum)是眼睑腺体的一种急性化脓性炎症,通常将睑腺炎称为麦粒肿。如果是睫毛毛囊或其附属的皮脂腺(Zeis 腺)或变态汗腺(Moll 腺)感染,称为外睑腺炎。如果是睑板腺感染,称为内睑腺炎。

【病因】大多为葡萄球菌,特别是金黄色葡萄球菌感染而引起。

【临床表现】患处呈红、肿、热、痛等急性炎症的典型表现。①外睑腺炎的炎症主要位于睫毛根部的睑缘处,开始时红肿范围较弥散,触诊时可发现明显压痛的硬结,可伴有同侧耳前淋巴结肿大和压痛。②内睑腺炎局限于睑板腺内,肿胀比较局限,疼痛明显,病变处有硬结,触之压痛,睑结膜面局限性充血、肿胀(图4-1)。

睑腺炎发生2~3天后,可形成黄色脓点。外睑腺炎向皮肤方向发展,局部皮肤出现脓点,硬结软

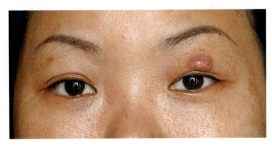

图4-1 外睑腺炎，脓肿形成

化，可自行破溃。内睑腺炎常于睑结膜面形成黄色脓点，向结膜囊内破溃，少数患者可向皮肤面破溃。破溃后炎症明显减轻，1～2天逐渐消退，多数在1周左右痊愈。亦有部分患者不经穿刺排脓，而自行吸收消退。

在儿童、老年人或患有糖尿病等慢性消耗性疾病的患者中，由于体质弱、抵抗力差，当感染的致病菌毒性强烈时，睑腺炎可在眼睑皮下组织扩散，发展为眼睑蜂窝织炎。此时整个眼睑红肿，可波及同侧面部。眼睑不能睁开，触之坚硬，压痛明显，球结膜反应性水肿剧烈，可暴露于睑裂之外，多伴有发热、寒战、头痛等全身症状。如不及时处理，可能引起败血症或海绵窦血栓形成等严重的并发症而危及生命。

【诊断】根据患者的症状和眼睑的改变，容易做出诊断。

【治疗】①早期睑腺炎应给予局部热敷，每次10～15分钟，每日3～4次，以缓解症状，促进炎症消退。每日滴用抗生素滴眼剂4～6次，反复发作及伴有全身反应者，可口服抗生素。②当脓肿形成后，应切开排脓。外睑腺炎的切口应在皮肤面，切口与睑缘平行，与眼睑皮纹相一致，以尽量减少瘢痕。如果脓肿较大，应当放置引流条。内睑腺炎的切口常在睑结膜面，切口与睑缘垂直，以免过多伤及睑板腺管。③当脓肿尚未形成时不宜切开。睑腺炎感染扩散可导致眼睑蜂窝织炎，甚至海绵窦脓毒血栓或败血症而危及生命。一旦发生这种情况，应尽早全身使用足量的以抑制金黄色葡萄球菌为主的广谱抗生素，并对脓液或血液进行细菌培养和药敏试验，以选择更敏感的抗生素。

二、睑板腺囊肿

睑板腺囊肿（chalazion）是睑板腺特发性无菌性慢性肉芽肿性炎症，通常称为霰粒肿。它由纤维结缔组织包囊，囊内含有睑板腺分泌物及包括巨细胞在内的慢性炎症细胞浸润。在病理形态上类似结核结节，但不形成干酪样坏死。

【病因】可能由于慢性结膜炎或睑缘炎而致睑板腺出口阻塞，腺体的分泌物潴留在睑板内，对周围组织产生慢性刺激而引起。

【临床表现】多见于青少年或中年人，可能与其睑板腺分泌功能旺盛有关。常见于上睑，单个发生，也可以上、下眼睑或双眼同时多个发生，部分患者反复发作。表现为眼睑皮下圆形肿块，一般无疼痛。小的囊肿经仔细触摸才能发现，较大者可使皮肤隆起，但与皮肤无粘连（图4-2）。与肿块对应的睑结膜面局限性充血，呈紫红色或灰红色的病灶。一些患者开始时可有轻度炎症表现和触痛，但没有睑腺炎的急性炎症表现。小的囊肿可以自行吸收，但多数长期不变，或逐渐长大，质地变软。也可自行破溃，排出胶样内容物，在睑结膜面形成肉芽肿或在皮下形成暗紫红色的肉芽组织。睑板腺囊肿如有继发感染，则形成急性化脓性炎症，临床表现与内睑腺炎相同。

【诊断】根据患者无明显疼痛、眼睑硬结，可以诊断。对于复发性或老年人的睑板腺囊肿，应将切除物进行病理检查，以除外睑板腺癌。

【治疗】①小而无症状的睑板腺囊肿无须治疗，有时可自行吸收或通过局部热敷促进其吸收；②大者可通过热敷，或向囊肿内注射糖皮质激素促其吸收；③如长期不能消退，应手术切除。手术在局麻或全麻下进行，用刮匙将囊肿内容物刮除干

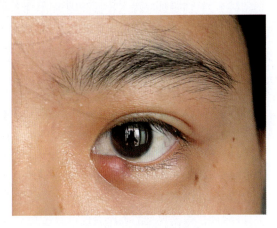

图4-2 多发睑板腺囊肿

净,分离后部囊壁并完整摘除囊肿,以防复发。

三、睑缘炎

睑缘炎(blepharitis)是指睑缘表面、睫毛毛囊及其腺体组织的亚急性或慢性炎症。分为鳞屑性、溃疡性和眦部睑缘炎三种。

(一) 鳞屑性睑缘炎

鳞屑性睑缘炎(squamous blepharitis)是由于睑缘的皮脂溢出所造成的慢性炎症。

【病因】 局部可能存在卵圆皮屑芽胞菌(pityrosporum ovale),它能将脂类物质分解为有刺激性的脂肪酸。此外,屈光不正、视疲劳、营养不良和长期使用劣质化妆品也可能为其诱因。

【临床表现】 患者自觉眼痒、刺痛和烧灼感。睑缘充血、潮红,睫毛和睑缘表面附着上皮鳞屑,睑缘表面有点状皮脂溢出,皮脂集于睫毛根部,形成黄色蜡样分泌物,干燥后结痂。去除鳞屑和痂皮后,暴露出充血的睑缘,但无溃疡或脓点。睫毛容易脱落,但可再生。如长期不愈,可使睑缘肥厚,后唇钝圆,使睑缘不能与眼球紧密接触,泪点肿胀外翻而发生溢泪(图4-3)。

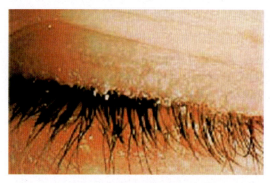

图4-3 鳞屑性睑缘炎

【诊断】 根据典型的临床表现及睑缘无溃疡的特点,可以诊断。

【治疗】 ①去除诱因和避免刺激因素,如有屈光不正,应予以矫正。如有全身性慢性病应同时进行治疗。应注意营养和体育锻炼,增强身体抵抗力。②用生理盐水或3%硼酸溶液清洁睑缘,拭去鳞屑后涂抗生素眼膏,每日2~3次。痊愈后可每日一次,至少持续2周,以防复发。

(二) 溃疡性睑缘炎

溃疡性睑缘炎(ulcerative blepharitis)是睫毛毛囊及其附属腺体的慢性或亚急性化脓性炎症。

【病因】 大多为金黄色葡萄球菌感染引起,多见于营养不良、贫血或有全身慢性消耗性疾病儿童。

【临床表现】 严重的眼痒、刺痛和烧灼感等。睫毛根部散布小脓疱,有痂皮覆盖,睫毛常被干痂粘结成束。去除痂皮后露出睫毛根端和浅小溃疡。睫毛容易随痂皮脱落,因毛囊被破坏不能再生,形成秃睫。溃疡愈合后,瘢痕组织收缩,使睫毛生长方向改变,形成睫毛乱生,可引起角膜损伤。如患病较久,可引起慢性结膜炎和睑缘肥厚变形,睑缘外翻,泪小点肿胀或阻塞,导致泪溢。

【诊断】 根据典型的临床表现及睑缘有溃疡的特点可以诊断。

【治疗】 溃疡性睑缘炎比较顽固难治,最好能进行细菌培养和药敏试验,选用敏感药物进行积极治疗。①应除去各种诱因,注意个人卫生。②以生理盐水或3%硼酸溶液每日清洁睑缘,除去脓痂和已经松脱的睫毛,清除毛囊中的脓液。然后用涂有抗生素眼膏的棉签在睑缘按摩。③炎症完全消退后,应持续治疗至少2~3周,以防复发。

(三) 眦部睑缘炎

【病因】 眦部睑缘炎(angular blepharitis)多数因莫-阿(Morax-Axenfeld)双杆菌感染引起。也可能与维生素B_2缺乏有关。

【临床表现】 本病多为双侧,主要发生于外眦部。患者自觉眼痒、异物感和烧灼感。外眦部睑缘及皮肤充血、肿胀,可有浸润糜烂。邻近结膜常伴有慢性炎症,表现为充血、肥厚、有黏性分泌物。严重者内眦部也可受累。

【诊断】 根据典型的临床表现可以诊断。

【治疗】 治疗基本同溃疡性睑缘炎。①滴用0.25%~0.5%硫酸锌滴眼剂,可抑制莫-阿双杆菌所产生的酶。②适当服用维生素 B_2 或复合维生素 B 可能有所帮助。③如有慢性结膜炎,应同时进行治疗。

四、病毒性睑皮炎

病毒性睑皮炎(virus palpebral dermatitis)比眼睑细菌性感染少见,主要有单纯疱疹病毒性睑皮炎(herpes simplex dermatitis of eyelid)和带状疱疹病毒性睑皮炎(herpes zoster dermatitis of eyelid)。

(一) 单纯疱疹病毒性睑皮炎

【病因】 由单纯疱疹病毒Ⅰ型感染所致的急性眼周皮肤炎症。病毒通常潜伏于人体内,当感冒、高热或身体抵抗力低下时趋于活跃。大多数眼睑单纯疱疹病毒性睑皮炎为复发型,常在同一部位多次复发。

【临床表现】 病变可发生于上、下睑,以下睑多见,与三叉神经眶下支分布范围相符。初发时睑部皮肤出现丘疹,常成簇状出现,很快形成半透明水疱,周围有红晕。眼睑水肿,眼部有刺痛、烧灼感。水疱易破,渗出黄色黏稠液体。约1周后充血减退,肿胀减轻,水疱干涸,结痂脱落后不留瘢痕,但可有轻度色素沉着,可以复发。如发生于睑缘处,有可能蔓延至角膜。在唇部和鼻前庭部可出现同样的损害(图4-4)。

【诊断】 根据病史和典型的眼部表现可以诊断。

【治疗】 ①眼部保持清洁,防止继发感染;②结膜囊内滴0.1%阿昔洛韦滴眼剂,防止蔓延至角膜;③皮损处涂敷3%阿昔洛韦眼膏或0.5%碘苷眼膏。

(二) 带状疱疹病毒性睑皮炎

【病因】 由水痘-带状疱疹病毒感染三叉神经半月神经节或三叉神经第一支所致。

【临床表现】 发病前常有轻重不等的前驱症状,如全身不适、发热等。继而在病变区出现剧烈

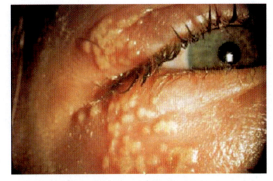

图4-4　单纯疱疹病毒性睑皮炎

神经痛。数日后,患侧眼睑、前额皮肤和头皮潮红、肿胀,出现成簇透明小疱。疱疹的分布不越过睑和鼻的中心界限。小疱的基底有红晕,疱群之间的皮肤正常。数日后疱疹内液体混浊化脓,形成深溃疡,此时可出现耳前淋巴结肿大、压痛,或有发热及全身不适等症状。约两周后结痂脱落。因皮损深达真皮层,脱痂后留下永久性皮肤瘢痕。炎症消退后,皮肤感觉数月后才能恢复。可同时发生同侧眼带状疱疹性角膜炎或虹膜炎。

【诊断】 根据病史和典型的眼部表现可以诊断。

【治疗】 ①注意休息,提高身体抵抗力,必要时给予镇痛剂和镇静剂。②疱疹未破时,局部无须用药。疱疹破溃无继发感染时,患处可涂敷3%阿昔洛韦眼膏或0.5%碘苷眼膏。如有继发感染,可加用抗生素滴眼剂湿敷。结膜囊内滴用0.1%阿昔洛韦滴眼剂,防止角膜受累。③对重症患者需全身应用阿昔洛韦,或注射丙种球蛋白及维生素 B_1、B_2。必要时可考虑应用抗生素和激素。

五、接触性睑皮炎

接触性睑皮炎(contact dermatitis of lids)是眼睑皮肤对某种致敏原的过敏反应,也可以是头面部皮肤过敏反应的一部分。

【病因】 以药物性皮炎最为典型。常见的致敏原为眼局部应用的抗生素、局部麻醉剂、阿托品、毛果芸香碱、碘、汞等制剂,其中阿托品或毛果芸香碱滴眼液等致敏原在接触一段时间后才发病。许多化学物质,如化妆品、染发剂、医用胶布、接触镜护理液和眼镜架等,也可能为致敏原。全身接触某些致敏物质或某种食物也可发生。

【临床表现】患者自觉眼痒和烧灼感。急性者眼睑突发红肿,皮肤出现丘疹、水疱或脓疱,伴有微黄黏稠渗液。不久糜烂结痂、脱屑。有时睑结膜肥厚充血。亚急性者,症状发生较慢,但常迁延不愈。慢性者,可由急性或亚急性湿疹转变而来,眼睑皮肤肥厚粗糙,表面有鳞屑脱落,呈苔藓状。

【诊断】根据接触致敏原的病史和眼睑皮肤湿疹的临床表现可以诊断。但若要区别是过敏性还是刺激性皮炎,唯一的方法是进行斑贴试验。

【治疗】①立即停止接触致敏原。如果患者同时应用多种药物,难于确认何种药物引起过敏时,可暂停所有药物。②急性期应用生理盐水或3%硼酸溶液进行湿敷。结膜囊内滴用糖皮质激素滴眼剂。眼睑皮肤渗液停止后,可涂敷糖皮质激素眼膏,但不宜包扎。③全身应用抗组胺类药物。反应严重时可口服激素。

第三节 眼睑肿瘤

眼睑肿瘤可为良性和恶性两类。眼睑良性肿瘤较常见,可单发或多发,大多数眼睑良性肿瘤单凭外观即可诊断。眼睑恶性肿瘤主要包括基底细胞癌、皮脂腺癌和鳞状细胞癌,位居我国眼睑恶性肿瘤发病率的前三位。眼睑肿瘤的治疗以手术切除为主,术中或术后进行病理诊断,一般不需要诊断性活检。如怀疑为眼睑恶性肿瘤,应在术中进行病理诊断。眼睑恶性肿瘤提倡在病理控制下进行手术切除,在完整切除肿瘤的同时,最大限度保留正常眼睑组织,以利于眼睑缺损的修复重建。

一、眼睑良性肿瘤

(一)眼睑血管瘤

眼睑血管瘤(hemangioma of the lid),是婴幼儿时期最常见的眼睑良性肿瘤,由增生的毛细血管和内皮细胞组成。

出生时或出生后不久发生,常见病程分为三个阶段,即增殖期、平缓期、消退期,增殖期生长迅速,至6~7岁时常自行完全或部分退缩。眼睑血管瘤多部位表浅,呈鲜红色(图4-5);眼睑皮下血管瘤多与眼眶血管瘤相连,呈蓝色或紫色,可压迫眼球产生散光,导致屈光参差、斜视或弱视。

眼睑血管瘤应当与葡萄酒色斑(port wine stain, PWS)相鉴别,后者为先天性病变,由扩张的窦状血管组成,病变平坦,进展缓慢,部分为Sturge-Weber综合征。

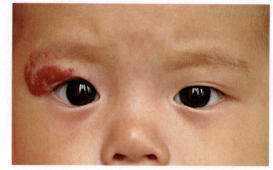

图4-5 眼睑血管瘤,部位表浅,呈鲜红色

【治疗】①由于眼睑血管瘤有自行退缩的趋向,小的眼睑血管瘤不需治疗。②若肿瘤引起上睑下垂或眼球位置异常,应给予积极治疗。治疗首选β受体阻滞剂类药物,可口服或局部涂抹。

(二)眼睑色素痣

眼睑色素痣(nevus of the lid)是眼睑先天性扁平或隆起的病变,境界清楚,由痣细胞构成(图4-6)。可在幼年即有色素,或直到青春期或成人时才有色素。组织学上可分为:①交界痣,痣细胞位于表皮和真皮交界处。临床表现为扁平、色素斑疹、圆或椭圆形,生长缓慢,有低度恶变可能。②皮内痣,最常见,一般是隆起的,有时为乳头瘤状。色素

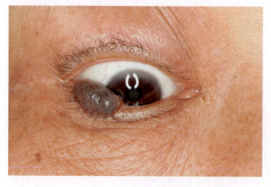

图4-6 眼睑色素痣

很少,如有则为棕色至黑色。痣细胞完全在真皮内,一般无恶变趋势。③复合痣,常为棕色,由前两型成分结合在一起。有低度恶变可能。④蓝痣,一般为扁平,出生时就有色素,呈蓝色或石板灰色。无恶变趋势。⑤先天性睑皮黑色素细胞增多症,又称太田痣,是眼睑和眶周皮肤的一种蓝痣,无恶变趋势,部分患者并发脉络膜黑色素瘤。

【治疗】①眼睑色素痣除非美容需要,一般无须治疗;②如出现迅速增大、色素加深或破溃出血等恶变迹象时,应尽快手术完整切除,并行病理检查。

(三) 眼睑黄色瘤

眼睑黄色瘤(xanthelasma of the lid)常见于老年人。可发生于遗传性血脂过高、糖尿病和其他继发性血脂过高的患者中,但多数患者血脂正常。病变常位于上睑近内眦部,有时下睑也会发生,常为双侧,呈柔软的扁平黄色斑,稍隆起,与周围正常皮肤的境界清楚。眼睑黄色瘤可手术切除。

二、眼睑恶性肿瘤

(一) 眼睑基底细胞癌

基底细胞癌(basal cell carcinoma)为最常见的眼睑恶性肿瘤,多见于中老年人。光化学损伤是基底细胞癌与其他大多数表皮肿瘤发生最重要的致病因素。组织学上,基底细胞癌是由小的、形状规则的坚固小叶构成,细胞嗜碱性,胞质缺乏。好发于下睑近内眦部。初起时为小结节,表面可见毛细血管扩张。因富含色素,可被误认为色素痣或黑色素瘤,但它隆起较高,质地坚硬,生长缓慢(图4-7)。患者无疼痛感。病程稍久肿瘤中央部出现溃疡,其边缘潜行,形状如火山口,并逐渐向周围组织侵蚀,引起广泛破坏。基底细胞癌罕有转移。

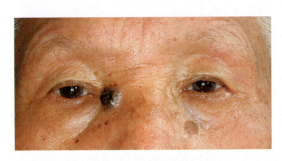

图4-7 眼睑基底细胞癌

【治疗】病理控制性手术切除肿瘤。如果侵犯范围大,手术不能完整切除者,术后给予放疗。

(二) 眼睑皮脂腺癌

皮脂腺癌(sebaceous gland carcinoma)是我国常见的眼睑恶性肿瘤之一。多发于中老年女性,好发于上睑,常起源于睑板腺和睫毛的皮脂腺。如起自睑板腺,初起时为眼睑皮下小结节,与睑板腺囊肿相似,容易误诊。以后逐渐增大,睑板弥漫性斑块状增厚,相应的睑结膜呈黄色隆起。如起自皮脂腺,则在睑缘呈黄色小结节,表面皮肤正常。部分患者的肿瘤呈派杰样浸润生长,易误诊为结膜炎。当肿块逐渐增大后,可形成溃疡或呈菜花状。皮脂腺癌恶性程度高,可向眶内扩展,并可发生局部或远处转移。

【治疗】手术治疗为主。病变局限时,病理控制性手术切除预后较好。如病变已侵及邻近组织,术后易复发。

(三) 眼睑鳞状细胞癌

鳞状细胞癌(squamous cell carcinoma)多发生于中老年人,好发于睑缘皮肤黏膜移行处。开始时像乳头状瘤,生长缓慢,患者初期无不适。逐渐形成溃疡,边缘稍隆起,质地坚硬,可发生坏死和继发感染。部分鳞状细胞癌嗜神经生长,患者疼痛明显。该肿瘤生长较快,恶性度高,可侵犯皮下组织、睑板、眼球表面和眼眶,可转移至耳前、颌下等局部淋巴结甚至远处脏器。

【治疗】手术治疗为主,术中病理检查控制切除范围。必要时术后辅以放疗或化疗。

第四节　眼睑位置、功能和先天异常

正常眼睑位置应是：①眼睑与眼球表面紧密相贴，中间有一潜在毛细间隙；②上下睑睫毛应充分伸展指向前方，排列整齐，不与角膜相接触，能阻挡灰尘、汗水等侵入眼睑内；③上下睑能紧密闭合；④上睑能上抬至瞳孔上缘；⑤上下泪点贴靠在泪阜基部，使泪液顺利进入泪道。获得性或先天性眼睑位置异常可引起眼睑功能异常，造成眼表的伤害。

一、倒睫和乱睫

倒睫（trichiasis）是指睫毛向后生长，乱睫（aberrant lashes）是指睫毛不规则生长。两者都可致睫毛触及眼球。

【病因】　能引起睑内翻的各种原因，均能造成倒睫，如睑缘炎、睑腺炎、睑外伤或睑烧伤等，由于睑缘部或眼睑瘢痕形成，睫毛倒向眼球，造成倒睫。乱睫也可由先天畸形引起。

【临床表现】　倒睫多少不一，有时仅1~2根，有时一部分或全部睫毛向后摩擦角膜。患者常有眼痛、流泪和异物感。由于睫毛长期摩擦眼球，导致结膜充血、角膜浅层混浊、血管新生、角膜上皮角化、角膜溃疡。

【诊断】　肉眼下检查即可发现倒睫或乱睫。检查下睑时，应嘱患者向下视，方能发现睫毛是否触及角膜。

【治疗】　①如仅有1~2根倒睫，用拔睫镊拔除，也可在显微镜下切开倒睫部位除去毛囊，或行电解法破坏倒睫的毛囊；②如倒睫较多或伴有睑内翻，施行手术治疗。

二、睑内翻

睑内翻（entropion）是睑缘向眼球方向卷曲导致的位置异常。睑内翻和倒睫常同时存在。

【分类与病因】　睑内翻可分为三类。

1. **先天性睑内翻（congenital entropion）**　多见于婴幼儿，女性多于男性，大多由于内眦赘皮、睑缘部轮匝肌过度发育或睑板发育不全所引起。如果婴幼儿较胖，鼻梁发育欠饱满，也可引起下睑内翻（图4-8）。

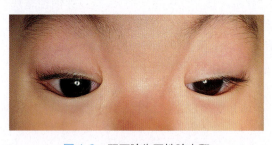

图4-8　双下睑先天性睑内翻

2. **退行性睑内翻（degenerative entropion）**　多发生于下睑，常见于老年人，又称老年性睑内翻。由于下睑缩肌无力，眶隔和下睑皮肤松弛失去牵制眼轮匝肌的收缩作用，以及老年人眶脂肪减少，眼睑后面缺少足够的支撑所致。

3. **瘢痕性睑内翻（cicatricial entropion）**　上下睑均可发生。由睑结膜及睑板瘢痕性收缩所致。外伤、结膜烧伤、结膜天疱疮等可发生。

【临床表现】　先天性睑内翻常为双侧，瘢痕性睑内翻可为单侧。患者有畏光、流泪、异物感、刺痛、摩擦感等症状。检查可见睑缘向眼球方向卷曲，摩擦角膜，角膜上皮可脱落，荧光素弥漫性着染。如继发感染，可发展为角膜溃疡。如长期不愈，则角膜有新生血管、云翳或斑翳，视力下降。

【诊断】　根据患者年龄、有无外伤、手术史等，以及临床表现容易做出诊断。

【治疗】　①先天性睑内翻随年龄增长，鼻梁发育，可自行消失，因此不必急于手术治疗。如果内翻严重，长期刺激引起角膜损伤，则考虑手术治疗。②老年性睑内翻与眼睑水平张力减弱等因素有关，大多需要手术治疗。③瘢痕性睑内翻必须手术治疗。

三、睑外翻

睑外翻(ectropion)是指睑缘向外翻转离开眼球,睑结膜常不同程度地暴露在外,常合并睑裂闭合不全。

【分类与病因】睑外翻可分为三类。

1. **退行性睑外翻**(degenerative ectropion) 仅限于下睑。由于老年人眼轮匝肌功能减弱,眼睑皮肤及外眦韧带松弛,使睑缘不能紧贴眼球,并因下睑重量使之下坠而引起(图4-9)。

2. **瘢痕性睑外翻**(cicatricial ectropion) 眼睑皮肤面瘢痕性收缩所致,可由创伤、烧伤、化学伤、眼睑溃疡或睑部手术等引起。

3. **麻痹性睑外翻**(paralytic ectropion) 也仅限于下睑。由于面神经麻痹,眼轮匝肌收缩功能丧失,因下睑重量使之下坠而发生。

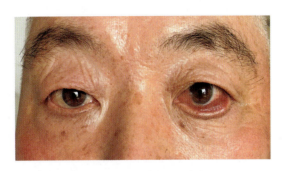

图4-9 左下睑退行性睑外翻

【临床表现】①轻度,仅有睑缘离开眼球,但由于破坏了眼睑与眼球之间的虹吸作用而导致泪溢;②重度,睑缘外翻,部分或全部睑结膜暴露在外,使睑结膜失去泪液的湿润,最初局部充血,分泌物增加,久之干燥粗糙,高度肥厚,呈现角化。睑外翻常有眼睑闭合不全,使角膜失去保护,角膜上皮干燥脱落,易引起暴露性角膜炎或溃疡。

【诊断】根据患者的病史以及临床表现容易诊断。

【治疗】退行性睑外翻和瘢痕性睑外翻需手术治疗。麻痹性睑外翻关键在于治疗面瘫,可用眼膏、牵拉眼睑保护角膜和结膜,或做暂时性睑缘缝合术。

四、眼睑闭合不全

眼睑闭合不全(lagophthalmus)又称兔眼,指上、下眼睑不能完全闭合,导致部分眼球暴露。

【病因】①最常见原因为面神经麻痹,使下睑松弛下垂;②外伤和眼病等,如瘢痕性睑外翻、甲状腺相关性眼病和眼眶肿瘤引起的眼球突出;③全身麻醉或重度昏迷时可发生暂时性功能性眼睑闭合不全。少数正常人睡眠时,睑裂也有一缝隙,称为生理性眼睑闭合不全。

【临床表现】①轻度,因闭眼时眼球反射性上转(Bell现象),只有下方球结膜暴露,可引起结膜充血和干燥;②重度,因角膜暴露,导致暴露性角膜炎,甚至角膜溃疡。大多数患者的眼睑不能紧贴眼球,泪点不能与泪湖密切接触,引起泪溢。

【诊断】根据眼部临床表现,可以明确诊断。

【治疗】①首先应针对病因进行治疗,如瘢痕性睑外翻者应手术矫正。②应尽早采取有效措施保护角膜。对轻度患者睡眠时结膜囊内可涂抗生素眼膏,或用"湿房"保护角膜,严重患者可行睑缘融合术。

五、上睑下垂

上睑下垂(ptosis)是上睑提肌和Müller肌功能不全或丧失,导致上睑部分或全部不能提起的状态。自然睁眼向前平视时,上睑遮盖角膜上缘2mm。上睑下垂时,上睑遮盖角膜上缘超过2mm,轻者并不遮盖瞳孔,但影响外观。重者部分或全部遮盖瞳孔,影响视功能。

【病因】可为先天性或获得性。①先天性:主要由于动眼神经核或上睑提肌发育不良,为常染色体显性遗传或隐性遗传;②获得性:因动眼神经麻痹、上睑提肌损伤、交感神经疾病、重症肌无力及机械性开睑运动障碍等。

【临床表现】①先天性：常为双侧，但两侧不一定对称，有时为单侧。可伴有眼球上转运动障碍。如瞳孔被遮盖，患者为克服视力障碍，额肌紧缩，形成较深的横行皮肤皱纹，牵拉造成眉毛上抬或仰头视物（图4-10）。②获得性：多有相关病史或伴有其他症状，如动眼神经麻痹伴有其他眼外肌麻痹；交感神经损害有Horner综合征；重症肌无力所致上睑下垂具有晨轻夜重的特点，注射新斯的明后明显减轻。

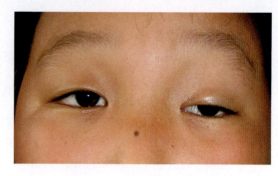

图4-10　左眼先天性上睑下垂

【诊断】根据病史和临床表现可做出诊断。

【治疗】①先天性：以手术治疗为主。如遮盖瞳孔，为避免弱视，应在3岁左右手术，单眼患儿可适当提前；②获得性：进行病因治疗或药物治疗，必要时考虑手术治疗；③依据上睑提肌的肌力选择手术方式，包括上睑提肌缩短术和额肌瓣悬吊术。

六、内眦赘皮

内眦赘皮（epicanthus）是遮盖内眦部垂直的半月状皮肤皱褶。是一种比较常见的先天异常。3~6个月的幼儿常见，亚洲人多见可能的病因是颅骨及鼻骨发育不良，使过多的皮肤形成皱褶。

【临床表现】常为双侧。皮肤皱褶起自上睑，呈新月状绕内眦部走行，至下睑消失。少数患者由下睑向上延伸，称为逆向性内眦赘皮，患者的鼻梁低平。皮肤皱褶可遮蔽内眦部和泪阜，使部分鼻侧巩膜不能显露，常被误认为共同性内斜视，需鉴别。

【诊断】根据临床表现可做出诊断。

【治疗】一般不需治疗。待鼻梁充分发育后，此皱襞大多消失。如为美容可行整形手术。如合并其他先天异常，应酌情手术矫正。

七、睑裂狭小综合征

睑裂狭小综合征（blepharophimosis syndrome）为常染色体显性遗传。

【临床表现】睑裂水平径狭小，上睑下垂，逆向内眦赘皮，内眦距离过宽，可伴有下睑外翻和鼻梁低平等。

【诊断】根据临床表现可做出诊断。

【治疗】可分期进行整形手术。

思 考 题

1. 试述鳞屑性睑缘炎、溃疡性睑缘炎、眦部睑缘炎的鉴别诊断。
2. 试述单纯疱疹病毒性睑皮炎和带状疱疹病毒性睑皮炎的鉴别诊断。
3. 试述常见眼睑恶性肿瘤的临床特点及治疗原则。
4. 试述上睑下垂的分类、临床特点和治疗。

（贾仁兵）

第五章 泪器病

【导读】泪器病是眼科的常见病和多发病,包括泪腺和泪道的炎症、外伤、肿瘤和先天异常等病变,主要表现为泪溢、流泪或干眼等症状。泪器病一般不会严重影响视力,但影响患者生活质量,对眼球构成潜在威胁。泪腺疾病以炎症和肿瘤为主。泪溢是泪器病的最常见症状,主要原因是泪道阻塞或狭窄。慢性泪囊炎是鼻泪管阻塞引起的最常见泪道感染,在眼外伤或内眼手术时易导致化脓性眼内炎。内镜、激光和置管技术的应用使泪道狭窄和阻塞的治疗达到安全、微创和高效。

第一节 概 述

泪器(lacrimal apparatus)在结构和功能上可分为两部分:泪液分泌器(secretory apparatus)和泪液排出器(excretory apparatus)。

泪液分泌器包括泪腺、副泪腺、睑板腺和结膜杯状细胞等外分泌腺。泪腺为反射性分泌腺,在受到外界刺激(如角膜异物、化学刺激等)或情绪激动时分泌大量增加,起到冲洗和稀释刺激物的作用。副泪腺为基础分泌腺,分泌的泪液量很少,是构成泪膜的主要成分,起到减少眼睑和眼球间摩擦及湿润角膜和结膜的作用。结膜杯状细胞分泌黏蛋白,睑板腺和睑缘皮脂腺分泌脂质,和副泪腺分泌的泪液共同构成泪膜,保持眼表润滑。杯状细胞被破坏后,即使泪腺分泌正常,也会引起角膜干燥。

泪液排出器(泪道)包括上下泪小点、上下泪小管、泪总管、泪囊和鼻泪管,主要功能是引流泪液进入鼻腔,同时兼有吸收、分泌的功能。正常情况下,泪液分泌器产生的泪液除了通过蒸发外,大部分依赖于眼轮匝肌的"泪液泵"作用,通过泪道排入鼻腔。闭眼时,眼轮匝肌收缩,牵拉导致泪囊扩张,腔内形成负压,泪小管内的液体被吸入泪囊。睁眼时,眼轮匝肌松弛,泪小点张开,虹吸作用使泪液进入泪小管,泪囊弹性回缩,挤压和重力作用使泪液排入鼻泪管。

流眼泪是泪器病的主要症状,分为泪溢和流泪。泪液排出受阻,不能流入鼻腔而溢出眼睑之外,称为泪溢(epiphora);泪液分泌增多,排出系统来不及排走而流出眼睑外,称为流泪(lacrimation)。临床上区分是由于泪道阻塞引起的泪溢,还是因眼表疾病刺激引起的流泪十分重要。鼻泪管阻塞常可引起泪囊继发感染,形成慢性泪囊炎。病灶内的带菌分泌物往往通过泪道逆行,进入眼表及结膜囊内,是眼科手术,特别是内眼手术的禁忌证。因此,泪囊炎治疗应先于其他内眼手术。泪腺疾病相对少见,主要病因为炎症和肿瘤。基础泪液分泌不足,是引起眼表疾病的重要因素之一。

第二节 泪液分泌系统疾病

泪液分泌系统疾病主要包括泪腺炎症和泪腺肿瘤。

一、泪腺炎

1. 急性泪腺炎(acute dacryoadenitis)　临床上较少见,常为单侧发病,儿童和青年多见,常并发于麻疹、流行性腮腺炎或流行性感冒。

【病因】多为细菌、病毒感染所致。致病菌以金黄色葡萄球菌或淋病双球菌常见,感染途径可为眼睑、结膜、眼眶或面部化脓性炎症直接扩散,远处化脓性病灶转移,或来源于全身感染。

【临床表现】急性泪腺炎表现为上睑外侧发红、肿胀、疼痛、流泪,上睑水肿下垂呈横"S"形。提起上睑,可见颞上方结膜充血、水肿,有黏性分泌物,泪腺组织充血、肿大(图5-1)。耳前淋巴结肿大,可伴有发热、头痛、全身不适。急性泪腺炎病程通常短暂,多在1~2周炎症消退。治疗不当可转为亚急性或慢性,也可形成脓肿。

【治疗】根据病因和症状治疗。针对细菌或病毒感染,全身应用抗生素或抗病毒药物,局部应用抗生素或抗病毒眼药水等。脓肿形成时,应及时切开引流,睑部泪腺炎可通过结膜切开,眶部泪腺脓肿则可通过皮肤切开排脓。

2. **慢性泪腺炎**(chronic dacryoadenitis) 较急性泪腺炎多见,为病程进展缓慢的一种增殖性炎症,病变多为双侧性。

【病因】免疫反应是主要原因,多为眼眶疾病的一部分,如炎性假瘤、良性淋巴上皮病等。肉瘤样病、Sjögren 综合征可累及泪腺,表现为慢性泪腺炎。

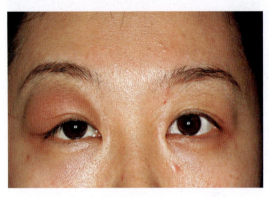

图 5-1 右侧急性泪腺炎眼睑外观

【临床表现】眼睑外上方可触及无痛性肿块,可伴有轻度上睑下垂。流泪和眼球突出少见。

【治疗】针对病因或原发病治疗。炎性假瘤、肉瘤样病和良性淋巴上皮病局部或全身应用糖皮质激素治疗。对 Sjögren 综合征可行免疫抑制和抗炎等治疗,辅以人工泪液。对激素等治疗无效可考虑活检或手术切除。

二、泪腺肿瘤

泪腺肿瘤主要指原发于泪腺的肿瘤,多为上皮性肿瘤,良性和恶性各占一半。良性以多形性腺瘤多见,恶性以腺样囊性癌为主。非上皮性肿瘤主要是炎性假瘤和淋巴样瘤。

1. **泪腺多形性腺瘤**(pleomorphic adenomas) 起源于上皮细胞,双层腺管上皮同时含有异常的基质成分,有完整包膜。多起源于眶部泪腺。

【临床表现】多见于青年人,一般单侧受累,发病缓慢,表现为眼眶外上方无痛性肿块,眼球受压向内下方移位。触诊局部可扪及实质性肿块,固定,表面光滑,边界清楚,无压痛。CT 扫描可清楚显示泪腺区圆形或椭圆形中等密度肿块,泪腺窝可有骨凹陷或泪腺窝扩大(图5-2)。

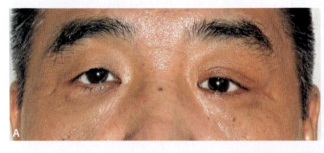 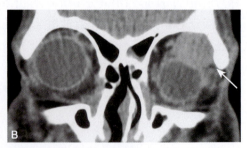

图 5-2 泪腺多形性腺瘤外观和 CT 影像

A. 左侧泪腺多形性腺瘤患者照片,表现为眼球向内下方移位;B. 左侧泪腺多形性腺瘤患者冠状 CT 影像,箭头指示中等密度肿块影,泪腺窝可见压迫性骨凹陷

【治疗】首选手术切除,肿瘤和包膜完整切除。包膜残留或破裂可导致肿瘤复发,甚至恶变。

2. **泪腺腺样囊性癌**(adenoid cystic carcinoma) 是泪腺最常见的恶性肿瘤。

【临床表现】好发于中老年女性,病程较短,常有明显疼痛和头痛。主要表现为眼球突出或移位,可有眼球运动障碍和复视。CT 扫描显示眶外上方肿块,边界不清,多有明显的骨质破坏(图5-3)。

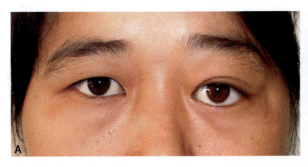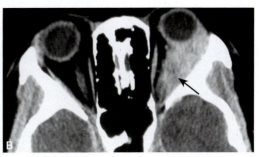

图 5-3　泪腺腺样囊性癌外观和 CT 影像

A. 左侧泪腺腺样囊性癌患者照片，左眼球突出并向下移位；B. 左侧泪腺腺样囊性癌患者水平位 CT 影像，箭头指示球后肌锥外高密度肿块影、边界不清，骨质破坏

本病预后较差。

【治疗】　首选局部扩大切除术，术后辅以放疗，全身转移患者联合化疗。

3. 泪腺多形性腺癌（pleomorphic adenocarcinoma）　是发病率占第二位的泪腺恶性肿瘤，多来源于长期存在的泪腺多形性腺瘤，或泪腺多形性腺瘤不完全切除或包膜残留造成的复发恶变。

【临床表现】　眼眶体征与泪腺多形性腺瘤类似，但肿瘤生长快、病程短，部分患者可伴有疼痛。表现为眶外上方固定性肿块，边界不清，压痛，眼球向前向下移位。CT 扫描显示眶外上方肿块，边界不清，眶骨破坏。

【治疗】　局部扩大切除，术后放射治疗。

三、泪腺脱垂

眶部泪腺位于泪腺窝内，筋膜结缔组织形成的韧带将其悬挂在眶壁骨膜上。当悬韧带发生松弛时，泪腺从泪腺窝脱出，进入颞侧眼睑皮下，导致泪腺脱垂（lacrimal glands prolapse）。

【病因】　泪腺脱垂多由泪腺悬韧带松弛所致，双侧多见。眼睑松弛症患者多伴有泪腺脱垂。

【临床表现】　眼睑外上方肿块（图 5-4），质地较软、易推动。患者向内下方注视或翻开上睑时，可见外上方球结膜下肿块，呈浅粉色。

【治疗】　泪腺复位手术。泪腺复位缝合固定于泪腺窝骨膜上，同时加固眶隔。

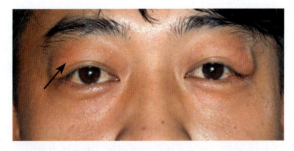

图 5-4　双侧泪腺脱垂患者外观，可见双侧眼睑外侧隆起肿块

四、泪液分泌异常

1. 泪液分泌过少（lacrimal hyposecretion）　由于泪液缺少，泪膜异常，使泪膜对眼表的保护作用减弱，可导致干性角膜炎及干眼，甚至影响视力。

【病因和临床表现】　引起泪液分泌过少的原因较多，可分为先天性和后天性，后者以 Sjögren 综合征较为常见。

（1）先天性泪液分泌过少：先天性眼泪缺乏如无泪症（alacrima），见于 Riley-Day 综合征（家族性自主神经功能异常），患者初期可无症状，逐渐发展为典型的干性角结膜炎、角膜知觉缺失、角结膜瘢痕。

（2）Sjögren 综合征：Sjögren 综合征又称为干燥性角结膜炎（keratoconjunctivitis sicca），是一种累及多系统的自身免疫性疾病，原因不明。原发性 Sjögren 综合征多见于女性。继发性 Sjögren 综合征则包括其他自身免疫性疾病，如风湿性关节炎、系统性红斑狼疮、硬皮病及多发性肌炎等。主要表现为眼部干燥及异物感、口腔干燥。荧光素染色可见角膜上皮表面呈弥漫性点状缺损。角结膜干燥严重者可出现睑球粘连,新生血管形成,影响视力。

（3）其他泪液分泌过少疾病:主要见于泪腺炎、外伤和感染引起的泪腺管阻塞、反射性泪液分泌减少。

【治疗】 主要是对症治疗,以局部治疗为主。滴用人工泪液改善症状,重症者可栓塞上下泪小点,以减少泪液流失。

2. 泪液分泌过多（lacrimal hypersecretion） 分为原发性和继发性。原发性泪液分泌过多大多由泪腺本身引起,比较少见,应注意与泪道阻塞相鉴别。继发性泪液分泌过多原因较多,如理化刺激、情感激动、药物和眼部病变等。一种特殊的泪液反常性分泌是每当进食时出现流泪,俗称"鳄鱼泪",主要见于面神经麻痹后,神经发生了错位性再生。

临床表现:常表现为阵发性流泪,患者自觉不适,泪液常浸渍下睑,引起睑缘炎、湿疹和下睑外翻。

治疗:主要是对因治疗。如流泪严重影响患者生活,可考虑破坏泪腺或通过阻断蝶腭神经节,减少泪液分泌。

第三节　泪液排出系统疾病

泪液排出系统疾病主要包括泪道阻塞或狭窄和泪囊炎。

一、泪道阻塞或狭窄

泪道阻塞是眼科常见病,多发生在泪小管、泪囊与鼻泪管交界处以及鼻泪管下口。泪道起始部（泪小点、泪小管、泪总管）管径窄细,位置表浅,并与结膜囊毗邻相通,容易受到炎症、外伤的影响而发生病变。鼻泪管开口和下端是解剖学狭窄段,易受鼻腔病变的影响发生阻塞。

【病因】

1. 泪小点异常　泪小点外翻,不能接触泪湖,常见于老年性眼睑松弛或睑外翻。泪小点狭窄、闭塞或缺如。

2. 泪道异常　泪小管阻塞和狭窄,可能与泪小管黏膜表面的炎症、渗出和损伤后的继发性瘢痕有关。鼻泪管阻塞和狭窄,包括先天性闭锁,以及炎症、肿瘤、结石、外伤、异物等各种因素导致的泪液排出障碍。鼻腔异常也可引起鼻泪管阻塞。

【临床表现】 泪道阻塞或狭窄的主要症状为泪溢。鼻泪管下端发育不全,或出生时鼻泪管下端的黏膜皱襞（Hasner 瓣）出现残留,导致婴儿泪溢。婴儿泪溢可单眼或双眼发病,泪囊若有继发感染,可出现黏液脓性分泌物,形成新生儿泪囊炎（neonatal dacryocystitis）。

中老年人泪溢多与器质性病变有关。泪溢造成不适,长期泪液浸渍,可引起慢性刺激性结膜炎、下睑和面颊部湿疹性皮炎。患者不断揩拭眼泪,长期作用可致下睑松弛和外翻,从而加重泪溢症状。

部分老年人出现泪溢症状时,泪道冲洗通畅,并无明显的泪道阻塞,主要原因是眼轮匝肌松弛,泪液泵作用减弱或消失,泪液排出障碍,导致功能性泪溢。

【检查方法】 由于器质性泪道阻塞或狭窄可发生在泪道的任何部位,因而确定阻塞部位对于治疗方案的选择十分重要。泪道阻塞或狭窄的常用检查方法如下。

1. 染料试验　双眼结膜囊内滴入2%荧光素钠溶液,5分钟后观察和比较双眼泪膜中荧光素消退情况,如一眼荧光素保留较多,表明该眼可能有相对性泪道阻塞或狭窄;或滴入2%荧光素钠5分钟后,用一湿棉棒擦拭下鼻道,若棉棒带绿黄色,说明泪道通畅或没有完全阻塞。

2. 泪道冲洗　泪道冲洗常可揭示泪道阻塞的部位（图5-5）。采用钝圆针头从泪小点注入生理盐水,根据冲洗液体流向判断有无阻塞及阻塞部位。通常有以下几种情况:①冲洗无阻力,液体顺利进入鼻腔或咽部,表明泪道通畅;②冲洗液完全从注入原路反流,为泪小管阻塞;③冲洗液自上泪小点注入后由下泪小点反流,或自下泪小点注入后由上泪小点反流者为泪总管、泪囊或鼻泪管阻塞;④冲洗有阻力,部分自该泪小点反流,部分流入鼻腔,为鼻泪管狭窄;⑤冲洗液反流同时伴有黏性或脓性分泌物,为鼻泪管阻塞合并慢性泪囊炎。

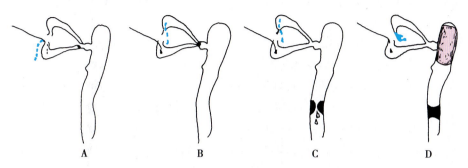

图 5-5　泪道冲洗示意图

A. 泪小管阻塞,泪道冲洗液原路反流;B. 泪总管阻塞,泪道冲洗液反流(下泪小管冲洗从上泪小管反流,上泪小管冲洗从下泪小管反流);C. 鼻泪管狭窄,泪道冲洗液大部分反流;D. 慢性泪囊炎,泪道冲洗液反流伴脓性分泌物

3. **泪道探通**　诊断性泪道探通有助于明确泪小点、泪小管和泪囊阻塞的部位;治疗性泪道探通主要用于婴幼儿泪道阻塞,对于成年人鼻泪管阻塞,泪道探通不能起到根治效果。

4. **影像学检查**　如 X 线碘油造影、CT 泪囊造影,可显示泪囊大小、泪道狭窄或阻塞的部位及程度。

【治疗】

1. **婴儿泪道阻塞或狭窄**　首选局部按摩。按摩方法是将食指放在泪囊区,进行有规律的按摩及压迫,每日 3~4 次,坚持数周,促使鼻泪管下端开放。若患者有泪囊炎表现,应在压迫后擦拭干净并点抗生素眼液,可以减轻炎症并防止炎症蔓延。大多数患儿可随着鼻泪管发育,下端开通自愈,或按摩的压力冲破 Hasner 瓣而痊愈。若保守治疗无效,可考虑泪道探通术。

2. **泪小点狭窄、闭塞或缺如**　可用泪小点扩张器或泪道探通治疗泪小点狭窄。泪小点闭塞或缺如可施行泪小点成形术(puncta plasty),术后留置硅胶管,以对抗组织愈合过程中的瘢痕收缩,防止泪小点再狭窄或闭塞。若泪小点和泪小管完全缺如,则行结膜泪囊鼻腔吻合术。

3. **泪小点位置异常**　对于泪小点外翻,可施行泪小点下方平行于睑缘切除椭圆形结膜和结膜下组织,复位泪小点。对于眼睑松弛或眼睑外翻,施行眼睑松弛或外翻矫正术。

4. **泪小管狭窄或阻塞**　泪小管狭窄可用泪道置管术治疗,泪道内留置硅胶软管 3~6 个月(图 5-6)。泪小管阻塞可在泪道内镜直视下进行激光、微钻、环切等方法再通泪小管或泪总管,术后置管 3~6 个月。

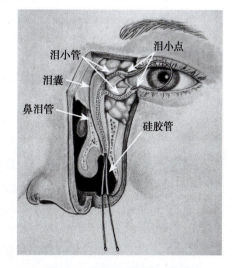

图 5-6　环形泪道置管示意图

5. **鼻泪管狭窄或阻塞**　鼻泪管狭窄可采用泪道探通加置管术,鼻泪管阻塞施行内镜泪囊鼻腔吻合术(endoscopic dacryocystorhinostomy)。

二、泪囊炎

1. **急性泪囊炎(acute dacryocystitis)**　大多在慢性泪囊炎的基础上发生,与侵入细菌毒力强或机体抵抗力低有关,最常见的致病菌为金黄色葡萄球菌或溶血性链球菌。新生儿急性泪囊炎并不多见,儿童患者常为流行性感冒嗜血杆菌感染。

【临床表现】患眼结膜充血、流泪,有脓性分泌物。泪囊区皮肤充血、肿胀、疼痛,局部压痛明显,炎症可扩展到眼睑、鼻根和面颊部,甚至可引起眶蜂窝织炎,严重时可出现畏寒、发热等全身不适。数日后红肿局限,出现脓点,脓肿可穿破皮肤,脓液排出,炎症减轻。但有时可形成泪囊瘘管,经久不愈,泪液长期经瘘管溢出(图5-7)。

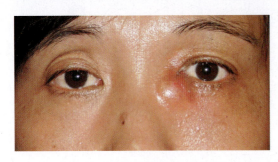

图5-7　左侧急性泪囊炎患者照片

【治疗】早期可行局部热敷,全身和局部使用抗生素控制炎症。炎症期切忌泪道探通或泪道冲洗,以免导致感染扩散,引起眶蜂窝织炎。如脓肿形成,可切开皮肤排脓,也可施行内镜泪囊鼻腔吻合术。

2. 慢性泪囊炎（chronic dacryocystitis）　多见于中老年女性,是最常见的泪囊病。继发于鼻泪管狭窄或阻塞,泪液滞留于泪囊内,伴发细菌感染引起,多为单侧发病。常见致病菌为肺炎链球菌和白色念珠菌,泪小点反流的分泌物做涂片染色可鉴定病原微生物。慢性泪囊炎的发病与沙眼、泪道外伤、鼻炎、鼻中隔偏曲、下鼻甲肥大等因素有关。

【临床表现】主要症状为泪溢。挤压泪囊有黏液或脓性分泌物自泪小点流出。泪道冲洗时,冲洗液自泪小点反流,同时有黏液或脓性分泌物。

慢性泪囊炎是眼部的感染病灶。由于常有黏液积聚,其中有毒力强的细菌滋生,脓液反流入结膜囊,使结膜囊长期处于带菌状态。如果发生眼外伤或施行内眼手术,则极易引起化脓性感染,导致细菌性角膜溃疡或化脓性眼内炎。因此,应高度重视慢性泪囊炎对眼球构成的潜在威胁,尤其在内眼手术前,应常规检查泪道情况,首先治疗慢性泪囊炎。

【治疗】首选手术治疗,治疗的原则是恢复泪道通畅。常用术式是经皮肤泪囊鼻腔吻合术或内镜泪囊鼻腔吻合术。

三、泪囊肿瘤

泪囊肿瘤比较少见,大多是原发性肿瘤,亦可由于眼眶、鼻腔和鼻窦肿瘤侵袭所致。临床上常以泪溢就诊而发现,以恶性多见。

1. 泪囊乳头状瘤（papilloma）　是最常见的泪囊良性肿瘤,往往出现在长期的慢性泪囊炎或黏膜外伤后。

【临床表现】泪囊区占位,肿瘤生长缓慢,呈膨胀性生长。患者多有泪溢和泪道阻塞的症状。CT泪道造影表现为泪囊区实质性肿块,边界清楚,包膜完整,肿瘤可压迫周围组织,但无骨质破坏(图5-8)。

【治疗】手术治疗。术中切开泪囊摘除肿瘤,严重者同时摘除泪囊。

2. 泪囊鳞状细胞癌（squamous carcinoma）　是最常见的泪囊恶性肿瘤。

【临床表现】泪囊区肿块,生长迅速,常向外侵犯导致皮肤破溃,向内生长导致眼球突出,并可向鼻腔侵袭。肿瘤边界不清、质脆、触之易出血。CT检查显示泪囊区肿块,周围骨质破坏明显(图5-9)。

【治疗】局部扩大切除,术后放射治疗,肿

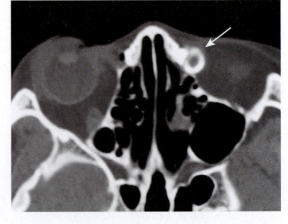

图5-8　泪囊良性肿瘤泪囊CT造影,箭头指示泪囊区实质性占位

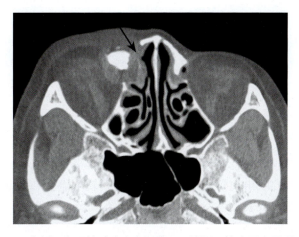

图 5-9　右侧泪囊恶性肿瘤患者泪囊 CT 造影，箭头显示骨质破坏

瘤转移患者施行化疗。

思 考 题

1. 流眼泪的原因有哪些？怎样辨别泪溢和流泪？
2. 试述泪道阻塞或狭窄的检查方法和治疗。
3. 试述慢性泪囊炎的危害及其处理。

（范先群）

第六章 眼表疾病

【导读】正常的眼表结构与功能是获得清晰视觉的前提条件。炎症、外伤及免疫等因素均可导致角膜、结膜上皮表型改变,出现角膜上皮结膜化、角膜新生血管和干眼等一系列的病理变化,损害患者的视功能。本章对眼表和眼表疾病的概念、种类及代表性眼表疾病的临床表现和治疗进行阐述。

第一节 概　　述

眼表(ocular surface)的解剖学含义是指位于上、下睑缘灰线之间的眼球表面全部的黏膜上皮,包括角膜上皮、角膜缘上皮和结膜上皮。它强调了角膜上皮与结膜上皮对维持眼表健康的重要性。然而,清晰视觉功能的获得不仅要有健康的眼表上皮,还要求眼表表面必须覆盖一层稳定的泪膜。正常及稳定的泪膜是维持眼表上皮结构及功能的基础,而眼表上皮细胞分泌的黏蛋白又参与泪膜的构成。因此,眼表的健康取决于眼表上皮的完整和泪膜的稳定两方面。这两方面既互相依赖,又互相影响,任何一方的异常均可导致眼表功能的障碍,不仅影响视功能,还可引起眼的不舒适感觉。

广义的眼表不仅包括角膜上皮和结膜上皮,还包括参与维持眼球表面健康的防护体系中所有的外眼附属器(包括眼睑、泪器及泪道)。

一、维持正常眼表的主要因素

(一)眼睑和神经反射

眼睑的主动性和非随意性瞬目对眼表有重要的保护作用。眼睑的非随意性瞬目动作是形成稳定泪膜的重要条件之一。正常人平均每5~10秒出现1次瞬目,其作用在于将泪液均匀地涂布于眼表,并且对眼表泪液的流量及蒸发速度进行调节,以维持泪膜的稳定性。非随意性瞬目反射以三叉神经的眼支为传入弧,面神经为传出弧。此外,眼表感觉传入还能刺激腺体组织,调节泪腺、睑板腺的分泌和眼表黏蛋白的产生。

当出现外界刺激时,眼睑会产生保护性闭睑反射,这种反射以视神经或听神经为传入弧,面神经为传出弧。保护性闭睑反射可使角膜和结膜等眼表组织避免与外界致伤因素接触。当眼睑的保护性反射受损,使得外界有害因素容易侵袭眼表,引起眼表损害。如各种原因引起的眼睑缺损,不仅影响患者的美容,还由于眼表的暴露和瞬目功能的损害,导致泪液过度蒸发及泪液流体动力分布异常,引起干眼和眼表上皮损害。

(二)泪液和泪膜

1. 泪液的一般性状　正常眼表面覆盖一层泪膜,泪膜-空气界面是光线进入眼内的第一个折射表面,因此保持稳定健康的泪膜是获得清晰视觉的重要前提。泪膜从外至内可分为脂质层、水液层和黏蛋白层。一般认为,位于最表面的脂质层厚约 $0.1\mu m$(睁眼时),中间水液层厚约 $7\sim10\mu m$,最内侧则是 $0.02\sim0.1\mu m$ 厚的黏蛋白层,但水液层与黏蛋白层之间没有明确的界限。不同研究测量的泪膜厚度差异较大,而且不同部位的泪膜厚度也不均匀,中央部的泪膜厚度比周边部薄。

正常情况下,泪液的生成速率为1.2μl/min,折射指数为1.336。结膜囊内泪液体积为(6.5±0.3)μl,角膜表面的体积为7.0μl。泪液中清蛋白占蛋白总量60%,球蛋白和溶菌酶各占20%,泪液含有的IgA、IgG、IgE等免疫球蛋白中以IgA含量最多,由泪腺中浆细胞分泌。溶菌酶和免疫球蛋白以及其他抗菌成分共同组成眼表的第一道防御屏障。泪液中K^+、Na^+和Cl^-浓度高于血浆。泪液中还有少量葡萄糖(5mg/dl)和尿素(0.04mg/dl),其浓度随血液中葡萄糖和尿素水平变化发生相应改变。泪液pH值范围(6.5~7.6),平均为7.35。正常情况下泪液为等渗性,渗透压为(302±6.3)mOsm/L。

2. 泪液的分泌　脂质层由睑板腺分泌,眼睑瞬目可促使睑板腺释放脂质。据估计,一次瞬目动作可在眼球上施加约50~70g的压力,使眼球平均后退1.5mm,脂质被挤到角膜表面参与泪膜的组成,脂质层可减少泪液蒸发。泪膜中间层为水液层,由主、副泪腺分泌,富含盐类和蛋白质。角膜、结膜和鼻腔黏膜受外界刺激会引起泪腺的反射性分泌。

黏蛋白层位于泪膜的最内侧,含多种糖蛋白,以前认为是由结膜杯状细胞分泌。现在研究显示角膜上皮和结膜上皮至少可以分泌3种黏蛋白(MUC1、MUC4和MUC6),它们既是泪膜黏蛋白的组成成分,又是一种跨膜蛋白,协助结膜杯状细胞分泌的MUC5AC黏蛋白从细胞顶部转运出细胞外。MUC5AC是一种成胶黏蛋白,为泪膜黏蛋白层最重要的成分。黏蛋白基底部分嵌入角膜、结膜上皮细胞的微绒毛之间,降低表面张力,使疏水的上皮细胞变为亲水,水液层能均匀涂布于眼表,维持眼表湿润。黏蛋白还有清除眼表细胞的代谢产物、阻止病原体入侵的作用。如果黏蛋白生成不足,如化学伤和炎症破坏眼表细胞时,即使有足够的水样泪液产生,也可以发生干眼。

3. 泪膜的功能　主要功能为:①湿润及保护角膜和结膜上皮;②填补上皮间的不规则界面,保证角膜的光滑;③通过机械冲刷及抗菌成分的作用,抑制微生物生长;④是供给结膜、角膜氧气和所需营养物质的重要来源;⑤含有大量的蛋白质和细胞因子,调节角膜和结膜的多种细胞功能。

(三) 角膜上皮及角膜缘干细胞

大量研究发现,角膜缘基底细胞的某一亚群具有许多其他干细胞的共同特征而被定义为角膜缘干细胞,数量约占角膜缘细胞的5%~15%。角膜上皮自我更新的能力来源于角膜缘干细胞,角膜上皮损伤后,可以通过上皮细胞的增殖、分化和迁移完全修复。角膜缘除了存在角膜缘干细胞外,还存在黑色素细胞和朗格汉斯细胞。

角膜缘干细胞是一种低分化的单能干细胞,能够引导细胞非对称性分化,使其中的一个子细胞继续保持干细胞状态而其他细胞进入分化通路到达分化终点。通过角膜缘干细胞的不断分化、增殖,基底部上皮细胞向顶部表层迁移,周边部上皮细胞向中央部移行,新生的上皮细胞取代衰老、脱落的细胞以维持角膜上皮的完整。但目前尚未发现直接的表面分子标志证实角膜缘干细胞的存在。

人类角膜缘部有色素存在的Vogt栅栏结构处即是角膜缘干细胞所在区(图6-1),角膜缘是分开角膜和结膜的独特结构。角膜缘邻近的结缔组织及其丰富的血管网、淋巴管和细胞因子构成了角膜缘微环境,维持着角膜缘干细胞的正常功能,使角膜上皮细胞维持其特有的与结膜上皮细胞截然不同的表型。如果角膜缘干细胞功能障碍,角膜上皮创伤将不能愈合,出现持续性的上皮缺损或结膜上皮向角膜内生长,这时角膜上皮失去角膜上皮细胞的表型而表现为结膜上皮细胞的表型,表现角膜透明性下降,称

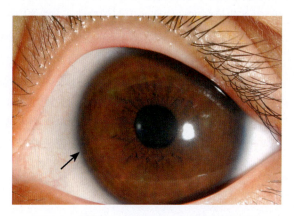

图6-1　角膜缘干细胞所在位置(箭头所示)

为角膜上皮结膜化(图6-2)。

(四) 结膜上皮

结膜上皮是非角化复层鳞状上皮。人类结膜上皮干细胞可能分布于结膜上皮细胞间,结膜上皮细胞之间还镶嵌有数量不等的杯状细胞。在穹窿结膜中部、睑结膜和颞侧球结膜,杯状细胞的分布较密集。杯状细胞和结膜上皮细胞分泌的黏蛋白是泪膜的重要组成部分。光滑的结膜是眼睑和角膜之间的保护膜,在瞬目时起到保护角膜的作用。结膜有一定的伸展性,可以调节泪液的分布并带走外源性物质和眼表细胞的代谢产物,对维持泪膜的稳定有重要的作用。松弛的结膜会引起泪液动力学的变化,破坏泪膜的稳定性。

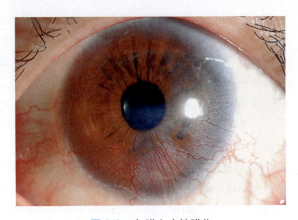

图6-2 角膜上皮结膜化
下方角膜缘"栅栏"状结构消失,结膜上皮跨过角膜缘向角膜内生长,新生血管长入角膜

二、完整的眼表功能单位对维持眼表稳定的作用

广义的眼表是一个"整体"概念,共同参与维持眼表的稳定。比如泪腺能够分泌大量的生物活性蛋白(如生长因子、细胞因子、趋化因子等)调控眼表细胞的增殖、脱落、移行等功能;眼表感觉传入刺激腺体组织,调节泪腺、睑板腺和眼表细胞产生各种细胞因子等。因此当功能单位的任何环节遭受破坏,均可在临床上出现症状和体征。

第二节 眼表疾病

Nelson 1980年提出眼表疾病(ocular surface disease, OSD)的概念,泛指损害眼表正常结构与功能的疾病。由于眼表上皮与泪膜之间既互相依赖又互相影响,因此眼表疾病与泪液疾病应作为一个统一的整体,概括为眼表泪液疾病(ocular surface & tear diseases)。一般来说,眼表泪液疾病包括所有的浅层角膜病、结膜病及外眼疾病,也包括影响泪膜的泪腺及泪道疾病。

一、眼表疾病的病因

眼表是一个整体概念,因此眼表疾病的病因众多。然而,眼表概念的提出及对眼表疾病的关注,均起因于对角膜缘干细胞功能的认识。临床上,任何引起眼表损害的疾病,随着疾病的发展,最终将表现为角膜缘干细胞功能障碍(limbal stem cell deficiency,LSCD),这是眼表疾病致盲的主要原因。因此,狭义的眼表疾病主要指引起角膜缘干细胞损害的疾病。

引起角膜缘干细胞功能障碍的原因很多,可分为先天性与后天性。先天性无虹膜是最常见的先天性原因,后天性原因主要包括:①眼表面外伤,最常见为化学伤(碱性与酸性烧伤)和热烧伤,少数由眼辐射伤引起;②慢性炎症性疾病,主要为角膜缘部的长期慢性炎症性疾病,如慢性角膜结膜炎、慢性角膜缘炎、神经营养性角膜病变等;③免疫性炎症,如Stevens-Johnson综合征、眼瘢痕类天疱疮和类风湿关节炎等;④医源性损伤,眼表的多次手术或冷冻治疗,某些药物本身或药物中的防腐剂也可损害角膜缘干细胞;⑤角膜接触镜,长期配戴角膜接触镜可导致角膜上皮细胞缺氧而引起本病;⑥眼表肿瘤,尤其是恶性肿瘤,如鳞状细胞癌等。

二、眼表疾病的分类

角膜缘干细胞功能障碍性疾病有多种分类方法,最常用的是应用印迹细胞学方法获得眼表上皮细胞,根据眼表终末上皮细胞表型将其分为两类。

1. **眼表鳞状上皮化生**　表现为病理性非角化上皮向角化上皮转化,结膜的鳞状上皮化生还伴有杯状细胞的丧失。泪膜稳定性下降或由各种角、结膜慢性炎症引起的角、结膜瘢痕是鳞状上皮化生的主要诱因。该类疾病常具有明确的病因,如化学伤、Stevens-Johnson 综合征和眼类天疱疮等。

2. **角膜上皮结膜化**　表现为结膜上皮侵入角膜代替正常的角膜上皮,在角膜上皮的部位可出现杯状细胞。这类疾病可再分为两型:Ⅰ型有明确的病因,如化学伤和热烧伤、免疫性疾病、多次眼表手术或冷凝、抗代谢药物的毒性、角膜接触镜所致角膜病、严重的微生物感染等;Ⅱ型没有明确的病因,表现为角膜缘上皮细胞随着时间逐渐丧失功能。目前认为可能的原因是角膜缘干细胞所处的基质微环境(发育性、激素性、血管性及炎症性)异常导致细胞调控异常。如先天性无虹膜、遗传性内分泌缺乏所致角膜病、神经麻痹性角膜炎、放射线所致角膜病、边缘性角膜炎或溃疡、慢性角膜缘炎、翼状胬肉或假性胬肉等。

三、眼表疾病的临床表现

角膜缘干细胞功能障碍可由不同的病因引起,但都具有一些共同的临床表现:①角膜上皮结膜化,是角膜缘干细胞功能障碍的特征性改变,印迹细胞学检查可在角膜上皮部位发现杯状细胞;②角膜表面或深层新生血管生长,有的表现为角膜表面新生血管膜;③角膜上皮反复糜烂,持续性角膜溃疡;④眼表面干燥;⑤周边部纤维血管组织长入角膜内,假性胬肉形成等(图6-3)。根据病情程度,可具有上述部分或全部临床表现。此外,患者还常有眼红、异物感、干燥感、畏光和视力下降。不同原因引起者还具有不同原发疾病的临床表现。

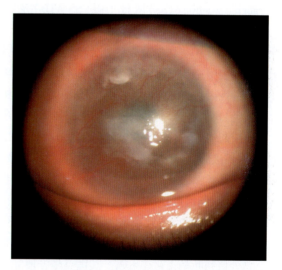

图6-3　**角膜缘干细胞功能障碍**
角膜缘全周均见结膜上皮向角膜内生长,伴较多新生血管,角膜基质混浊,出现浅层溃疡

四、眼表疾病的治疗原则

角膜缘干细胞功能障碍严重破坏了眼表的结构和功能,是眼表疾病致盲的主要原因。单纯的药物治疗及传统的角膜移植术对这类患者很难奏效。20 世纪 80 年代以来,随着对眼表上皮细胞生物学特性及眼表创伤愈合机制研究的深入,尤其是对角膜缘干细胞功能的研究,逐渐认识到治疗这类疾病的关键是恢复眼表的完整性和眼表上皮细胞的正常表型,即眼表重建术。狭义的眼表重建指通过手术恢复眼表的上皮细胞正常表型并维持其稳定。然而,维持正常的眼表功能需要眼睑、眼表上皮、泪膜和相关的神经支配等多个因素共同组成一个完整的功能单位。因此,这一功能单位中所有参与因素的重建就包括在广义的眼表重建范畴。如眼睑成形术、角膜缘上皮移植或角膜缘干细胞移植术、结膜囊成形术等。通过这些综合性措施恢复眼表的正常结构后,复明性角膜移植术的成功率将大为提高。

目前根据手术目的可将眼表重建手术分为结膜眼表重建、角膜眼表重建、泪膜重建和眼睑重建4大类。重建眼表时,应充分考虑眼表上皮的来源、植床的微环境(尤其是炎症是否稳定)和泪膜的稳定性等因素,才能提高眼表重建的成功率。总之,参与维持眼表正常功能的各个因素在眼表重建中应被视为一个整体。

第三节 干　　眼

干眼(dry eye)又称角结膜干燥症(keratoconjunctivitis sicca),是指任何原因引起的泪液质或量异常,或动力学异常导致的泪膜稳定性下降,并伴有眼部不适和(或)眼表组织损害为特征的多种疾病的总称。2007年,国际干眼病专题研究会强调了泪液渗透压升高和眼表炎症在干眼发病中的作用及干眼对视觉功能的影响,调整了干眼的定义:泪液和眼球表面的多因素疾病,能引起不适、视觉障碍和泪膜不稳定,可能损害眼表,伴有泪液渗透压升高和眼表炎症。

【病因与分类】 干眼病因繁多。由泪腺、眼球表面(角膜、结膜和睑板腺)和眼睑,以及连接它们的感觉与运动神经构成了一个完整的功能单位,这一功能单位中任何因素发生改变,都可能引起干眼。这些因素主要包括:各种眼表上皮病变、免疫性炎症、眼表或泪腺细胞凋亡、性激素水平降低及外界环境的影响,因此干眼病理过程复杂。

干眼发病机制的复杂性正是目前干眼分类尚不完善的重要原因。2007年国际干眼病专题研究会将干眼分为泪液生成不足型和蒸发过强型两种类型。前者是由于泪腺疾病或者功能不良导致的干眼,即为水液缺乏性干眼(aqueous tear deficiency,ATD),根据发病原因又可分为Sjögren综合征(Sjögren syndrome,SS)所致干眼(SS-ATD)及非SS-ATD。后者主要指睑板腺功能障碍(Meibomian gland dysfunction,MGD)。

2013年中华医学会眼科分会角膜病学组参考目前的分类方法,提出了我国干眼的分类,将其分为5种类型:①水液缺乏型干眼:水液性泪液生成不足和(或)质的异常而引起,如Sjögren综合征和许多全身性因素引起的干眼;②蒸发过强型干眼:由于脂质层质或量的异常而引起,如睑板腺功能障碍、睑缘炎、视屏终端综合征、眼睑缺损或异常引起蒸发增加等;③黏蛋白缺乏型干眼:为眼表上皮细胞受损而引起,如药物毒性、化学伤、热烧伤对眼表的损害及角膜缘功能障碍等;④泪液动力学异常型干眼:由泪液的动力学异常引起,如瞬目异常、泪液排出延缓、结膜松弛等;⑤混合型干眼:是临床上最常见的干眼类型,为以上两种或两种以上原因所引起的干眼。

【干眼的检查】

(一) 症状问卷调查表

以干眼的常见症状及相关性疾病病史等为指标设计问卷,将受试者对问卷的回答量化评分,根据汇总分值判断是否存在干眼。其优点是方便、经济且敏感性高,便于大范围人群干眼发病率筛查和干眼诊断的初筛。但对边缘性干眼诊断率不高,分析具体影响因素有一定困难。

(二) 泪河高度

是初步判断泪液分泌量的指标。在荧光素染色后,裂隙灯显微镜下投射在角结膜表面的光带和下睑睑缘光带的交界处的泪液液平,正常高度为0.3~0.5mm。

(三) 泪液分泌试验

根据检测方法的不同分为Schirmer Ⅰ和Schirmer Ⅱ试验,又可分为是否使用表面麻醉。较常采用的是不使用表面麻醉的Schirmer Ⅰ试验,检测的是主泪腺的分泌功能(反射性泪液分泌),表面麻醉时检测的是副泪腺的分泌功能(基础泪液分泌),Schirmer试验观察时间为5分钟。不同个体之间、昼夜之间,甚至同一个体不同检查时间,检查结果有一定的差异。无表面麻醉的Schirmer Ⅰ试验正常>10mm/5min,表面麻醉的Schirmer Ⅰ试验>5mm/5min。

(四) 泪膜稳定性检查

泪膜破裂时间(BUT)最常用。在结膜囊内滴入5~10μl荧光素钠或使用荧光素试纸条,被检者瞬目数次后平视前方,测量在裂隙灯显微镜的钴蓝光下用宽裂隙光带观察从最后一次瞬目后睁眼至角膜出现第一个黑斑即干燥斑的时间,记录为泪膜破裂时间。正常值为10~45秒,<10秒为泪膜不稳定。此方法操作简单,适合干眼初筛,检查结果受年龄、种族、睑裂大小、温度和湿度等影响。

（五）眼表上皮活性染色

1. **荧光素染色** 结膜囊内滴少量荧光素钠溶液，裂隙灯显微镜钴蓝光下观察。正常的角膜上皮不染色，染为绿色表示角膜上皮缺损（图6-4）。正常情况下，荧光素染色还能显示眼球表面一层完整的泪膜。如果泪膜与眼表上皮细胞微绒毛之间的联系被破坏，即使泪液分泌量正常，在角膜表面也不能形成稳定的泪膜。然而，干眼引起的眼表上皮点状染色最早发生于结膜而不是角膜。

2. **丽丝胺绿染色** 可将失活变性的细胞和缺乏黏蛋白覆盖的角、结膜上皮细胞染色。由于没有虎红染料的刺激性，容易为受检者接受，近年来更多使用丽丝胺绿染色。

（六）泪液渗透压测量

泪液渗透压升高能最直接地反映眼表的干燥，而且与其他干眼检查不同，其变异小、正常值标准已得到充分的验证。泪液渗透压≥316mOsm/L提示有干眼的可能。

（七）眼表印迹细胞学检查

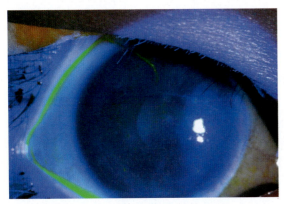

图6-4 干眼患者角膜荧光素染色
荧光素钠染色后，钴蓝光下角膜上皮呈弥漫性点状着色

可以了解眼表上皮细胞的病理改变。干眼眼表上皮细胞异常表现为：结膜杯状细胞密度降低，细胞核浆比增大，角膜上皮细胞鳞状化生，角膜上皮结膜化。通过计算结膜中杯状细胞密度，可间接评估疾病严重程度。然而，印迹细胞学检查是一种有创的方法，而且，它还可能影响其他干眼检查的结果，因此不应作为干眼诊断的首选。

除了上述检查，泪液蕨类结晶试验、乳铁蛋白含量测定、角膜地形图检查、血清学检查以及一些新技术，如泪膜镜、光学相干断层成像（OCT）、活体共聚焦显微镜检查和睑板腺成像系统也可作为干眼诊断的辅助检查。

【临床表现】干眼的症状多种多样，最常见的有干涩感、异物感、烧灼感、畏光、视物模糊和视疲劳。部分患者很难确切形容其感觉，仅形容为"眼不适"。干眼如果合并其他全身性疾病，则具有相应疾病的症状，如口干、关节痛、皮肤病损等。干眼的常见体征有球结膜血管扩张，球结膜增厚、皱褶而失去光泽，泪河变窄或中断，有时在下穹隆见微黄色黏丝状分泌物。睑裂区角膜上皮不同程度点状脱落，角膜上皮缺损区荧光素着染。轻度的干眼不影响或轻度影响视力，晚期可出现角膜缘上皮细胞功能障碍，角膜变薄、溃疡甚至穿孔，也可形成角膜瘢痕，严重影响视力。

【诊断】干眼的诊断目前尚无国际公认的统一标准，2013年中华医学会眼科分会角膜病学组提出目前我国的干眼诊断标准：①有干燥感、异物感、烧灼感、疲劳感、不适感、视力波动等主观症状之一和BUT≤5秒或Schirmer I 试验（无表面麻醉）≤5mm/5min 可诊断干眼；②有以上主观症状之一和5秒<BUT≤10秒或5mm/5min<Schirmer I 试验结果（无表面麻醉）≤10mm/5min 时，同时有角结膜荧光素染色阳性可诊断干眼。

对引起干眼的原发病的诊断也非常重要。如果患者伴有全身系统性疾病，如类风湿关节炎、系统性红斑狼疮、血管炎、系统性硬化等，也应明确诊断。

【治疗】干眼的治疗包括两方面，即消除病因、缓解症状和保护视功能。应根据干眼的原因、类型以及疾病的不同阶段，精细化设计最有效和最优化的治疗方案，以获得最佳的治疗效果和最少的不良反应。干眼的类型不同，治疗方法也不尽相同。

（一）水液缺乏性干眼（aqueous tear deficiency，ATD）

1. **去除病因，治疗原发病** 干眼可由多种因素引起，如全身性疾病、生活和工作环境、长期使用某些药物和化妆品等。明确并消除引起干眼的原因是提高干眼治疗效果的关键。

2. 非药物治疗

（1）患者指导：告知患者治疗目标，讲解如何正确使用滴眼液和眼膏，对严重患者告知干眼的自然病程和慢性经过；

（2）湿房镜及硅胶眼罩：通过提供密闭环境，减少眼表面的空气流动及泪液的蒸发，达到延迟泪液在眼表的停留时间；

（3）软性角膜接触镜：适用于干眼伴角膜损伤者，也可选择高透氧的治疗性角膜接触镜；

（4）泪小点栓塞可以暂时或永久性地减少泪液引流，对中、重度干眼治疗有一定帮助；

（5）物理疗法：对于睑板腺功能障碍患者应进行眼睑清洁、热敷及睑板腺按摩；

（6）心理干预：对出现心理问题的干眼患者进行积极沟通疏导，必要时与心理专科协助进行心理干预治疗。

3. 药物治疗

（1）泪液成分的替代治疗：最佳替代物是自家血清，但其来源受限。因此使用人工泪液保持眼表湿润、缓解干眼症状是目前的主要治疗措施之一。临床上现有品种繁多的人工泪液制剂供选择，可根据患者的病因、病情、眼表损害情况等合理选择人工泪液。需长期使用人工泪液的患者应选用不含防腐剂的剂型，以避免防腐剂的毒性作用加重眼表和泪膜的损害。

（2）促进泪液分泌：口服溴己新（溴苄环己胺，bromhexine）、盐酸毛果芸香碱、新斯的明等药物可以促进部分患者泪液的分泌，但疗效尚不肯定。Sjögren综合征患者全身应用糖皮质激素或雄激素可以抑制泪腺的免疫性炎症，改善泪腺分泌功能。

（3）局部抗炎与免疫抑制治疗：现已明确炎症是干眼发病机制中的重要环节。对轻中度干眼可使用非甾体类抗炎药，重度干眼可使用皮质类固醇激素和免疫抑制剂治疗，但应注意前者可能引起眼压升高和晶状体混浊的副作用。常用的免疫抑制剂有 $0.05 \sim 0.1\%$ 环孢素A（cyclosporin，CsA）或 0.05% 他克莫司（FK506）。

4. 手术治疗 自体颌下腺移植适合治疗重症干眼，但仅适应于颌下腺功能正常者，此外该手术只能部分解决干眼患者泪液分泌问题，并不能解决干眼的并发症，如睑球粘连、角膜新生血管和角膜混浊等。严重的干眼患者还可考虑行永久性泪小点封闭术，对于伴有眼睑位置异常，如睑内翻、外翻患者，可考虑睑缘缝合。

（二）睑板腺功能障碍

见本章第四节。

第四节 睑板腺功能障碍

睑板腺功能障碍（Meibomian gland dysfunction，MGD）是睑板腺的慢性、非特异性炎症，以睑板腺导管的阻塞或睑板腺分泌物异常为特征，是蒸发过强型干眼的主要原因。

【病因】 发病机制未完全明了，可能是睑板腺的退行性改变。一些皮肤病与其发病关系密切，如酒糟鼻、脂溢性皮炎、特应性皮炎、银屑病和红斑狼疮等。睑板腺分泌的睑板腺脂组成成分异常，胆固醇酯和游离脂肪酸酯升高，刺激金黄色葡萄球菌的生长，引起睑缘炎。凝固酶阴性葡萄球菌、丙酸杆菌和金黄色葡萄球菌所产生的酯酶和脂酶能分解睑板腺脂质，形成的脂肪酸和甘油酯释放入泪膜中，形成泡沫影响泪膜稳定，也可刺激睑缘加重眼部不适症状。晚期可出现睑板腺萎缩，腺泡消失，睑板腺导管角化和瘢痕化。

【临床表现】 多见于老年人，油性皮肤更常见，常伴有睑缘炎。无明显性别差异，寒冷地带的发病率高于温暖气候地区。主要症状有眼部烧灼感、异物感、干燥感、刺激感、视疲劳等。睑缘常增厚，可伴有红斑、过度角化等体征，睑缘后层出现自后向前的永久性血管扩张，睑板腺开口有白色角质蛋白堵塞而凸起变形，挤压后分泌物呈泡沫样、颗粒样或牙膏样（图6-5）。病变进展时睑板腺会有黄色的黏液样分

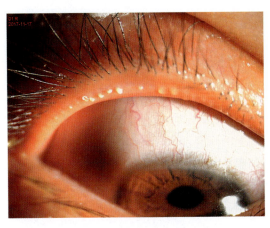

图6-5 睑板腺功能障碍
睑板腺开口有白色角质蛋白堵塞而凸起变形，挤压后分泌物呈牙膏样

泌物，睑板腺炎症持续多年后，睑板腺广泛萎缩。其他常见的伴随体征有睑板腺囊肿、结膜结石、结膜充血、乳头增生、角膜点状着色等，严重者出现角膜血管翳、角膜溃疡与睑外翻。干眼检查可发现泪液缺乏、泪膜不稳定和泪液渗透压增加。

【诊断】 尚无统一的诊断标准，有干眼的症状和体征，并具有睑板腺异常的证据，如睑板腺体缺如、睑缘及睑板腺开口异常或睑板腺分泌物数量和质量改变时，即可诊断。

【治疗】

1. **眼睑的物理清洁及注意眼睑卫生** 睑板腺堵塞时可热敷眼睑5~10分钟以软化睑板腺分泌物，然后将手指放在眼睑皮肤面相对睑板腺的位置，边旋转边向睑缘方向推压，以排出分泌物。可用无刺激性的香波或专用药液，如硼酸水溶液清洗局部睑缘和睫毛。由于夜间鳞屑堆积较多，清晨清洗眼睑更有效。

2. **局部药物的应用** 包括抗生素滴眼液、短期使用糖皮质激素滴眼液、不含防腐剂的人工泪液。局部1%甲硝唑膏或1%克林霉素洗液对控制酒渣鼻面部皮肤的感染有效。对伴有脂溢性皮炎的患者，可使用含抗脂溢药如二硫化硒或焦油的洗发剂清洁头部皮肤。

3. **口服抗生素** 四环素250mg口服，4次/天，或多西环素100mg口服，2次/天，需连续服用数周才起效，而且需维持数月。常见副作用是对光敏感，以及引起牙釉质异常。儿童、孕妇及哺乳期妇女可改用红霉素或阿奇霉素。

4. **其他** 新的治疗技术如广泛应用于皮肤科和医学美容领域的优化脉冲光，通过封闭睑缘异常扩张的血管，减少炎性反应介质的输入和眼睑细菌及螨虫的生长以及光热作用等，达到治疗效果。

5. 本病通常伴有干眼，是引起患者不适症状的主要原因。治疗参见本章第三节干眼。

思 考 题

1. 眼表的定义及维持眼表健康的主要因素。
2. 眼表疾病的定义。
3. 角膜缘干细胞功能障碍的原因、分类和临床表现。
4. 我国制定的干眼分类及诊断标准。

（庄文娟）

第七章 结膜病

【导读】 结膜病是最常见的眼科疾病之一。细菌性结膜炎、病毒性结膜炎的患者眼红、分泌物增加,影响日常生活;另一些结膜病如翼状胬肉等则影响眼部外观。结膜病的种类颇多,彼此之间如何鉴别?常见的结膜病如何治疗?本章将系统介绍结膜炎的体征、临床意义及治疗措施,阐述常见结膜病的临床表现和治疗原则。

第一节 概 述

结膜(conjunctiva)是由眼睑缘间部末端开始,覆盖于眼睑后和眼球前的一层半透明黏膜组织,由球结膜、睑结膜和穹窿部结膜三部分构成,睑结膜与睑板结合紧密,角结膜缘外的球结膜和穹窿部结膜则与眼球结合疏松。

结膜从组织学上分为上皮层和黏膜下基质层。结膜上皮层的细胞形态变异很大,球结膜以复层鳞状上皮为主,睑结膜上皮为复层立方状,向穹窿部逐渐过渡为柱状上皮。结膜的基质层由疏松结缔组织组成,并且含有由淋巴细胞和其他的白细胞组成的结膜相关淋巴样组织。

结膜富含神经和血管。睑结膜与眼睑有共同的血液供应,球结膜血液供应来源于眼动脉分支的睫状前动脉。结膜感觉由第V脑神经眼支的泪腺、眶上、滑车上和眶下神经分支支配。结膜不仅具有眼表屏障功能,还含有相关的淋巴组织,包含了免疫球蛋白、中性粒细胞和淋巴细胞、肥大细胞、浆细胞等。除此之外,结膜基质层本身含有抗原提呈细胞。结膜作为黏膜相关淋巴组织(MALT),促进免疫应答的发生。

结膜上皮与角膜上皮、泪道黏膜上皮及泪腺开口的上皮相延续,关系密切,因此这些部位的疾病容易相互影响。结膜大部分暴露于外界,易受外界环境的刺激和微生物感染而致病,最常见的疾病为结膜炎,其次为变性疾病。结膜上皮细胞损伤通常在1~2天内可修复,而结膜基质的修复伴有新生血管的生长,修复过程受血管生成数量、炎症反应程度、组织更新速度等因素影响。结膜的浅表层通常由疏松组织构成,在损伤后不能恢复为与原先完全相同的组织,深层的组织(纤维组织层)损伤修复后,成纤维细胞过度增生,分泌胶原使结膜组织黏附于巩膜,这也是经结膜切口的内眼手术后结膜瘢痕组织形成的原因。

第二节 结膜炎总论

结膜与外界环境的多种理化因素和微生物相接触,眼表的特异性和非特异性防护机制使其具有一定的预防感染和使感染局限的能力,当这些防御能力减弱或外界致病因素增强时,将引起结膜组织的炎症发生,其特征是血管扩张,渗出和细胞浸润,这种炎症统称为结膜炎(conjunctivitis)。

一、结膜炎的病因

结膜炎是眼科最常见的疾病之一,其致病原因可分为微生物性和非微生物性两大类,根据不同来源可为外源性或内源性,也可因邻近组织炎症蔓延而致。最常见的是微生物感染,致病微生物可为细菌(如肺炎球菌、流感嗜血杆菌、金黄色葡萄球菌、脑膜炎双球菌、淋球菌等)、病毒(如人腺病毒株、单纯疱疹病毒Ⅰ型和Ⅱ型、微小核糖核酸病毒)或衣原体。偶见真菌、立克次体和寄生虫感染。物理性刺激(如风沙、烟尘、紫外线等)和化学性损伤(如医用药品、酸碱或有毒气体等)也可引起结膜炎。还有部分结膜炎是由免疫性病变(过敏性)、与全身状况相关的内因(肺结核、梅毒、甲状腺病等)、邻近组织(角膜、巩膜、眼睑、眼眶、泪器、鼻腔与鼻窦等)炎症蔓延引起。

二、结膜炎的分类

根据结膜炎的发病快慢可分为超急性、急性或亚急性、慢性结膜炎。一般而言,病程少于3周者为急性结膜炎,而超过3周者为慢性结膜炎。根据病因可分为感染性、免疫性、化学性或刺激性、全身疾病相关性、继发性和不明原因性结膜炎。按结膜对病变反应的主要形态可分为乳头性、滤泡性、膜性/假膜、瘢痕性和肉芽肿性结膜炎。

三、结膜炎的常见体征

结膜炎症状有异物感、烧灼感、痒、畏光、流泪。重要的体征有结膜充血、水肿、渗出物、乳头增生、滤泡、真膜和假膜、肉芽肿、假性上睑下垂,耳前淋巴结肿大等。

(一) 结膜充血

急性结膜炎最常见的体征。可由多种因素刺激引起,包括感染、化学性烟雾、风、紫外线辐射和长期局部用药等。结膜充血的特点是表层血管充血,以穹窿部明显,向角膜缘方向充血减轻,这些表层血管可随结膜机械性移动而移动,并于局部滴用肾上腺素后充血消失。

(二) 结膜分泌物

各种急性结膜炎共有的体征。分泌物可为脓性、黏脓性或浆液性。细菌侵及结膜后可致多形核白细胞反应,起初分泌物呈较稀的浆液状,随着杯状细胞分泌黏液及炎症细胞和坏死上皮细胞的增加,分泌物变成黏液性及脓性。最常引起脓性分泌物的病原体是淋球菌和脑膜炎球菌,其他致病菌通常引起黏液脓性分泌物。由于黏液脓性分泌物可紧紧粘住睫毛,从而使睑缘粘在一起,患者晨间醒来,可出现睁眼困难,提示可能为细菌性感染或衣原体感染。过敏性结膜炎分泌物呈黏稠丝状。病毒性结膜炎的分泌物呈水样或浆液性。

(三) 乳头增生

结膜炎症的一种非特异性体征。多见于睑结膜,由增生肥大的上皮层皱叠或隆凸而成,裂隙灯下见中心有扩张的毛细血管到达顶端,并呈轮辐样散开(图7-1)。上睑结膜乳头主要见于春季结膜炎和结膜对异物(如缝线、角膜接触镜等)的刺激反应,下睑出现时多见于过敏性结膜炎。

直径大于1mm的增生乳头,称巨乳头,是由于附着在结膜上皮到睑板的膈样固定结构崩解,引起乳头融合所致。巨乳头可见于多种不同病因,如春季角结膜炎,特应性角结膜炎,接触镜、义眼或缝线引起等。睑结膜型春季结膜炎的巨乳头呈多角形,表面扁平,而角膜缘型春季结膜炎的巨乳头则表面光滑圆润,常与Horner-Trantas小点伴存。接触镜引起的巨乳头多发生在上睑结膜,轻度隆起,不对称,表面苍白。

(四) 滤泡形成

由淋巴细胞反应引起,呈外观光滑,半透明隆起的结膜改变(图7-2)。滤泡散在分布,常发生于上睑结膜和下穹窿结膜,也可见于角结膜缘部结膜。滤泡的直径一般为0.5~2.0mm,也有些超过2.0mm,和乳头不同,滤泡中央无血管,血管从周边基底部向顶部逐渐消失。大多数病毒性结膜炎、衣

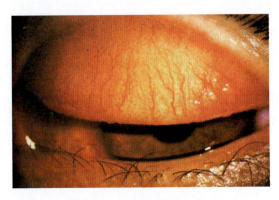

图7-1 睑结膜乳头增生
睑结膜见乳头增生,乳头中心扩张的毛细血管呈轮辐样散开

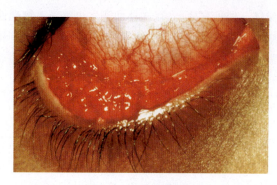

图 7-2 下睑结膜滤泡
结膜滤泡融合,直径超过 2mm,呈半透明隆起样改变

原体性结膜炎(除外新生儿包涵体结膜炎)、一些寄生虫引起的结膜炎以及药物(碘苷、地匹福林、缩瞳剂)引起的结膜炎都可造成滤泡形成。儿童和青少年的滤泡增殖并不都意味着病理性改变,正常年轻人的颞侧结膜有时也可见小滤泡,常于穹窿部明显,近睑缘部消失,是一种生理性改变,称为良性淋巴样滤泡增殖症。

(五) 真膜和假膜

某些病原体感染可引起真膜或假膜,由脱落的结膜上皮细胞、白细胞、病原体和富含纤维素性的渗出物混合形成。真膜是严重炎症反应渗出物在结膜表面凝结而成,累及整个上皮,强行剥除后创面粗糙,易出血。假膜是上皮表面的凝固物,去除后上皮仍保持完整。腺病毒结膜炎是膜形成的最常见病因,其次是原发性单纯疱疹病毒性结膜炎,其他还包括春季结膜炎、包涵体性结膜炎和念珠菌感染性结膜炎等。

(六) 球结膜水肿

血管扩张时的渗出液进入疏松的球结膜下组织,导致结膜水肿,水肿严重时,球结膜可突出于睑裂之外。急性过敏性结膜炎、淋球菌或脑膜炎球菌结膜炎、腺病毒结膜炎都有明显的结膜水肿。结膜水肿的出现可以早于细胞浸润和分泌物等体征。除炎症外,眶静脉受损或淋巴回流受阻、血管内渗透压低等都可引起结膜水肿。

(七) 结膜下出血

严重的结膜炎如腺病毒和肠道病毒所致的流行性结膜炎和 Kochweeks 杆菌所致的急性结膜炎等,除可出现结膜充血外,还可出现点状或片状的球结膜下出血,色鲜红,量多时呈暗红色。

(八) 结膜肉芽肿

肉芽肿一般是由增殖的纤维血管组织和单核细胞、巨噬细胞所构成。常见睑板腺囊肿及一些内源性疾病如梅毒、猫抓病、肉瘤病、Parinaud 眼腺综合征等。Parinaud 眼腺综合征表现为单眼肉芽肿性结膜炎和局部滤泡增殖,常伴有耳前或下颌下淋巴结肿大,发热和其他全身表现。组织活检有助于这些疾病的诊断。

(九) 结膜瘢痕

单纯的结膜上皮损伤不会导致瘢痕的产生,只有损害累及基质层才形成瘢痕。瘢痕早期表现为结膜穹窿变浅,线状或星状、花边状的上皮纤维化。长期的结膜下瘢痕化可引起睑内翻和倒睫等并发症。严重的瘢痕化终末期表现为结膜穹窿消失,上皮角质化,睑球粘连,如眼类天疱疮病。

(十) 假性上睑下垂

由于细胞浸润或瘢痕形成使上睑组织肥厚,重量增加而造成下垂,多见于沙眼、浆细胞瘤等。轻度上睑下垂也可由炎症细胞浸润 Müller 肌造成。

(十一) 耳前淋巴结肿大

病毒性结膜炎的一个重要体征,是和其他类型结膜炎的重要鉴别点,疾病早期或症状轻者无此表现。还可见于衣原体性、淋球菌性和各种可致肉芽肿性结膜炎和泪腺炎的疾病。需注意儿童睑板腺感染时也可有耳前淋巴结肿大。

四、结膜炎的常用诊断方法

临床上可根据结膜炎的基本症状和体征如结膜充血、分泌物增多、眼睑肿胀等,作出诊断,但确诊是何病因所致的结膜炎尚需依靠实验室检查。实验室检查包括细胞学、病原体的培养和鉴定,以及免疫学和血清学检查等。

病史对诊断非常重要。感染性结膜炎多双眼发病,常传染至家人或社区人群。急性病毒性结膜炎的患者多于疾病早期出现一眼发病,数天后对侧眼也受累。单眼发病常见于中毒性、药物性或外伤引起的结膜炎。另外,渗出物的类型和炎症发生的部位亦是明确诊断的重要依据。

(一) 临床检查

临床症状和主要体征出现的部位不同有助于结膜炎的鉴别诊断,其中结膜滤泡和乳头出现的位置、形态、大小均是重要的诊断和鉴别诊断依据。此外分泌物的多少及性质、真膜(假膜)、溃疡、疱疹、角膜炎及血管翳是否存在,耳前淋巴结是否肿大,皆有助于诊断,不同结膜炎的临床特征和诊断要点将在各论中详细阐述。

(二) 病原学检查

为了病因诊断和正确治疗,有时必须进行病原学检查。结膜分泌物涂片可帮助诊断有无细菌感染。必要时可做细菌和真菌的培养、药物敏感试验等。如无菌生长,则应考虑衣原体或病毒可能性,需做分离鉴定。病毒的分离和培养因技术复杂、价格昂贵且耗时长而临床上不常进行。检查患者急性期和恢复期血清中血清抗体的效价也有助于诊断病毒性结膜炎。

(三) 细胞学检查

不同类型的结膜炎,其细胞反应也不相同,结膜分泌物涂片检查 Gram 染色(鉴别细菌种属)、Giemsa 染色(分辨细胞形态、类型)有助于临床诊断。结膜刮片的取材部位应选择在炎症最明显的区域,以提高检出率,如果病变波及睑结膜,则上睑结膜是理想的进行结膜刮片取材的部位。

细菌性结膜炎涂片多形核白细胞占多数。病毒性结膜炎则是单核细胞特别是淋巴细胞占多数。假膜形成(流行性角结膜炎)时中性粒细胞增多,提示结膜坏死。衣原体性结膜炎涂片中性粒细胞和淋巴细胞各占一半。过敏性结膜炎活检标本中见嗜酸和嗜碱性粒细胞,但结膜涂片中数量很少。春季结膜炎上皮细胞中见大量嗜酸性颗粒。春季结膜炎、遗传性过敏结膜炎和过敏性结膜炎患者泪液中可以检出嗜酸性粒细胞分泌的蛋白产物。结膜刮片找到包涵体也有助于沙眼确诊。

五、结膜炎的治疗原则

针对病因治疗,局部给药为主,必要时全身用药。急性期忌包扎患眼。

1. **滴眼剂滴眼** 治疗结膜炎最基本的给药途径。对于微生物性结膜炎,应选用敏感的抗菌药物和(或)抗病毒滴眼剂。必要时可根据病原体培养和药敏试验选择有效的药物。重症患者在未行药物敏感实验前可用几种混合抗生素滴眼剂滴眼。急性期应频繁滴用滴眼剂,每1~2小时1次。病情好转后可减少滴眼次数。

2. **眼膏涂眼** 眼膏在结膜囊停留的时间较长,宜睡前使用,可发挥持续的治疗作用。

3. **冲洗结膜囊** 当结膜囊分泌物较多时,可用无刺激性的冲洗液(生理盐水或3%硼酸水)冲洗,每天1~2次,以清除结膜囊内的分泌物。冲洗液勿流入健眼,以免引起交叉感染。

4. **全身治疗** 严重的结膜炎如淋球菌性结膜炎和衣原体性结膜炎,除了局部用药外还需全身使用抗生素。

六、结膜炎的预后和预防

大多数类型的结膜炎愈合后不会遗留并发症,少数可因并发角膜炎症进而损害视力。严重或慢性的结膜炎症可发生永久性改变,如结膜瘢痕导致的睑球粘连、睑睛变形或继发干眼。

传染性结膜炎可造成流行性感染,因此必须做好预防。结膜炎多为接触传染,故提倡勤洗手、洗脸、不用手和衣袖擦眼。传染性结膜炎患者应隔离,患者用过的盥洗用具必须采取隔离并消毒处理。医务人员检查患者后要洗手消毒,防止交叉感染。

第三节 细菌性结膜炎

正常情况下结膜囊内可存有细菌,大约90%的人结膜囊内可分离出细菌,其中35%的人更可分离出一种以上的细菌,这些正常菌群主要是表皮葡萄球菌(>60%)、类白喉杆菌(35%)和厌氧痤疮丙酸杆菌,这些细菌可通过释放抗生素样物质和代谢产物,减少其他致病菌的侵袭。当致病菌的侵害强于宿主的防御功能或宿主的防御功能受到破坏的情况下,如干眼、长期使用糖皮质激素等,即可发生感染。患者眼部有不同程度的结膜充血和结膜囊脓性、黏液性或黏脓性分泌物时,应怀疑细菌性结膜炎(bacterial conjunctivitis)。按发病快慢可分为超急性(24 小时内)、急性或亚急性(数小时至数天)、慢性(数天至数周)。按病情的严重情况可分为轻、中、重度。急性结膜炎通常有自限性,病程在2 周左右,局部有效治疗可以减轻炎症程度和缩短疾病持续时间,给予敏感抗生素治疗后,在几天内痊愈。慢性结膜炎无自限性,治疗较棘手。

【病因】 常见的致病细菌见表7-1。

表7-1 各型细菌性结膜炎的常见病原体

潜伏期	病情	常见病原菌
超急性(24 小时内)	重度	淋病奈瑟菌
		脑膜炎奈瑟菌
急性或亚急性(数小时至数天)	中至重度	表皮葡萄球菌
		金黄色葡萄球菌
		流感嗜血杆菌
		肺炎链球菌
		大肠埃希菌
		铜绿假单胞菌
		Kochweeks 杆菌
慢性(数天到数周)	轻至中度	表皮葡萄球菌
		金黄色葡萄球菌
		Morax-Axenfeld 双杆菌
		变形杆菌
		大肠杆菌
		假单胞菌属

其他较少见的细菌有结核分枝杆菌、白喉杆菌、莫拉卡他菌、链球菌属等。

【临床表现】 急性乳头状结膜炎伴有卡他性或黏液脓性渗出物是多数细菌性结膜炎的特征性表现。最初单眼发病,通过手接触传播后波及双眼。患者眼部刺激感和充血,早晨醒来睑缘有分泌物,起初分泌物呈较稀的浆液性,随病情进展变成黏液性及脓性。偶有眼睑水肿,视力一般不受影响,角膜受累后形成斑点状上皮混浊,可引起视力下降。细菌性结膜炎乳头增生和滤泡形成的严重程度取决于细菌毒力,包括侵袭力。

1. **超急性细菌性结膜炎**(hyperacute bacterial conjunctivitis) 由奈瑟菌属细菌(淋球菌或脑膜炎球菌)引起。其特征为,潜伏期短(10 小时至2~3 天不等),病情进展迅速,结膜充血水肿伴有大量脓性分泌物。约有15%~40%患者迅速引起角膜混浊、浸润,周边或中央角膜溃疡,若治疗不及时,几天后可发生角膜穿孔,严重威胁视力。淋球菌性结膜炎成人主要是通过生殖器-眼接触传播而感染,新生儿主要是分娩时经患有淋球菌性阴道炎的母体产道感染,发病率大约为0.04%。奈瑟氏脑膜炎球菌性结膜炎最常见患病途径是血源性播散感染,也可通过呼吸道分泌物传播。成人淋球菌性结膜炎较脑膜炎球菌性结膜炎更为常见,而脑膜炎球菌性结膜炎多见于儿童,通常为双眼性,潜伏期仅为数小时至1天,表现类似淋球菌性结膜炎,严重者可发展成化脓性脑膜炎,危及患者的生命。两者在临床上往往难以鉴别,两种致病菌均可引起全身扩散,包括败血症。特异性诊断方法需要培养和糖发酵试验。近年来,奈瑟菌属出现青霉素耐药菌群,因此药物敏感试验非常重要。

新生儿淋球菌性结膜炎(gonococcal conjunctivitis)潜伏期2~5天,多为产道感染,出生后7天发病者为产后感染。双眼常同时受累。有畏光、流泪,结膜高度水肿,重者突出于睑裂之外,可有假膜形成。分泌物由病初的浆液性很快转变为脓性,脓液量多,不断从睑裂流出,故又有"脓漏眼"之称。常有耳前淋巴结肿大和压痛。严重病例可并发角膜溃疡甚至眼内炎。感染的婴儿可能还并发有其他部位的化脓性炎症,如关节炎、脑膜炎、肺炎、败血症等。

2. 急性或亚急性细菌性结膜炎(acute or subacute conjunctivitis) 又称"急性卡他性结膜炎",俗称"红眼病",传染性强,多见于春秋季节,可散发感染,也可流行于学校、工厂等集体生活场所。发病急,潜伏期1~3天,两眼同时或相隔1~2天发病。发病3~4天炎症最重,以后逐渐减轻,病程多少于3周。最常见的致病菌是表皮葡萄球菌、金黄色葡萄球菌、流感嗜血杆菌及肺炎双球菌。近十年来致病菌种发生演变,构成比最高由原来的金黄色葡萄球菌演变为表皮葡萄球菌。

(1) 表皮葡萄球菌、金黄色葡萄球菌性结膜炎,患者多伴有睑缘炎,任何年龄均可发病,晨起由于黏液脓性分泌物糊住眼睛而睁眼困难,较少累及角膜。

(2) 肺炎双球菌性结膜炎有自限性,儿童发病率高于成人。潜伏期大约2天,结膜充血、黏液脓性分泌物等症状在2~3天后达到顶点。上睑结膜和穹窿结膜可有结膜下出血,球结膜水肿。可有上呼吸道症状,很少引起肺炎。

(3) 流感嗜血杆菌是儿童细菌性结膜炎的最常见病原体。潜伏期约24小时,临床表现为结膜充血、水肿,球结膜下出血,脓性或黏液脓性分泌物,症状3~4天达到高峰,在开始抗生素治疗后7~10天症状消失,不治疗可复发。儿童感染可引起眶周蜂窝织炎,部分患者伴有体温升高、身体不适等全身症状。

(4) 其他:白喉杆菌引起的急性膜性或假膜性结膜炎。最初眼睑红、肿、热、痛,可伴有耳前淋巴结肿大,严重病例球结膜面可有灰白色-黄色膜和假膜形成,坏死脱落后形成瘢痕。角膜溃疡少见,但一旦累及很容易穿孔。白喉毒素可致眼外肌和调节麻痹。干眼、眼球粘连、倒睫和睑内翻是白喉杆菌性结膜炎的常见并发症。本病有强传染性,需全身使用抗生素。

其他少见的急性化脓性结膜炎有:摩拉克菌结膜炎在免疫力低下和酗酒人群中可见,假单胞菌属、埃希菌属、志贺菌和梭菌属等偶可引起单眼感染,眼睑肿胀,球结膜水肿,可有假膜形成,极少累及角膜。

3. 慢性细菌性结膜炎(chronic conjunctivitis) 可由急性结膜炎演变而来,或毒力较弱的病原菌感染所致。多见于鼻泪管阻塞或慢性泪囊炎患者,或慢性睑缘炎或睑板腺功能异常者。表皮葡萄球菌、金黄色葡萄球菌和摩拉克菌是慢性细菌性结膜炎最常见的病原体。

慢性结膜炎进展缓慢,持续时间长,可单侧或双侧发病。患者症状多种多样,主要表现为眼痒、烧灼感、干涩感、眼刺痛及视疲劳。结膜轻度充血,可有睑结膜增厚、乳头增生,分泌物为黏液性或白色泡沫样。摩拉克菌可引起眦部结膜炎,伴外眦角皮肤结痂、溃疡形成及睑结膜乳头和滤泡增生。金黄色葡萄球菌引起者常伴有溃疡性睑缘炎或角膜周边点状浸润。

【诊断】 根据临床表现、分泌物涂片或结膜刮片等检查,可以诊断。结膜刮片和分泌物涂片通过Gram和Giemsa染色可在显微镜下发现大量多形核白细胞和细菌。为明确病因和指导治疗,对于伴有大量脓性分泌物者、结膜炎严重的儿童和婴儿及治疗无效者,应进行细菌培养和药物敏感试验,有全身症状的还应进行血培养。

【治疗】 去除病因,抗感染治疗,在等待实验室结果的同时,局部使用广谱抗生素,确定致病菌属后给予敏感抗生素。根据病情的轻重可选择结膜囊冲洗、局部用药、全身用药或联合用药。切勿包扎患眼,但可配戴太阳镜以减少光线的刺激。超急性细菌性结膜炎治疗应在诊断性标本收集后立即进行,以减少潜在的角膜及全身感染的发生,局部治疗和全身用药并重。成人急性或亚急性细菌性结膜炎一般选择滴眼剂。儿童则选择眼膏。慢性细菌性结膜炎治疗基本原则与急性结膜炎相似,需长期治疗。各类型结膜炎波及角膜时应按角膜炎治疗原则处理。

1. 局部治疗

(1) 当患眼分泌物多时,可用无刺激性的冲洗剂如3%硼酸水或生理盐水冲洗结膜囊。冲洗时要小心操作,避免损伤角膜上皮,冲洗液勿流入健眼,以免造成交叉感染。

(2) 局部充分使用有效的抗生素滴眼剂和眼药膏。急性阶段每1~2小时1次。目前常使用广谱氨基苷类或喹诺酮类药物,如0.3%妥布霉素、1%阿奇霉素、0.3%氧氟沙星、0.3%加替沙星以及0.3%~0.5%左氧氟沙星滴眼剂或眼药膏。耐药性葡萄球菌性结膜炎可使用5mg/ml万古霉素滴眼剂。慢性葡萄球菌性结膜炎对杆菌肽和红霉素反应良好,还可适当使用收敛剂,如0.25%硫酸锌滴眼剂。

2. 全身治疗

(1) 奈瑟菌性结膜炎应全身及时使用足量的抗生素,肌注或静脉给药。淋球菌性结膜炎角膜未波及,成人大剂量肌注青霉素或头孢曲松钠(ceftriaxone,菌必治)1g即可,如果角膜也被感染,加大剂量,1~2g/d,连续5天。青霉素过敏者可用大观霉素(spectinomycin,淋必治)(2g/d,肌注)。除此之外,还可联合口服1g阿奇霉素或100mg多西环素,每日2次,持续7天;或喹诺酮类药物(环丙沙星0.5g或氧氟沙星0.4g,每日2次,连续5天)。

新生儿用青霉素G 100 000U/(kg·d),静脉滴注或分4次肌注,共7天。或用头孢曲松钠(0.125g,肌注)、头孢噻肟钠(cefotaxime,25mg/kg,静注或肌注),每8小时或12小时1次,连续7天。脑膜炎球菌性结膜炎可引起脑膜炎球菌血症,必须联合全身治疗。脑膜炎球菌性结膜炎可静脉注射或肌注青霉素。青霉素过敏者可用氯霉素代替。有患者接触史者应进行预防性治疗,可口服利福平每日2次,持续2天,推荐剂量是成人600mg,儿童10mg/kg。

(2) 流感嗜血杆菌感染而致的急性细菌性结膜炎或伴有咽炎、急性化脓性中耳炎的患者,局部用药的同时应口服头孢类抗生素或利福平。

(3) 慢性结膜炎的难治性病例和伴有酒渣鼻患者需口服多西环素100mg,1~2次/日,持续数月。

【预防】

1. 严格注意个人卫生和集体卫生。提倡勤洗手、洗脸和不用手或衣袖拭眼。
2. 急性期患者需隔离,以避免传染,防止流行。一眼患病时应防止另眼感染。
3. 严格消毒患者用过的洗脸用具、手帕及接触的医疗器皿。
4. 医护人员在接触患者之后必须洗手消毒以防交叉感染。必要时应戴防护眼镜。
5. 新生儿出生后应常规立即用1%硝酸银滴眼剂滴眼1次或涂0.5%四环素眼药膏,以预防新生儿淋球菌性结膜炎和衣原体性结膜炎。

第四节　病毒性结膜炎

病毒性结膜炎(viral conjunctivitis)是一种常见感染性眼病,具有起病快、传染性强、发病率高的特点。病变程度因个人免疫状况、病毒毒力大小不同而存在差异,通常有自限性。临床上按病程分为急性和慢性两组,以前者多见,包括流行性角结膜炎、流行性出血性结膜炎、咽结膜热、单纯疱疹病毒性结膜炎和新城鸡瘟结膜炎等。慢性病毒性结膜炎包括传染性软疣性睑结膜炎、水痘-带状疱疹病毒性睑结膜炎和麻疹病毒性角结膜炎等。

一、腺病毒性角结膜炎

腺病毒性角结膜炎是一种重要的病毒性结膜炎,主要表现为急性滤泡性结膜炎,常合并有角膜病变。本病传染性强,可散在或流行性发病。腺病毒是一种脱氧核糖核酸(DNA)病毒,可分为37个血清型。已经从眼部感染灶分离到2、3、4、7、8、9、14、16、19、29、31和37型。腺病毒性角结膜炎主要表现为两大类型,即流行性角结膜炎(epidemic keratoconjunctivitis)和咽结膜热(pharyngoconjunctival fever)。

(一)流行性角结膜炎

是一种强传染性的接触性传染病,由腺病毒8、19、29和37型腺病毒(人腺病毒D亚组)引起,潜伏期为5～7天。多见于20～40岁的成年人,主要传播方式是通过人与人之间的接触或污染。

【临床表现】起病急、症状重、双眼发病。主要症状有眼红、疼痛、畏光、伴有水样分泌物。疾病早期常一眼先发病,数天后对侧眼也受累。急性期眼睑水肿,结膜充血水肿,48小时内出现滤泡和结膜下出血。假膜(有时真膜)形成后能导致扁平瘢痕、睑球粘连。发病数天后,角膜可出现弥散的斑点状上皮损害,并于发病7～10天后融合成较大的、粗糙的上皮浸润。2周后发展为局部的上皮下浸润,并主要散布于中央角膜,角膜敏感性正常。发病3～4周后,上皮下浸润加剧,形态大小基本一致,数个至数十个不等。上皮下浸润由迟发性过敏反应引起,主要是淋巴细胞在前弹力层和前基质层的浸润,是机体对病毒抗原的免疫反应(图7-3)。这种上皮下浸润可持续数月甚至数年之久,逐渐吸收。结膜炎症最长持续3～4周。原发症状消退后,角膜混浊数月后可消失。患者常出现耳前淋巴结肿大和压痛,且于眼部开始受累侧较为明显,是和其他类型结膜炎的重要鉴别点,疾病早期或症状轻者无此表现。儿童可有全身症状,如发热、咽痛、中耳炎、腹泻等。

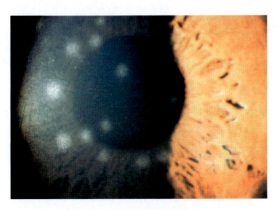

图7-3 腺病毒性角结膜炎

【诊断】急性滤泡性结膜炎和炎症晚期出现的角膜上皮下浸润是本病的典型特征,结膜刮片见大量单核细胞,有假膜形成时,中性粒细胞数量增加。病毒培养、PCR检测、血清学检查可协助病原学诊断。

【治疗和预防】出现感染时尽可能避免人群之间的接触。局部冷敷和使用血管收缩剂可减轻症状,急性期可使用抗病毒药物抑制病毒复制,如干扰素滴眼剂、0.1%阿昔洛韦、0.15%更昔洛韦等,每小时1次。合并细菌感染时加用抗生素治疗。出现严重的膜或假膜、上皮或上皮下角膜炎引起视力下降时可考虑使用糖皮质激素滴眼剂,病情控制后应减少糖皮质激素滴眼剂的滴眼频度至每天1次或隔天1次。应用中要注意逐渐减药,以免复发;另外还要注意激素的副作用。

必须采取措施减少感染传播。所有接触感染者的器械必须仔细清洗消毒,告知患者避免接触眼睑和泪液,经常洗手。

(二)咽结膜热

是由腺病毒3、4和7型引起的一种表现为急性滤泡性结膜炎伴有上呼吸道感染和发热的病毒性结膜炎,传播途径主要是呼吸道分泌物。多见于4～9岁儿童和青少年。常于夏、冬季节在幼儿园、学校中流行。

【临床表现】以急性滤泡性结膜炎、咽炎和发热为特点。前驱症状为全身乏力,体温上升至38℃以上,自觉流泪、眼红和咽痛。患者体征为眼部滤泡性结膜炎、一过性浅层点状角膜炎及上皮下混浊,耳前淋巴结肿大。咽结膜热有时可只表现出1～3个主要体征。病程10天左右,有自限性。

【诊断】根据临床表现可以诊断。结膜刮片中见大量单核细胞,培养无细菌生长。

【治疗和预防】可参考流行性角结膜炎的治疗和预防措施。发病期间勿去公共场所、泳池等,减少传播机会。

二、流行性出血性结膜炎

流行性出血性结膜炎(epidemic hemorrhagic conjunctivitis)是由70型肠道病毒(偶由A24型柯萨奇病毒)引起的一种暴发流行的自限性眼部传染病,又称"阿波罗11号结膜炎",起病急剧,刺激症状重。

【临床表现】潜伏期短,18~48小时;病程短,5~7天。常见症状有眼痛、畏光、异物感、流泪、结膜下出血、眼睑水肿等。结膜下出血呈点状或片状,从上方球结膜开始向下方球结膜蔓延(图7-4)。多数患者有滤泡形成,伴有上皮角膜炎和耳前淋巴结肿大。

【诊断】急性滤泡性结膜炎的症状,同时有显著的结膜下出血、耳前淋巴结肿大等为诊断依据。病毒分离或PCR检测、血清学检查可协助病原学诊断。

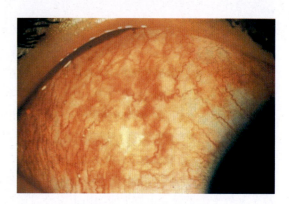

图7-4 流行性出血性结膜炎
球结膜下出血呈点状或片状

【治疗和预防】无特殊治疗,有自限性,主要是对症治疗,局部应用广谱抗病毒药物如干扰素滴眼液、利巴韦林滴眼液等。加强个人卫生和医院管理,防止传播是预防的关键。

第五节 衣原体性结膜炎

衣原体是介于细菌与病毒之间的微生物,归于立克次纲,衣原体目。具有细胞壁和细胞膜,以二分裂方式繁殖,可寄生于细胞内形成包涵体。衣原体目分为二属。属Ⅰ为沙眼衣原体,可引起沙眼、包涵体性结膜炎和性病淋巴肉芽肿;属Ⅱ为鹦鹉热衣原体,可引起鹦鹉热。衣原体性结膜炎包括沙眼、包涵体性结膜炎、性病淋巴肉芽肿性结膜炎等。

一、沙眼

沙眼(trochoma)是由沙眼衣原体(chlamydia trachomatis)感染所致的一种慢性传染性结膜角膜炎,是导致盲目的主要疾病之一。全世界有3亿~6亿人感染沙眼,感染率和严重程度同当地居住条件以及个人卫生习惯密切相关。20世纪50年代以前该病曾在我国广泛流行,是当时致盲的首要病因,70年代后随着生活水平的提高、卫生常识的普及和医疗条件的改善,其发病率大大降低,在全国眼科工作者共同努力下,2014年原国家卫生和计划生育委员会宣布中国达到了世界卫生组织(WHO)根治致盲性沙眼的要求。

【病因】沙眼衣原体由我国科学家于1955年用鸡胚培养的方法在世界上首次分离出来。从抗原性上可分为A、B、Ba、C、D、E、F、G、H、I、J、K等12个免疫型,地方性流行性沙眼多由A、B、C或Ba抗原型所致,D~K型主要引起生殖泌尿系统感染以及包涵体性结膜炎。沙眼为双眼发病,通过直接接触或污染物间接传播,节肢昆虫也是传播媒介。沙眼的急性期较瘢痕期更具传染性。易感危险因素包括不良的卫生条件、营养不良、酷热或沙尘气候。热带、亚热带区或干旱季节容易传播。

【临床表现】多为双眼发病,但轻重程度可有不等。沙眼衣原体感染后潜伏期5~14天。幼儿患沙眼后,症状隐匿,可自行缓解,不留后遗症。成人沙眼为亚急性或急性发病过程,早期即出现并发症。沙眼初期表现为滤泡性慢性结膜炎,以后逐渐进展到结膜瘢痕形成。

急性期症状包括畏光、流泪、异物感,较多黏液或黏脓性分泌物。可出现眼睑红肿,结膜明显充血,乳头增生,上下穹窿部结膜满布滤泡,可合并弥漫性角膜上皮炎及耳前淋巴结肿大。

慢性期无明显不适,仅眼痒、异物感、干燥和烧灼感。结膜充血减轻,结膜污秽肥厚,同时有乳头及滤泡增生,病变以上穹窿及睑板上缘结膜显著,并可出现垂帘状的角膜血管翳。病变过程中,结膜的病变逐渐为结缔组织所取代,形成瘢痕。最早在上睑结膜的睑板下沟处,称之为 Arlt 线,渐成网状,以后全部变成白色平滑的瘢痕。角膜缘滤泡发生瘢痕化改变,临床上称为 Herbert 小凹。沙眼性角膜血管翳及睑结膜瘢痕为沙眼的特有体征。

晚期发生睑内翻与倒睫、上睑下垂、睑球粘连、角膜混浊、实质性结膜干燥症、慢性泪囊炎等并发症,可严重影响视力,甚至失明。

为了统一进行流行病学调查和指导治疗,国际上对沙眼的表征进行了分期。常用 Mac-Callan 分期法:

Ⅰ期:早期沙眼。上睑结膜出现未成熟滤泡,轻微上皮下角膜混浊、弥漫点状角膜炎和上方细小角膜血管翳。

Ⅱ期:沙眼活动期。

Ⅱa 期:滤泡增生。角膜混浊、上皮下浸润和明显的上方浅层角膜血管翳。

Ⅱb 期:乳头增生。滤泡模糊。可以见到滤泡坏死、上方表浅角膜血管翳和上皮下浸润。瘢痕不明显。

Ⅲ期:瘢痕形成。同我国Ⅱ期。

Ⅳ期:非活动性沙眼。同我国Ⅲ期。

我国在 1979 年也制定了适合我国国情的分期方法。即:

Ⅰ期(进行活动期):上睑结膜乳头与滤泡并存,上穹窿结膜模糊不清,有角膜血管翳。

Ⅱ期(退行期):上睑结膜自瘢痕开始出现至大部分变为瘢痕。仅留少许活动病变。

Ⅲ期(完全瘢痕期):上睑结膜活动性病变完全消失,代之以瘢痕,无传染性。

1987 年世界卫生组织介绍了一种新的简单分期法来评价沙眼严重程度。标准如下:

结膜滤泡(follicular conjunctival inflammation):上睑结膜 5 个以上滤泡。

弥漫性结膜感染(diffuse conjunctival inflammation):弥漫性浸润、乳头增生、血管模糊区>50%。

睑结膜瘢痕(tarsal conjunctival scarring):典型的睑结膜瘢痕。

倒睫(trichiasis):严重倒睫或眼睑内翻。

角膜混浊(corneal opacification):不同程度的角膜混浊。

【诊断】多数沙眼根据乳头、滤泡、上皮角膜炎、血管翳、角膜缘滤泡、Herbert 小凹等特异性体征可以作出诊断。由于睑结膜的乳头增生和滤泡形成并非为沙眼所特有,因此早期沙眼的诊断在临床病变尚不完全具备时较困难,有时只能诊断"疑似沙眼",要确诊须辅以实验室检查。WHO 要求诊断沙眼时至少符合下述标准中的 2 条:①上睑结膜 5 个以上滤泡;②典型的睑结膜瘢痕;③角膜缘滤泡或 Herbert 小凹;④广泛的角膜血管翳。

除了临床表现,实验室检查可以确定诊断。沙眼细胞学的典型特点是可检出淋巴细胞、浆细胞和多形核白细胞,但细胞学检查的假阳性率高。

结膜刮片后行 Giemsa 染色可显示位于核周围的蓝色或红色细胞质内的包涵体。改良的 Diff-Quik 染色将检测包涵体的时间缩短为几分钟。荧光标记的单克隆抗体试剂盒检测细胞刮片衣原体抗原、酶联免疫测定、聚合酶链反应都有高度敏感和高特异性,但要求操作者较熟练地掌握操作技术,花费也昂贵。

【鉴别诊断】需和其他滤泡性结膜炎相鉴别。

1. 慢性滤泡性结膜炎(chronic follicular conjunctivitis) 常见于儿童及青少年,皆为双侧。下穹窿及下睑结膜见大小均匀、排列整齐的滤泡,无融合倾向。结膜充血并有分泌物,但不肥厚,数年后不留痕迹而自愈,无角膜血管翳。无分泌物和结膜充血等炎症症状者谓之结膜滤泡症。

2. 春季角结膜炎(vernal keratoconjunctivitis) 本病睑结膜增生的乳头大而扁平,上穹窿部无病变,也无角膜血管翳。结膜分泌物涂片中可见大量嗜酸性粒细胞。

3. **包涵体性结膜炎（inclusion conjunctivitis）** 本病与沙眼的主要不同之处在于，滤泡以下穹窿部和下睑结膜显著，没有角膜血管翳。实验室可通过针对不同衣原体抗原的单克隆抗体进行免疫荧光检测来鉴别其抗原血清型，从而与之鉴别。

4. **巨乳头性结膜炎（giant papillary conjunctivitis）** 本病所致的结膜乳头可与沙眼性滤泡相混淆，但有明确的角膜接触镜配戴史。

【治疗】包括全身和眼局部药物治疗及对并发症的治疗。活动期沙眼推荐局部使用1%四环素眼膏，每天2次，左氧氟沙星滴眼液，每天4次，同时口服阿奇霉素1g，每天1次，疗程8周；也可局部使用红霉素眼膏，每天2次，同时口服四环素每天1.5～2.0g，分3次口服，疗程3周，同样有效。8岁以下儿童和孕期妇女忌用四环素，避免产生牙齿和骨骼损害。手术矫正倒睫及睑内翻，是防止晚期沙眼瘢痕形成导致失明的关键措施。

【预防及预后】沙眼是一种持续时间长的慢性疾病，相应治疗和改善卫生环境后，症状可缓解或减轻。在流行地区，再度感染常见，需要重复治疗。预防措施和重复治疗应结合进行。应培养良好的卫生习惯，避免接触传染，改善环境，加强对服务行业的卫生管理。

二、包涵体性结膜炎

包涵体性结膜炎（inclusion conjunctivitis）是D～K型沙眼衣原体引起的一种通过性接触或产道传播的急性或亚急性滤泡性结膜炎。包涵体性结膜炎好发于性生活频繁的年轻人，多为双侧。衣原体感染男性尿道和女性子宫颈后，通过性接触或手-眼接触传播到结膜，游泳池可间接传播疾病。新生儿经产道分娩也可能感染。临床上分为新生儿和成人包涵体性结膜炎。

【临床表现】

（一）成人包涵体性结膜炎

接触病原体后1～2周，单眼或双眼发病。表现为轻、中度眼红，眼部刺激和黏脓性分泌物，部分患者可无症状。眼睑肿胀，结膜充血显著，睑结膜和穹窿部结膜滤泡形成，并伴有不同程度的乳头反应，多位于下方。耳前淋巴结肿大。3～4个月后急性炎症逐渐减轻消退，但结膜肥厚和滤泡持续存在3～6个月之久方可恢复正常。有时可见周边部角膜上皮或上皮下浸润，或细小表浅的血管翳（<1～2mm），无前房炎症反应。

（二）新生儿包涵体性结膜炎

潜伏期为出生后5～14天，有胎膜早破时可在出生后第1天即出现体征。感染多为双侧，新生儿开始有水样或少许黏液样分泌物，随着病程进展，分泌物明显增多并呈脓性。结膜炎持续2～3个月后，出现乳白色光泽滤泡，较病毒性结膜炎的滤泡更大。严重病例假膜形成、结膜瘢痕化。大多数新生儿衣原体性结膜炎是轻微自限的，但可能有角膜瘢痕和新生血管出现。衣原体还可引起新生儿其他部位的感染威胁其生命，如衣原体性中耳炎、呼吸道感染、肺炎。

【诊断】根据临床表现诊断不难。实验室检测手段同沙眼。新生儿包涵体性结膜炎上皮细胞的胞质内容易检出嗜碱性包涵体。血清学的检测对眼部感染的诊断无多大价值，但是检测IgM抗体水平对于诊断婴幼儿衣原体肺炎有很大帮助。新生儿包涵体性结膜炎需要和沙眼衣原体、淋球菌引起的感染鉴别。

【治疗】衣原体感染可波及呼吸道、胃肠道，因此口服药物很有必要。婴幼儿可口服红霉素[12.5mg/(kg·d)]，分4次服下，至少用药14天。如果有复发，需要再次全程给药。患儿父母亦应全身应用抗生素以治疗生殖道感染。成人患者口服阿奇霉素1g，每天1次；或多西环素100mg，每天2次，治疗7天，患者的性伴侣也应接受检查和治疗。

【预后及预防】应加强对年轻人的卫生知识特别是性知识的教育。高质量的产前护理包括生殖道衣原体感染的检测和治疗是成功预防新生儿感染的关键。

三、其他衣原体导致的结膜炎

性病淋巴肉芽肿性结膜炎是一种罕见的性传播疾病。性病淋巴肉芽肿导致结膜显著的肉芽肿反应,伴耳前淋巴结明显增大(Parinaud 综合征),是由 L1、L2、L3 型沙眼衣原体引起的。

鹦鹉热衣原体感染者通常表现为高热、畏寒、头痛、肌肉痛、咳嗽和肺部浸润性病变等特征。仅在极少情况下引起人类结膜炎,表现为上睑结膜慢性乳头增生浸润,伴上皮角膜炎。

第六节 免疫性结膜炎

免疫性结膜炎(immunologic conjunctivitis)以前又称变态反应性结膜炎,是结膜对外界过敏原的一种超敏性免疫反应。由体液免疫介导的免疫性结膜炎呈速发型,临床上常见的有花粉症、异位性结膜炎和春季角结膜炎;由细胞介导的则呈慢性过程,常见的有泡性角结膜炎。眼部的长期用药又可导致医源性结膜接触性或过敏性结膜炎,有速发型和迟发型两种。还有一种自身免疫性疾病,包括干燥性角结膜炎、结膜类天疱疮、Stevens-Johnson 综合征等。

一、春季角结膜炎

春季角结膜炎(vernal keratoconjunctivitis,VKC)又名春季卡他性结膜炎、季节性结膜炎等,是反复发作的双侧慢性眼表疾病,有环境和种族倾向。主要影响儿童和青少年,20 岁以下男性多见,严重者危害角膜,可影响视力。

【病因】 VKC 的确切病因尚不明确,通常认为和花粉敏感有关,各种微生物的蛋白质成分、动物皮屑和羽毛等也可能是致敏原。VKC 是体液免疫和细胞免疫均参与的超敏反应,即Ⅰ型超敏反应(速发型超敏反应)和Ⅳ型超敏反应(迟发型超敏反应)共同作用。

【临床表现】 VKC 主要的症状是眼部奇痒。在白天经过刺激或环境诱发后,如灰尘、头皮屑、亮光、风、汗渍和揉擦,夜间症状加重;其他症状还有疼痛、异物感、畏光、烧灼感、流泪和黏性分泌物增多。根据眼部体征的不同,临床上分为睑结膜型、角结膜缘型及混合型。

睑结膜型的特点是睑结膜呈粉红色,上睑结膜巨大乳头呈铺路石样排列。乳头形状不一,扁平外观,包含有毛细血管丛。裂隙灯下可见乳头直径在 0.1~0.8mm 之间,彼此相连。荧光素可使乳头顶部着染,在乳头之间及其表面常有一层黏性乳白色分泌物,形成假膜(图 7-5)。下睑结膜可出现弥散的小乳头。一般炎症静止后结膜乳头可完全消退,不遗留瘢痕。在受累的结膜区一般观察不到滤泡反应。

角结膜缘型常见于黑色人种。上下睑结膜均出现小乳头。角膜缘有黄褐色或污红色胶样增生,上方明显。混合型睑结膜和角膜同时出现上述两型检查所见。

各种类型春季角结膜炎均可累及角膜,以睑结膜型更为常见,主要由肥大细胞及嗜酸性细胞释放炎症介质引起。角膜受损最常表现为弥漫性点状上皮角膜炎,甚至形成盾形无菌性上皮缺损,多分布于中上 1/3 角膜称为"春季溃疡"。部分患者急性期可在角膜缘见到白色 Horner-Trantas 结节。结膜分泌物涂片和 Trantas 结节活检行 Giemsa 染色,可见大量嗜酸性粒细胞和嗜酸性颗粒。角膜上方可有微小血管翳,极少全周角膜血管化。

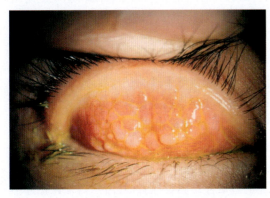

图 7-5 春季角结膜炎的睑结膜型
睑结膜巨大乳头呈铺路石样改变

部分患者还可出现上睑下垂,有时也可观察到下睑皮肤皱褶增多(Dennie 线)。VKC 的临床病程可间断反复发作持续 2~10 年,成年后逐渐消失。

【诊断】严重的 VKC 患者具有典型的体征:睑结膜乳头铺路石样增生、角膜盾形溃疡、Horner-Trantas 结节等。轻型病例确诊比较困难,需要借助实验室检查。在结膜刮片中发现嗜酸性粒细胞或嗜酸性颗粒,提示局部有变应性反应发生。此外患者泪液中嗜酸性粒细胞、中性粒细胞或淋巴细胞数量增加;IgE 的水平高于正常值(7.90±0.32)mg/ml,可达到(80.48±3.35)mg/ml。

【治疗】春季角结膜炎是一种自限性疾病,短期用药可减轻症状,长期用药则对眼部组织有损害作用。治疗方法的选择需取决于患者的症状和眼表病变严重程度。物理治疗包括冰敷。患者治疗效果不佳时,可考虑移居寒冷地区。

局部使用糖皮质激素对迟发性超敏反应亦有良好的抑制作用。急性期患者可采用激素间歇疗法,先局部频繁(例如每2小时1次)滴眼,应用 5~7 天后迅速降低滴眼频次。

非甾体类抗炎药在发作的急性期及间歇期均可使用,对缓解眼痒、结膜充血、流泪等眼部症状及体征均显示出一定的治疗效果。

肥大细胞稳定剂常用的有色甘酸二钠及奈多罗米等,最好在接触过敏原之前使用,对于已经发作的患者治疗效果较差。目前多主张在易发季节每日滴用细胞膜稳定剂 4~5 次,预防病情发作或维持治疗效果,待炎症发作时才短时间使用激素进行冲击治疗。

抗组胺药可拮抗已经释放的炎症介质的生物学活性,减轻患者症状,与肥大细胞稳定剂联合使用治疗效果较好。

经过一系列药物治疗(抗组胺药、血管收缩剂)仍有强烈畏光以至于无法正常生活的顽固病例,局部应用1%的环孢素 A 或 0.05% FK506 可以很快控制局部炎症及减少糖皮质激素的使用量,对顽固性春季角结膜炎有良好的疗效。

人工泪液可以稀释肥大细胞释放的炎症介质,同时改善因角膜上皮点状缺损引起的眼部异物感,但需使用不含防腐剂的剂型。春季角结膜炎伴发的葡萄球菌睑缘炎和结膜炎要给予相应治疗。

在临床症状和体征均消失后,可应用低浓度激素滴眼液或者给予1% 环孢素 A 或 0.1% FK506 滴眼液维持治疗,预防复发。

二、季节性过敏性结膜炎

【临床表现】季节性过敏性结膜炎(seasonal allergic conjunctivitis)又名枯草热性结膜炎(hay fever conjunctivitis),是眼部过敏性疾病最常见的类型,其致敏原主要为植物的花粉。该病主要特征是季节性发作(通常在春季),通常双眼发病,起病迅速,在接触致敏原时发作,脱离致敏原后症状很快缓解或消失。最常见的症状为眼痒,几乎所有的患者均可出现,轻重程度不一。也可有异物感、烧灼感、流泪、畏光及黏液性分泌物等表现,高温环境下症状加重。

主要体征为结膜充血及非特异性睑结膜乳头增生,有时合并有结膜水肿或眼睑水肿,幼儿更易出现。很少影响角膜,偶有轻微的点状上皮性角膜炎的表现。许多患者有过敏性鼻炎及支气管哮喘病史。

【治疗】

1. **一般治疗** 包括脱离过敏原、眼睑冷敷、生理盐水冲洗结膜囊等手段。

2. **药物治疗** 常用的有抗组胺药、肥大细胞稳定剂、非甾体类抗炎药及血管收缩剂,对于病情严重,使用其他药物治疗无效的患者可以考虑短期使用糖皮质激素,多局部用药。对于合并有眼外症状者可以全身使用抗组胺药、非甾体类抗炎药及糖皮质激素。

3. **脱敏治疗** 如果致敏原已经明确,可以考虑使用脱敏治疗。对于因植物花粉及杂草引起的过敏性结膜炎其效果相对较佳。但对于许多其他原因引起的过敏性结膜炎患者,其治疗效果往往并不理想。

【预后】预后良好,多无视力损害,很少出现并发症。

三、常年性过敏性结膜炎

【临床表现】常年性过敏性结膜炎(perennial allergic conjunctivitis)远比季节性过敏性结膜炎少见。致敏原通常为粉尘、虫螨、动物的皮毛等。临床表现与季节性相似。由于抗原常年均有,故其症状持续存在,一些患者有季节性加重现象。眼部症状通常比季节性过敏性结膜炎轻微。检查时常发现结膜充血、乳头性结膜炎合并少许滤泡、一过性眼睑水肿等。一些患者可能没有明显的阳性体征。

【治疗】治疗手段基本同季节性过敏性结膜炎。由于致敏原常年存在,因此通常需要长期用药。常用的药物为抗组胺药物及肥大细胞稳定剂,糖皮质激素仅在炎症恶化、其他治疗无效时才使用,且不宜长期使用。脱敏治疗效果往往很不理想,故很少采用。

【预后】预后良好,多无视力损害,很少出现并发症。

四、巨乳头性结膜炎

【病因】巨乳头性结膜炎(giant papillary conjunctivitis, GPC)多见于戴角膜接触镜或义眼者,巨乳头性结膜炎发生与抗原沉积及微创伤有密切的关系,为机械性刺激与超敏反应共同作用的结果,为IgE介导的Ⅰ型速发型超敏反应和细胞介导的Ⅳ型迟发型超敏反应。

【临床表现】常首先表现为接触镜不耐受及眼痒,也可出现视矇(因接触镜沉积物所致)、异物感及分泌物等。持续戴软性接触镜者出现巨乳头性结膜炎的平均时间是8个月,而硬性接触镜是8年,症状最早可在戴软性接触镜的3周出现,硬性接触镜的14个月出现。

检查最先表现为上睑结膜轻度的乳头增生,之后被大的乳头(>0.3mm)替代,最终变为巨乳头(>1mm)。临床上根据病情进展分为四期。Ⅰ期:患者眼痒,轻度睑结膜充血,细小乳头增生;Ⅱ期:眼痒加重,黏性分泌物较多,上睑结膜充血,不规则的乳头增生;Ⅲ期:中-重度眼痒,黏液性分泌物多,上睑结膜乳头增生,有大于1mm乳头,上睑充血水肿;Ⅳ期:重度眼痒,大量黏液性分泌物,上睑结膜乳头增生大于1mm,有些呈蘑菇状,顶端有坏死,荧光素染色阳性(图7-6)。巨乳头性结膜炎很少累及角膜,少数患者可以出现浅点状角膜病变及Trantas斑。

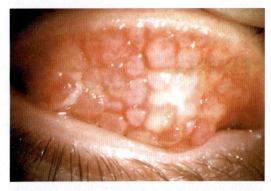

图7-6 巨乳头性结膜炎
上睑结膜乳头增生大于1mm,呈蘑菇状

【治疗】

1. **一般治疗** 更换接触镜,选择高透气性的接触镜或小直径的硬性接触镜,缩短配戴时间。加强接触镜的护理,避免使用含有防腐剂及汞等具有潜在抗原活性的护理液。炎症恶化期间,最好停戴接触镜。义眼必须每日用肥皂清洗,在清水中浸泡,置于干燥的地方备用。对有缝线及硅胶摩擦者,如情况许可应加以拆除。

2. **药物治疗** 减少肥大细胞的组胺释放,抑制局部炎症。常用的药物有肥大细胞稳定剂、抗组胺剂、糖皮质激素及非甾体类抗炎药。糖皮质激素应尽量避免使用,应限于巨乳头性结膜炎的急性期,用来减少睑板的充血和炎症,但对于配戴义眼患者可以放宽使用范围。

治疗过程中症状及体征消退缓慢,但一般预后良好,很少出现视力受损。

五、过敏性结膜炎

过敏性结膜炎(allergic conjunctivitis)是由于眼部组织对过敏原产生超敏反应所引起的炎症。本节专指那些由于接触药物或其他抗原而过敏的结膜炎。有速发型和迟发型两种。引起速发型的致敏原有花粉、角膜接触镜及其清洗液等。药物一般引起迟发型,如睫状肌麻痹药阿托品和后马托品,氨基苷类抗生素,抗病毒药物碘苷,防腐剂硫柳汞和乙二胺四醋酸及缩瞳剂等。

【临床表现】 接触致敏物质数分钟后迅速发生的为Ⅰ型超敏反应,眼部瘙痒、眼睑水肿和肿胀、结膜充血及水肿。在滴入局部药物后24~72小时才发生的为迟发Ⅳ型超敏反应。表现为眼睑皮肤急性湿疹、皮革样变。睑结膜乳头增生、滤泡形成,严重者可引起结膜上皮剥脱。下方角膜可见斑点样上皮糜烂。慢性接触性睑结膜炎的后遗症包括色素沉着、皮肤瘢痕、下睑外翻。

【诊断】 根据有较明显过敏原接触史,脱离接触后症状迅速消退,结膜囊分泌物涂片发现嗜酸性粒细胞增多等可以诊断。

【治疗】 查找过敏源,Ⅰ型超敏反应经避免接触过敏原或停药即可得到缓解。局部点糖皮质激素滴眼液(如0.1%地塞米松)、血管收缩剂(0.1%肾上腺素或1%麻黄碱),伴有睑皮肤红肿、丘疹者,可用2%~3%硼酸水湿敷。近年来,几种新型药物如非甾体类抗炎药0.5%酮咯酸氨丁三醇、抗组胺药0.05%富马酸依美斯汀以及细胞膜稳定剂奈多罗米钠滴眼,可明显减轻症状。严重者可加用全身抗过敏药物,如氯苯那敏、阿司咪唑等抗组胺药或糖皮质激素等。

六、泡性角结膜炎

泡性角结膜炎(phlyctenular keratoconjunctivitis)是由微生物蛋白质引起的迟发型免疫反应性疾病。常见致病微生物包括:结核杆菌、金黄色葡萄球菌、白色念珠菌、球孢子菌属,以及沙眼衣原体等。

【临床表现】 多见于女性、青少年及儿童,春夏季节好发。有轻微的异物感,如果累及角膜则症状加重。泡性结膜炎初起为实性、隆起的红色小病灶(1~3mm)周围有充血区。角膜缘处三角形病灶,尖端指向角膜,顶端易溃烂形成溃疡,多在10~12天内愈合,不留瘢痕。病变发生在角膜缘时,有单发或多发的灰白色小结节,结节较泡性结膜炎者为小,病变处局部充血,病变愈合后可留有浅淡的瘢痕,使角膜缘齿状参差不齐。初次泡性结膜炎症状消退后,遇有活动性睑缘炎、急性细菌性结膜炎等诱发因素可复发。反复发作后疱疹可向中央进犯,新生血管也随之长入,称为束状角膜炎,痊愈后遗留带状薄翳,血管则逐渐萎缩。极少数患者疱疹可以发生于角膜或睑结膜。

【诊断】 根据典型的角膜缘或球结膜处实性结节样小疱,其周围充血等症状可正确诊断。

【治疗】 治疗诱发此病的潜在性疾病。局部糖皮质激素滴眼液滴眼,结核菌体蛋白引起的泡性结膜炎对激素治疗敏感,使用激素后24小时内主要症状减轻,继用24小时病灶消失。伴有相邻组织的细菌感染要给予抗生素治疗。补充各种维生素,并注意营养,增强体质。对于反复束状角膜炎引起角膜瘢痕导致视力严重下降的患者可以考虑行角膜移植进行治疗。

七、自身免疫性结膜炎

自身免疫性结膜炎(autoimmune conjunctivitis)可引起眼表上皮损害、泪膜稳定性下降,导致眼表泪液疾病的发生,严重影响视力。主要有Sjögren综合征(SS)、结膜类天疱疮、Stevens-Johnson综合征等疾病。

(一) Sjögren综合征

【病因】 Sjögren综合征(Sjögren syndrome,SS)是一种累及全身多系统的疾病,该综合征包括:干眼症、口干、结缔组织损害(关节炎)。三个症状中两个存在即可诊断。绝经期妇女多发。泪腺有淋巴细胞和浆细胞浸润,造成泪腺增生,结构功能破坏。

【临床表现】 本病可导致干眼症状。睑裂区结膜充血、刺激感,有轻度结膜炎症和黏丝状分泌物,角膜上皮点状缺损,多见于下方角膜,丝状角膜炎也不少见,疼痛有朝轻暮重的特点。泪膜消失,泪液分泌试验异常,结膜和角膜虎红染色及丽丝胺绿染色阳性有助于临床诊断。

【诊断】 唾液腺组织活检有淋巴细胞和浆细胞浸润,结合临床症状可确诊。

【治疗】 主要为对症治疗,缓解症状。可采用人工泪液、封闭泪点、湿房镜等措施。详见眼表疾病章节干眼病相关内容。

（二）Stevens-Johnson 综合征

【病因】 Stevens-Johnson 综合征（Stevens-Johnson syndrome）发病与免疫复合物沉积在真皮和结膜实质中有关。部分药物如氨苯磺胺、抗惊厥药、水杨酸盐、青霉素、氨苄西林和异烟肼，或单纯疱疹病毒、金黄色葡萄球菌、腺病毒感染可诱发此病。

【临床表现】 该病的特征是黏膜和皮肤的多形性红斑，该病好发于年轻人，35岁以后很少发病。患者接触了敏感药物或化合物后，在出现眼部和皮肤损害之前，可有发热、头痛或上呼吸道感染等前驱症状，严重者可伴有高热、肌肉痛、恶心、呕吐、腹泻和游走性关节痛、咽炎。数天后，发生皮肤和黏膜损害，典型病程持续4～6周。

眼部表现分成急性和慢性两类。急性期患者主诉有眼疼刺激，分泌物和畏光等。双眼结膜受累。最初表现为黏液脓性结膜炎和浅层巩膜炎，急性期角膜溃疡少见，某些患者可以出现严重的前部葡萄膜炎。强烈的眼表炎症反应导致结膜杯状细胞的丢失，造成黏蛋白缺乏，泪膜稳定性下降，结膜杯状细胞破坏加上泪腺分泌导管的瘢痕性阻塞可致严重干眼。结膜炎症引起的内翻、倒睫和睑缘角化导致角膜慢性刺激，引起持续性上皮损害，患者角膜血管瘢痕化，严重影响视力。

【治疗】 全身使用糖皮质激素可延缓病情进展，局部激素使用对眼部损害治疗无效，还可能致角膜溶解、穿孔。结膜炎分泌物清除后给予人工泪液可减轻不适症状。出现倒睫和睑内翻要手术矫正。

（三）瘢痕性类天疱疮

瘢痕性类天疱疮（cicatricial pemphigoid）是病因未明、治疗效果不佳的一种非特异性慢性结膜炎，伴有口腔、鼻腔、瓣膜和皮肤的病灶。女性患者严重程度高于男性。部分有自行减轻的趋势。

【临床表现】 常表现为反复发作的中度、非特异性的结膜炎，偶尔出现黏液脓性的改变。特点为结膜病变形成瘢痕，造成睑球粘连，特别是下睑，以及睑内翻、倒睫等。根据病情严重程度可分为Ⅰ期结膜下纤维化，Ⅱ期穹窿部缩窄，Ⅲ期睑球粘连，Ⅳ期广泛的睑球粘连而导致眼球运动障碍。

结膜炎症的反复发作可以损伤杯状细胞，结膜瘢痕阻塞泪腺导管的分泌。泪液中水样液和黏蛋白的缺乏最终导致干眼。合并睑内翻和倒睫时，出现角膜损伤、角膜血管化、瘢痕加重、溃疡、眼表上皮鳞状化生。

【诊断】 根据临床表现，结膜活检有嗜酸性粒细胞，基底膜有免疫荧光阳性物质（IgG、IgM、IgA）等可诊断。在某些类天疱疮患者的血清中可以检测到抗基底膜循环抗体。

【治疗】 治疗应在瘢痕形成前就开始，减少组织受损程度。口服氨苯砜和免疫抑制剂环磷酰胺等对部分患者有效。病程长者多因角膜干燥、完全性睑球粘连等严重并发症失明，可酌情行眼表重建手术。

第七节 结膜肿瘤

一、原发结膜良性肿瘤

（一）结膜色素痣

结膜色素痣（conjunctival nevi）是来源于神经外胚层的先天性良性错构瘤，极少恶变。组织病理学见结膜痣由痣细胞或巢组成。结膜痣多发于角膜缘附近及睑裂部的球结膜，呈不规则圆形，大小不等，境界清楚，稍隆起于结膜面。痣一般为黑色，色素深浅不一，有的为棕红色。痣内无血管。如痣体突然变大且表面粗糙、有血管长入者提示有恶变的可能。

一般不需治疗。如影响外观，可予以切除，但要注意切除彻底。切除时必须常规送病理检查，一旦发现有恶变，应给予广泛的彻底切除，以免复发。

（二）结膜乳头状瘤

人乳头瘤病毒（HPV）6或11亚型，可以诱发眼睑皮肤表皮细胞和血管增殖形成寻常疣或者带柄的结膜乳头状瘤（conjunctival papilloma）。HPV-16或者HPV-18常常引起基底较宽的结膜病变。病理组织显示乳头状瘤由多个小叶组成,镜下见增生的鳞状上皮覆盖血管纤维结缔组织,其内有急性或慢性炎症细胞浸润。

常发生于角膜缘、泪阜及睑缘部位,瘤体色鲜红,呈肉样隆起。带蒂结膜乳头状瘤由多个小叶组成,外观平滑、有很多螺旋状的血管。宽基底部的乳头状瘤,表面不规则,有时会播散及角膜。活检有助于诊断。乳头状瘤切除后较易复发。

(三) 结膜皮样瘤和皮样脂肪瘤

结膜皮样瘤(conjunctival dermoid tumor)和皮样脂肪瘤(dermolipoma)是常见的先天性良性肿瘤,皮样瘤(图7-7)常见于颞下角膜缘,表现为圆形、表面光滑的黄色隆起的肿物,其中常见有毛发。皮样脂肪瘤(图7-8)多见于颞上象限近外眦部的球结膜下,呈黄色、质软的光滑肿块。一般不需治疗,如生长扩大或影响美观,可考虑部分切除,后部切除要谨慎,其与眶脂肪相连,手术可能会引起眼眶紊乱等并发症,这比原发病更严重。

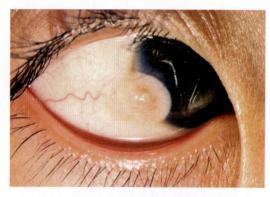

图7-7　角膜缘皮样肿瘤

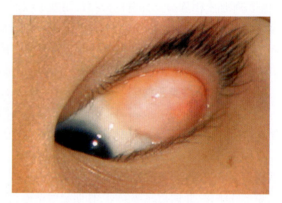

图7-8　皮样脂肪瘤

(四) 结膜血管瘤

结膜血管瘤(conjunctival angioma)多为先天性,出生时或出生后不久即出现。结膜血管瘤外观可以为孤立的、团块状,或弥漫性扩张的海绵血管瘤。通常和眼睑皮肤、眼眶毛细血管瘤以及静脉血管瘤有广泛联系,应注意和结膜毛细血管扩张相鉴别,如 Rendu-Osler-weber 病或 Louis-Bar 综合征。

化脓性肉芽肿和毛细血管瘤常共生于睑板腺囊肿的睑结膜面,或者新近施行过手术的区域。艾滋病相关的 Kaposi 肉瘤,在结膜上表现为蓝色血管结节,放疗最有效。

(五) 结膜囊肿

小的结膜囊肿(conjunctival inclusion cyst)可能是由于结膜皱褶的异位造成的。较大的囊肿常常是由于外伤、手术或者炎症导致的结膜上皮细胞种植到结膜上皮下的基质中,异常增生引起。结膜囊肿边界清楚,周围是正常结膜上皮细胞,多位于下睑穹窿。单纯切开囊肿引流,复发率高,手术完整切除是有效的治疗方法,切除后的缺损区范围较大时可行羊膜移植。

二、原发结膜恶性肿瘤

(一) 结膜上皮内瘤变

结膜上皮内瘤变(conjunctival epithelial neoplasia,CIN)和眼睑皮肤的光化性角化病相似,根据非典型细胞侵及上皮的广泛程度划分为轻度、中度和重度 CIN。如果仅局限于部分上皮的病变称为鳞状细胞发育不良,当非典型细胞发展到整个上皮层时则为原位癌。

结膜上皮内新生物多生长于睑裂暴露区,近角膜缘处。可以呈乳头状或凝胶状外观,生长缓慢,常伴有轻度炎症和不同程度的血管异常,如果进入病灶区的新生血管粗大,则意味着结膜上皮中有浸润性生长的趋势,可能突破基底膜。

手术切除是有效的治疗方法,但有复发的可能,有报道手术切除后,切除缘病检阴性的患者仍存在约 30% 的复发率。因此有学者建议病灶切除后,切除缘邻近组织进行冷冻治疗或使用抗代谢药物如丝裂霉素、5-FU 等以减少肿瘤的复发。

(二) 结膜鳞状细胞癌

结膜鳞状细胞癌(squamous cell carcinoma of conjunctiva)是一种比较常见的结膜恶性肿瘤,紫外线过度照射是鳞状细胞癌发生的重要因素,病毒感染和先天因素可能也起作用。

多发生于睑裂区的角膜缘处、睑缘皮肤和结膜的交界处或内眦部泪阜等部位,很少见于结膜的非暴露区。大多数肿瘤呈胶质样,上皮异常角化(图 7-9)。肿瘤生长缓慢,但可向深部组织浸润,很少发生转移。

彻底切除病灶是最佳的治疗方式,创面用黏膜、结膜或羊膜移植,角膜创面用板层角膜移植修复。切除不彻底肿瘤可复发,此时需行二次手术。冷冻可降低复发率。若病变已侵犯眼睑或穹窿部无法彻底清除时应考虑做眼眶内容摘除术。

(三) 黑色素瘤

结膜黑色素瘤(melanoma)(图 7-10)是潜在的致命性肿瘤。多数起自后天原发性黑色瘤,一部分起自结膜色素痣,极少数起自正常结膜。

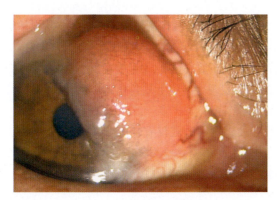

图 7-9　角结膜鳞状细胞癌
肿物呈结节状胶冻样,边界比较清楚

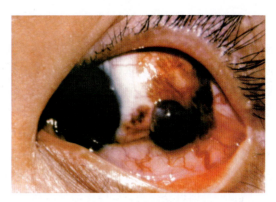

图 7-10　结膜黑色素瘤

结膜黑色素瘤最常见于球结膜或角巩膜缘,也可出现于睑结膜,呈结节状生长,肿瘤滋养血管丰富,色素的深浅可以变化。其预后一定程度上取决于病变部位,生长于球结膜的黑色素瘤较发生于睑结膜、穹窿或泪阜处的黑色素瘤预后好。黑色素瘤能向眼球或眼眶侵袭,并且可向局部淋巴结、脑及其他部位转移。

对任何眼球表面可疑的色素性病变应进行切除活检,正确的活检并不会增加转移的危险。多数结膜黑色素瘤可手术切除,推荐的方法为切除范围包括肿瘤边界外 4mm 处结膜,以及肿瘤下方薄的板层巩膜瓣,手术区域的巩膜用无水酒精处理,结膜创缘进行冷冻治疗。结膜切除范围较大时可进行结膜或羊膜移植,防止术后粘连。对进行性病变,不能进行局部切除,可考虑眼球摘除或眶内容摘除术,但更大的根治手术如眶内容摘除术以及放疗并不一定能改善预后。

第八节　其他结膜病

一、结膜变性疾病

(一) 睑裂斑

睑裂斑(pinguecula)是睑裂区角巩膜缘连接处水平性的、三角形或椭圆形的、隆起的、灰黄色的球结膜结节。

【病因】 病理显示睑裂斑上皮下连接组织透明样变性,嗜碱性弹力纤维、颗粒状物质增多,通常病变区没有炎症细胞,这被认为是紫外线诱发胶原变性的结果。

【临床表现】鼻侧发生多且早于颞侧,多为双侧性。外观常像脂类渗透至上皮下组织,内含黄色透明弹性组织(图7-11)。睑裂部接近角膜缘处的球结膜出现三角形隆起的斑块,三角形基底朝向角膜。睑裂斑通常无症状,至多是美容的问题。偶尔睑裂斑可能会充血、表面变粗糙,发生睑裂斑炎。

【治疗】一般无须治疗。发生睑裂斑炎,给予作用较弱的糖皮质激素或非甾体消炎药滴眼即可。严重影响外观、反复慢性炎症或干扰角膜接触镜的成功配镜时可考虑予以切除。

(二) 翼状胬肉

翼状胬肉(pterygium)是一种向角膜表面生长的与结膜相连的纤维血管样组织,常发生于鼻侧的睑裂区。翼状胬肉的存在不仅影响美观,还会引起角膜散光导致视力下降,如果胬肉遮盖视轴区,会严重影响患者的视力。

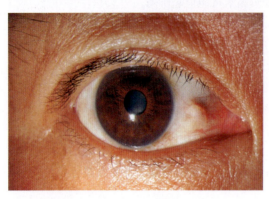

图7-11 睑裂斑
鼻侧邻近角膜缘处黄白色结节状突起

【病因】翼状胬肉的确切病因与发病机制虽然尚未完全弄清,但流行病学显示,紫外线可能是引起翼状胬肉的主要原因。另外,遗传也是其发病中不可忽视的一个因素,家族成员中有翼状胬肉病史的人较正常人更易发生翼状胬肉。其他尚有许多因素包括局部泪液异常、I型变态反应、人乳头瘤病毒感染等都被认为与胬肉的发生有重要联系。胬肉的病理表现为结膜上皮角化不全,结膜下胶原纤维和弹力纤维变性,角膜前弹力层被玻璃样或弹性组织所代替。

【临床表现】多双眼发病,以鼻侧多见。一般无明显自觉症状,或仅有轻度异物感,当病变接近角膜瞳孔区时,因引起角膜散光或直接遮挡瞳孔区而引起视力下降。睑裂区肥厚的球结膜及其下纤维血管组织呈三角形向角膜侵入,当胬肉较大时,可妨碍眼球运动(图7-12)。

典型的胬肉可分为头、颈、体3部分,它们之间没有明显的分界。翼状胬肉的体部通常起自球结膜,偶尔起自半月皱襞或穹窿部结膜(特别是复发胬肉)。在角巩膜缘翼状胬肉的体部转为颈部。翼状胬肉的头部指的是位于角膜的部分,此处的胬肉与下面的角膜紧密相连。Stocker线指的是含金属的色素在上皮的沉积,它的存在常常是胬肉生长缓慢的表现。胬肉外形上的不同常常提示了病变发展的不同阶段:进展期胬肉充血肥厚,静止期胬肉色灰白,较薄,呈膜状。

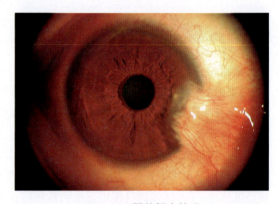

图7-12 翼状胬肉外观

【诊断和鉴别诊断】由于翼状胬肉的病变直观,诊断并不困难,但是需要和其他一些疾病鉴别。

1. 假性胬肉 假性胬肉是由于外伤、手术、炎症伤及角膜缘区而导致的结膜与角膜的粘连。与真性胬肉的不同在于:它没有清晰的头、体、尾的外形特点;可以发生在角膜的任何位置;之前常常有明确的外伤及炎症病史;另外假性胬肉的下方常常可以被探针通过。

2. 睑裂斑 睑裂斑位于睑裂区角膜两侧的球结膜,微隆起于结膜,呈黄白色的三角形外观。很少侵及角膜。

3. 结膜肿瘤 一些结膜的肿瘤在发病初期易与翼状胬肉相混淆,但良性肿瘤一般很少侵犯角膜,而恶性肿瘤生长迅速,呈不规则外观。病理检查可明确诊断。

【治疗】胬肉小而静止时一般不需治疗,尽可能减少风沙、阳光等刺激。胬肉进行性发展,侵及瞳孔区,可以进行手术治疗,但有一定的复发率。手术方式有单纯胬肉切除或结膜下转移术,胬肉切除联合球结膜瓣转移或羊膜移植术,联合角膜缘干细胞移植、自体结膜移植、局部使用丝裂霉素等,可以减少胬肉复发率。术后局部应用抗菌药物预防感染,局部应用糖皮质激素减轻术后炎症反应,并能抑制毛细血管和成纤维细胞增生,预防复发。人工泪液可润滑眼表面,促进翼状胬肉切除术后泪膜修复,减轻患者不适症状,还可以稀释眼表的可溶性炎症介质。

(三)结膜结石

结膜结石(conjunctival concretion)是在睑结膜表面出现的黄白色凝结物,常见于慢性结膜炎患者或老年人。结石由脱落的上皮细胞和变性白细胞凝固而成。患者一般无自觉症状,无须治疗。如结石突出于结膜表面引起异物感,导致角膜擦伤,可在表面麻醉下用异物针或尖刀剔除。

二、球结膜下出血

球结膜下血管破裂或其渗透性增加可引起球结膜下出血(subconjunctival hemorrhage)(图7-13)。由于球结膜下组织疏松,出血后易积聚成片状。严格地说,结膜下出血是症状,而不是真正的病种,极少能找到确切的病因。单眼多见,可发生于任何年龄组。偶尔可有激烈咳嗽、呕吐等病史。其他可能相关的病史有:外伤(眼外伤或头部挤压伤)、结膜炎症、高血压、动脉硬化、肾炎、血液病(如白血病、血友病)、某些传染性疾病(如败血症、伤寒)等。

【临床表现】初期呈鲜红色,以后逐渐变为棕色。一般7~12天内自行吸收。出血量大可沿眼球全周扩散。如果反复发作,此时应特别着重全身系统疾病的检查。

【治疗】首先寻找出血原因,针对原发病进行治疗。出血早期可局部冷敷,两天后热敷,每天2次,可促进出血吸收。向患者做好解释,以消除其顾虑。

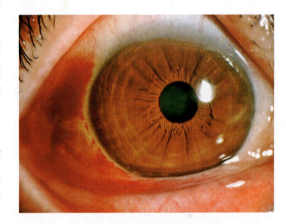

图7-13 球结膜下出血

思 考 题

1. 结膜炎的常见体征及临床意义。
2. 沙眼的分期以及晚期并发症种类。
3. 流行性角结膜炎的临床特点。
4. 春季角结膜炎的临床特点及其治疗原则。

(赵桂秋)

第八章 角膜病

【导读】角膜病是主要致盲性眼病之一,炎症、外伤、变性和遗传因素等均可导致角膜病,这些角膜病变将导致怎样的后果?其病理过程如何?有什么样的临床特点?如何进行有效的预防和治疗?本章将系统阐述角膜炎的基本病理过程,常见角膜炎的临床表现及治疗原则,还介绍其他角膜病的临床特点。

第一节 概 述

一、角膜的组织结构和生理

角膜(cornea)和巩膜一起构成眼球最外层的纤维膜,对眼球有重要的保护作用。同时角膜也是重要的屈光间质,是外界光线进入眼内在视网膜上成像的必经通路。从前到后角膜可分为上皮层、前弹力层、基质层、后弹力层和内皮层等5层结构,上皮层表面还覆盖有一层泪膜。

完整的角膜上皮细胞和泪膜、基质层胶原纤维束的规则排列,角膜无血管以及内皮细胞的功能共同维持角膜透明性。紧密排列的上皮细胞和表面覆盖的泪膜形成了光滑的光学界面,其屈光指数近乎一致,使光散射降低。基质中胶原纤维规则的网格状排列起到了衍射光栅的作用,通过破坏干涉来减少光散射。角膜的透明也依赖角膜基质层的半脱水状态,主要由上皮和内皮的机械性屏障以及内皮细胞的能量依赖性 Na^+-K^+ 泵来控制,内皮细胞以耗能的运输方式将基质水分从内皮细胞顶部胞质泵入房水中。此外,泪液蒸发的动力和渗透压梯度促使角膜浅基质水分排出,对保持角膜的脱水状态也起一定作用。

角膜代谢所需的营养物质主要来源于房水中的葡萄糖和泪膜弥散的氧。此外,周边角膜还接受来自角膜缘血管供应的氧。角膜是机体神经末梢分布密度最高的器官之一,感觉神经纤维从睫状长神经发出分支,穿过前弹力层在上皮下形成上皮下神经丛,释放的神经递质包括乙酰胆碱、儿茶酚胺、P物质和降钙素基因相关肽等,因此角膜敏感度是结膜的100倍。任何深、浅层角膜病变都能导致疼痛和畏光,眼睑活动可使疼痛加剧,所以角膜的炎症大多伴有畏光、流泪、眼睑痉挛等症状。

角膜表面并非标准球面,前表面中央1/3区域接近球面,称光学区,周边部较扁平,鼻侧扁平较颞侧更明显。中央角膜的平均曲率半径是7.8mm(6.7~9.4mm),角膜总屈光力约为43.25D,占正常人眼总屈光力(58.60D)的74%。因此,通过角膜屈光手术改变角膜的屈光力可改变眼的屈光状态,达到矫正屈光不正的目的。

二、角膜的病理生理

角膜病是我国的主要致盲病之一。角膜疾病主要有炎症、外伤、先天性异常、变性、营养不良和肿瘤等。其中感染性角膜炎症最多见。除极少数细菌(如淋球菌、白喉杆菌等)能直接感染角膜外,其他病原菌则需要在角膜局部防御机制被破坏或机体抵抗力下降时才致病。角膜缘血供丰富,角膜周边部和中央部的免疫活性细胞和活性因子的分布存在显著差异,周边部和角膜缘的淋巴细胞及补体成分含量高于中央部。而且,角膜的周边和角膜缘含有抗原提呈细胞(如树突状细胞、朗格汉斯细胞等),血管黏附分子和细胞因子还可以把血管内的白细胞吸引到角膜缘。因此,角膜周边部或角膜缘易发生免疫性角膜病(如蚕食性角膜溃疡、泡性角结膜炎和边缘性角膜溃疡等),而一些感染性角膜病则易发生于角膜中央部。

角膜上皮是抵御病原微生物侵袭的第一道屏障,如果角膜上皮受损伤,容易发生微生物感染。上皮层损伤后可以再生,不留瘢痕。角膜前弹力层受损后不能再生,由上皮细胞或瘢痕组织填充。角膜基质层对维持角膜的透明性及抵抗眼压有重要作用,损伤后由瘢痕组织修复,使角膜失去透明性。角膜后弹力层受损后可以由内皮细胞分泌再生。一般认为,内皮细胞不能再生,损伤后毗邻的细胞可通过细胞重组、增大和迁徙覆盖损伤区,重建完整的内皮单层结构。如果内皮损伤严重,局部的内皮细胞会形成复层及纤维化,引起异常的基底膜样物质沉积。

角膜是重要的屈光介质,角膜病变尤其是位于中央部的病变将严重影响视力。角膜各层组织对药物的渗透性不同,脂溶性物质可以迅速通过紧密连接的上皮层,水溶性物质易于通过基质层。因此,眼局部使用的药物应具备双相溶解性才能穿透角膜进入眼内。角膜移植是重要的复明手段。由于多种因素和多种机制的共同作用,角膜处在"免疫赦免"的特殊状态,使角膜移植成为成功率最高的一种器官移植。然而,当角膜出现病变时,"免疫赦免"状态将发生改变,角膜移植可能出现免疫排斥反应。

第二节 角膜炎症

一、角膜炎总论

角膜的防御能力减弱,外界或内源性致病因素侵袭角膜组织引起炎症,称为角膜炎(keratitis),其在角膜病中占有重要地位。

【病因】

1. **感染源性** 感染性角膜炎是世界性的常见致盲眼病,约20%盲人因角膜感染所致。主要病原微生物为细菌、病毒、真菌和寄生虫,细菌仍然是感染性角膜炎的主要原因,但近年来真菌性角膜炎有逐年增多的趋势,其他还有衣原体、结核杆菌和梅毒螺旋体等。

2. **内源性** 一些自身免疫性疾病如类风湿关节炎,可出现角膜病变。某些全身病也可以影响角膜,如维生素A缺乏引起角结膜干燥或角膜软化。

3. **局部蔓延** 邻近组织的炎症可波及角膜,如结膜炎可引起周边部角膜浸润性炎症,巩膜炎可引起硬化性角膜炎,虹膜睫状体炎可影响角膜内皮等。

【分类】角膜炎的分类尚未统一。目前多按其致病原因分类,如感染性、免疫性、营养不良性、神经麻痹性及暴露性角膜炎等。其中感染性角膜炎又可根据致病微生物的不同进一步分为细菌性、病毒性、真菌性、棘阿米巴性等。

【病理】角膜炎的病因虽然不一,但具有基本类似的病理变化过程,可以分为浸润期、溃疡期、溃疡消退期和愈合期4个阶段。

第1阶段为浸润期。致病因子侵袭角膜,引起角膜缘血管网充血,炎性渗出液及炎症细胞随即侵入病变区,形成局限性灰白色混浊灶,称角膜浸润(corneal infiltration)(图8-1)。此时患眼有明显的刺激症状,伴有视力下降。视力下降的程度与病灶所处的部位有关,病变位于瞳孔区者视力下降明显。经治疗后浸润可吸收,角膜能恢复透明。

第2阶段为溃疡期。病情未得到控制,浸润继续加重,浸润区角膜组织因细菌分泌的毒素或组织释放的酶的损害及营养障碍而发生变性、坏死,坏死的组织脱落形成角膜溃疡(corneal ulcer)(图8-2)。溃疡底部灰白污秽,边缘不清,病灶区角膜水肿。随着炎症的发展,角膜组织坏死、脱落加重,溃疡逐渐加深,使角膜基质逐渐变薄。当变薄区靠近后弹力层时,在眼压作用下后者呈透明水珠状膨出,称为后弹力层膨出(descementocele)(图8-3)。若病变穿破后弹力层,即发生角膜穿孔(corneal perforation),此时房水急剧涌出,虹膜被冲至穿孔口,部分脱出(图8-4)。若穿孔口位于角膜中央,则常引起房水不断流出,导致穿孔区不能完全愈合,可形成角膜瘘(corneal fistula)。角膜穿孔或角膜瘘容易继发眼内感染,可致眼球萎缩而失明。

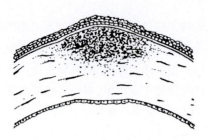

图 8-1　角膜浸润示意图

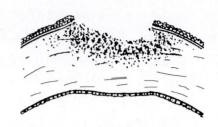

图 8-2　角膜溃疡示意图

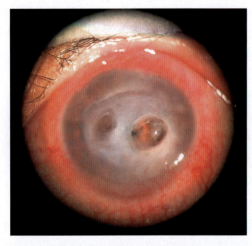

图 8-3　角膜后弹力层膨出

角膜变薄区靠近后弹力层时，在眼压作用下后弹力层呈透明水珠状膨出

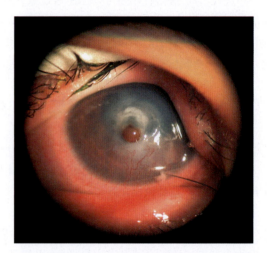

图 8-4　角膜溃疡穿孔

角膜病变穿破后弹力层，发生角膜穿孔，房水急剧涌出，虹膜被冲至穿孔口，部分脱出

　　第 3 阶段即溃疡消退期。经过正确的治疗，抑制了致病因子对角膜的侵袭，角膜炎症逐渐消退，溃疡边缘浸润减轻，基质坏死、脱落停止。此期患者症状和体征明显改善。

　　第 4 阶段为愈合期。炎症得到控制后，角膜浸润逐渐吸收，溃疡的基底及边缘逐渐清洁平滑，周围角膜上皮再生修复覆盖溃疡面，溃疡凹面为增殖的结缔组织充填，形成瘢痕（图 8-5）。溃疡愈合后，根据溃疡深浅程度的不同，而遗留厚薄不等的瘢痕。浅层的瘢痕性混浊薄如云雾状，通过混浊部分仍能看清后面虹膜纹理者称角膜薄翳（corneal nebula）；混浊较厚略呈白色，但仍可透见虹膜者称角膜斑翳（corneal macula）；混浊很厚呈瓷白色，不能透见虹膜者称角膜白斑（corneal leucoma）（图 8-6）。如果角膜瘢痕组织中嵌有虹膜组织时，便形成粘连性角膜白斑（adherent leucoma），提示角膜有穿孔史。若角膜白斑面积大，而虹膜又与之广泛粘连，则可能堵塞房角，使房水流出受阻导致眼压升高，引起继发性青光眼。在高眼压作用下，混杂有虹膜组织的角膜瘢痕膨出形成紫黑色隆起，称为角膜葡萄肿（corneal staphyloma）。

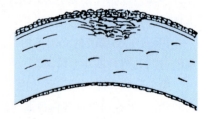

图 8-5　角膜瘢痕示意图

　　内因性角膜炎常发生在角膜基质层，一般不引起角膜溃疡，修复后瘢痕亦位于角膜深层，但在角膜炎症消退和组织修复过程中，可能有新生血管长入角膜。任何性质的角膜炎，若炎症持续时间长，都可引起角膜新生血管。

　　严重的角膜炎可引起虹膜睫状体炎，多为无菌性、反应性炎症，但也可由病原体直接感染引起。值得注意的是，真菌性角膜炎即使未发生角膜穿孔，真菌也可侵入眼内，发生真菌性眼内感染。

【临床表现】 角膜炎的典型症状为眼痛、畏光、流泪、眼睑痉挛等，称为眼部刺激症状，可持续存在直到炎症消退。角膜炎通常伴有不同程度的视力下降，若病变位于中央光学区，则视力下降更明显。化脓性角膜炎除出现角膜化脓性病灶外，其浸润灶表面还伴有不同性状的脓性分泌物。

裂隙灯显微镜检查时使用裂隙光线在角膜上形成切面，粗糙的切面提示上皮有缺损，荧光素染色可使上皮缺损区更加清晰。角膜炎的典型体征为睫状充血、角膜浸润及溃疡形成。病变的性质不同，角膜浸润及溃疡的形态、大小和部位也不同。角膜炎可引起虹膜睫状体炎，轻者表现为房水闪辉，重者可出现房水浑浊、前房积脓、瞳孔缩小及虹膜后粘连等。

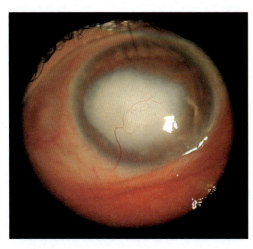

图 8-6 角膜白斑
角膜溃疡愈合后，残留的角膜混浊很厚，呈瓷白色，不能透见虹膜纹理

【诊断】

1. **临床诊断** 根据典型的临床表现（如眼部刺激症状）及睫状充血、角膜浸润和角膜溃疡的形态特征等，角膜炎的临床诊断通常不困难，但应强调病因诊断。对于角膜炎患者，首要先确定是感染性或非感染性。详细询问病史十分重要，角膜异物、角膜擦伤、角膜接触镜、眼部接触病原体污染的药物或水源等是感染性角膜炎的常见易感因素。全身疾病如自身免疫性疾病、艾滋病、糖尿病、营养不良、酒精中毒和其他慢性消耗性疾病患者也容易发生角膜炎。

2. **实验室诊断** 尽管不同原因引起的角膜炎有一些典型特征，但由于临床表现的多样性，不能单纯根据临床表现作出病因诊断。溃疡组织刮片行 Gram 和 Giemsa 染色可在早期行病因学诊断，还可同时进行细菌、真菌、棘阿米巴培养，为选择敏感的抗菌药物提供可靠的依据。在病变发展到角膜深层或经药物治疗后，刮片镜检的病原体阳性率降低，需多次取材。反复刮片镜检或培养阴性而角膜溃疡仍进展时，需进行角膜病变区组织活检以明确病因。

角膜共焦显微镜是一种无创性的检查手段，对感染性角膜炎如棘阿米巴角膜炎和真菌性角膜炎的早期诊断有较高的价值，而且还可在治疗过程中多次使用以判断治疗是否有效。怀疑免疫性角膜炎者需要进行相应的免疫学检查。

【治疗】 角膜炎的治疗原则是：控制感染，减轻炎症反应，促进溃疡愈合和减轻瘢痕形成。

细菌性角膜炎宜选用敏感的抗菌药物进行治疗。根据临床经验和患者的病情，选择一种或多种广谱抗生素，待实验室检查明确病原菌后，再调整给予敏感抗生素进一步治疗。抗真菌药物仍是治疗真菌性角膜炎的重要手段，但目前缺乏高效、低毒、广谱的理想药物。临床上多采用联合用药的方法以提高疗效，病情严重者可配合全身用药。单纯疱疹病毒性角膜炎可使用抗疱疹病毒药物治疗，防止复发也是治疗的重点。

糖皮质激素的应用要严格掌握适应证，使用不当可致病情恶化甚至角膜穿孔。细菌性角膜炎急性期一般不宜使用糖皮质激素，慢性期病灶愈合后可酌情使用；真菌性角膜炎禁用糖皮质激素；对于单纯疱疹病毒性角膜炎，糖皮质激素原则上只能用于非溃疡型的角膜基质炎。

并发虹膜睫状体炎时，轻者可用短效散瞳剂如托吡卡胺眼药水滴眼，炎症严重者可用 1% 的阿托品眼药水或眼膏散瞳。药物治疗无效，溃疡穿孔或即将穿孔者，应采取包括角膜移植在内的手术治疗，术后继续药物治疗。绝大部分患者可保存眼球，还可恢复一定视力。

二、感染性角膜炎

（一）细菌性角膜炎

细菌性角膜炎（bacterial keratitis）是指由细菌感染引起的角膜炎症，导致角膜上皮缺损和角膜基质坏死,又称为细菌性角膜溃疡(bacterial corneal ulcer)。病情多较危重,如果得不到有效治疗,可发生角膜溃疡穿孔,甚至眼内感染。即使病情能控制也残留广泛的角膜瘢痕、角膜新生血管或角膜脂质变性等后遗症,严重影响视力甚至失明。

【病原学】引起角膜炎的细菌种类繁多,最常见的主要有葡萄球菌、铜绿假单胞菌、肺炎链球菌和大肠杆菌等。葡萄球菌一直是很多国家(或地区)细菌性角膜炎最常见的致病菌,在美国和欧洲的一些国家,其检出率逐年增加。铜绿假单胞菌是细菌性角膜炎的另一个主要致病菌,通常与配戴角膜接触镜有关。在发达国家,肺炎链球菌性角膜炎的发病率已逐渐下降,但在发展中国家仍然常见。在不同的时期或不同的地区,细菌性角膜炎致病菌的种类可能不同,这可能与结膜囊正常菌群分布、居住环境的温度和湿度、气候等因素有关。随着抗生素和皮质类固醇激素的滥用,一些条件致病菌引起的感染也日渐增多,如非结核分枝杆菌、诺卡氏菌、芽胞杆菌、丙酸杆菌等。

细菌性角膜炎的诱发因素包括眼局部因素及全身因素。局部因素最常见为角膜外伤或剔除角膜异物,常由于无菌操作不严格或滴用污染的表面麻醉剂或荧光素而发生感染。配戴角膜接触镜和慢性泪囊炎也是重要的危险因素。此外,干眼、眼局部长期使用皮质类固醇激素、患有某些眼表疾病或角膜上皮异常的疾病也是常见的局部因素。全身因素包括年老衰弱、维生素 A 缺乏、糖尿病、免疫缺陷、酗酒等。这些因素可降低机体对致病菌的抵抗力,也可增强角膜对致病菌的易感性。

【临床表现】严重的细菌性角膜炎起病急骤,出现畏光、流泪、疼痛、视力障碍、眼睑痉挛等症状。眼睑及球结膜水肿,睫状或混合性充血,病变早期表现为角膜上皮溃疡,溃疡下有边界模糊、致密的浸润灶,周围组织水肿。浸润灶迅速扩大,继而形成溃疡,溃疡表面和结膜囊多有脓性或黏液脓性分泌物。可伴有不同程度的前房积脓。非结核分枝杆菌和一些毒力弱的细菌引起的角膜炎则起病隐匿,症状较轻。

严重的细菌性角膜炎通常由金黄色葡萄球菌、肺炎链球菌、β-溶血性链球菌、铜绿假单胞菌等引起。金黄色葡萄球菌性角膜溃疡通常表现为圆形或椭圆形局灶性脓肿,周围有灰白色浸润区,边界清晰(图8-7),常发生于已受损的角膜,如大泡性角膜病变、单纯疱疹病毒性角膜炎、角膜结膜干燥症、眼部红斑狼疮、过敏性角膜结膜炎等。如果得不到有效治疗,可导致严重的基质脓肿和角膜穿孔。肺炎链球菌性角膜炎常见于外伤或慢性泪囊炎,表现为中央基质深部椭圆形溃疡,带匐行性边缘,其后弹力膜有放射状皱褶,常伴有前房积脓及角膜后纤维素沉着,也可导致角膜穿孔。

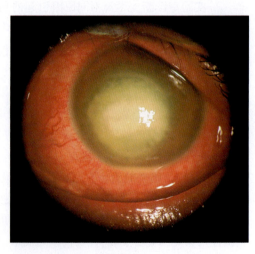

图8-7 葡萄球菌性角膜溃疡

角膜中央偏下方近圆形局灶性脓肿,周围有灰白色浸润区,边界清晰

铜绿假单胞菌所致角膜炎多表现为迅速发展的角膜液化性坏死,常发生于角膜异物剔除后或戴角膜接触镜引起的感染。起病急骤,发展迅猛,眼痛等症状明显,伴有严重混合性充血和球结膜水肿。角膜浸润扩展迅速,基质广泛液化性坏死,溃疡表面有大量黏稠的脓性或黏液脓性分泌物,略带黄绿色,溃疡周围基质可见灰白色或黄白色浸润环,伴有大量的前房积脓(图8-8)。感染如未控制,可导致角膜坏死穿孔和眼内容物脱出或全眼球炎。

其他的革兰阴性杆菌引起的角膜感染缺乏特殊体征,一般前房炎症反应轻微。克雷伯杆菌引起的感染常继发于慢性上皮病变。摩拉氏菌性角膜溃疡多见于酒精中毒、糖尿病、免疫缺陷等机体抵抗力下降人群,表现为角膜下方的卵圆形溃疡,逐渐向基质深层浸润,边界清楚,前房积脓少(图8-9)。

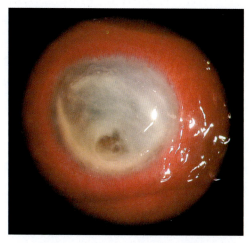

图 8-8　铜绿假单胞菌性角膜溃疡

角膜基质广泛液化性坏死，溃疡表面有大量黏稠的脓性或黏液脓性分泌物，溃疡周围基质可见黄白色浸润环

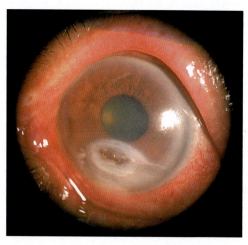

图 8-9　摩拉氏菌性角膜溃疡

角膜下方卵圆形溃疡，逐渐向基质深层浸润，边界清楚，伴少量前房积脓

奈瑟菌属的淋球菌或脑膜炎球菌感染所致的角膜炎来势凶猛，发展迅速。表现为眼睑高度水肿、球结膜水肿和大量脓性分泌物，伴有角膜基质浸润、坏死及溃疡。新生儿患者常致角膜穿孔。

【诊断】病原菌致病力的差别、患者角膜的健康状况、局部使用抗生素等可使角膜炎的症状和体征失去原有的特征，使用激素也可减轻角膜炎症的临床体征。这些因素都可使角膜炎的病情多样化，使临床表现不典型。因此，根据临床表现通常不能作出病因诊断。在开始药物治疗前，从浸润灶刮取病变组织，涂片染色查找细菌，有助于早期病因诊断。明确的病原学诊断需要做细菌培养，并同时进行药物敏感试验，为筛选敏感抗生素提供依据。

【治疗】细菌性角膜炎可造成角膜组织的迅速破坏，因此对疑似细菌性角膜炎患者应立即给予积极治疗。初诊患者可以根据临床表现和溃疡的严重程度给予广谱抗生素治疗，然后根据细菌培养和药敏试验的结果调整使用敏感的抗生素。抗生素治疗的目的在于尽快清除病原菌，由于每一种抗生素都只有特定的抗菌谱，因此在初诊患者需要使用广谱抗生素或联合使用两种或多种抗菌药物。

对于革兰阳性（G^+）球菌感染，头孢菌素是首选药物，50mg/ml 头孢唑啉是这类药物的代表。革兰氏阴性（G^-）杆菌角膜炎的首选抗生素是氨基苷类，可选择 1.3%~1.5% 妥布霉素或 1.5% 庆大霉素。对于多种细菌引起的角膜炎，或革兰染色结果不明确者，推荐联合使用头孢菌素和氨基糖苷类作为初始治疗。氟喹诺酮类有强力的杀菌作用，抗菌谱广，对 G^- 菌和许多 G^+ 菌都有抗菌作用，对耐药葡萄球菌也有作用，与头孢菌素联合使用能加强抗菌效果。联合应用头孢菌素和氟喹诺酮类是治疗威胁视力的细菌性角膜炎的合理选择。链球菌属、淋球菌属引起的角膜炎首选青霉素 G，对青霉素耐药的淋球菌感染可使用头孢曲松（ceftriaxone）。万古霉素对 G^+ 球菌或杆菌均有良好的抗菌活性，尤其对耐药的表皮葡萄球菌和金黄色葡萄球菌的敏感性较高，可作为细菌性角膜炎的二线用药。

局部使用抗生素是治疗细菌性角膜炎最有效的途径。使用剂型包括眼药水、眼膏、凝胶剂、缓释剂。急性期使用强化的局部抗生素给药模式即高浓度的抗生素眼药水频繁滴眼（第一个小时每 5~15 分钟滴眼 1 次，此后每小时 1 次），使角膜基质很快达到抗生素治疗浓度。局部药液还可冲走眼表的细菌、有害毒素和酶。眼膏剂型和凝胶剂型可增加药物在眼表停留，保持眼表润滑，同时保证用药的延续性，特别适合儿童使用。浸泡抗生素溶液的胶原盾，可提高抗生素生物利用度，同时还起到治疗性角膜接触镜的作用，促进溃疡区上皮愈合。

结膜下注射能提高角膜和前房的药物浓度，但存在局部刺激性，多次注射可造成结膜下出血和瘢痕化。一些研究表明强化的抗生素滴眼液滴眼具有与结膜下注射同样的效果。但在某些特定情况下,如角膜溃疡发展迅速将要穿孔或患者使用滴眼液依从性不佳时,可考虑使用结膜下注射的方式给药。此外,使用泪点胶原塞,可减少泪液排出,增加抗生素在眼表的停留时间。采用脂质体包被、离子透入疗法等可提高角膜药物浓度。

本病一般不需全身用药,但如出现角膜溃疡穿孔、角膜炎可能向眼内或全身播散、巩膜化脓,或角膜或巩膜穿孔伤后继发的角膜感染,应在局部用药的同时全身应用抗生素。治疗过程中应根据细菌学检查结果和药物敏感试验,及时调整使用有效抗生素。病情控制后,局部应维持用药一段时间,防止感染复发,特别是铜绿假单胞菌性角膜溃疡。

并发虹膜睫状体炎者应给予1%阿托品眼药水或眼膏散瞳。局部使用胶原酶抑制剂如谷胱甘肽、半胱氨酸等,抑制溃疡发展。口服维生素C、维生素B有助于溃疡愈合。对于药物治疗无效、溃疡不愈合,或病情发展,可能或已经出现溃疡穿孔者,应酌情考虑羊膜移植、结膜瓣遮盖、角膜胶原交联,甚至角膜移植术。

(二)真菌性角膜炎

真菌性角膜炎(fungal keratitis)是一种由致病真菌引起的感染性角膜炎症。此病致盲率高,多见于温热潮湿气候,在热带、亚热带地区,特别是赤道地区发病率高。在我国南方,特别在收割季节多见。随着抗生素和糖皮质激素的广泛使用及对本病的认识和诊断水平的提高,其发病率不断增高。

【病原学】 引起角膜感染的真菌种类较多,但大多数患者主要由曲霉菌属(烟曲霉菌)、镰孢菌属(茄病镰刀菌、尖孢镰刀菌)、弯孢菌属(月状弯孢霉)和念珠菌属(白色念珠菌)等4大类引起,前三类属丝状真菌,丝状真菌引起的角膜感染多见于农业或户外工作人群,其工作或生活环境多潮湿,外伤(尤其是植物性外伤)是最主要的诱因,其他诱因包括长期使用激素/抗生素造成眼表免疫环境改变或菌群失调、过敏性结膜炎、配戴角膜接触镜、角膜移植或角膜屈光手术等。念珠菌属酵母菌,此型感染多继发于已有眼表疾病(干眼、眼睑闭合不全、病毒性角膜炎)或全身免疫力低下(糖尿病、免疫抑制)的患者。在20世纪80年代前,曲霉菌是真菌性角膜炎的首位致病菌,近20年其发病率逐渐下降,而镰孢菌的发病率逐渐上升,目前已成为我国和很多国家真菌性角膜炎的首位致病菌,但其原因可能并不是致病菌谱发生了改变,而主要是镰孢菌的培养和鉴定技术有了明显的提高。

【临床表现】 多有植物性(如树枝、甘蔗叶、稻草等)角膜外伤史或长期使用激素和抗生素病史。起病缓慢,亚急性经过,刺激症状较轻,伴视力障碍。角膜浸润灶呈白色或乳白色,致密,表面欠光泽呈牙膏样或苔垢样外观,溃疡周围有基质溶解形成的浅沟或抗原抗体反应形成的免疫环。有时在角膜感染灶旁可见"伪足"或卫星样浸润灶,角膜后可有斑块状沉着物。前房积脓呈灰白色,黏稠或呈糊状(图8-10)。此外,某些菌种引起的角膜感染有一些特殊表现:茄病镰刀菌性角膜炎进展迅速,病情严重,易向角膜深部组织浸润,数周内可引起角膜穿孔,还可由于真菌在眼内尤其是虹膜后的繁殖及炎症反应引起恶性青光眼等严重并发症。曲霉菌性角膜炎的病情和进展速度较茄病镰刀菌者慢,药物治疗效果较好。弯孢菌角膜感染通常为局限于浅基质层的羽毛状浸润,进展缓慢,对那他霉素治疗反应较好,角膜穿孔等并发症发生率低。

丝状真菌穿透力强,菌丝能穿过深层基质侵犯角膜后弹力层,甚至进入前房侵犯虹膜和眼内组织。眼内的真菌

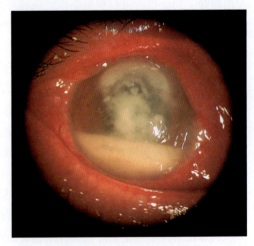

图8-10 真菌性角膜溃疡
角膜中央部浸润灶呈乳白色,致密,表面欠光泽,干燥呈牙膏样外观,前房积脓呈灰白色,黏稠或呈糊状

感染主要位于后房,通常局限于虹膜与晶状体之间的后房周边部,可形成顽固的真菌性虹膜炎及瞳孔膜闭,甚至继发青光眼,还可导致并发性白内障及真菌性眼内炎。因此,真菌一旦进入前房,病情将难于控制。

【诊断】 根据植物性外伤的病史,结合角膜病灶的特征可以作出初步诊断。实验室检查找到真菌和

菌丝可以确诊。常用的快速诊断方法有角膜刮片 Gram 和 Giemsa 染色、10%～20%氢氧化钾湿片法、乳酚棉兰（LPCB）染色、乌洛托品银染色、钙荧光白染色、PAS 染色等。真菌培养可使用血琼脂培养基、巧克力培养基、马铃薯葡萄糖琼脂培养基和 Sabouraud 培养基，30～37℃培养 3～4 天即可见真菌生长，应培养 4～6 周，培养阳性时可镜检及联合药敏试验。角膜刮片及培养均为阴性，而临床又高度怀疑者，可考虑做角膜组织活检。对于不能进行角膜活检的患者，可用带微孔的硝酸纤维膜盖在角膜溃疡表面，施加压力后，将纤维膜送检。此外，免疫荧光染色、电子显微镜检查和 PCR 技术也用于真菌角膜炎的诊断。角膜共焦显微镜作为非侵入性检查手段可在病变早期阶段直接发现病灶内的真菌病原体。

【治疗】局部使用抗真菌药物治疗。包括多烯类（如 0.15%两性霉素 B、5%那他霉素眼药水）、咪唑类（如 0.5%咪康唑眼药水）或嘧啶类（如 1%氟胞嘧啶眼药水）。目前，0.15%两性霉素 B 和 5%那他霉素眼药水是抗真菌性角膜炎的一线药物。丝状真菌应首选 5%那他霉素或伏立康唑，酵母菌属则可选用 0.15%两性霉素 B、2%氟康唑或 5%那他霉素。联合使用抗真菌药物有协同作用，可减少单一用药的药物用量，降低毒副作用。目前常用的联合用药方案有那他霉素+两性霉素 B 或氟康唑，利福平可加强两性霉素 B 的抗菌作用，也常联合使用。

抗真菌药物局部使用，开始时 0.5～1 小时滴用 1 次，增加病灶区药物浓度，晚上涂抗真菌眼膏。感染明显控制后逐渐减少使用次数。结膜下注射抗真菌药物有明显的毒性且疼痛剧烈，一般不采用。确实需要时，可结膜下注射咪康唑 5～10mg 或两性霉素 B 0.1mg。病情严重者可联合全身使用抗真菌药物，如口服氟康唑、酮康唑、伊曲康唑、伏立康唑等，或静脉滴注咪康唑、氟康唑、伏立康唑等。全身使用时应特别注意抗真菌药物的毒副作用，尤其对肝功能的损害。抗真菌药物起效慢，治疗过程中需仔细观察临床体征的变化以评估疗效。治疗有效的体征包括疼痛减轻、浸润范围缩小、卫星灶消失、溃疡边缘圆钝等。即使治疗有效，使用抗真菌药物也应至少持续 6 周。治疗过程中注意药物的眼表毒性，如结膜充血水肿、角膜点状上皮脱落等。

近年研究表明免疫抑制剂环孢素 A 和他克莫司（FK506）可抑制茄病镰刀菌、尖孢镰刀菌及烟曲霉菌的生长，对白念珠菌虽无效，但和氟康唑联合使用可增强其抗念珠菌效果。利福平是大环内酯类药物，对酵母菌和新型隐球菌感染有治疗作用。此外，动物模型中证实 0.02%聚六亚甲基双胍（PHMB）可显著抑制镰刀菌的生长，氯已定也被证实有一定的抗真菌作用。

并发虹膜睫状体炎者，应使用 1%阿托品眼药水或眼膏散瞳。不宜使用糖皮质激素。

即使经及时药物治疗，仍有 15%～27%患者病情不能控制，这可能和致病真菌对药物的敏感性、药物的渗透性、药物的毒性以及病情的严重程度有关。此时需考虑手术治疗，包括清创术、结膜瓣遮盖术和角膜移植术。早期施行病灶清创术可促进药物进入角膜基质，提高病灶中的药物浓度和清除病原体。结膜瓣遮盖术可利用结膜瓣的血供为病变区输送抗炎因子，达到杀灭真菌的目的。药物治疗无效，而病变未侵犯深层基质者，应考虑行板层角膜移植术。角膜溃疡即将或已经穿孔者，可考虑穿透性角膜移植术。术后继续抗真菌药物治疗，以防止术后感染复发。

（三）单纯疱疹病毒性角膜炎

单纯疱疹病毒（herpes simplex virus，HSV）引起的角膜感染称为单纯疱疹病毒性角膜炎（herpes simplex keratitis，HSK），简称单疱角膜炎。此病非常常见，是致盲性角膜病最主要的原因。其临床特点为反复发作，多次发作使角膜混浊逐次加重，最终可导致失明。

【病原学及发病机制】HSV 是一种 DNA 病毒，人是其唯一的自然宿主。HSV 分为两个血清型，眼部和口唇感染多数为 HSV-1 型，少数为 HSV-2 型。

HSV 感染分为原发和复发两种类型。绝大多数成年人都接触过 HSV，人群中 HSV-1 的血清抗体阳性率为 50%～90%，但大部分不出现临床症状。原发感染后，HSV 潜伏在三叉神经节，三叉神经任何一支支配区的皮肤、黏膜等靶组织的原发性 HSV 感染均可导致 HSV 潜伏在三叉神经节的感觉神经元。近年来，从无复发感染征象的慢性 HSK 患者切除的角膜组织中培养出 HSV，提示角膜组织也是 HSV 潜伏的部位。此外，通过 PCR 或 ISH（原位杂交）技术在虹膜组织或泪液中也能扩增出病毒 DNA

序列,说明 HSV 还可能潜伏在其他组织。

复发性 HSV 感染是由潜伏病毒的再活化所致。当机体抵抗力下降,如感冒等发热性疾病、全身或局部使用糖皮质激素或免疫抑制剂等时,潜伏的病毒被激活,活化的病毒在三叉神经内逆轴浆流移行到达角膜组织,引起 HSK 复发。

【临床表现】

1. **原发性单纯疱疹病毒感染** 常见于幼儿。超过 94% 感染 HSV 的幼儿并不发病,而且,发病的幼儿通常表现在口唇部,而眼部并不受累。患儿表现为全身发热、耳前淋巴结肿大、唇部或皮肤疱疹等,这一时期的病变常有自限性。眼部受累表现为急性滤泡性结膜炎、假膜性结膜炎、眼睑皮肤疱疹、点状或树枝状角膜炎。树枝状角膜炎特点为树枝短,出现时间晚,持续时间短。原发感染主要表现为角膜上皮病变,且临床表现不典型,只有不到 10% 的患儿发生角膜基质炎和葡萄膜炎。

2. **复发性单纯疱疹病毒感染** 与原发性感染不同,复发性 HSK 通常有典型的临床表现。由于病毒对靶细胞的毒力和机体对病毒感染的反应不同,使 HSK 具有不同的临床表现,据此将 HSK 分为不同的类型(表 8-1)。

表 8-1 HSK 的分类

	上皮型角膜炎	神经营养性角膜病变	基质型角膜炎	内皮型角膜炎
发病机制	病毒在上皮细胞内活化复制	角膜神经功能异常,基质浸润、药物毒性	病毒侵袭伴免疫炎症反应	病毒引起的免疫反应
基质损害特点	继发于上皮损害的基质瘢痕	溃疡引起的瘢痕	组织浸润坏死伴新生血管	内皮功能受损,慢性水肿引起基质混浊
其他病变	树枝状、地图状边缘性角膜溃疡	持续性上皮缺损	角膜变薄,可继发上皮角膜炎	盘状、线状、弥漫性 KP

(1) 上皮型角膜炎:约 2/3 以上 HSK 为上皮型。感染初期角膜上皮层可见灰白色、近乎透明、稍隆起的针尖样水疱,点状或排列成行或聚集成簇,一般仅持续数小时至十余小时,因此常被忽略,此时角膜上皮荧光素染色阴性,但虎红染色阳性。感染的上皮细胞坏死崩解,出现点状角膜炎。坏死崩解的细胞释放出大量的 HSV 感染周围的细胞,使点状病灶逐渐扩大融合,中央上皮脱落,形成树枝状溃疡。这种溃疡的特点为树枝末端可见分叉和结节状膨大,周围可见水肿的边界,荧光素染色中央部溃疡呈深绿色,病灶边缘为淡绿色。在树枝状溃疡的周围,上皮细胞内含有大量活化的病毒。若病情进展,则发展为地图状角膜溃疡(图 8-11)。

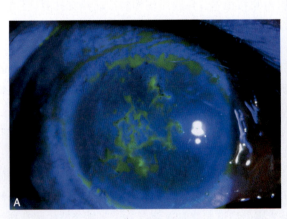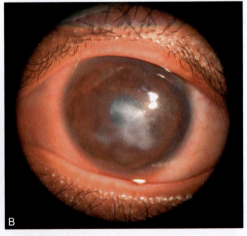

图 8-11 上皮型单疱病毒性角膜炎

A. 角膜中央部溃疡呈树枝状,荧光素钠染色钴蓝光下染成深绿色,病灶边缘为淡绿色;B. 树枝状角膜炎继续发展,出现地图状角膜溃疡上皮型 HSK 由病毒对上皮细胞的直接破坏引起,机体出现的免疫性炎症不明显。病变组织中,除少数中性粒细胞外,很少出现免疫性炎症细胞。

角膜知觉减退是上皮型 HSK 的特征。知觉减退的分布取决于角膜病变的范围、病程和严重程度。病灶处的知觉虽减退,但其周围的敏感性可相对增强,因此患者仍然有显著疼痛、摩擦感和流泪等症状。

上皮型 HSK 多位于上皮层或基质浅层,少数未经控制的患者,病变可继续向深部发展,出现角膜实质深层溃疡。

上皮型 HSK 多能获得有效治疗而缓解,但可出现持续性角膜上皮点状缺损、复发性角膜上皮缺损和上皮囊样化。浅层溃疡经积极治疗,多数患者可在 1~2 周内愈合,但基质浅层的浸润需历时数周至数月才能吸收,可能留下角膜薄翳,一般对视力影响较小。

(2) 神经营养性角膜病变:引起神经营养性角膜病变的原因包括基底膜损伤、泪液分泌减少及神经受损等。抗病毒药物的毒性作用可加重病情,使溃疡难于愈合,经久不愈可能会引起角膜穿孔。营养性角膜病变多发生在 HSK 的恢复期或静止期,病灶可局限于角膜上皮表面及基质浅层,也可向基质深层发展,溃疡一般呈圆形或椭圆形,多位于睑裂区,浸润轻微,边缘呈灰色增厚。

(3) 基质型角膜炎:几乎所有基质型角膜炎患者同时或曾经患过角膜上皮炎。根据临床表现可分为免疫性和坏死性两种。

1) 免疫性基质型角膜炎:最常见类型是盘状角膜炎。角膜中央基质盘状水肿,不伴炎症细胞浸润和新生血管;后弹力层可有皱褶;伴有前葡萄膜炎时,在水肿区域角膜内皮面出现沉积物。盘状角膜炎是基质对病毒抗原的迟发超敏反应引起,在病变区有大量致敏的淋巴细胞、浆细胞、巨噬细胞和中性粒细胞聚集。免疫功能正常的患者病情有自限性,持续数周至数月后消退。慢性或复发性盘状角膜炎后期可发生大泡性角膜病变,炎症的反复发作可导致角膜瘢痕形成或角膜变薄、新生血管化及脂质沉积。

2) 坏死性基质型角膜炎:表现为角膜基质内单个或多个黄白色坏死浸润灶、基质溶解坏死及上皮广泛性缺损,严重者可形成灰白色脓肿病灶、角膜后沉积物、虹膜睫状体炎和眼压增高等。部分患者可表现为免疫环或边缘性血管炎。在病变组织中存在病毒颗粒或其抗原,其病变性质是抗原-抗体-补体介导的免疫性炎症。基质病变由病毒活动性感染与免疫性炎症共同引起。坏死性角膜基质炎常诱发基质层新生血管,表现为一条或多条中、深层基质新生血管,从周边角膜伸向中央基质的浸润区。少数患者可引起角膜迅速变薄穿孔(图 8-12)。

(4) 角膜内皮炎:角膜内皮炎可分为盘状、弥漫性和线状三种类型,发病机制为内皮对病毒抗原的迟发超敏反应,病毒对内皮细胞的侵袭也是重要因素。盘状角膜内皮炎是最常见的类型,通常表现为角膜中央或旁中央角膜基质水肿,角膜失去透明性呈现毛玻璃样外观,在水肿区的内皮面有角膜沉积物,伴有轻、中度虹膜炎。线状角膜炎则表现为从角膜缘开始的内皮沉积物,伴有周边角膜基质和上皮水肿,引起小梁炎时可导致眼压增高。角膜内皮的功能通常要在炎症消退数月后方可恢复,严重者可导致角膜内皮功能失代偿。

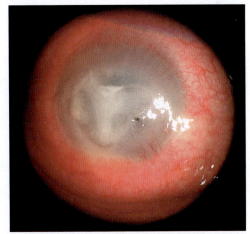

图 8-12 坏死性基质型角膜炎
角膜基质内黄白色坏死浸润灶,基质溶解坏死及上皮广泛性缺损,出现灰白色脓肿病灶

【诊断】 根据病史,角膜树枝状、地图状溃疡灶,或盘状角膜基质炎等体征可以诊断。实验室检查有助于诊断,如角膜上皮刮片发现多核巨细胞或细胞核内包涵体,角膜病灶分离到单纯疱疹病毒,

免疫荧光电镜、单克隆抗体组织化学染色发现病毒抗原,血清学病毒抗体滴度测定等。

【治疗】 HSK 的治疗目的是抑制病毒在角膜内的复制,减轻炎症反应引起的角膜损害。不同类型的 HSK 治疗重点有差异。上皮型角膜炎是由于病毒在上皮细胞内复制增殖、破坏细胞引起,必须给予有效的抗病毒药物抑制病毒活性,才能控制病情。基质型角膜炎以机体的免疫性炎症反应为主,因此除抗病毒外,抗炎治疗尤为重要。内皮型角膜炎在给予抗病毒、抗炎治疗的同时,还应该采取保护角膜内皮细胞功能的措施。神经营养性角膜病变的治疗原则与神经麻痹性角膜溃疡类似。

1. 药物治疗　常用抗病毒药物有更昔洛韦(ganciclovir,GCV),眼药水和眼膏剂型均为 0.15%;阿昔洛韦(acyclovir,ACV),眼药水为 0.1%,眼膏为 3%;三氟胸腺嘧啶核苷(trifluoridine),眼药水为 1%;安西他滨(ancitabine),眼药水为 0.05%,眼膏为 0.1%。急性期每 1~2 小时滴眼 1 次,晚上涂抗病毒药物眼膏。

ACV 局部滴用角膜穿透性不好,对基质型和内皮型角膜炎治疗效果欠佳。因此,美国不使用 ACV 局部滴用治疗 HSK,而使用 3% ACV 眼膏。近年来,溴乙酰基脱氧尿苷(bromovinyl deoxyuridine,BVDU)在欧洲用于治疗 HSK,也有较好的疗效。

GCV 对常见病毒的 MIC90 值比 ACV 高 10~100 倍,且生物利用度高,半衰期达 8 小时,进入病毒感染细胞的速度快,在病毒感染细胞中存留时间长,已经成为抗病毒治疗的一线药物。此外,泛昔洛韦和伐昔洛韦对 HSK 也有较好的疗效,也可用于 HSK 的治疗。

病情严重、多次复发或角膜移植术后的患者,需口服 ACV、GCV 等抗病毒药物,用药时间一般不少于 2 周。

由免疫反应引起的盘状角膜炎,可以使用激素治疗。但也有观点认为免疫功能正常者,病变通常有自限性,不需使用激素,以免引起角膜溶解和青光眼等并发症。只有出现明显的免疫性炎症反应时,才使用激素治疗,而且必须联合使用抗病毒药物。有虹膜睫状体炎时,要及时使用阿托品眼药水或眼膏扩瞳。

2. 手术治疗　已穿孔的患者可行穿透性角膜移植术。对 HSK 痊愈后形成的角膜瘢痕明显影响视力者,角膜移植是复明的有效手段。术后局部使用激素同时应局部和全身使用抗病毒药物以预防复发。

3. 预防复发　单纯疱疹病毒角膜炎容易复发,约 1/3 复发患者出现在原发感染 2 年内。疱疹性眼病研究(herpetic eye disease study,HEDS)证明,预防性口服 ACV 可以减少 HSK 复发,尤其对上皮型和基质型患者。使用更昔洛韦、泛昔洛韦和伐昔洛韦口服,也可降低 HSK 复发率。控制诱发因素对于降低复发率也很重要。

(四) 棘阿米巴角膜炎

棘阿米巴角膜炎(acanthamoeba keratitis)由棘阿米巴原虫感染引起,是一种严重威胁视力的角膜炎。该病常表现为一种慢性、进行性角膜溃疡,病程可持续数月之久。

【病原学】 已知的棘阿米巴有 50 余个种属,广泛存在于土壤、淡水、海水、泳池、谷物和家畜中,以活动的滋养体和潜伏的包囊两种形式存在。其中 8 个种属和人类感染有关,可引起棘阿米巴角膜炎的有 5 个种属,以卡氏棘阿米巴最为常见。由于棘阿米巴的形态可以随局部环境而变化,因此难于从形态学特征对其进一步细分和鉴定。采用免疫荧光、酶学特征和基因检测技术(如核糖体指纹技术,线粒体 DNA 限制性片段多态性分析等),目前确定棘阿米巴有 13 种基因型,多数棘阿米巴角膜炎与 T4 型有关,T3、T6、T11 在个别患者中致病。

【临床表现】 约 90% 患者与角膜接触镜的使用有关,角膜外伤、角膜移植和接触棘阿米巴污染的水源也是常见的原因。多为单眼发病,患眼畏光、流泪伴视力减退,眼痛剧烈,病程可长达数月。本病临床表现多样,容易和单纯疱疹病毒角膜炎、真菌性角膜溃疡相混淆。而且,不同阶段的临床表现也不同。感染初期表现为上皮混浊、微囊样水肿或假树枝状,上皮可完整,少数患者(约 2.0%~6.6%)可出现特征性放射状角膜神经炎。随着病变进展,角膜出现中央或旁中央环状浸润,可伴有上皮缺损;也可表现为中央盘状病变,基质水肿增厚并有斑点或片状混浊(图8-13)。晚期由于组织中蛋白酶和胶原酶的释放,导致基质溶解、形成脓肿、角膜溃疡甚至穿孔。但前房反应少见。

棘阿米巴角巩膜炎是棘阿米巴角膜炎的严重并发症,其发生率约14%~16%,临床表现为弥漫性前巩膜炎,个别有后巩膜炎、神经炎,症状一般较重,治疗困难,发生机制尚不清。

【诊断】棘阿米巴角膜炎的诊断建立在从角膜病灶中取材涂片染色找到棘阿米巴原虫或从角膜刮片培养出棘阿米巴的基础上。常用的染色方法有Giemsa染色、PAS染色和Gram染色,前两种染色可以显示典型的包囊,有条件者行荧光增白剂染色、免疫荧光染色检查。使用大肠杆菌覆盖的非营养性琼脂培养基有利于棘阿米巴培养。必要时可做角膜活检。角膜共焦显微镜有助于棘阿米巴角膜炎的活体诊断。

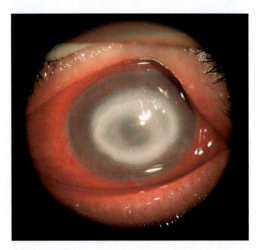

图8-13 棘阿米巴角膜炎
角膜中央盘状溃疡,病灶周边部出现环形浸润

【治疗】早期诊断、早期治疗是改善本病预后的关键。早期可试行病灶区角膜上皮刮除。药物治疗可选用氨基苷类、聚双胍类、双咪或联咪类和咪唑类,通常采用联合用药。0.02%~0.1%氯己定(洗必泰)、0.01%~0.02%聚六亚甲基双胍(PHMB)、0.15%羟乙醛酸双溴丙咪、1%咪康唑等均有成功治疗棘阿米巴角膜炎的报道。口服伊曲康唑或酮康唑也可用于棘阿米巴角膜炎的治疗。棘阿米巴药物治疗一般疗程较长,治疗初期局部用药可1次/小时,待症状明显改善后逐渐减少为每天4~6次,疗程4个月以上,直至感染完全控制,虫体全部被杀死。若治疗期间中断用药,可能导致病变反复,使病情恶化。糖皮质激素有导致病情恶化的危险,一般不主张使用。

药物治疗无效、溃疡不愈合或病情发展,可能出现角膜溃疡穿孔者应酌情考虑羊膜移植、结膜瓣遮盖、角膜胶原交联,甚至角膜移植术。治愈后形成角膜混浊严重影响视力者,可行穿透性角膜移植术。术后应继续药物治疗,以减少术后复发。棘阿米巴感染蔓及巩膜时,药物或手术治疗效果不佳,愈后不良。

三、非感染性角膜炎

(一)角膜基质炎

角膜基质炎(interstitial keratitis)是以细胞浸润和血管化为特点的角膜基质非化脓性炎症,通常不累及角膜上皮和内皮。机体对感染源的迟发性超敏反应与本病发病有关。先天性梅毒为最常见的原因,结核、单纯疱疹、带状疱疹、麻风、腮腺炎等也可引起本病。

【临床表现】先天性梅毒性角膜基质炎是先天性梅毒最常见的迟发表现,多在青少年时期(5~20岁)发病。发病初期为单侧,数周至数月后常累及双眼。女性发病多于男性。起病时可有眼痛、流泪、畏光等刺激症状,视力明显下降。早期可见典型的扇形或弥漫性角膜炎症浸润,可伴有或不伴有角膜后沉着物(KP)。随着病情进展,角膜基质深层出现新生血管,在角膜板层间呈红色毛刷状,最终炎症扩展至角膜中央,角膜混浊、水肿(图8-14)。炎症消退后,水肿消失,少数患者遗留厚薄不等的瘢痕,萎缩的血管在基质内表现为灰白色纤细丝状物,称为幻影血管。先天性梅毒除引起角膜基质炎外,还常合并Hutchinson齿、马鞍鼻、口角皲裂、马刀胫骨等先天性梅毒体征。梅毒血清学检查和特异性梅毒螺旋体抗体测定有助于诊断。

后天性梅毒所致的角膜基质炎少见,多单眼受累,炎症反应比先天性梅毒引起者轻,常侵犯角膜某一象限,伴有前葡萄膜炎。

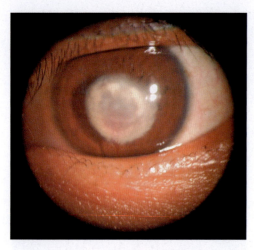

图 8-14 角膜基质炎
角膜中央部近圆形混浊,角膜基质深层出现新生血管,在角膜板层间呈红色毛刷状

结核性角膜基质炎较少见,多单眼发病,侵犯部分角膜,在基质的中、深层出现灰黄色斑块状或结节状浸润灶,有分支状新生血管侵入。病程缓慢,可反复发作,晚期角膜遗留浓厚瘢痕。

其他的角膜基质炎见于 Cogan 综合征(眩晕、耳鸣、听力丧失和角膜基质炎)、水痘-带状疱疹病毒、EB 病毒、腮腺炎、风疹、莱姆病(Lyme disease)、性病淋巴肉芽肿、盘尾丝虫病等。

【治疗】 全身给予抗梅毒、抗结核治疗。在炎症急性期,应局部使用睫状肌麻痹剂和糖皮质激素,以减轻炎症及预防虹膜后粘连、继发性青光眼等并发症。患者畏光强烈,可戴深色眼镜减少光线刺激。角膜瘢痕形成造成视力障碍者,可行角膜移植术。

(二) 神经麻痹性角膜炎

神经麻痹性角膜炎(neuroparalytic keratitis)为三叉神经遭受外伤、手术、炎症或肿瘤等破坏时,失去神经支配的角膜失去知觉和反射性瞬目功能,而且营养障碍,对外界有害因素的防御能力减弱,因而角膜上皮出现干燥及易受机械性损伤。遗传性原因包括遗传性感觉神经缺失和家族性自主神经异常。

【临床表现】 由于角膜知觉丧失,即使角膜炎症严重,患者也可无明显的自觉症状。在病变早期,暴露于睑裂部位的角膜上皮出现点状脱落,逐渐扩展成片状上皮缺损,甚至出现大片无上皮区域,继之形成溃疡。一旦继发感染,则演变为化脓性角膜溃疡,且极易穿孔。患眼反射性瞬目减少,可伴有充血、视力下降、分泌物增加等。

【治疗】 治疗措施包括使用不含防腐剂的人工泪液,以保持眼表湿润。用抗生素眼药水及眼膏等预防感染。羊膜遮盖、戴用软性接触镜或包扎患眼等可促进角膜缺损灶的愈合。但药物治疗效果通常较差,可行睑缘缝合术保护角膜。如已演变成化脓性角膜溃疡,则按角膜溃疡病治疗原则处理。另外要积极治疗导致三叉神经损害的原发疾病。

(三) 暴露性角膜炎

暴露性角膜炎(exposure keratitis)是角膜失去眼睑的保护而暴露在空气中,引起干燥、上皮脱落进而继发感染的角膜炎症。引起暴露的常见原因有眼睑缺损、眼球突出、睑外翻、手术源性上睑滞留或睑闭合不全。此外也可见于面神经麻痹、深度麻醉或昏迷。

【临床表现】 病变多位于下 1/3 的角膜。初期角膜、结膜上皮干燥、粗糙,暴露部位结膜充血、肥厚,角膜上皮由点状糜烂逐渐融合成大片的缺损,新生血管形成。继发感染时则出现化脓性角膜溃疡症状及体征。

【治疗】 治疗目的是去除暴露因素、保护角膜上皮和维持眼表的湿润。根据角膜暴露原因行眼睑缺损修补术、睑植皮术、眼睑重建术等;上睑下垂矫正术所造成的严重睑闭合不全,应再次手术恢复闭睑功能。夜间使用抗生素眼膏预防感染,或形成人工湿房保护角膜,其他措施同神经麻痹性角膜炎。

(四) 丝状角膜炎

角膜表面出现由变性的上皮及黏液组成的丝状物称为丝状角膜炎(filamentary keratitis)。本病可由多种原因引起。临床症状严重,治疗较困难,易复发。

【临床表现】 自觉症状有异物感、畏光、流泪等。瞬目时症状加重,而闭眼时症状可减轻。角膜上可见卷曲的丝状物,一端附着于角膜上皮面,另一端游离,可被推动,长度从 0.5mm 到数毫米不等。丝状物附着处角膜下方可出现小的灰白色上皮下混浊。与角膜的黏附通常较牢固,由于瞬目动作,丝状物可能会弯曲折叠,用力闭眼动作可能使丝状物从角膜面脱落,而残留角膜上皮缺损区,在此缺损区又可重新形成新的丝状物。丝状物可在不同位置反复出现。

【治疗】应针对病因进行治疗。患者若有接触镜戴用时间过长、用药不当(包括全身用药)、包眼时间过长等因素,应及时矫正。因丝状物引起异物感明显时,可表麻后机械拭去角膜丝状物,然后在结膜囊涂抗生素眼膏,包眼12~24小时。适当应用抗生素眼药水及眼药膏,预防继发感染。10%半胱氨酸可减低丝状物黏性,有利于卷丝的去除。局部使用高渗剂对本病也有治疗作用,常用者为5%氯化钠溶液,每天滴眼3~4次,晚上用眼药膏。角膜上皮剥脱后可戴治疗性角膜接触镜减轻症状,局部可使用不含防腐剂的人工泪液和保护角膜上皮的药物,并适当补充维生素类口服药。

(五) 免疫性角膜炎

由于角膜的病理生理学特点,角膜的免疫性炎症通常发生于角膜周边部或角膜缘。其中,蚕食性角膜溃疡是最典型、最有代表性的免疫性角膜炎。

(六) 蚕食性角膜溃疡

蚕食性角膜溃疡(Mooren ulcer)是一种原发性、慢性、疼痛性角膜溃疡,通常位于角膜周边部,呈进行性发展。其确切病因尚不清,可能的因素包括角膜外伤、手术或感染(蠕虫、带状疱疹、梅毒、结核、丙型肝炎、沙门氏菌等)。

【病理及免疫学特点】确切的病理机制尚不清楚,但一般认为是一种自身免疫性疾病。在病变受累区的结膜有大量浆细胞、淋巴细胞、肥大细胞和嗜酸性粒细胞浸润,血清中出现角膜、结膜上皮抗体,血清免疫复合物水平比正常人群高。而且,患者对正常角膜基质也可产生淋巴细胞增殖反应,体内全身性抑制性T淋巴细胞与辅助性T淋巴细胞的比例下降。这些研究结果表明,细胞免疫和体液免疫均参与了本病的发病过程。

【临床表现】多发于成年人,男女发病率相似。多数为单眼发病,多见于老年人,症状相对较轻,病情进展缓慢;少数为双眼发病,多见于年轻人,临床症状重,病情进展迅速。主要症状有剧烈眼痛、畏光、流泪及视力下降。病变初期,周边部角膜出现浅基质层浸润,常位于角膜内侧或外侧,随后浸润区出现角膜上皮缺损,继而形成溃疡。溃疡沿角膜缘呈环状发展,并向中央区浸润,浸润缘呈潜掘状,略为隆起,最终可累及全角膜(图8-15)。少数患者溃疡向深层发展,可引起角膜穿孔。在溃疡区与角膜缘之间无正常角膜组织分隔,且溃疡不超过角膜缘侵犯巩膜是本病的特点。当溃疡向中央发展时,溃疡周边区上皮可逐渐修复,伴新生血管长入,出现周边部纤维血管膜样增殖。

诊断本病前应排除其他可能引起周边部角膜溃疡的全身性疾病如类风湿关节炎、Wegener肉芽肿等疾病。相应的实验室检查有助于排除这些疾病。

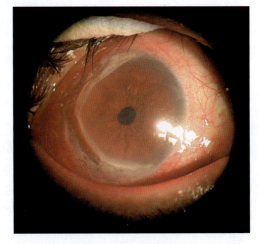

图8-15 蚕食性角膜溃疡
周边部角膜出现溃疡,溃疡沿角膜缘呈环状发展,并向中央区浸润,浸润缘呈潜掘状,略为隆起

【治疗】此病治疗相当棘手。局部可用糖皮质激素或胶原酶抑制剂(如2%半胱氨酸眼药水)滴眼。1%~2%环孢素A油剂或他克莫司(FK506)滴眼剂滴眼对本病有一定疗效。局部使用抗生素眼药水及眼膏预防继发感染。适当补充维生素类药物。对病情严重或双眼患者,全身应用免疫抑制剂如环磷酰胺、甲氨蝶呤和环孢素A有一定疗效。

此病多需手术治疗。病灶局限于周边部且较表浅者,行角巩膜病灶浅层切除联合相邻结膜切除术,可望控制病情;如病变较大或已侵犯瞳孔区,可根据病变范围,采用新月形、指环形全板层角膜移植;如溃疡深、有穿孔危险或角膜已穿孔,可行穿透性角膜移植。术后应继续药物治疗,使用环孢素A或他克莫司(FK506)对预防复发有一定疗效。

（七）浅层点状角膜炎

1. 浅层点状角膜炎（superficial punctate keratitis，SPK） 是一种病因未明的上皮性角膜病变。本病的发生与感染无关，它是角膜的活动性炎症，但不诱发角膜新生血管。

【临床表现】任何年龄均可发病，多见于中、青年。部分患者有异物感、畏光、轻度视力下降，伴或不伴结膜轻度充血。角膜上皮层出现散在分布的圆形或椭圆形、细小的结节状或灰色点状混浊，通常位于角膜中央部或视轴区。其中央隆起，突出于上皮表面，荧光素及孟加拉红染色呈阳性。可伴有上皮及上皮下水肿，但无浸润。病灶附近角膜上皮呈现放射状或树枝状外观，有时可误诊为单纯疱疹病毒性角膜炎。即使不经治疗，病变也可于1~2个月愈合，但经过一段时间（通常为6~8周）后又复发。在病变缓解期，角膜上皮缺损完全消失，但有时可在上皮残留轻微的混浊。

【治疗】急性期症状严重时，局部使用低浓度糖皮质激素治疗有较好的效果。但应低浓度、短疗程使用。也可使用治疗性角膜接触镜。选用自家血清、纤维连接蛋白、透明质酸钠、细胞生长因子等药物保护和促进角膜上皮修复。补充维生素类药物。

2. Thygeson 浅层点状角膜炎（superficial punctate keratitis of Thygeson） 是一种原因不明的SPK，可能和病毒感染有关，是宿主对慢病毒感染产生的免疫反应。

【临床表现】角膜上皮圆形或椭圆形混浊，直径0.1~0.5mm，呈颗粒状白色或灰白色，轻度隆起，数量从1~20个不等。极少或无荧光素着色。上皮混浊可发生于任何部位，但以瞳孔区最常见。病情时轻时重，加重与缓解交替出现，可迁延数月至数年之久。病情加重时出现的病灶缓解期可减少或消退，再次加重时可再出现，但最终多完全消退不留痕迹。角膜知觉一般正常。无结膜充血和角膜水肿。

【治疗】参见浅层点状角膜炎。

第三节　角膜变性与角膜营养不良

一、角膜变性

角膜变性（corneal degeneration）指由于某些既往疾病引起的角膜组织退行性变和功能减退。引起角膜变性的原发病通常为眼部炎症性疾病，少部分原因未明，但与遗传无关。

常见的变性性角膜疾病有：

（一）角膜老年环

角膜老年环（cornea arcus senilis）是角膜周边部基质内的类脂质沉着。病理组织学上，类脂质主要沉积于靠近前、后弹力层的部位。50~60岁的人约60%有老年环，超过80岁的老人几乎全部有老年环。双眼发病。起初混浊在角膜上下方，逐渐发展为环形。该环呈白色，通常约1mm宽，外侧边界清楚，内侧边界稍模糊，与角膜缘之间有透明角膜带相隔。偶尔可作为一种先天性异常出现在青壮年，又称"青年环"，这时病变常局限于角膜缘的一部分，而不形成环状，也不伴有血脂异常。老年环通常是一种有遗传倾向的退行性改变，但有时也可能是高脂蛋白血症（尤其为低密度脂蛋白）或血清胆固醇增高的表现，尤其当40岁以下患者出现时，可作为诊断动脉粥样硬化的参考依据。本病不需治疗。

（二）带状角膜病变

带状角膜病变（band-shaped keratopathy）是主要累及前弹力层的表浅角膜钙化变性，常继发于各种眼部或系统性疾病。多见于慢性葡萄膜炎、各种原因引起的高钙血症（如甲状旁腺功能亢进）、血磷增高而血钙正常（如慢性肾衰竭）等疾病，以及长期接触汞剂或含汞溶液（如长期使用某些含汞的滴眼液）。

【临床表现】早期无症状。病变起始于睑裂区角膜边缘部，在前弹力层出现细点状灰白色钙质沉着。病变外侧与角膜缘之间有透明的角膜分隔，内侧呈火焰状逐渐向中央发展，汇合成一条带状混浊横过角膜的睑裂区,当混浊带越过瞳孔时,视力下降。沉着的钙盐最终变成白色斑片状,常高出于上皮表面,可引起角膜上皮缺损,出现刺激症状和异物感。有时伴有新生血管。

【治疗】 积极治疗原发病。病症轻微者局部使用依地酸二钠滴眼液滴眼,重症者表面麻醉后刮去角膜上皮,用2.5%依地酸二钠溶液浸洗角膜,通过螯合作用去除钙质。配戴浸泡有依地酸二钠溶液的接触镜和胶原帽也有较好疗效。混浊严重者可行板层角膜移植或准分子激光角膜切除术(PTK)。

(三) 边缘性角膜变性

边缘性角膜变性(marginal degeneration)又称Terrien边缘变性(Terrien marginal degeneration),是一种双侧性周边部角膜扩张病。病因未明,其角膜上皮、后弹力层及内皮层正常,而Bowman膜缺损或不完整,基质层有大量的酸性黏多糖沉着。目前认为其发病和免疫性炎症有关。男女发病比为3∶1,常于青年时期(20~30岁)开始,进展缓慢,病程长。多为双眼,但可先后发病,两眼的病情进展也可不同。

【临床表现】 一般无疼痛、畏光,视力呈慢性进行性下降。单眼或双眼对称性角膜边缘部变薄扩张,鼻上象限多见。部分患者上、下方角膜周边部均变薄扩张,随着病情进展,上、下方变薄区逐渐汇合,形成全周边缘部变薄扩张(图8-16)。变薄区厚度通常仅为正常的1/4~1/2,最薄处甚至仅残留上皮和膨出的后弹力层,部分患者可因轻微创伤而穿孔,但自发穿孔少见。变薄区有浅层新生血管。进展缘可有类脂质沉积。由于角膜变薄扩张导致不规则近视散光,视力进行性减退且不能矫正。

【治疗】 药物治疗无效,以手术治疗为主。早期应验光配镜提高视力。患眼角膜进行性变薄,有自发性穿孔或轻微外伤导致破裂的危险者,可行板层角膜移植。出现角膜微小穿孔者,仍可行板层角膜移植,穿孔范围较大或伴眼内容物脱出者,需行穿透性角膜移植。

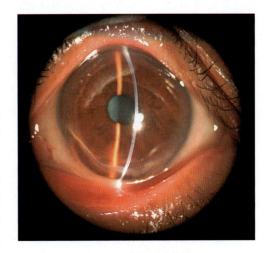

图8-16 边缘性角膜变性
下方角膜周边部变薄扩张,致下方角膜向前膨隆

(四) 角膜脂质变性

角膜脂质变性(corneal lipid degeneration)是脂质在角膜基质的异常沉积。分为原发性与继发性两种。原发性脂质变性罕见,病因未明,可能与角膜缘血管通透性增加有关。继发性脂质变性常见于引起角膜新生血管的疾病,如角膜基质炎、外伤、角膜水肿及角膜溃疡等。

临床表现为致密的灰色或黄白色病灶,常位于无炎症反应的新生血管区域。脂质沉积沿着角膜内的血管分布,使脂质变性形如扇形,有羽毛状边缘,病灶边缘可见胆固醇结晶。少数情况下,脂质变性也可发生于急性炎症的区域,多表现为致密的圆盘状病灶。

原发性脂质变性为双侧性,可位于角膜中央,表现为盘状致密病灶,也可位于周边部,外观上像扩大的老年环。除影响美容外,还可影响视力。诊断原发性脂质变性必须具有下述条件:无眼部外伤史、无角膜新生血管、家族成员中无类似病史、全身无脂质代谢性疾病、血脂在正常水平。原发性脂质变性引起视力下降者,可考虑行穿透性角膜移植,但术后植片上可出现脂质变性复发。继发性脂质变性由急性炎症引起者,脂质沉着通常逐渐消退,但当视力下降时,可考虑行穿透性角膜移植术。

(五) 大泡性角膜病变

大泡性角膜病变(bullous keratopathy)是由于各种原因严重损伤角膜内皮细胞,导致内皮细胞功能失代偿而失去液体屏障和主动液泵功能,引起的角膜基质水肿和上皮下水疱。眼前段手术尤其是白内障摘除和(或)人工晶状体植入、角膜内皮营养不良、无晶状体眼的玻璃体疝接触内皮、长期高眼压或抗青光眼手术、单纯疱疹病毒或带状疱疹病毒感染损伤内皮等,均可导致本病。

【临床表现】患者多有上述病史。患眼雾视,轻症者晨起最重,午后可有改善。重者刺激症状明显、疼痛、流泪、难以睁眼,在上皮水疱破裂时症状最明显。患眼混合性充血,角膜基质水肿增厚,上皮呈气雾状或有大小不等之水疱,角膜后切面不清或皱褶混浊。病程持久者可出现角膜基质新生血管形成和基质层混浊,视力明显减退。

【治疗】轻症可局部应用高渗剂和保护、湿润角膜的药物,上皮有缺损时用抗生素滴眼剂预防感染。症状顽固或明显影响视力者应考虑角膜内皮移植术或穿透角膜移植术以缓解疼痛和恢复视力。其他的方法如角膜层间烧灼术可用于缓解症状。

二、角膜营养不良

角膜营养不良(corneal dystrophy)指由于基因异常引起的角膜组织结构或功能的进行性损害,常伴有病理组织学特征性改变,与系统性疾病无关。

角膜营养不良可根据遗传学和解剖学特点分类。应用分子遗传学研究方法,越来越多疾病的遗传基因已经被定位。如Meesman角膜上皮营养不良为17q12上的角蛋白12和12q13上的角蛋白13基因发生突变;颗粒状和格子状Ⅰ和Ⅲ型角膜基质营养不良为5q31位点上的角膜上皮素基因突变;Ⅱ型格子状角膜营养不良为9q34位点上的 Gelsolin 基因发生突变;后部多形性角膜内皮营养不良为20p11.2-q11.2位点发生突变;胶滴状角膜营养不良则和 M1S1 基因异常有关。随着对本病遗传背景的不断认识,根据基因特征和遗传模式进行分类更能阐明这类疾病的本质。

解剖学分类法更适合临床应用,根据受累角膜层次分为前部、基质及后部角膜营养不良3类。本节各举一种常见的典型类型进行介绍。

(一)上皮基底膜营养不良

上皮基底膜营养不良(epithelial basement membrane dystrophy)也称地图-点状-指纹状营养不良(map-dot-finger print dystrophy),是最常见的前部角膜营养不良。病理组织学检查可见基底膜异常增生,异常基底膜向上皮内突出,上皮细胞缺乏半桥粒,上皮内有囊肿,通常位于基底膜下,囊肿内含细胞和细胞核碎屑。大部分患者不存在遗传模式,仅是一种退行性病变。少部分可能为常染色体显性遗传,表现为家族性。

【临床表现】发病率约5%,女性患病较多见,为双眼性。主要症状是自发性反复发作的眼痛、眼刺激症状及暂时性视力模糊。角膜中央上皮层及基底膜内可见灰白色小点或斑片、地图样和指纹状细小线条。可发生上皮反复性剥脱(图8-17)。

【治疗】局部使用5%氯化钠眼药水和眼膏,人工泪液等黏性润滑剂。上皮剥脱时可配戴软性角膜接触镜,也可刮除上皮后,压迫绷带包扎。部分患者采用准分子激光去除糜烂角膜上皮,可促进新上皮愈合,有较满意效果。

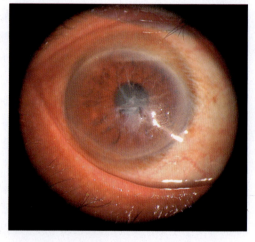

图8-17 地图-点状-指纹状营养不良
角膜中央上皮层及基底膜内可见灰白色小点或斑片、地图样和指纹状细小线条,上皮出现剥脱

(二)颗粒状角膜基质营养不良

颗粒状角膜基质营养不良(granular corneal stroma dystrophy)是角膜基质营养不良的一种,属常染色体显性遗传,由于5q31染色体上转化生长因子β诱导基因(TGFBI)中 p.(Arg-555Trp)突变所致。病理组织学具有特征性;角膜颗粒为玻璃样物质,用Masson三重染色呈鲜红色,用PAS法(过碘酸-雪夫氏染色)呈弱染,沉淀物的周围部位被刚果红着染,但通常缺乏典型淀粉特征。颗粒物的确切性质

和来源仍然不清,可能是细胞膜蛋白或磷脂异常合成或代谢的产物。

【临床表现】 通常在10～20岁发病,但可多年无症状。双眼对称性发展,青春期后明显。发病时除视力有不同程度下降外,可不伴随其他症状。当角膜上皮出现糜烂时可出现眼红与畏光。角膜中央前弹力层下可见灰白点状混浊,合成大小不等、界限清楚的圆形或不规则团块,形态各异,逐步向角膜实质深层发展。病灶之间角膜完全正常(图8-18)。

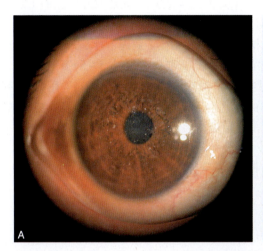 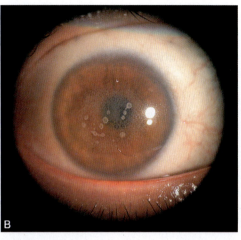

图8-18 颗粒状角膜基质营养不良
A. 角膜中央前弹力层下可见灰白色点状混浊,大小不等,界限清楚。病灶之间角膜完全正常;
B. 角膜中央前弹力层下可见灰白色混浊,大小不等,界限清楚,呈圆形或不规则团块状。病灶之间角膜完全正常

【治疗】 早、中期不需治疗。当视力下降明显影响工作与生活时,考虑进行角膜移植术或准分子激光治疗性角膜切削术(PTK),但术后可能复发。

(三)Fuchs角膜内皮营养不良

Fuchs角膜内皮营养不良(Fuchs endothelial dystrophy)是一种典型的角膜后部营养不良,以角膜内皮的进行性损害,最后发展为角膜内皮功能失代偿为特征。为常染色体显性遗传,可能由于第1号染色体短臂1p34.3-p32内的Ⅷ型胶原基因 *COL8A2* 突变所致。病理组织学显示角膜后弹力层散在灶性增厚,形成角膜小滴,凸向前房,其尖端处的内皮细胞变薄,内皮细胞数量减少。HE染色和PAS染色可显示蘑菇状半球形或扁顶砧样的角膜小滴轮廓。

【临床表现】 多见于绝经期妇女,常于50岁以后出现症状并逐渐加重。为双眼性。早期病变局限于内皮及后弹力层时无自觉症状,角膜后弹力层出现滴状赘疣,推压内皮突出于前房。后弹力层可呈弥漫性增厚。有时内皮面有色素沉着。当角膜内皮功能失代偿时,基质和上皮出现水肿,主觉视力下降、虹视和雾视。发展为大泡性角膜病变时出现疼痛、畏光及流泪。

【治疗】 早期患者无症状,不需治疗。出现间歇性角膜水肿时可试用高渗透剂和保护、营养角膜的药物,糖皮质激素滴眼可改善角膜水肿,但不宜长期使用。角膜水肿严重、内皮功能失代偿者治疗方案参见大泡性角膜病变。

第四节 角膜软化症

角膜软化症(keratomalacia)由维生素A缺乏引起,不及时治疗可引起角膜干燥、溶解、坏死及穿孔,以粘连性角膜白斑或角膜葡萄肿告终。本病每年至少使全球20 000～100 000婴幼儿致盲。多因麻疹、肺炎、中毒性消化不良等迁延性疾病或慢性消耗性疾病病程中未及时补充维生素A所致,也见于消化道脂类吸收障碍导致的维生素A吸收减少。

【临床表现】双眼缓慢起病,早期症状主要是夜盲,但因幼儿不能表述而常被忽视。泪液明显减少,结膜失去正常光泽和弹性,色调污暗,眼球转动时,球结膜产生许多与角膜缘平行的皱褶,睑裂区内外侧结膜上可见典型的基底朝向角膜缘的三角形泡沫状上皮角化斑,称 Bitot 斑。角膜上皮干燥、无光泽、感觉迟钝,出现灰白混浊,随后上皮脱落,基质溶解坏死,常继发感染,出现前房积脓。如不及时治疗,整个角膜可溶解、穿破,甚至眼内容物脱出。

维生素 A 缺乏还可致全身多处黏膜上皮角质化,如皮肤呈棘皮状,消化道及呼吸道的上皮角化,患儿可能伴有腹泻或咳嗽。维生素 A 缺乏的幼儿还伴有骨骼发育异常。

【治疗】治疗原则为改善营养,补充维生素 A 和防止严重并发症。病因治疗是最关键的措施,及时纠正营养不良,积极治疗原发全身病。大量补充维生素 A,每日肌内注射(2.5~5)万 U,疗程 7~10 天。同时注意补充维生素 B_1 或复合维生素。眼部滴用鱼肝油滴剂,每日 6 次。适当选用抗生素眼药水及眼膏,以防止和治疗继发性感染。检查欠合作的幼儿应滴用表面麻醉剂后,用眼钩拉开眼睑,以免加压使已变薄的角膜穿破。本病如及时发现,在出现角膜溃疡前积极治疗,则预后良好。

第五节 角膜先天异常

一、圆锥角膜

圆锥角膜(keratoconus)是一种表现为局限性角膜圆锥样突起,伴突起区角膜基质变薄的先天性发育异常。其发病与遗传因素有关,但遗传背景和遗传方式复杂。可伴有其他先天性疾患如先天性白内障、Marfan 综合征、无虹膜、视网膜色素变性等。

【临床表现】多见于青春期前后,双侧性,但双眼可先后发病,病情也可不一致。表现为视力进行性下降,初期能用近视镜片矫正,后期因不规则散光而需戴接触镜才能矫正视力。典型体征为角膜中央或旁中央锥形扩张,为圆形或卵圆形,角膜基质变薄区在圆锥的顶端最明显。圆锥突起可导致严重的不规则散光及高度近视,视力严重下降,即使戴接触镜也不能矫正视力(图 8-19)。用钴蓝光照明时,部分患者在圆锥底部可见泪液浸渍后铁质沉着形成的褐色 Fleischer 环。角膜深层见基质板层皱褶增多而引起的垂直性 Vogt 线纹,平行于圆锥较陡的散光轴,角膜表面轻轻加压可使 Vogt 线纹消失。患眼下转时,可见锥体压迫下睑缘形成的角状皱褶即 Munson 征。圆锥进一步发展可导致后弹力层破裂,发生急性圆锥角膜,出现角膜急性水肿,视力明显下降。急性水肿一般于 6~8 周后消退,遗留中央区灶性角膜混浊。长期戴用接触镜导致角膜表面磨损,也可引起圆锥顶端的瘢痕或角膜上皮下的组织增生,这些混浊可引起严重的眩光,也可引起视力下降。

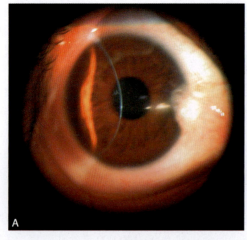

图 8-19(A) 圆锥角膜(正面观)
角膜中央锥形扩张,裂隙灯显微镜下角膜明显变薄

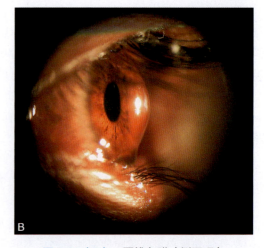

图 8-19(B) 圆锥角膜(侧面观)
角膜中央锥形扩张,为圆形或卵圆形,角膜基质变薄区在角膜顶端最明显

【诊断】 典型的圆锥角膜不难诊断。但病变早期临床表现不典型时,圆锥角膜的诊断较困难。目前最有效的早期诊断方法为角膜地形图检查,显示角膜中央地形图畸变,颞下象限角膜变陡斜,随着病变进展,角膜陡斜依次扩张到鼻下、颞上、鼻上象限。对可疑的进行性近视、散光的青少年,应常规进行角膜地形图检查。其他的检查方法还有 Placido 盘、角膜曲率计、视网膜检影等。

【治疗】 早、中期患者可配戴框架眼镜或硬性角膜接触镜矫正视力。视力不能矫正或圆锥角膜发展较快者应行角膜移植术。穿透性角膜移植和深板层角膜移植均是有效的手术方法,使患者获得良好的视力。但对角膜内皮层无异常的患者,倾向于选择深板层角膜移植术。近年开展的紫外线核黄素交联治疗也取得较好的疗效,但远期结果尚需进一步观察。

二、大角膜

大角膜(megalocornea)是一种角膜直径较正常大而眼压、眼底和视功能在正常范围的先天性发育异常。如不合并其他异常,也称为单纯性大角膜。可能与视杯发育过程中视杯增大受阻、视杯两前嵴闭合障碍,使视杯前部的空间增大,需要较大的角膜来填充有关。该病为 X 染色体连锁隐性遗传,基因位点已被证实位于 Xq21.3-q22。

绝大多数为男性,为双侧性,对称,无进展。角膜水平径>13mm,垂直径>12mm,眼前段不成比例扩大。大角膜透明,角膜缘界限清晰。少数患者可合并眼部其他异常如虹膜、睫状体、瞳孔及晶状体异常,或全身先天性异常如 Marfan 综合征,又称为前部大眼球。诊断大角膜时应与先天性青光眼鉴别,后者角膜大而混浊,角膜缘扩张而界限不清,眼压升高等。

三、小角膜

小角膜(microcornea)是一种角膜直径小于正常的先天性发育异常。少数患者可单独出现,大多数患者伴有眼部其他先天性异常。发生原因不明,可能与婴儿生长停滞有关,也可能与视杯前嵴过度发育使角膜发育的空间减少有关。常染色体显性或隐性遗传。

单眼或双眼发病,无性别差异。角膜直径<10mm,角膜扁平,曲率半径增大,眼前节不成比例缩小。常伴有虹膜缺损、脉络膜缺损、先天性白内障等眼部先天异常和肌强直营养不良、胎儿酒精综合征和 Ehlers-Danlos 综合征等全身性疾病。此外,小角膜常伴浅前房,易发生闭角型青光眼。不伴有闭角型青光眼的患者中,20% 以后可能会发展为开角型青光眼。

四、扁平角膜

扁平角膜(applanation)是一种角膜曲率低于正常的先天性发育异常,通常伴有其他眼部异常。发生原因为胚胎发育第 7~10 周时,神经嵴细胞第二次迁移形成角膜缘原嵴失败,不能代替角膜基质向类巩膜组织分化,角膜缘缺失同时伴随着角膜弧度形成失败。为常染色体显性或较强的隐性遗传,显性遗传位点位于染色体 12q21。

角膜和相邻巩膜平坦,角膜曲率与巩膜趋于一致,角膜与巩膜边界不清。角膜曲率半径增大使其屈光力低于43D,通常为 30~35D,多导致远视。但由于眼轴长度不同,各种不同类型屈光不正均可出现。扁平角膜常由于前房狭小出现闭角型青光眼,或由于房角畸形导致开角型青光眼。扁平角膜通常伴有角膜硬化或小角膜,还可伴有其他的眼部或全身性异常,如白内障、眼前段或后段组织缺损和 Ehlers-Danlos 综合征等。

第六节 角膜肿瘤

一、角膜皮样瘤

角膜皮样瘤(corneal dermoid tumor)来自胚胎性皮肤,是一种类似肿瘤的先天性异常。肿物表面覆盖上皮,肿物内由纤维组织和脂肪组织构成,也可含有毛囊、毛发和皮脂腺,属典型的迷芽瘤。

【临床表现】出生时即存在,随年龄增长和眼球发育略有增大。肿物多位于颞下方角膜缘处,为圆形淡黄色实性肿物,外表色如皮肤,边界清楚,表面可有纤细的毛发。肿物角膜区前缘见一条弧形脂质沉着带。少数肿物位于角膜中央,或侵犯全角膜。较大皮样瘤可造成角膜散光,视力下降。偶有表现为 Goldenhar 综合征者,可伴有上睑缺损、耳部畸形或脊柱异常。

【治疗】小的皮样瘤或位于结膜者可随访观察。引起角膜散光,影响视力者应手术治疗,肿物切除和板层角膜移植是最常采用的手术方式。手术前后应及时验光配镜矫正视力,出现弱视者应进行弱视治疗。

二、角膜内上皮癌

上皮内上皮癌(intraepithelial epithelioma)又称角膜原位癌或 Bowen 病,指病变局限于上皮层,未突破前弹力层的角膜上皮肿瘤。

【临床表现】多见于老年,常单眼发病,病程缓慢。病变多好发于角膜结膜交界处,呈霜白色半透明或胶冻样新生物,微隆起,表面可布满"松针"样新生血管,界限清楚(图 8-20)。组织病理学检查可见细胞呈多形性,分裂象增多,上皮角化不良,间变明显,但上皮基底膜仍然完整。

【治疗】可单纯行肿瘤切除或联合板层角膜移植术,预后良好。

三、角膜鳞状细胞癌

角膜鳞状细胞癌(corneal squamous cell carcinoma)是角膜上皮的原发性恶性肿瘤,也可由上皮内上皮癌迁延而来。

【临床表现】多发于中老年男性。睑裂区角膜缘为好发部位,尤以颞侧常见。肿瘤呈胶样隆起,菜花状,基底宽,富有血管。肿瘤可向球结膜一侧深部发展,或在角膜面扁平生长蔓延(图 8-21)。少数向眼内蔓延甚至侵犯眼眶组织。亦可沿淋巴管向全身其他部位转移。继发感染时,可有浆液脓性分泌物,淋巴引流区淋巴结肿大压痛。组织病理学检查见肿瘤细胞突破上皮基底膜。

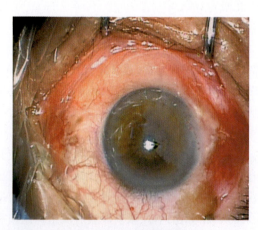

图 8-20 角膜原位癌
角膜颞侧与结膜交界处可见霜白色半透明胶冻样新生物,微隆起,表面可布满"松针"样新生血管,界限清楚

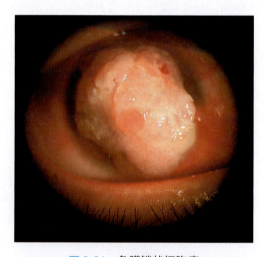

图 8-21 角膜鳞状细胞癌
角膜肿瘤呈菜花状隆起,基底宽,富有血管,并向球结膜一侧发展

【治疗】病变早期即应手术治疗,行广泛的结膜和角膜板层切除和板层角膜移植术。眼内组织或眼眶组织被肿瘤侵犯者需行眼球摘除或眶内容摘除术。

第七节　角膜接触镜引起的并发症

角膜接触镜不仅可用于矫正屈光不正,也可用于治疗许多角膜病。因此,角膜接触镜的使用越来越普遍。相应地,它引起的并发症也越来越多,严重者甚至可致盲。角膜接触镜引起的并发症与许多因素有关,如镜片的质量、戴镜者的健康状况、卫生习惯、适应证的选择、持续戴镜时间、戴取镜片和清洗消毒的方法等。

一、接触镜本身引起的并发症

1. **镜片缺陷**　尽管镜片生产过程的质量控制非常严格,但一些微小、不易发现的缺损,如镜面小凹或表面不规则也可引起镜片表面出现沉积物,进而损害镜片。此外,戴用时间长,反复清洁、消毒等,可导致镜片老化,这些因素均可损坏镜片,从而导致患者不适。

2. **镜片沉积物**　可分为无机性、有机性和混合性。蛋白质沉着物最常见,外观上表现为镜片表层出现菲薄半透明的乳白色物。此外,镜片表面还可出现黏液性及脂质沉积物。黏液来源于结膜表面的杯状细胞,黏液沉积物有时还混合钙质。脂质沉积于镜片表面使镜片具有油脂样外观,它可能来自睑板腺。镜片沉积物除影响镜片透明性外,还引起配戴不适。

二、接触镜引起的角膜和结膜异常

1. **中毒性结膜炎**　用于清洁或浸泡、保存接触镜的溶液中含有的化学物质,可引起结膜充血、点状上皮脱落或上皮糜烂。

2. **过敏反应**　镜片清洁、保存液中的某些成分(如汞剂)可引起迟发型变态反应,表现为结膜充血、上皮点状角膜炎,甚至可引起上皮下浸润混浊。

3. **巨乳头性结膜炎**　可发生于任何类型的接触镜,但主要见于软性接触镜。表现为上睑结膜面出现直径1mm以上的巨大乳头状增生,类似春季卡他性结膜炎。发病机制可能为机体对镜片及附着物的过敏反应。一旦发生应考虑停止戴镜,甚至需脱敏治疗。

4. **角膜上皮损害**　由于戴镜时间过长,上皮缺氧,局部乳酸增多及二氧化碳浓度增高所致。可出现角膜中央上皮水肿,表现为灰白色混浊,称为Satter幕,戴硬性接触镜者更为多见。上皮水肿引起视力模糊,可持续数小时甚至可发展为上皮脱落,或上皮糜烂。

5. **角膜基质浸润**　为无菌性,呈灰白色混浊,多位于角膜周边部,与缺氧、化学物质刺激有关。

6. **角膜内皮变化**　任何类型的接触镜均可引起角膜内皮的变化,但日戴型透氧性良好的镜片引起的变化较轻微。可能与缺氧及角膜基质中酸性物质增多有关。表现为内皮细胞大小不均,出现巨大细胞,失去六角形细胞的形态。内皮细胞形态改变大多为可逆性,停止戴镜后可恢复。

7. **角膜新生血管**　戴软性角膜接触镜的患者常出现角膜周边部的新生血管。一般位于浅层,不超过2mm。长期戴接触镜还可引起深基质层新生血管。可能由于缺氧引起血管生长因子等释放,促进新生血管形成。

8. **感染性角膜炎**　戴用时间过长、夜间戴用、镜片透氧性差或压迫过紧是导致感染性角膜炎的危险因素。有研究表明感染性角膜炎发病率大约为0.63/10 000,而在角膜接触镜使用人群中发病率为3.4/10 000。最常见者为细菌性角膜溃疡,也可为真菌性或棘阿米巴性角膜溃疡。感染性角膜炎是接触镜的严重并发症,应按化脓性角膜炎的治疗原则给予处理。

第八节　准分子激光角膜屈光手术的角膜并发症

准分子激光角膜屈光手术治疗屈光不正已在全球普遍开展,其疗效已经得到医生和患者的普遍肯定。然而,这类手术在完全正常的角膜上施行,对角膜的结构和生理不可避免地产生一系列的影响,术后可能引起视觉质量下降和术眼不适症状,甚至视力损害。

准分子激光角膜屈光手术的并发症详见"第十六章第五节"。本节主要介绍术后角膜并发症。这些并发症主要包括:

1. **层间碎屑** 为术中有机或无机物质进入并滞留于层间所致。术中采用角膜瓣下冲洗可减少其发生率。轻症患者若不引起炎症、不影响视觉质量可不需特殊处理,否则需要手术清除。

2. **角膜神经营养性上皮病变** 发生率约4%,是这类手术术后较常见的并发症。为术中切断角膜神经纤维,使远端神经末梢发生变性,角膜知觉下降或营养障碍所致。术后1~2周出现症状,可持续至术后6~12个月,常伴有角结膜干燥。治疗方法参见"第六章第三节 干眼"。

3. **弥漫性层间角膜炎(diffuse lamellar keratitis,DLK)** 又称撒哈拉综合征,是角膜瓣层间界面的一种非感染性弥漫性炎症。一般认为是机体对内源或外源性因素的免疫反应引起。发生率从0.75%~58.7%不等,常于术后1~7天发生,不同患者病情严重程度差异较大,表现为角膜瓣界面弥漫性白色粉末状颗粒,多局限于层间界面,一般不向界面之外的基质发展。可使用局部或全身皮质类固醇激素治疗,严重患者应采用层间冲洗并强化皮质类固醇激素治疗。病情严重或迁延者可能残留层间混浊而影响视力。

4. **感染性角膜炎** 是一种少见但严重的术后并发症。术前存在睑缘炎、长期使用激素是这一并发症的危险因素。最常见的致病菌是非典型分枝杆菌,其他细菌如金黄色葡萄球菌、草绿色链球菌也是常见致病菌,真菌、棘阿米巴也可引起。这一并发症可摧毁患者的视功能,早期发现可疑的感染患者,按感染性角膜炎积极治疗可改善其预后。

5. **进行性角膜扩张** 发生率约0.04%~0.6%,发生时间于术后1周~数年不等。表现为术后角膜进行性变薄,下方角膜变陡,角膜曲率增加。这一并发症在临床表现、角膜地形图和组织学等方面与圆锥角膜有许多相似,但未有充分的证据表明其发生机制与圆锥角膜相同。发生原因未明,可能是胶原蛋白分解引起的角膜生物力学变化,或者是术前已经存在的亚临床状态的角膜扩张。危险因素包括术前角膜地形图异常、残留角膜床较薄、高度屈光不正、角膜曲率高和角膜厚度薄等。术前全面细致的检查和评估,缜密的手术设计可减少其发生率。治疗方法参见"第八章第五节"中圆锥角膜。

准分子激光角膜屈光手术还有一些并发症,如角膜瓣下上皮内生或植入、角膜瓣移位或丢失、角膜上皮下雾状混浊(haze)、诱发角膜营养不良等。随着设备的改进、手术技术的提高和经验的积累,这一手术的并发症倾向于越来越少,临床疗效越来越稳定。

思 考 题

1. 角膜炎的病理过程及转归。
2. 细菌性、真菌性和病毒性角膜炎的鉴别诊断及治疗原则。
3. 蚕食性角膜溃疡和周边部角膜变性的鉴别诊断。
4. 角膜变性和角膜营养不良的区别。
5. 圆锥角膜的临床表现。

(黄 挺)

第九章 巩膜病

【导读】 巩膜主要由胶原纤维构成,最常见的巩膜疾病是炎症,其次为巩膜葡萄膜肿、巩膜色素异常等。巩膜炎有较为特殊的病理特点和发病过程,多与全身性疾病相关,本章重点介绍不同类型巩膜炎症的临床表现、诊断及治疗原则。

第一节 概　　述

巩膜位于眼球壁最外层,质地坚韧,呈乳白色。巩膜外侧由 Tenon 囊和球结膜覆盖,内侧为脉络膜上腔。巩膜从组织学上可以分为三层,表面覆盖一层结缔组织,富含小血管,与眼外肌的肌鞘和角膜缘的球结膜囊融合,称为表层巩膜(episcleral tissue)。中间是巩膜基质层,主要由胶原纤维和少量弹性纤维致密交错排列而成,包含少量成纤维细胞和色素细胞,缺乏血管,其营养主要由表层巩膜和脉络膜供应。内侧为巩膜棕黑层(lamina fusca)。巩膜的组织学特征决定了其病理改变比较单一,通常表现为巩膜胶原纤维的变性、坏死、炎性细胞浸润和肉芽肿性增殖反应,形成炎性结节或弥漫性炎性病变,而肿瘤性病变少见。此外,由于巩膜血管和神经少,代谢缓慢,通常不易发病,但是一旦发生炎症,因组织修复能力差,对药物治疗反应不明显,病程易迁延反复。巩膜伤口也较难愈合。

巩膜病以炎症最常见,其次为巩膜变性。巩膜炎根据累及部位多分为两类:发生于血管相对丰富的巩膜表层,即表层巩膜炎;发生于巩膜基质层,称为巩膜炎。巩膜变性则主要发生于巩膜本身。巩膜炎的典型临床症状表现为疼痛、畏光、流泪,病程长,易反复发作。若炎症经久不愈可致巩膜变性、变薄,透见其下黑色葡萄膜,在眼内压的作用下使局部巩膜向外突出形成巩膜葡萄肿。巩膜炎症常可累及邻近组织,出现角膜炎、葡萄膜炎、白内障及继发性青光眼等并发症,对症状明显的患者多需采用非甾体抗炎药、糖皮质激素和其他免疫抑制剂治疗。

第二节　表层巩膜炎

表层巩膜炎(episcleritis)是一种复发性、暂时性、自限性巩膜表层组织的非特异性炎症。女性发病率是男性的3倍,好发于20~50岁的青壮年。约1/3的患者双眼同时或先后发病。患者可表现为充血,但无明显刺激症状。炎症常累及赤道前巩膜,多见于角膜缘至直肌附着点的区域内,并以睑裂暴露部位最常见,复发病变可出现在原部位或不同部位。表层巩膜炎可反复发病,持续数年。

【病因】 目前表层巩膜炎的病因尚未完全清楚,多认为与免疫反应相关。患者可伴发系统性红斑狼疮、类风湿关节炎、痛风或胶原血管病。

【分类】 根据临床表现不同,表层巩膜炎可分为结节性表层巩膜炎和单纯性表层巩膜炎。

一、结节性表层巩膜炎

结节性表层巩膜炎(nodular episcleritis)较常见,常急性发病,有疼痛和压痛,以及轻度刺激症状,但一般不影响视力。病变以局限性充血性结节样隆起为特征,多为单发,也可多发。结节呈暗红色,圆形或椭圆形,直径2~3mm,可被推动,提示病变位于浅层(图9-1)。结节及周围结膜充血和水肿。每次发病持续2~4周,炎症逐渐消退,2/3的患者可多次复发。

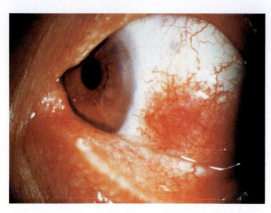

图 9-1　结节性表层巩膜炎

二、单纯性表层巩膜炎

单纯性表层巩膜炎（simple episcleritis）发病突然，症状一般较轻，表现为灼热感和轻微疼痛，有时可伴有眼睑神经血管性水肿，视力多不受影响。发病时病变部位巩膜表层和球结膜呈扇形局限性或弥漫性充血水肿，呈暗红色外观。偶有患者出现瞳孔括约肌和睫状肌痉挛，引起瞳孔缩小和暂时性近视。每次持续 1 天至数天，然后自然消退。本病可多次反复发病，妇女多于月经期发作，但复发部位不固定。少数长期不愈者，多伴有相关系统性疾病。

【诊断与鉴别诊断】根据临床表现即可诊断表层巩膜炎。表层巩膜炎应与结膜炎、巩膜炎相鉴别。结膜炎充血弥漫，且多伴有分泌物，而巩膜炎多局限在角膜缘至直肌附着点的区域内，不累及睑结膜，充血血管呈放射状垂直从角膜缘向后延伸。表层巩膜炎充血和水肿仅局限在巩膜表层，不累及其下的巩膜，通过裂隙灯光束可清楚辨认，滴肾上腺素后血管迅速收缩变白；巩膜炎（见下文）充血为紫红色，滴肾上腺素后不褪色。

【治疗】本病多为自限性，通常可在 1～2 周内自愈，几乎不产生永久性损害，一般无须特殊处理。局部滴用血管收缩剂可减轻充血。若患者感觉疼痛，可用 0.5% 可的松眼液或 0.1% 地塞米松眼液滴眼，必要时可全身应用非甾体抗炎药或糖皮质激素药物。

第三节　巩膜炎

巩膜炎（scleritis）为巩膜基质层的炎症，其病情和预后远比表层巩膜炎严重，可对眼的结构和功能造成一定程度破坏。本病好发于 40～60 岁，女性多见，50% 以上双眼发病。巩膜炎的病理特征为细胞浸润、胶原纤维破坏和血管重建。

【病因】巩膜炎的原因复杂，主要包括以下几个方面：①与多种全身感染性疾病，如结核、麻风、梅毒、带状疱疹有关，也可能与感染引起的过敏反应有关；②与自身免疫性结缔组织疾病有关，如风湿性关节炎、肉芽肿性血管炎（Wegener 肉芽肿）、系统性红斑狼疮、结节性多动脉炎等；③代谢性疾病，如痛风可能与巩膜炎发病有关；④其他原因，如外伤或结膜创面感染扩散，常见病原体为细菌、真菌和病毒。附近组织如结膜、角膜、葡萄膜或眶内组织炎症直接蔓延也可引起巩膜炎。

【分类】根据解剖位置，巩膜炎可分为前巩膜炎、后巩膜炎和全巩膜炎。

一、前巩膜炎

前巩膜炎（anterior scleritis）病变位于赤道部前，双眼先后发病。眼部疼痛、压痛，有刺激症状，部分病例夜间疼痛更明显。病变位于直肌附着处时，眼球运动可使疼痛加剧。有时也可表现同侧头部疼痛。视力可轻度下降，眼压可有增高。充血的巩膜血管走行紊乱，不可推动。由于深部巩膜血管网扩张，病变部位可呈紫色外观。裂隙灯下可见巩膜表层和巩膜本身均有水肿。本病发作可持续数周，反复发作，病程迁延可达数月或数年。若出现无血管区，提示闭塞性脉管炎，预后不良。炎症消退后，病变区巩膜被瘢痕组织代替，巩膜变薄，葡萄膜颜色显露而呈蓝色。此外，本病尚可并发葡萄膜炎、角膜炎、白内障，因房角粘连可形成继发性青光眼。前巩膜炎可表现为弥漫性、结节性和坏死性三种类型。

1. **弥漫性前巩膜炎（diffuse anterior scleritis）**　本病预后较好，约占 40%。巩膜呈弥漫性充血，球结膜水肿（图 9-2）。炎症可累及一个象限或整个前部巩膜。

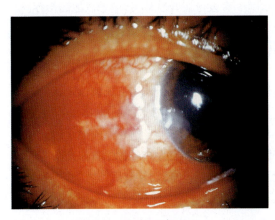

图 9-2 弥漫性前巩膜炎
球结膜水肿，其下巩膜弥漫性充血，血管扩张

2. **结节性前巩膜炎**（nodular anterior scleritis） 约占巩膜炎的44%。局部巩膜呈紫红色充血，炎症浸润与肿胀形成结节样隆起，结节质硬，压痛，不能推动。40%病例可有数个结节，并可伴有表层巩膜炎。

3. **坏死性前巩膜炎**（necrotizing anterior scleritis） 是一种破坏性较大，常常引起视力损害的巩膜炎症，约占14%。患者常并发角膜炎、葡萄膜炎、白内障、青光眼、黄斑部病变，可致视力下降或失明。本病可以是全身血管性疾病发病的前兆或表现之一，部分患者可在发病后数年内因血管炎而死亡。本病常单眼发病，病程长短不一，发病初期表现为局部巩膜炎性斑块，病灶边缘炎性反应较中心重。病理改变为巩膜外层血管发生闭塞性脉管炎，病灶及其周围出现无血管区，受累巩膜可坏死变薄，透显出脉络膜色泽。如果未及时治疗，巩膜病变可迅速向后和向周围蔓延扩展。炎症消退后，巩膜可呈蓝灰色外观，且有粗大吻合血管围绕病灶区。

坏死性巩膜炎如炎性征象不明显则为穿孔性巩膜软化症（scleromalacia perforans）。女性多见，常累及双眼，并有长期类风湿关节炎病史。患者疼痛不明显，主要表现为进行性巩膜变薄、软化和坏死。患者可并发角膜炎、前葡萄膜炎和青光眼等。虽然自发性穿孔较少见，但轻微外伤，或眼内压增高，即可能导致巩膜穿孔。

二、后巩膜炎

后巩膜炎（posterior scleritis）为发生于赤道后方巩膜及视神经周围的一种炎症性疾病，易被误诊或漏诊。本病临床较为少见，单眼发病为多。

【**临床表现**】 临床上常表现为程度不同的眼痛和压痛，视力减退，也可以表现为头痛，有时眼痛和头痛剧烈，甚至伴有恐惧感。眼睑及球结膜水肿，充血不明显或无充血，眼球可轻度突出，因眼外肌受累可致眼球运动受限及复视。较常见的眼底改变包括脉络膜视网膜皱褶和条纹，视盘和黄斑水肿，局限性隆起等。

【**诊断与鉴别诊断**】 根据典型的临床表现前巩膜炎诊断并不困难，后巩膜炎一般眼前部无明显改变，诊断较困难。眼底检查在后巩膜炎的诊断中十分重要。巩膜炎患者常伴有全身免疫性疾病，因此通常应做系统性检查，特别要注意皮肤、关节、心血管和呼吸系统病变。实验室检查如血象、血沉、结核菌素试验、C反应蛋白、血清学分析以及胸部影像学检查有助于病因学或类型诊断。A超、B超、CT扫描或MRI显示后部巩膜增厚，有助于后巩膜炎的诊断。荧光素眼底血管造影则有助于与其他眼底疾病的鉴别。本病应与眶蜂窝织炎鉴别，眶蜂窝织炎眼球突出更明显，并伴有发热、血象异常等全身表现。

【**治疗**】 巩膜炎常作为全身胶原病的眼部表现，尽早发现和及时治疗十分重要。①对因治疗：如有感染存在，可采用抗生素治疗；对于全身性疾病相关性巩膜炎，应予以相应治疗。②对症治疗，如对单纯性表层巩膜炎可通过冷敷或滴用预冷人工泪液以减轻症状。③抗炎治疗：局部滴用糖皮质激素可减轻结节性或弥漫性前巩膜炎的炎性反应，如仅局部滴药不能控制炎症，可根据病情选用非甾体抗炎药，如吲哚美辛口服，25～50mg，2～3次/天，常可迅速缓解炎症和疼痛。对于严重病例则应局部和全身应用足量糖皮质激素，但应慎用球周注射，特别是坏死性巩膜炎患者，球周注射有可能造成巩膜穿孔。若糖皮质激素无效时，可考虑采用免疫抑制剂治疗，如甲氨蝶呤、硫唑嘌呤、环磷酰胺、环孢素等。如果巩膜有坏死表现，可考虑联合用药。④对坏死、穿孔的巩膜部位可试行巩膜加固术或异体巩膜移植术。⑤并发症治疗,如并发青光眼时应及时降低眼压,并发虹膜睫状体炎,应予以散瞳治疗。

第四节　巩膜葡萄肿

由于巩膜的先天性缺陷或病理损害使其变薄、抵抗力减弱时,在眼内压作用下巩膜以及深层的葡萄膜向外扩张膨出,并显露出葡萄膜颜色而呈蓝黑色,称为巩膜葡萄肿(scleral staphyloma)。患者多有严重视力障碍。变薄的膨出位于睫状体区者称为前巩膜葡萄肿,常见于炎症、外伤或手术后局部巩膜变薄,或眼内肿瘤扩张合并继发性青光眼;赤道部巩膜葡萄肿多为巩膜炎或绝对期青光眼的并发症;后葡萄肿位于眼底后极部及视盘周围,多见于发育不良和高度近视眼,常伴有后部脉络膜萎缩。

【治疗】除对因治疗外,前巩膜葡萄肿早期可试行减压术,以缓解葡萄肿的发展和扩大。若患眼已无光感且疼痛时,可考虑眼球摘除术。

思 考 题

1. 巩膜炎的病理改变有什么特点?
2. 表层巩膜炎、前巩膜炎与后巩膜炎在临床表现上有何异同?

（杜利平）

第十章 晶状体病

【导读】晶状体的主要病变为透明度的改变,发生白内障;位置的改变,发生异位和脱位。白内障是一种常见的眼病,是全球和我国主要的致盲原因之一。在本章中,叙述了白内障的定义和分类,年龄相关性白内障和先天性白内障的病因、分类和处理原则。白内障手术与人工晶状体植入术的适应证、术前检查和手术方法。外伤性白内障、代谢性白内障、并发性白内障、药物及中毒性白内障、放射性白内障、后发性白内障的临床表现和处理原则。这些内容是本章的重点,在学习时应当予以注意。

第一节 概 述

晶状体为双凸面、有弹性、无血管的透明组织,具有复杂的代谢过程,其营养主要来源于房水和玻璃体。正常情况下晶状体能将光线准确聚焦于视网膜,并通过调节作用看清远、近物体,是屈光介质的重要组成部分。晶状体的主要病变有:①透明度改变,形成白内障;②位置的改变,产生异位和脱位;③先天性晶状体形成和形态异常。上述这些晶状体病变都会产生明显的视力障碍。

第二节 白 内 障

一、白内障的病因学及发病机制

白内障(cataract)是指晶状体透明度降低或者颜色改变所导致的光学质量下降的退行性改变。白内障的发病机制较为复杂,是机体内外各种因素对晶状体长期综合作用的结果。晶状体处于眼内液体环境中,任何影响眼内环境的因素,如老化、遗传、代谢异常、外伤、辐射、中毒、局部营养障碍以及某些全身代谢性或免疫性疾病,都可以直接或间接破坏晶状体的组织结构、干扰其正常代谢而使晶状体混浊。流行病学研究表明,紫外线照射、糖尿病、高血压、心血管疾病、机体外伤、过量饮酒及吸烟等均与白内障的形成有关。

二、白内障的分类

白内障可按不同方法进行分类:

1. **按病因** 分为年龄相关性、外伤性、并发性、代谢性、中毒性、辐射性、发育性和后发性白内障等。
2. **按发病时间** 分为先天性和后天获得性白内障。
3. **按晶状体混浊形态** 分为点状、冠状和绕核性白内障等。
4. **按晶状体混浊部位** 分为皮质性、核性、囊膜下和混合型白内障等(图10-1)。
5. **按晶状体混浊程度** 分为初发期、未成熟期、成熟期和过熟期。

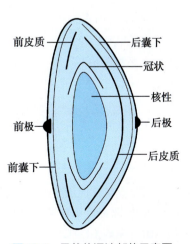

图10-1 晶状体混浊部位示意图

三、白内障的临床表现

1. **症状**

(1)视力下降:这是白内障最明显也是最重要的症状。晶状体周边部的轻度混浊可不影响视力,而在中央部的混浊,虽然可能范围较小、程度较轻,但也可以严重影响视力。特别在强光下,瞳孔收缩,进入眼内的光线减少,此时视力反而不如弱光下。晶状体混浊明显时,视力可下降到仅有光感。

(2) 对比敏感度下降:白内障患者在高空间频率上的对比敏感度下降尤为明显。

(3) 屈光改变:核性白内障因晶状体核屈光指数增加,晶状体屈折力增强,产生核性近视,原有的老视减轻。若晶状体内部混浊程度不一,也可产生晶状体性散光。

(4) 单眼复视或多视:晶状体内混浊或水隙形成,使晶状体各部分屈光力不均一,类似棱镜的作用,产生单眼复视或多视。

(5) 眩光:晶状体混浊使进入眼内的光线散射所致。

(6) 色觉改变:混浊晶状体对光谱中位于蓝光端的光线吸收增强,使患者对这些光的色觉敏感度下降。晶状体核颜色的改变也可使患眼产生相同的色觉改变。

(7) 视野缺损:晶状体混浊使白内障患者视野产生不同程度的缺损。

2. **体征** 晶状体混浊可在肉眼、聚光灯或裂隙灯显微镜下观察并定量。不同类型的白内障具有其特征性的混浊表现。当晶状体混浊局限于周边部时,需散瞳后才能看到。

3. **晶状体混浊的描述及分类** 晶状体混浊分类方法(Lens Opacities Classification System, LOCS)是一种用于判断晶状体混浊范围及程度的系统,使用时简单易行,可应用于白内障研究、流行病学调查和药物疗效评价等。

晶状体混浊分类方法Ⅱ(LOCS Ⅱ)曾长期使用,方法是将瞳孔充分散大,采用裂隙灯照像和后照法,区别晶状体混浊的类型和范围,即核性(N)、皮质性(C)和后囊下(P)混浊,记录相应的等级(表10-1)。

表 10-1 LOCS Ⅱ 晶状体混浊分类标准

晶状体部位	混浊情况	LOCS Ⅱ分类
核(N)	透明,胚胎核清楚可见	N0
	早期混浊	N1
	中等程度混浊	N2
	严重混浊	N3
皮质(C)	透明	C0
	少量点状混浊	Ctr
	点状混浊扩大,瞳孔区内出现少量点状混浊	C1
	车轮状混浊,超过2个象限	C2
	车轮状混浊扩大,瞳孔区约50%混浊	C3
	瞳孔区约90%混浊	C4
	混浊超过C4	C5
后囊膜下(P)	透明	P0
	约3%混浊	P1
	约30%混浊	P2
	约50%混浊	P3
	混浊超过P3	P4

近年晶状体混浊分类方法Ⅲ(LOCS Ⅲ)分类更为精细。LOCS Ⅲ使用一组标准彩色裂隙灯和后照明照片,将晶状体核混浊(NO)、皮质混浊(C)、后囊膜下混浊(P)和晶状体核颜色(NC)分成标准等级 NO1~NO6、C1~C5、P1~P5 及 NC1~NC6。使用时将患者散瞳后的前节照片与标准照片进行比较,以确定患者白内障程度,如混浊程度或颜色介于两个标准之间,则用小数点表示。

4. 晶状体核硬度分级标准　晶状体核硬度的准确评价对白内障超声乳化吸除术选择适应证和手术方式有重要意义。临床上，根据核的颜色进行分级，最常用的为 Emery-Little 核硬度分级标准。该标准将核硬度分为以下5级：

Ⅰ度：透明，无核，软性；
Ⅱ度：核呈黄白色或黄色，软核；
Ⅲ度：核呈深黄色，中等硬度核；
Ⅳ度：核呈棕色或琥珀色，硬核；
Ⅴ度：核呈棕褐色或黑色，极硬核。

四、年龄相关性白内障

年龄相关性白内障（age-related cataract）又称老年性白内障（senile cataract），是最为常见的白内障类型，多见于50岁以上的中、老年人，随年龄增加其发病率明显升高。它是晶状体老化后的退行性改变，是多种因素综合作用的结果。年龄、职业、性别、紫外线辐射、糖尿病、高血压和营养不良等均是白内障的危险因素。在我国，西藏地区因紫外线辐射较多而发病率最高。

【临床表现】　常常双眼患病，但发病有先后，严重程度也不一致。根据晶状体开始出现混浊的部位，老年性白内障分为3种类型：皮质性、核性以及后囊下白内障。

1. 皮质性白内障（cortical cataract）　这是最常见的老年性白内障类型，典型的皮质性白内障按其病变发展可分为4期。

（1）初发期（incipient stage）：在裂隙灯下，晶状体皮质中可见到有空泡和水隙形成。水隙从周边向中央扩大，在晶状体周边前、后皮质形成楔形混浊（图10-2），呈羽毛状，尖端指向中央。前、后皮质的楔形混浊可在赤道部汇合，最后形成轮辐状混浊。散大瞳孔后应用检眼镜检查可见红光反射中有轮辐状或片状阴影。早期较周边的混浊并不影响视力，病程发展缓慢，经数年才发展到下一期。

（2）膨胀期（intumescent stage）或未成熟期（immature stage）：晶状体混浊加重，因渗透压的改变导致皮质吸水肿胀，晶状体体积增大，前房变浅，有闭角型青光眼体质的患者此时可诱发青光眼急性发作。晶状体呈灰白色混浊，以斜照法检查时，投照侧虹膜在深层混浊皮质上形成新月形阴影，称为虹膜投影，为此期的特点（图10-3）。患者视力明显下降，眼底难以清楚观察。

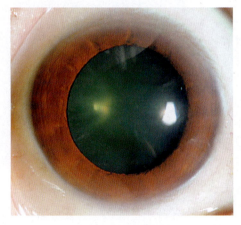

图10-2　初发期白内障
晶状体周边出现楔形混浊

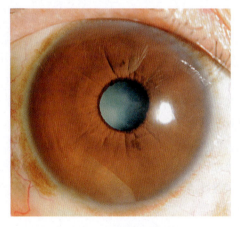

图10-3　膨胀期白内障
出现新月形虹膜投影

（3）成熟期（mature stage）：晶状体内水分溢出，肿胀消退，体积变小，前房深度恢复正常。此时晶状体完全混浊，呈乳白色，部分患者的囊膜上还可以看到钙化点（图10-4）。患者视力可降至手动或光感，眼底不能窥入。

（4）过熟期（hypermature stage）：如果成熟期持续时间过长，经数年后晶状体内水分持续丢失，晶状体体积缩小，囊膜皱缩和有不规则的白色斑点及胆固醇结晶形成，前房加深，虹膜震颤。晶状体纤维分解液化，呈乳白色。棕黄色晶状体核沉于囊袋下方，可随体位变化而移动，称为 Morgagnian 白内障（图 10-5）。当晶状体核下沉后，视力可以突然提高。

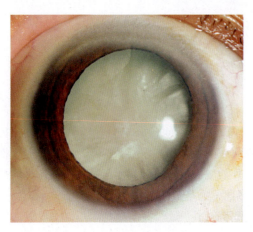

图 10-4　成熟期白内障
晶状体呈乳白色完全混浊

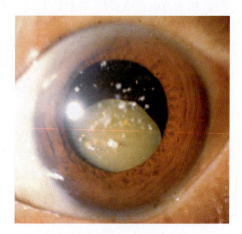

图 10-5　过熟期白内障
晶状体核下沉

过熟期白内障囊膜变性，通透性增加或出现细小的破裂，导致液化的皮质容易渗漏到晶状体囊膜外，可发生晶状体蛋白诱发的葡萄膜炎。长期存在于房水中的晶状体皮质可沉积于前房角，也可被巨噬细胞吞噬后堵塞前房角而引起晶状体溶解性青光眼。由于晶状体悬韧带变性，晶状体容易出现脱位或移位，囊膜破裂也可使核脱出，若脱位的晶状体或晶状体核堵塞瞳孔区，也可引起继发性青光眼。上述情况引起的葡萄膜炎和青光眼均须立即手术治疗。

2. **核性白内障（nuclear cataract）**　此型白内障发病较早，进展缓慢。核的混浊从胎儿核或成人核开始，初期核为黄色，与正常人的核硬化不易区别。核硬化是生理现象，由于晶状体终身生长，随年龄增大，晶状体核密度逐渐增加，颜色变深，但对视力无明显影响。核性白内障随病程进展核的颜色逐渐加深而呈黄褐色、棕色、棕黑色甚至黑色（图 10-6）。早期由于核屈光力的增强，患者可出现晶状体性近视，远视力下降缓慢。后期因晶状体核的严重混浊，眼底不能窥见，视力极度减退。

3. **后囊下白内障（posterior subcapsular cataract）**　晶状体后囊膜下浅层皮质出现棕黄色混浊，为许多致密小点组成，其中有小空泡和结晶样颗粒，外观似锅巴状。由于混浊位于视轴，所以早期就会出现明显视力障碍。后囊膜下白内障进展缓慢，后期合并晶状体皮质和核混浊，最后发展为完全性白内障。

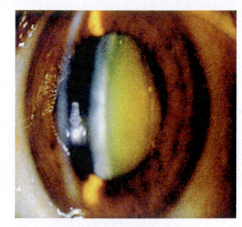

图 10-6　核性白内障
晶状体核呈黄褐色混浊

【诊断】　应在散大瞳孔后，以检眼镜或裂隙灯活体显微镜检查晶状体。根据晶状体混浊的形态和视力情况可以做出明确诊断。当视力减退与晶状体混浊情况不相符合时，应当进一步检查，寻找导致视力下降的其他病变，避免因为晶状体混浊的诊断而漏诊其他眼病。

【治疗】

1. **白内障药物治疗**　多年来人们对白内障的病因和发生机制进行了大量研究，针对不同的病因学说应用不同的药物治疗白内障。尽管目前临床上有包括中药在内的十余种抗白内障药物在使用,但其疗效均不十分确切。

2. 白内障手术治疗 手术治疗仍然是各种白内障的主要治疗手段。通常采用在手术显微镜下施行的白内障超声乳化术或白内障囊外摘除术联合人工晶状体植入术,可以获得满意的效果。

(1) 手术适应证:①白内障手术的主要适应证是视功能不能满足患者的需要,而手术后可提供改善视力的可能;②白内障摘除也适用于当晶状体混浊妨碍诊断或处理眼后节疾病时,如视网膜脱离、糖尿病视网膜病变和眼内炎等;③有临床意义的屈光参差合并白内障存在时;④因晶状体引起其他眼部病变,如晶状体引起的炎症(晶状体溶解、晶状体过敏反应),晶状体膨胀诱发的闭角型青光眼;⑤虽然患眼已丧失视力,但成熟或过熟的白内障使瞳孔区变成白色,影响外观时,可以在患者要求下考虑施行白内障手术。

(2) 手术禁忌证:①患者不愿手术,不能获得患者或其代理人的知情同意;②患者的生活质量没有受到影响,或能够通过眼镜或者其他辅助装置获得患者需要的视力时;③不能期望手术提高视力,而没有其他摘除晶状体的指征;④患者同时患有其他严重疾病,不能安全地完成手术。

(3) 术前检查和准备

1) 眼部检查包括:①检查患者的视力、光感及光定位、红绿色觉;②裂隙灯、检眼镜检查,记录角膜、虹膜、前房、视网膜情况以及晶状体混浊情况,排除眼部活动性炎症等病变。

2) 特殊检查包括:①眼压;②角膜曲率以及眼轴长度测量,计算人工晶状体度数;③角膜内皮细胞;④眼部B超等检查。

3) 全身检查包括:①对高血压、糖尿病患者控制血压和血糖;②心、肺、肝、肾等脏器功能检查,确保可耐受手术,必要时请内科会诊。

4) 白内障术后视力预测:①光定位检查,是判断视网膜功能是否正常的一种简单有效的方法,当光定位不准确时,提示患眼的视网膜功能可能较差;②视觉电生理检查,电生理包括视网膜电图(electroretinogram,ERG)检查和视觉诱发电位(visual evoked potential,VEP)检查,ERG检查可反映视网膜视锥细胞和视杆细胞功能,VEP检查可反映黄斑病变和视神经功能异常;③激光干涉仪检查,激光干涉仪能够穿过混浊的晶状体在视网膜上形成二维单色干涉条纹,可测出人眼视力的分离值,患者能够分辨出条纹的能力与黄斑视功能密切相关。

5) 术前准备:包括术前冲洗结膜囊和泪道,散瞳剂扩大瞳孔等。

(4) 手术方法:一千多年以前,我国以及印度等国家就有针拨术治疗白内障的记载。近200多年来白内障的手术技术得到了快速的发展。尤其近几十年内,显微手术和人工晶状体植入技术的发展应用,使白内障手术有了质的飞跃,成为现代眼科学中发展最新、最快的领域之一。

1) 白内障针拨术(couching of lens):用器械将混浊晶状体的悬韧带离断,使晶状体脱入玻璃体腔。因术后并发症较多已基本被淘汰。

2) 白内障囊内摘除术(intracapsular cataract extraction,ICCE):是将混浊晶状体完整摘除的手术,手术操作简单,但手术需在大切口下完成,并发症多。在我国目前极少应用。

3) 白内障囊外摘除术(extracapsular cataract extraction,ECCE):是将混浊的晶状体核和皮质摘除而保留后囊膜的术式(图10-7)。手术需在显微镜下完成,对术者手术技巧要求较高。因为完整保留了后囊膜,减少了对眼内结构的干扰和破坏,防止了玻璃体脱出及其引起的并发症,同时为顺利植入后房型人工晶状体创造了条件。

4) 超声乳化白内障吸除术(phacoemulsification):是应用超声能量将混浊晶状体核和皮质乳化后吸除、保留晶状体后囊的手术方法。超声乳化技术自20世纪60年代问世以来,发展迅速,配合折叠式人工晶状体的应用,技术趋于成熟,在国内外广泛应用。超声乳化技术将白内障手术切口缩小到3mm甚至更小,具有组织损伤小、切口不用缝合、手术时间短、视力恢复快、角膜散光小等优点,并可在表面麻醉下完成手术。近年来出现的微切口超声乳化术将白内障手术切口缩小至1.5~2.2mm,大大减少了组织损伤和术后角膜散光,术后视力恢复更快。

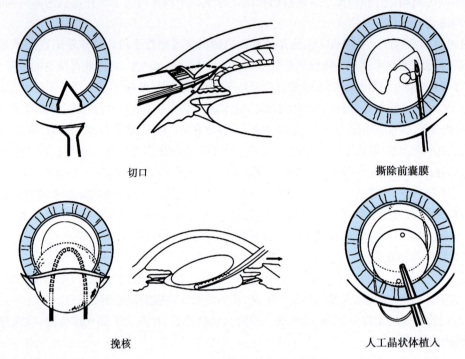

图 10-7　白内障囊外摘除术手术示意图

5）飞秒激光辅助下白内障摘除术（femtosecond laser-assisted cataract surgery）：飞秒激光是一种以超短脉冲形式运转的激光，其具备瞬时功率大、聚焦尺寸小、穿透性强、精密度高的优势，为白内障领域近5年来的突破性医疗技术，也是一项类似外科手术机器人的先进技术。飞秒激光可应用于撕囊、预劈核及角膜切口制作中，具有增加手术精准性、减少手术损伤、提高手术安全性等优点。目前已有白内障术者将其运用到复杂白内障的处理中，亦取得了较好的手术效果。

6）人工晶状体植入术（intraocular lens implantation）：人工晶状体为无晶状体眼屈光矫正的最好方法，已得到普遍应用。人工晶状体按植入眼内的位置主要可分为前房型和后房型2种（图10-8，图10-9）；按其制造材料可分为硬质和软性（可折叠）2种，均为高分子聚合物，具有良好的光学物理性能和组织相容性。按其焦点设计可分为单焦点人工晶状体和多焦点人工晶状体。植入后可迅速恢复视力、双眼单视和立体视觉。

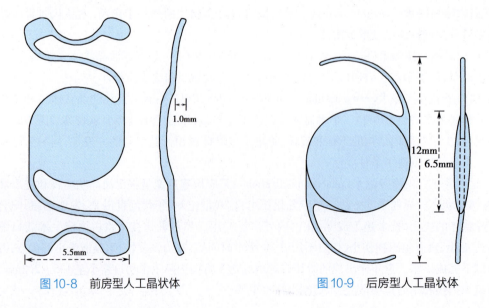

图 10-8　前房型人工晶状体　　　　图 10-9　后房型人工晶状体

7) 多焦点人工晶状体植入(multifocal intraocular lens implantation, MIOLs):患者对白内障术后屈光状态有个性化要求,单焦点人工晶状体已不能满足部分白内障患者的需求。为了使术后患者视不同距离的物体时裸眼视力均能达到其个性化要求,多焦点人工晶状体应运而生。从早期的环形折射设计到环形衍射设计、调节型设计、区域折射设计、衍射及折射交替设计,从双焦点、三焦点到连续焦点的改良,方方面面都体现出多焦点人工晶状体领域的发展空间(图10-10,图10-11,图10-12)。但从临床证据上看,目前各种多焦点人工晶状体仍存在一些需改进之处。

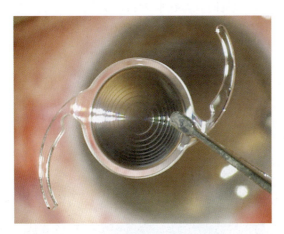

图10-10　衍射型多焦点人工晶状体

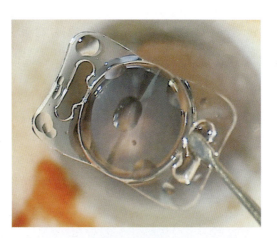

图10-11　区域折射型多焦点人工晶状体

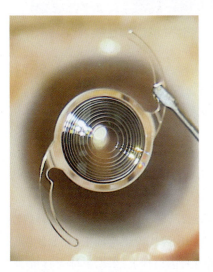

图10-12　连续视程型多焦点人工晶状体

五、先天性白内障

先天性白内障是指出生前后即存在,或出生后一年内逐渐形成的先天遗传或发育障碍导致的白内障。先天性白内障是一种常见的儿童眼病,是造成儿童失明和弱视的重要原因。新生儿中先天性白内障的患病率约为0.5%,可以是家族性,也可散发,可以是单眼或双眼发病,有时伴有眼部或全身其他先天性异常。在天津、上海和北京盲童致盲原因的调查提示22%~30%盲童由先天性白内障致盲,占儿童失明原因的第二位。

【病因】先天性白内障的病因可分为遗传因素、环境因素以及原因不明三大类。

1. **遗传因素**　约一半先天性白内障的发生与遗传相关。遗传性先天性白内障有四种不同遗传方式:常染色体显性遗传(AD)、常染色体隐性遗传(AR)、X连锁隐性遗传(XR)和线粒体DNA遗传,其中以AD型最多见。遗传性白内障多数为基因突变所造成,少数由染色体异常或线粒体疾病所造成。遗传性先天性白内障有着明显的遗传异质性,即同一基因突变可有不同的临床表现,而同一临床表现可缘于不同的致病基因突变。

2. **环境因素**　环境因素的影响是引起先天性白内障的另一重要原因。在母亲妊娠前3个月,胎儿晶状体囊膜尚未发育完全,不能抵御病毒的侵犯,而此时晶状体蛋白合成活跃。此时期的病毒感染可严重影响胎儿晶状体上皮细胞的生长发育,同时又使晶状体代谢受干扰和破坏,蛋白合成异常致晶状体混浊。众多致病病毒中,风疹病毒感染致胎儿先天性白内障最常见。此外,还有水痘、单纯疱疹、麻疹、带状疱疹和流感等病毒感染也可导致先天性白内障。

妊娠期营养不良、盆腔受放射线照射、服用某些药物(大剂量四环素、激素、水杨酸制剂、抗凝剂等)、患系统疾病(心脏病、肾炎、糖尿病、贫血、甲亢、手足搐搦症等)、缺乏维生素 D 等,都可导致胎儿晶状体发育不良。此外,早产儿、胎儿宫内缺氧等也可引起先天性白内障。

3. **原因不明** 多为散发病例,难以确定是遗传因素还是环境因素的影响。在这些病例中可能有一部分是遗传性的,但由于是第一代新的染色体显性基因突变而家族史阴性而难以诊断为遗传性,也有一些隐性遗传的单发病例临床上难以确定是否为遗传性。

【临床表现】可为单眼或双眼发生。多数为静止性的,少数出生后继续发展。一般根据晶状体混浊部位、形态和程度进行分类。先天性白内障因晶状体混浊的部位、形态和程度不同,临床上表现各异,常见的有膜性、核性、绕核性、前极、后极、粉尘状、点状、盘状(Coppock 白内障)、缝状、珊瑚状、花冠状、硬核液化以及全白内障等(图 10-13,图 10-14)。

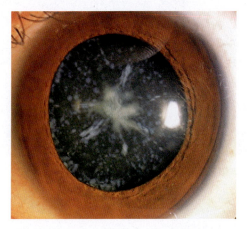
图 10-13 先天性白内障(蓝色簇状混浊)

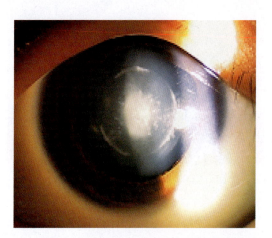
图 10-14 先天性白内障(核性粉尘状混浊)

【诊断】根据病史及晶状体混浊形态可明确诊断。先天性白内障合并其他系统畸形时,应针对不同情况选择一些实验室检查。糖尿病、新生儿低血糖症者应进行血糖、尿糖和酮体检查。合并肾病者应检查尿常规和尿氨基酸。怀疑合并代谢病者应进行血氨基酸水平测定。此外,还可选做尿苯丙酮酸测定、同型胱氨酸尿的定性检查、半乳糖尿的筛选。

【治疗】治疗先天性白内障的目标是恢复视力,减少弱视和盲目的发生。

1. 对视力影响不大者,如前极白内障、花冠状白内障和点状白内障,一般不需治疗,宜定期随诊观察。

2. 明显影响视力者,如全白内障、绕核性白内障应当选择手术治疗,对于膜性白内障可选择膜性切开术等。手术愈早,患儿获得良好视力的机会愈大。对于双眼全白内障或位于视轴中心、混浊程度明显的白内障,以及单眼影响视力的白内障,应在出生后全身麻醉许可的前提下,根据眼球发育情况,在 2~6 个月实施手术。双眼白内障者在完成一眼手术后,应在 2 周至 1 个月之内完成另一眼手术。对于先天性白内障,近年来有研究采用 1.5mm 撕囊口超微创白内障术式,保存内源的晶状体上皮干细胞及其再生微环境,术后再生出功能性晶状体,但其屈光度和远期效果尚需观察。

3. 无晶状体眼需进行屈光矫正和视力训练,防治弱视,促进融合功能的发育。常用的矫正方法有:①眼镜矫正:简单易行,容易调整更换;②角膜接触镜:适用于大多数单眼的无晶状体患儿,但经常取戴比较麻烦,容易发生角膜上皮损伤和感染;③人工晶状体植入:由于显微手术技术的发展和人工晶状体质量的提高,人工晶状体植入后严重并发症已很少。考虑到婴幼儿眼球发育情况,一般认为在 2 岁左右施行人工晶状体植入手术。

六、外伤性白内障

眼球钝挫伤、穿孔伤和爆炸伤等引起的晶状体混浊称外伤性白内障(traumatic cataract)

（图 10-15）。多见于儿童或年轻人，常常单眼发生。由于各种外伤的性质和程度有所不同，所引起的晶状体混浊也有不同的特点。

【病因和临床表现】

1. **眼部钝挫伤所致白内障** ①挫伤时，瞳孔缘部虹膜色素上皮破裂脱落，附贴在晶状体前表面，称 Vossius 环混浊，相应的囊膜下出现混浊，可在数日后消失，或长期存在。②当晶状体受到钝挫伤后，其纤维和缝合的结构受到破坏，液体向着晶状体缝合间和板层流动，形成放射状混浊，可在伤后数小时或数周内发生，可被吸收或永久存在。③受伤后晶状体囊膜完整性受到影响，渗透性改变，可引起浅层皮质混浊，形成绕核性白内障。④严重钝挫伤可致晶状体囊膜，

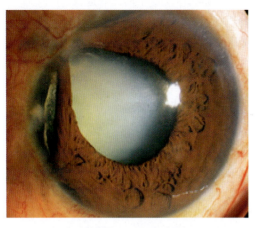

图 10-15 外伤性白内障伴虹膜根部离断

尤其是后囊膜破裂，房水进入晶状体内而致混浊。囊膜破口小时可形成局限混浊，有时混浊可部分吸收。当破口大时晶状体可在短期内完全混浊。⑤眼钝挫伤后除形成外伤性白内障外，还可伴有前房积血、前房角后退、晶状体脱位、继发性青光眼等。

2. **眼球穿孔伤所致白内障** 穿孔伤时，可使晶状体囊膜破裂，房水进入皮质，引起晶状体很快混浊。如破口小而浅，伤后破口可很快闭合，形成局限混浊。如破口大而深，则晶状体全部混浊。皮质经囊膜破口突入前房，可以继发葡萄膜炎或青光眼。

3. **眼部爆炸伤所致白内障** 爆炸时气浪可对眼部产生压力，引起类似钝挫伤所致的晶状体损伤。爆炸物本身或掀起的杂物也可造成类似于穿孔伤所致的白内障。

4. **电击伤所致白内障** 触电引起晶状体前囊及前囊下皮质混浊。雷电击伤时，晶状体前、后囊及皮质均可混浊。多数病例静止不发展，也可能逐渐发展为全白内障。

外伤性白内障的视力障碍与伤害程度有关。如果瞳孔区晶状体受伤，视力很快减退。当晶状体囊膜广泛受伤时，除视力障碍外，还伴有眼前节明显炎症或继发性青光眼。

【诊断】根据受伤史和晶状体混浊的形态和程度可做出诊断。

【治疗】晶状体局限混浊，对视力影响不大时，可以随诊观察。当晶状体混浊明显而影响视力时，应当施行白内障摘除术。当晶状体破裂，皮质突入前房时，可用糖皮质激素、非甾体抗炎药及降眼压药物治疗，待前节炎症反应消退后，再行手术摘除白内障。如经治疗，炎症反应不减轻或眼压升高不能控制，或晶状体皮质与角膜内皮层接触时，应当及时摘除白内障。由于外伤性白内障多为单眼，白内障摘除术后应尽可能同时植入人工晶状体。

七、代谢性白内障

因代谢障碍引起的晶状体混浊称为代谢性白内障。常见的有：

1. **糖尿病性白内障（diabetic cataract）** 白内障是糖尿病的并发症之一，可分为两种类型：真性糖尿病性白内障和糖尿病患者的年龄相关性白内障。

【病因】晶状体的能量来自房水中葡萄糖。晶状体糖代谢主要通过无氧酵解。在己糖激酶作用下，葡萄糖被转化为 6-磷酸葡萄糖；而在醛糖还原酶和辅酶Ⅱ的作用下，葡萄糖被转化为山梨醇。糖尿病时血糖增高，晶状体内葡萄糖增多，己糖激酶作用饱和，葡萄糖转化为 6-磷酸葡萄糖受阻。此时醛糖还原酶的作用活化，葡萄糖转化为山梨醇。山梨醇不能透过晶状体囊膜，在晶状体内大量积聚，使晶状体内渗透压增加，吸收水分，纤维肿胀变性，导致混浊。

【临床表现】真性糖尿病性白内障多见于 1 型的青少年糖尿病患者。多为双眼发病，发展迅速，可于短时间内发展为完全性白内障。常伴有屈光改变：血糖升高时，血液中无机盐含量下降，房水渗

入晶状体使之变凸,出现近视;血糖降低时,晶状体内水分渗出,晶状体变扁平而出现远视。

【诊断】 根据糖尿病的病史和白内障的形态可做出诊断。

【治疗】 在糖尿病白内障的早期,应积极治疗糖尿病,晶状体混浊可能会部分消退,视力有一定程度的改善。

当白内障明显影响视力妨碍患者的工作和生活时,可在血糖控制下进行白内障摘除术。如无糖尿病增殖性视网膜病变时,可植入后房型人工晶状体。术后应注意积极预防感染和出血。

2. **半乳糖性白内障（galactose cataract）** 为常染色体隐性遗传疾病。

【病因】 患儿缺乏半乳糖-1-磷酸尿苷转移酶和半乳糖激酶,使半乳糖不能转化为葡萄糖而在体内积聚。组织内的半乳糖被醛糖还原酶还原为半乳糖醇。醇的渗透性很强,在晶状体内的半乳糖醇吸收水分后,引起晶状体混浊。

【临床表现】 可在出生后数日或数周内发生。多为绕核性白内障。

【诊断】 对于先天性白内障患儿应当对尿中半乳糖进行筛选。如测定红细胞半乳糖-1-磷酸尿苷转移酶的活性,可明确诊断半乳糖-1-磷酸尿苷转移酶是否缺乏。应用放射化学法可测定半乳糖激酶的活性,有助于诊断。

【治疗】 给予无乳糖和半乳糖饮食,可控制病情的发展。

3. **手足搐搦性白内障（tetany cataract）** 又称低钙性白内障。由于血清钙过低引起。低钙患者常有手足搐搦,故称为手足搐搦性白内障。

【病因】 多由于先天性甲状旁腺功能不足,或甲状腺切除时误切了甲状旁腺,或因营养障碍,使血清钙过低。低钙增加了晶状体囊膜的渗透性,晶状体内电解质平衡失调,影响了晶状体代谢。

【临床表现】 患者有手足搐搦、骨质软化和白内障三项典型改变。双眼晶状体前、后皮质内有辐射状或条纹状混浊,与囊膜间有透明带隔开。囊膜下可见红、绿或蓝色结晶微粒。混浊逐渐发展至皮质深层。如果间歇发作低血钙,晶状体可有板层混浊,发展为全白内障或静止发展。

【诊断】 有甲状腺手术史或营养障碍史,血钙过低,血磷升高,以及全身和眼部的临床表现可有助于诊断。

【治疗】 ①给予足量的维生素D、钙剂,纠正低血钙,有利于控制白内障发展。②当白内障明显影响视力时可进行白内障摘除术。术前应纠正低血钙。术中容易出血,应当予以注意。

八、并发性白内障

并发性白内障（complicated cataract）是指由于眼部疾病所导致的晶状体混浊。

【病因】 由于眼部炎症或退行性病变,使晶状体营养或代谢发生障碍,而导致其混浊。常见于葡萄膜炎、视网膜色素变性、视网膜脱离、青光眼、眼内肿瘤及高度近视等。

【临床表现】 患者有原发病的表现,可为双眼或单眼发生。由眼前段疾病引起的多由前皮质开始。由眼后段疾病引起者,早期在晶状体后极部囊膜及囊膜下皮质出现颗粒状灰黄色混浊,并有较多空泡形成,逐渐向晶状体核中心部及周边部扩展,呈放射状,形成玫瑰花样混浊,继之向前皮质蔓延,逐渐使晶状体全混浊。以后水分吸收,囊膜增厚,晶状体皱缩,并有钙化等变化。由青光眼引起者多由前皮质和核开始。高度近视所致者多为核性白内障。

【诊断】 晶状体混浊的形态和位置有助于诊断。此外正确地诊断原发病对于并发性白内障的诊断和治疗也是至关重要的。

【治疗】 ①治疗原发病。②对于已影响工作和生活的并发性白内障,如果患眼光定位准确,红、绿色觉正常,可进行手术摘除白内障。对白内障摘除后是否植入人工晶状体应根据原发病的状况慎重考虑。③各种炎症引起的并发性白内障对手术的反应不同,有的可在术后引起严重的并发症,应根据原发病的种类,在眼部炎症得到很好控制以后,再考虑手术。④术后局部或全身应用糖皮质激素的剂量比一般白内障术后大一些,使用的时间长一些。

九、药物及中毒性白内障

长期应用或接触对晶状体有毒性作用的药物或化学物可导致晶状体混浊,迄今为止已发现50余种结构不同的此类物质。

【病因】 容易引起晶状体混浊的药物包括糖皮质激素、缩瞳剂、氯丙嗪等,化学物质包括苯及其化合物、氟、萘、金属等。

【临床表现】 患者有与上述药物或化学药品的接触史。

1. **糖皮质激素所致的白内障** 长期口服或滴用糖皮质激素所致。白内障的发生与用药量和时间有密切关系。用药剂量大和时间久,发生白内障的可能性大。初发时,后囊膜下出现散在的点状和浅棕色的细条状混浊,并有彩色小点,逐渐向皮质发展。后囊膜下形成淡棕色的盘状混浊,其间有彩色小点和空泡,最后大部分皮质混浊。少数病例在停用糖皮质激素后,晶状体的改变可以逆转。

2. **缩瞳剂所致的白内障** 缩瞳剂所致的晶状体混浊位于前囊膜下,呈玫瑰花或苔藓状,有彩色反光。一般不影响视力,停药后可逐渐消失。有些病例发现过晚,混浊扩散到后囊膜下和核,停药后混浊不易消失,但可停止发展。

3. **氯丙嗪所致的白内障** 长期大量服用氯丙嗪后可对晶状体和角膜产生毒性作用。开始时晶状体表面有细点状混浊,瞳孔区色素沉着。以后细点混浊增多,前囊下出现排列成星状的大色素点,中央部较密集,并向外放射。重者中央部呈盘状或花瓣状混浊,并向皮质深部扩展。当前囊下出现星状大色素点时,角膜内皮和后弹力层有白色、黄色或褐色的色素沉着。

4. **三硝基甲苯所致的白内障** 三硝基甲苯是制造黄色炸药的主要原料。长期与其接触有发生白内障的危险。首先晶状体周边部出现密集的小点混浊,以后逐渐进展为由尖端向着中央的楔形混浊连接成环形的混浊。环与晶状体赤道部有一窄的透明区。继之中央部出现小的环形混浊,大小与瞳孔相当。重者混浊致密,呈花瓣状或盘状,或发展为全白内障。

【诊断】 根据接触药物和化学药品史,以及晶状体混浊的形态、位置等,可以做出明确的诊断。

【治疗】 ①注意合理用药。如长期接触一些可能致白内障的药物和化学药品时,应定期检查晶状体。②如果发现有药物和中毒性晶状体混浊的产生,应停用药物和脱离与化学药品的接触。③当白内障严重到影响患者工作和生活时,可手术摘除白内障和植入人工晶状体。

十、放射性白内障

电磁波谱从γ-射线到质子、中子、电子、微波辐射等都可导致晶状体混浊,因放射线所致的晶状体混浊称为放射性白内障。

【病因和临床表现】

1. **红外线所致白内障** 多发生于玻璃厂和炼钢厂的工人中,为熔化的高温玻璃和钢铁产生的短波红外线被晶状体吸收后,产生晶状体混浊。初期,晶状体后皮质有空泡、点状和线状混浊,类似蜘蛛网状,有金黄色结晶样光泽。以后逐渐发展为盘状混浊。最后发展为全白内障。

2. **电离辐射所致白内障** 电离辐射的射线包括中子、X线、γ线及高能量的β线,照射晶状体后会导致白内障,发生白内障的潜伏期长短不等,与放射剂量大小和年龄有直接关系。剂量大、年龄小者潜伏期短。初期晶状体后囊膜下有空泡和灰白色颗粒状混浊,并逐渐发展为环状混浊。也可表现为前囊膜下皮质点状、线状和羽毛状混浊,从前极向外放射。后期可有盘状及楔形混浊,最后形成全白内障。

3. **微波所致白内障** 微波来源于太阳射线、宇宙射线和电视、雷达、微波炉等。大剂量的微波可产生类似于红外线的热作用。晶状体对微波敏感,因微波的剂量不同可对晶状体产生不同的损害。晶状体可出现皮质点状混浊、后囊膜下混浊和前皮质羽状混浊。

【诊断】 根据长期接触放射线的病史,以及晶状体混浊的形态、位置等,可做出诊断。

十一、后发性白内障

【治疗】接触放射线时应配戴防护眼镜,对从事相关职业的人群应定期进行晶状体健康体检。当白内障严重到影响患者工作和生活时,可手术摘除白内障和植入人工晶状体。

白内障囊外摘除(包括超声乳化摘除)术后或晶状体外伤后,残留的皮质或晶状体上皮细胞增生,形成混浊,称为后发性白内障(after cataract),白内障术后发生的又称后囊膜混浊(posterior capsular opacification)。它是白内障囊外摘除术后最常见的并发症。

【病因】囊外白内障摘除术后持续存在的囊膜下晶状体上皮细胞可增生,形成 Elschnig 珠样小体。这些上皮细胞可发生肌成纤维细胞样分化,它们收缩后使晶状体后囊膜产生细小的皱褶。白内障摘除和外伤性白内障部分皮质吸收后残留的部分皮质可加重混浊,导致视物变形和视力下降等变化。

【临床表现】白内障囊外摘除术后晶状体后囊膜混浊的 3 年以上发生率可高达 30%～50%。儿童期白内障术后几乎均发生。晶状体后囊膜出现厚薄不均的机化组织和 Elschnig 珠样小体(图 10-16)。常伴有虹膜后粘连。影响视力的程度与晶状体后囊膜混浊程度和厚度有关。

【诊断】有白内障囊外摘除术或晶状体外伤史。应用裂隙灯检查容易确定晶状体后囊膜是否混浊和混浊程度。

【治疗】当后发性白内障影响视力时,可用 Nd:YAG 激光将瞳孔区的晶状体后囊膜切开。若无条件施行激光治疗或后囊膜混浊较厚无法激光时,可进行手术将瞳孔区的晶状体后囊膜刺开或剪开。术后眼部滴用

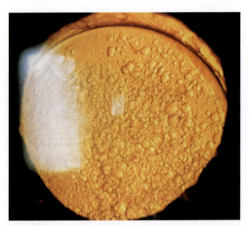

图 10-16 白内障摘除术后后囊膜 Elschnig 珠样小体形成及混浊

糖皮质激素或非甾体抗炎眼药水,预防炎症反应,并注意观察眼压的变化。

第三节 晶状体位置异常

正常情况下,晶状体由晶状体悬韧带悬挂于睫状体上。晶状体的前后轴与视轴几乎一致。如果晶状体悬韧带部分或全部破裂或缺损,可使悬挂力减弱,导致晶状体的位置异常。若出生时晶状体就不在正常位置,称为晶状体异位。若出生后由于先天因素、外伤或一些疾病使晶状体位置改变,称为晶状体脱位。

【病因】先天性悬韧带发育不全或松弛无力;外伤引起悬韧带断裂;以及眼内一些病变,如葡萄肿、牛眼或眼球扩张使悬韧带机械性伸长,眼内炎症,如睫状体炎使悬韧带变性,均能导致晶状体脱位或半脱位。

【临床表现】外伤性晶状体脱位者有眼部挫伤史及眼外其他损伤体征。先天性晶状体脱位多见于一些遗传病,如马方综合征(Marfan syndrome)、马切山尼综合征(Marchesani syndrome)和同型胱氨酸尿症(homocystinuria)等。

1. **晶状体全脱位** 晶状体悬韧带全部断裂,晶状体可脱位至下列部位。

(1)前房内(图 10-17):晶状体多沉下前房下方,晶状体直径比位于正常位置时小,但凸度增加,边缘带金色光泽而使透明晶状体的呈油滴状,混浊的晶状体则呈白色盘状物。虹膜被脱位的晶状体挤压,因影响到前房角,房水外流受阻而致眼压急性升高。

(2)玻璃体腔内:呈一透明的球状物,早期尚可活动,长期后固定于下方,并与视网膜粘连。日久

后晶状体变混浊。可导致晶状体过敏性葡萄膜炎和继发性青光眼。

（3）晶状体嵌于瞳孔区：晶状体一部分突至于前房内，影响房水循环而致眼压急性升高。

（4）晶状体脱位于眼球外：严重外伤时角巩膜缘破裂，晶状体可脱位至球结膜下，甚至眼外。

当晶状体全脱位离开瞳孔区后，患眼的视力为无晶状体眼视力，前房加深，虹膜震颤。脱位早期，晶状体可随体位的改变而移动。

2. **晶状体半脱位**　瞳孔区可见部分晶状体，散大瞳孔后可见部分晶状体赤道部，该区悬韧带断裂（图10-18）。所出现的症状取决于晶状体移位的程度。如果晶状体的前后轴仍有视轴上，则仅出现由于悬韧带松弛、晶状体凸度增加而引起晶状体性近视。晶状体半脱位后可产生单眼复视，一个像为通过晶状体区所形成，另一个像较小，为通过无晶状体区所见。

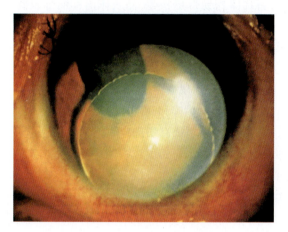

图 10-17　晶状体脱入前房

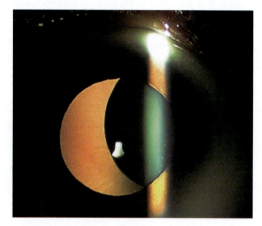

图 10-18　晶状体半脱位（马方综合征，Marfan syndrome）

【诊断】　根据病史、症状和裂隙灯显微镜下检查结果，可以做出较明确的诊断。

【治疗】

1. **非手术治疗**　对晶状体尚透明、未引起严重并发症的晶状体不全脱位或玻璃体腔脱位者，可作密切随访。部分患者用凸透镜或角膜接触镜矫正以获得部分有用视力。

2. **手术治疗**　随着现代玻璃体视网膜显微手术技术的发展，晶状体脱位手术治疗的适应证范围日益扩大。脱位的晶状体发生溶解、混浊者，引起严重并发症者，以及脱位于前房和瞳孔嵌顿的晶状体均需及时手术治疗。

第四节　先天性晶状体异常

先天性晶状体异常包括晶状体形成的异常、形态异常、透明度异常和位置异常，它可发生于胚胎晶状体泡形成至出生的不同阶段。后两者已在白内障及晶状体位置异常中进行了介绍，本节只介绍前两种。

一、晶状体形成异常

晶状体形成异常包括先天性无晶状体、晶状体形成不全和双晶状体等。

【病因及临床表现】

1. **先天性无晶状体**　胚胎早期未形成晶状体板，为原发性无晶状体，极为罕见。当晶状体形成后发生退行变性，使其结构消失，仅遗留其痕迹者为继发性无晶状体，多见于小眼球和发育不良的眼球。

2. **晶状体形成不全** 晶状体泡与表面外胚叶分离延迟时,会发生角膜混浊和后部锥形角膜及晶状体前部圆锥畸形。晶状体纤维发育异常时可发生晶状体双核或无核或晶状体内异常裂隙。

【诊断】 根据裂隙灯下晶状体的形态可作出诊断。

【治疗】 无特殊治疗。

二、晶状体形态异常

【临床表现】

1. **球形晶状体** 又名小晶状体,多为双侧。晶状体呈球形,直径较小,前后径较长。充分散大瞳孔后晶状体赤道部和悬韧带完全暴露。由于晶状体悬韧带松弛,晶状体前移,容易导致瞳孔阻滞而发生闭角型青光眼。滴用缩瞳剂后可使睫状肌收缩,晶状体悬韧带更松弛,晶状体前移而加重瞳孔阻滞。

球形晶状体屈折力增大,可致高度近视。常发生晶状体不全脱位,有时可发生全脱位。由于晶状体悬韧带延长牵拉力减弱,因而无调节功能。

2. **圆锥形晶状体** 晶状体前面或后面突出,呈圆锥形,通常为皮质突出,多发于胎儿后期或出生后。为少见的晶状体先天异常,前圆锥更为少见,常伴有先天性白内障和高度近视。

3. **晶状体缺损** 多为单眼,也可为双眼。晶状体下方偏内赤道部有切迹样缺损,形状大小不等。缺损处晶状体悬韧带减少或缺如。晶状体各方向屈光力不等,呈近视散光。

4. **晶状体脐状缺陷** 极为少见。在晶状体前表面或后表面有一小的凹陷。

【诊断】 根据裂隙灯下晶状体的形态可做出诊断。

【治疗】 无症状和无并发症时一般不必治疗。球形晶状体者忌用缩瞳剂,合并晶状体脱位、白内障者可手术治疗,有弱视者积极治疗弱视。

思 考 题

1. 叙述白内障的定义和分类。
2. 叙述晶状体混浊及晶状体核硬度分级标准。
3. 皮质性白内障的分期和临床特点是什么?
4. 叙述白内障手术的适应证、术前检查和手术方法。
5. 叙述先天性白内障的病因和治疗原则。

(姚 克)

第十一章 青光眼

【导读】青光眼,作为目前全球第二位致盲眼病,严重威胁着人类的视觉健康。部分青光眼患者发病急骤,如不能控制病情可在数天内致盲,部分患者无明显症状,在不知不觉中逐渐失明。什么是青光眼?青光眼发生的解剖基础是什么?房水循环的平衡和青光眼的关系是什么?患了青光眼该如何进行治疗?本章从青光眼的危险因素、发病机制、临床特征和治疗原则等方面对常见类型青光眼进行了深入浅出的描述。

第一节 概 述

一、青光眼的概念

青光眼(glaucoma)是一组以特征性视神经萎缩和视野缺损为共同特征的疾病,病理性眼压增高是其主要危险因素。眼压升高水平和视神经对压力损害的耐受性与青光眼视神经萎缩和视野缺损的发生和发展有关。青光眼是主要致盲眼病之一,有一定遗传倾向。在患者的直系亲属中,10%~15%的个体可能发生青光眼。

二、眼压与青光眼

眼压是眼球内容物作用于眼球内壁的压力。从临床角度,正常眼压的定义应该是不引起视神经损害的眼压范围。正常人眼压平均值为15.8mmHg(1mmHg=0.133kPa),标准差2.6mmHg。从统计学概念,也就将正常眼压定义在10~21mmHg(均数±2×标准差),但实际上正常人群眼压并非呈正态分布。因此,不能机械地把眼压>21mmHg认为是病理值。临床上,部分患者眼压虽已超越统计学正常上限,但长期随访并不出现视神经、视野损害,称为高眼压症(ocular hypertension);部分患者眼压在正常范围内,却发生了典型青光眼视神经萎缩和视野缺损,称为正常眼压青光眼(normal tension glaucoma,NTG)。由此可见,高眼压并非都是青光眼,而正常眼压也不能排除青光眼。此外,也有部分患者在眼压得到控制后,视神经萎缩和视野缺损仍然进行性发展,提示除眼压外,还有其他因素参与青光眼的发病。种族、年龄、近视眼及家族史,以及任何可引起视神经供血不足的情况,如心血管疾病、糖尿病、血液流变学异常,也都可能是青光眼的危险因素。眼压是目前唯一得到证实和青光眼视神经损害直接相关的危险因素,眼压越高,持续时间越长,视神经损害的风险越大。而且目前对于青光眼的治疗,眼压仍是最确切可控制的危险因素。同时,眼压控制后多数青光眼患者视神经损害的发展得到减缓也反证了高眼压的危害性。因此,认识正常眼压及病理眼压,对青光眼的诊断和治疗都有重要意义。

正常眼压不仅反映在眼压的绝对值上,还有双眼对称、昼夜压力相对稳定等特点。正常人一般双眼眼压差异不应>5mmHg,24小时眼压波动范围不应>8mmHg。生理性眼压的稳定性,有赖于房水生成量与排出量的动态平衡。房水自睫状突生成后,经后房越过瞳孔到达前房,然后主要通过两个途径外流:①小梁网通道,经前房角小梁网进入Schlemm管,再通过巩膜内集合管至巩膜表层睫状前静脉;②葡萄膜巩膜通道,通过前房角睫状体带进入睫状肌间隙,然后进入睫状体和脉络膜上腔,最后穿过巩膜胶原间隙和神经血管间隙出眼。正常人大约20%的房水经由葡萄膜巩膜通道外流。

眼压高低主要取决于房水循环中的3个因素:睫状突生成房水的速率;房水通过小梁网流出的阻力和上巩膜静脉压。如果房水生成量不变,则房水循环途径中任一环节发生阻碍,房水不能顺利流通,眼压即可升高。大多数青光眼眼压升高的原因为房水外流的阻力增高,或因房水引流系统异常

(开角型青光眼),或是周边虹膜堵塞了房水引流系统(闭角型青光眼)。青光眼的治疗也着眼于或增加房水排出,或减少房水生成,以达到降低眼压、保存视功能的目的。

三、青光眼视神经损害的机制

青光眼视神经损害的机制主要有两种学说,即机械学说和缺血学说。机械学说强调视神经纤维直接受压,轴浆流中断的重要性;缺血学说则强调视神经供血不足,对眼压耐受性降低的重要性。目前一般认为青光眼视神经损害的机制很可能为机械压迫和缺血的合并作用。

目前已比较清楚地认识到,青光眼属于一种神经变性性疾病。青光眼视神经节细胞的凋亡及其轴突的变性,以及伴随而来的视功能进行性丧失,都源自急性或慢性神经节细胞损害的后遗变性。眼压升高、视神经供血不足作为原发危险因素改变了视神经节细胞赖以生存的视网膜内环境;兴奋性谷氨酸、自由基、氧化氮增加,生长因子的耗损或自身免疫性攻击等继发性损害因素,都可能导致神经节细胞及其轴突的凋亡和变性。因此,治疗青光眼在降低眼压的同时,改善患者视神经血液供应,应用视神经保护性治疗也应该成为青光眼治疗的可选择方法之一。

四、青光眼的临床诊断

最基本的检查项目有眼压、房角、视野和视盘检查。

1. **眼压** 临床眼压测量方法主要有3种:①以 Goldmann 眼压计为代表的压平眼压测量,其测量中央角膜被压平一定面积所需要的力量;②以 Schiötz 眼压计为代表的压陷眼压测量,测量固定重量施加在角膜上,角膜被压陷的程度;③非接触式眼压计测量,其测量一定力量的气流喷射在角膜上后,所回弹气流的强度。目前公认 Goldmann 眼压计是眼压测量的金标准。

2. **房角** 房角的开放或关闭是诊断开角型青光眼或闭角型青光眼的依据,也是鉴别原发性青光眼和继发性青光眼的重要手段。目前最好的方法是通过房角镜检查直接观察房角结构。此外,UBM 以及眼前节光学相干断层扫描仪(anterior segment optical coherence tomography, AS-OCT)也可检测生理状态下的虹膜形态和房角结构。

3. **视野** 视野改变是诊断青光眼的金标准。青光眼视野缺损的类型、发展方式,以及视野缺损与视盘改变的关系都具有一定特征性。定期视野检查对于青光眼的诊断和随访十分重要。

4. **视盘** 青光眼视盘改变是诊断青光眼的客观依据。视杯扩大是青光眼视盘损害的重要特征。目前临床常用检测青光眼视盘改变的方法有方便易行的直接检眼镜检查,以观察视盘表面轮廓改变为特点的裂隙灯前置镜检查,以及对资料可作永久记录的眼底照相。

五、青光眼的分类

根据前房角形态(开角或闭角)、病因机制(明确或不明确),以及发病年龄3个主要因素,一般将青光眼分为原发性、继发性和先天性3大类。

1. **原发性青光眼** ①闭角型青光眼:急性闭角型青光眼、慢性闭角型青光眼;②开角型青光眼。
2. **继发性青光眼**
3. **先天性青光眼** ①婴幼儿型青光眼;②青少年型青光眼;③先天性青光眼伴有其他先天异常。

第二节 原发性青光眼

原发性青光眼是指病因机制尚未充分阐明的一类青光眼。根据眼压升高时前房角的状态——关闭或是开放,又可分为闭角型青光眼和开角型青光眼。由于种族差异和眼球解剖结构方面的差异,中国人以闭角型青光眼居多,而欧美国家白种人则以开角型青光眼多见。随着我国社会经济和卫生事业的迅速发展,开角型青光眼的早期诊断技术提高,也随着中国人近视眼发病率的增加,眼球解剖结构发生改变,近年在我国开角型青光眼的构成比也有增高的趋势。

一、原发性闭角型青光眼

原发性闭角型青光眼(primary angle-closure glaucoma,PACG)是由于周边虹膜堵塞小梁网,或与小梁网产生永久性粘连,房水外流受阻,引起眼压升高造成视神经和视野损害的一类青光眼。患眼具有前房浅、房角狭窄的解剖特征。根据眼压升高是骤然发生还是逐渐发展,又可分为急性闭角型青光眼和慢性闭角型青光眼。

【原发性闭角型青光眼房角关闭机制】 原发性闭角型青光眼房角关闭的机制可为瞳孔阻滞型、非瞳孔阻滞型和多种机制共存型,这些亚型分类十分有助于指导临床治疗。

1. **瞳孔阻滞型** 当虹膜与晶状体前表面接触紧密,房水越过瞳孔时阻力增加,限制房水从瞳孔进入前房时,则造成后房压力增加,导致周边虹膜向前膨隆(图 11-1A),造成房角狭窄甚至关闭,这就是闭角型青光眼的瞳孔阻滞机制。临床上表现为亚急性或急性发作。行周边虹膜切除术后,后房房水通过周边虹膜切除口形成的"捷径"到达前房,前后房压力达到平衡,周边虹膜变平坦,房角开放或增宽(图 11-1B)。Mapstone 和 Kondo 通过力学分析提出相对瞳孔阻滞力测量公式(图 11-2)。

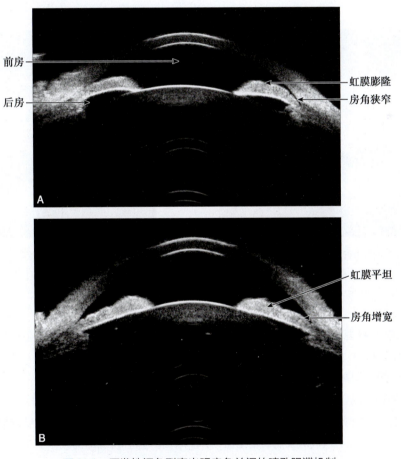

图 11-1 原发性闭角型青光眼房角关闭的瞳孔阻滞机制

A. 瞳孔阻滞力增加,限制房水从瞳孔进入前房,使后房压力增加,虹膜向前膨隆,导致房角更加狭窄甚至关闭;B. 周边虹膜切除术后,后房房水通过周边虹膜切除口直接到达前房,前后房压力达到平衡,周边虹膜变平坦,房角开放或增宽

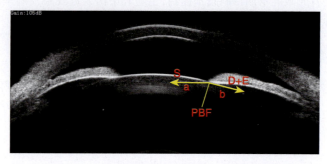

图 11-2 相对瞳孔阻滞力（PBF）测量示意图

PBF=(D+E)cosα+Scosβ：其中 PBF 为瞳孔阻滞力；D 为瞳孔开大肌力；E 为虹膜张力；S 为瞳孔括约肌力；α 角为 (D+E) 向量所指的方向和瞳孔缘到晶状体前曲率半径中心连线的夹角；β 角为向量 S 所指的方向和上诉连线的夹角

2. **非瞳孔阻滞型** 可分为周边虹膜肥厚型（图 11-3）和睫状体前位型（图 11-4）。周边虹膜肥厚型的特点为肥厚的周边虹膜根部在房角入口处呈梯形，形成一急转的狭窄房角，也有学者将这一类型的患者称之为虹膜高褶型。睫状体前位型的特点为睫状体位置前移，将周边虹膜顶向房角，造成房角狭窄或关闭。

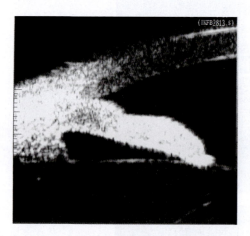

图 11-3 周边虹膜肥厚（虹膜高褶）
当瞳孔轻中度散大时，肥厚的周边虹膜在房角处堆积并进一步增厚，造成房角狭窄或关闭

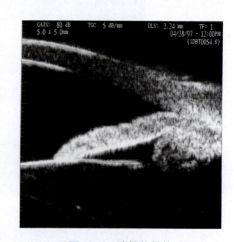

图 11-4 睫状体前位
UBM 图像显示前位的睫状体，将周边虹膜顶向房角，造成狭窄或房角关闭

3. **多种机制共存型** 可进一步分为瞳孔阻滞+周边虹膜肥厚型（图 11-5），瞳孔阻滞+睫状体前位型，瞳孔阻滞+周边虹膜肥厚型+睫状体前位型。

（一）急性闭角型青光眼

急性闭角型青光眼（acute angle-closure glaucoma）是一种以房角突然关闭，导致眼压急剧升高并伴有相应症状和眼前段组织病理改变为特征的眼病，多见于 50 岁以上老年人，女性更常见，男女之比约为 1:2，患者常有远视，双眼先后或同时发病。情绪激动，暗室停留时间过长，局部或全身应用抗胆碱药物，均可使瞳孔散大，周边虹膜松弛，从而诱发本病。长时间阅读、疲劳和疼痛也是本病的常见诱因。

【发病因素】病因尚未充分阐明。眼球局部的解剖结构异常，被公认为是本病的主要发病危险因素。这种具有遗传倾向的解剖变异包括眼轴较短、角膜较小、前房浅、房角狭窄，且晶状体较厚。随年龄增长，晶状体厚度增加，前房更浅，瞳孔阻滞加重，闭角型青光眼的发病率增高。一旦周边虹膜与小梁网发生接触，房角即告关闭，眼压急剧升高，引起急性发作。

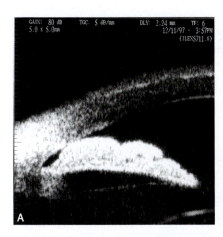 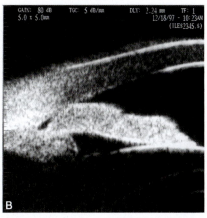

图 11-5 多种机制共存型
A. 瞳孔阻滞+周边虹膜肥厚堆积；B. 周边虹膜切除术后，周边虹膜变平坦，肥厚周边虹膜向房角处堆积造成房角狭窄

【临床表现及病期】 典型的急性闭角型青光眼有几个不同的临床阶段（分期），不同的病期各有其特征及治疗原则。

1. 临床前期　急性闭角型青光眼为双侧性眼病，当一眼急性发作被确诊后，另一眼即使没有任何临床症状也可以诊断为急性闭角型青光眼临床前期。另外，部分闭角青光眼患者在急性发作以前，可以没有自觉症状，但具有前房浅、虹膜膨隆、房角狭窄等表现，特别是在一定诱因条件下，如暗室试验后眼压明显升高者，也可诊断为本病的临床前期。

2. 先兆期　表现为一过性或反复多次的小发作。发作多出现在傍晚时分，突感雾视、虹视，可能有患侧额部疼痛，或伴同侧鼻根部酸胀。上述症状历时短暂，休息后自行缓解或消失。若即刻检查可发现眼压升高，常在 40mmHg 以上，眼局部轻度充血或不充血，角膜上皮水肿呈轻度雾状，前房极浅，但房水无混浊，房角大范围关闭，瞳孔稍扩大，光反射迟钝。小发作缓解后，除具有特征性浅前房外，一般不留永久性组织损害。

3. 急性发作期　表现为剧烈头痛、眼痛、畏光、流泪，视力严重减退，常降到指数或手动，可伴有恶心、呕吐等全身症状。体征有眼睑水肿，混合性充血，角膜上皮水肿，裂隙灯下上皮呈小水珠状，患者可有"虹视"的主诉。角膜后色素沉着，前房极浅，周边部前房几乎完全消失。如虹膜有严重缺血坏死，房水可有混浊，甚至出现絮状渗出物。瞳孔中等散大，常呈竖椭圆形，光反射消失，有时可见局限性后粘连。房角完全关闭，常有较多色素沉着。眼压常在 50mmHg 以上。眼底可见视网膜动脉搏动、视盘水肿或视网膜血管阻塞，但在急性发作期因角膜水肿，眼底多看不清。高眼压缓解后，症状减轻或消失，视力好转，眼前段常留下永久性组织损伤，如扇形虹膜萎缩、色素脱失、局限性后粘连、瞳孔散大固定、房角广泛性粘连。晶状体前囊下有时可见小片状白色混浊，称为青光眼斑。临床上凡见到上述改变，即可证明患者曾有过急性闭角型青光眼大发作。

4. 间歇期　指小发作后自行缓解，房角重新开放或大部分开放，小梁尚未遭受严重损害，不用药或仅用少量缩瞳剂，眼压不再升高。间歇期的主要诊断标准是：①有明确的小发作史；②房角开放或大部分开放；③不用药或单用少量缩瞳剂眼压能稳定在正常水平。从理论上讲，急性大发作经过积极治疗后，也可进入间歇期，但实际上由于房角广泛粘连，这种可能性很小。

5. 慢性期　急性大发作或反复小发作后，房角广泛粘连（通常>180°），小梁功能已遭受严重损害，眼压中度升高，眼底常可见青光眼性视盘凹陷，并有相应视野缺损。

6. 绝对期　指高眼压持续过久，眼组织，特别是视神经已遭严重破坏，视力已降至无光感且无法挽救的晚期病例，偶尔可因眼压过高或角膜变性而剧烈疼痛。

急性闭角型青光眼的发展过程如下：

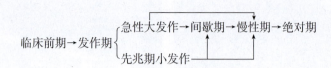

【诊断与鉴别诊断】先兆期小发作持续时间很短，临床医生不易遇到，大多依靠一过性发作的典型病史、特征性浅前房、窄房角等表现作出诊断。先兆期小发作有时会误诊为偏头痛，对可疑患者可利用暗室试验进行检查，嘱患者在暗室内，清醒状态下静坐60～120分钟，然后在暗光下测眼压，如眼压较试验前明显升高，超过8mmHg为阳性。

大发作的症状和眼部体征都很典型，诊断多无困难，房角镜检查证实房角关闭则是重要诊断依据，有些患者需要首先药物降压和局部甘油滴眼，缓解角膜水肿后才能看清房角情况。加压房角镜检查可以鉴别虹膜根部与小梁是相贴，还是粘连。经治疗后眼压下降，房水仍有不同程度混浊时，容易和急性虹膜睫状体炎相混淆，应掌握以下鉴别要点：①角膜后沉着物为棕色色素而不是灰白色细胞；②前房极浅；③瞳孔中等扩大而不是缩小；④虹膜有节段性萎缩；⑤可能有青光眼斑；⑥以往可有小发作病史；⑦对侧眼具有前房浅、虹膜膨隆、房角狭窄等解剖特征。急性虹膜睫状体炎虽然也有眼痛的症状，但是一般无角膜上皮水肿，眼压也常常偏低，瞳孔缩小，前房可见房水闪辉，有时可见纤维素样渗出，以此可以鉴别。

由于急性闭角型青光眼大发作期常伴有恶心、呕吐和剧烈头痛，这些症状甚至可以掩盖眼痛及视力下降，临床上应注意鉴别，以免误诊为胃肠道疾病、颅脑疾患或偏头痛而贻误治疗。

（二）慢性闭角型青光眼

慢性闭角型青光眼（chronic angle-closure glaucoma）发病年龄较急性闭角型青光眼者为早。这类青光眼的眼压升高，同样也是由于周边虹膜与小梁网发生粘连，使小梁功能受损所致，但房角粘连是由点到面逐步发展的，小梁网的损害是渐进性的，眼压水平也随着房角粘连范围的缓慢扩展而逐步上升。

【发病因素】慢性闭角型青光眼的眼球与正常人比较，亦有前房较浅、房角较狭窄等解剖危险因素。部分患者的房角粘连最早出现在虹膜周边部的表面突起处，可能与该处的虹膜较靠近小梁，更容易和小梁网接触有关。除了瞳孔阻滞机制外，慢性闭角型青光眼还存在其他非瞳孔阻滞机制，如周边虹膜堆积，也可以引起房角粘连。UBM检查可鉴别以虹膜膨隆为特点的瞳孔阻滞机制和以周边虹膜堆积为特征的非瞳孔阻滞机制。导致周边虹膜逐步与小梁网发生粘连的因素可能是多方面的，而房角狭窄是一个基本条件。

【临床表现】由于房角粘连和眼压升高都是逐渐进展的，所以没有眼压急剧升高的相应症状，眼前段组织也没有明显异常，不易引起患者的警觉，而视盘则在高眼压的持续作用下，渐渐萎缩，形成凹陷，视野也随之发生进行性损害。本病往往只是在做常规眼科检查时，或于病程晚期患者感觉到有视野缺损时才被发现。本病慢性进展过程与原发性开角型青光眼病程相类似，但其视神经损害的发展较原发性开角型青光眼更快。

【诊断】慢性闭角型青光眼的诊断应根据以下要点：①周边前房浅，中央前房深度略浅或接近正常，虹膜膨隆现象不明显；②房角为中等狭窄，有程度不同的虹膜周边前粘连；③如双眼不是同时发病，则对侧的"健眼"尽管眼压、眼底、视野均正常，但有房角狭窄，或可见到局限性周边虹膜前粘连；④眼压中等度升高；⑤眼底有典型的青光眼性视盘凹陷；⑥伴有不同程度的青光眼性视野缺损。

慢性闭角型青光眼和开角型青光眼的鉴别主要依靠前房角镜检查，后者虽同样具有眼压升高、视盘凹陷萎缩和视野缺损，但前房不浅，在眼压升高时房角也是开放的。

（三）原发性闭角型青光眼的危险因素

原发闭角型青光眼的发病机制非常复杂，遗传、生理和环境因素均参与PACG发病。与原发性开角型青光眼患者一样,PACG患病率随年龄增长而增加,且女性高于男性。当年龄增加时,晶状体位置偏前,瞳孔阻滞增加,房角变窄。对于急性闭角型青光眼而言,瞳孔阻滞是其发病的最重要因素。此外,闭角型青光眼家族史以及远视眼也是闭角型青光眼的危险因素。

年龄在40岁以上,具有角膜横径较小、前房变浅、晶状体位置偏前及睫状体位置前移等可疑原发闭角型青光眼患者应严密观察眼压及房角变化。

(四) 原发性闭角型青光眼的激发试验

1. **暗室试验** 暗室试验是为原发性闭角型青光眼筛选而设计的一种激发试验,让受试者在暗室中静坐1小时后眼压升高≥8mmHg为阳性。一般认为眼压升高是由于黑暗中瞳孔散大、虹膜根部增厚使房角狭窄或阻塞所致。

2. **暗室俯卧试验** 暗室内,测量双眼眼压后,给患者戴上眼罩俯卧于诊查床上,患者俯卧时要求背部平衡,眼球不能受压,1.5小时后尽快测眼压,如果眼压较俯卧前增高≥8mmHg以上为阳性。其原理是暗室中瞳孔散大,房角阻塞,加上俯卧时晶状体虹膜隔前移,房角狭窄使眼压升高。临床工作中发现暗室俯卧试验敏感性不高,其原因为进入暗室环境时间过长后,虹膜中的瞳孔括约肌对光线异常敏感,导致暗室结束后行房角镜检查,即使裂隙灯的微弱光线也会造成瞳孔缩小,房角构型发生改变,从而降低了敏感性。有研究表明进入暗室3分钟后,瞳孔括约肌对于光线最为迟钝,因此通过3分钟暗室试验的房角评估,再联合1.5小时暗室俯卧试验的眼压评估,可以大大提高暗室俯卧试验的敏感性及特异性。

二、原发性开角型青光眼

原发性开角型青光眼(primary open angle glaucoma,POAG)病因尚不完全明了,可能与遗传有关,其特点是眼压虽然升高房角始终是开放的,即房水外流受阻于小梁网-Schlemm管系统。组织学检查提示小梁网胶原纤维和弹性纤维变性,内皮细胞脱落或增生,小梁网增厚,网眼变窄或闭塞,小梁网内及Schlemm管内壁下有细胞外基质沉着,Schlemm管壁内皮细胞的空泡减少等病理改变。

【临床表现】

1. **症状** 发病隐匿,除少数患者在眼压升高时出现雾视、眼胀外,多数患者可无任何自觉症状,常常直到晚期,视功能遭受严重损害时才发觉。

2. **眼压** 早期表现为不稳定,有时可在正常范围。测量24小时眼压较易发现眼压高峰和较大的波动值。总的眼压水平多较正常值略为偏高。随病情进展,眼压逐渐增高。

3. **眼前节** 前房深浅正常或较深,虹膜平坦,房角开放。除在双眼视神经损害程度不一致的患者可发现相对性传入性瞳孔障碍外,眼前节多无明显异常。

4. **眼底** 青光眼视盘改变主要表现为:①视盘凹陷进行性扩大和加深(图11-6);②视盘上下方局限性盘沿变窄,垂直径C/D值(杯盘比,即视杯直径与视盘直径比值)增大,或形成切迹;③双眼凹陷不对称,C/D差值>0.2;④视盘上或盘周浅表线状出血;⑤视网膜神经纤维层缺损。

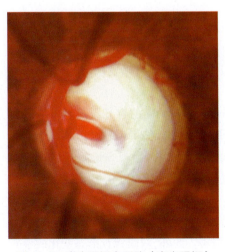

图11-6 青光眼视盘凹陷(青光眼杯)

5. **视功能** 视功能改变,特别是视野缺损,为青光眼诊断和病情评估的重要指标之一。青光眼视野损害具有一定的特征性,其视野损害表现的病理学基础与视网膜神经纤维层的分布和走向及青光眼对视乳头和视网膜神经纤维层的损害特点有关。

青光眼视野检查的目的在于两方面,即检测有无视功能损害和监测病情进展情况。典型早期视野缺损,表现为孤立的旁中心暗点和鼻侧阶梯。旁中心暗点多见于5°~25°范围内,生理盲点的上、下方。随病情进展,旁中心暗点逐渐扩大和加深,多个暗点相互融合并向鼻侧扩展,绕过注视中心形成弓形暗点,同时周边视野亦向心性缩小,并与旁中心区缺损汇合形成象限型或偏盲型缺损。发展到晚期,仅残存管状视野和颞侧视岛(图11-7)。采用计算机自动视野计做光阈值定量检查,可发现较早期青光眼视野改变,如弥漫性或局限性光阈值增高,阈值波动增大等。

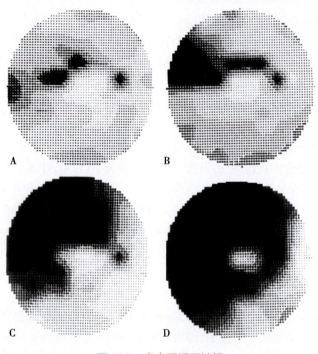

图11-7 青光眼视野缺损

过去认为青光眼对中心视力的影响不大,因为部分晚期、甚至仅存管状视野的青光眼患者,中心视力仍可保留在1.0左右。然而近年发现,除视野改变外,青光眼也损害黄斑部功能,表现为获得性色觉障碍,视觉对比敏感度下降,以及某些电生理指标,如图形视网膜电图、视觉诱发电位等的异常,但这些指标的异常,不如视野变化那样具有特异性。

POAG一般为双眼性,但通常因双眼发病时间不一,表现为双眼眼压、视盘、视野改变以及瞳孔对光反应的不对称性。

【诊断】 POAG多无自觉症状,早期极易漏诊,很大程度上依靠健康普查来发现,其主要诊断指标有:

1. **眼压升高** 应注意在疾病早期,眼压并不是持续性升高,约有50%的青光眼患者单次眼压测量低于22mmHg,故不能依靠一两次正常眼压值就认为眼压不高,测定24小时眼压有助于发现眼压高峰值及其波动范围。在某些巩膜硬度偏低的患者,如高度近视者,常规Schiötz压陷式眼压计所测之眼压往往比实际眼压偏低,须用压平式眼压计测量或测校正眼压,以了解此类患者的真实眼压。

2. **视盘损害** 视盘凹陷进行性加深扩大,盘沿宽窄不一,特别是上、下方盘沿变窄或局部变薄,视盘出血和视网膜神经纤维层缺损均属青光眼特征性视神经损害。此外,双眼视盘形态变化的不对称,如C/D差值>0.2,也有诊断意义。

3. **视野缺损** 可重复性旁中心暗点或鼻侧阶梯,常系青光眼早期视野损害的征象。采用Goldmann视野计超阈值静点检查或计算机自动视野计阈值定量检查,较容易发现早期视野缺损。视盘损害和视野缺损有密切对应关系,如两者相互吻合,其结果可相互印证。

眼压升高、视盘损害、视野缺损三大诊断指标,如其中两项为阳性,房角检查属开角,诊断即可成立。尚有一些辅助指标,如房水流畅系数降低、相对性传入性瞳孔障碍、获得性色觉异常、对比敏感度下降、某些视觉电生理的异常,以及阳性青光眼家族史等,对开角型青光眼的诊断也有一定参考价值。

正常眼压青光眼(normal tension glaucoma,NTG)具有特征性青光眼视盘损害和视野缺损,但眼压始终在统计学正常值范围,可诊断为 NTG。一般认为,NTG 是由于视神经本身存在某种异常,如供血不足,视神经对眼压的耐受性降低,即使在正常眼压下,视神经也受到损害。与 POAG 比较,NTG 患者更多伴有血管痉挛性疾病,如偏头痛、Raynaud 现象、缺血性血管疾病。视盘出血、盘沿下方或颞下方切迹、视盘周围萎缩在 NTG 也更为多见,视野缺损也更为局限性,更接近固视点。本病应注意与缺血性视盘病变、先天性视神经异常,以及某些颅内占位性病变引起的视神经萎缩相鉴别。此外,一部分中央角膜厚度偏薄的 POAG 患者因测量眼压低于实际眼压,可误诊为 NTG。也有部分 POAG 患者,其白天眼压值均在正常范围之内,然而对其进行 24 小时眼压监测时发现在夜间其眼压峰值高于正常水平,这类患者也可误诊为 NTG。NTG 的治疗包括视神经保护性治疗和采用药物或手术将眼压进一步降低。

三、原发性青光眼的治疗

青光眼治疗的目的是保存视功能。治疗方法包括:①降低眼压,由于眼压是相对容易控制的危险因素,目前对青光眼的治疗主要是通过药物或手术,将眼压控制在视神经损害不进一步发展的水平,即所谓目标眼压。目标眼压值因人因眼而异,视神经损害程度越重,其残余神经纤维对眼压的耐受性越差,因此其目标眼压值也相对较低。对晚期病例,要求眼压比一般水平更低,以防止病情进一步恶化。目标眼压还与视神经损害出现时的眼压水平、青光眼病情进展速度、患者的年龄及可能的寿命有关。除了眼压峰值外,昼夜眼压波动大也是导致病情恶化的危险因素,因此 24 小时眼压测量对于观察眼压控制情况也十分重要。由于眼压不是青光眼发病的唯一危险因素,部分患者在眼压得到控制后,视神经萎缩和视野缺损仍然进行性发展,因此目标眼压仅是一个相对安全眼压水平。②视神经保护性治疗,即通过改善视神经血液供应和控制节细胞凋亡来保护视神经。

(一) 常用降眼压药

药物降低眼压主要通过 3 种途径:①增加房水流出;②抑制房水生成;③减少眼内容积。其中,通过增加房水流出降低眼压最符合正常房水生理功能的维持。

1. **拟副交感神经药(缩瞳剂)** 最常用为 1%~4% 毛果芸香碱(pilocarpine)滴眼液,每日 3~4 次,或 4% 毛果芸香碱凝胶,每晚 1 次滴眼。毛果芸香碱直接兴奋瞳孔括约肌,缩小瞳孔和增加虹膜张力,解除周边虹膜对小梁网的堵塞,使房角重新开放,为治疗闭角型青光眼的一线用药。对开角型青光眼,毛果芸香碱的降压机制为刺激睫状肌收缩,牵引巩膜突和小梁网,减小房水外流阻力,增加房水外流。但该药可引起眉弓疼痛、视物发暗、近视加深等副作用,若用高浓度制剂频繁滴眼,还可能产生胃肠道反应、头痛、出汗等全身中毒症状。

2. **β-肾上腺能受体阻滞剂** 常用 0.25%~0.5% 噻吗洛尔(timolol)、0.25%~0.5% 盐酸左旋布诺洛尔(levobunolol)和 0.25%~0.5% 倍他洛尔(betaxolol)等滴眼液,每日 1~2 次滴眼。β-受体阻滞剂通过抑制房水生成降低眼压,不影响瞳孔大小和调节功能,但其降压幅度有限,长期应用后期降压效果减弱。噻吗洛尔和盐酸左旋布诺洛尔为非选择性 $β_1$、$β_2$ 受体阻滞剂,对有房室传导阻滞、窦房结病变、支气管哮喘者忌用。倍他洛尔为选择性 $β_1$ 受体阻滞剂,呼吸道方面的副作用较轻。

3. **肾上腺能受体激动剂** $α_2$ 受体激动剂有 0.2% 酒石酸溴莫尼定(brimonidine),其选择性兴奋 $α_2$ 受体,可同时减少房水生成和促进房水经葡萄膜巩膜外流通道排出。酒石酸溴莫尼定对 $α_1$ 受体作用甚微,不引起瞳孔扩大,对心肺功能无明显影响。

4. **前列腺素衍生物** 目前已投入临床应用的制剂有 0.005% 拉坦前列素(latanoprost)、0.004% 曲伏前列素和 0.03% 贝美前列素,其降眼压机制为增加房水经葡萄膜巩膜外流通道排出,但不减少房水生成。每日傍晚 1 次滴眼,可使眼压降低 20%~40%。本药不影响心肺功能,副作用主要为滴药后局部短暂性烧灼、刺痛、痒感和结膜充血,长期用药可使虹膜色素增加、睫毛增长、眼周皮肤色素沉着。毛果芸香碱可减少葡萄膜巩膜通道房水外流,理论上与前列腺素制剂有拮抗作用,一般认为两者不宜联合用药。

5. **碳酸酐酶抑制剂** 以乙酰唑胺(diamox)为代表,每片0.25g,其通过减少房水生成降低眼压,多作为局部用药的补充。剂量不宜过大,可给0.125g,2次/天,或0.0625g,3次/天。久服可引起口唇、面部及指(趾)麻木、全身不适、肾绞痛、血尿等副作用,故不宜长期服用。目前已研制出碳酸酐酶抑制剂局部用药制剂,如1%布林佐胺(azopt),其降眼压效果略小于全身用药,但全身副作用也很少。

6. **高渗剂** 常用50%甘油(glycerin)和20%甘露醇(mannitol)。前者供口服使用,2~3ml/kg体重;后者静脉快速滴注,1~2g/kg体重。这类药物可在短期内提高血浆渗透压,使眼组织,特别是玻璃体中的水分进入血液,从而减少眼内容量,迅速降低眼压,但降压作用在2~3小时后即消失。高渗剂主要用于治疗闭角型青光眼急性发作和某些有急性眼压增高的继发性青光眼。使用高渗剂后因颅内压降低,部分患者可出现头痛、恶心等症状,宜平卧休息。甘油参与体内糖代谢,糖尿病患者慎用。

(二) 常用抗青光眼手术

1. **解除瞳孔阻滞的手术** 如周边虹膜切除术(peripheral iridectomy)、激光虹膜切开术(laser iridotomy)。本手术的基本原理是通过切除或切开周边虹膜,使前后房沟通,瞳孔阻滞得到解除。术后前后房压力达到平衡,常常能有效地防止闭角型青光眼的再次发作。周边虹膜切除术、激光虹膜切开术主要适用于发病机制为瞳孔阻滞,房角尚无广泛粘连的早期原发性闭角型青光眼和继发性闭角型青光眼。

2. **解除小梁网阻力的手术** 如房角切开术(goniotomy)、小梁切开术(trabeculotomy)、选择性激光小梁成形术(selective laser trabeculoplasty, SLT)。房角切开术或小梁切开术分别从内面和外部切开发育不良或通透性不够的小梁网,房水能经正常途径引流至静脉系统,本类手术对于原发性婴幼儿型青光眼常常可达到治愈的效果。SLT应用激光激活小梁网内细胞,产生基质金属蛋白酶,降低细胞间机制,增加房水外流易度,达到降低眼压的目的,主要用于治疗早期POAG,或作为一种补充治疗用于药物治疗眼压控制不满意的POAG。SLT的远期降眼压效果不佳,但治疗可重复进行。

3. **建立房水外引流通道的手术(滤过性手术)** 如小梁切除术(trabeculectomy)、非穿透性小梁手术(nonpenetrating trabecular surgery)、激光巩膜造瘘术(laser sclerostomy)、房水引流装置植入术(implantation drainage device)。滤过性手术基本原理是切除一部分角巩膜小梁组织,形成一瘘管,房水经此瘘管引流到球结膜下间隙,然后再由结膜组织的毛细血管和淋巴管吸收,达到降低眼压的目的。

本类手术主要适用于POAG和有广泛房角粘连的闭角型青光眼。

4. **减少房水生成的手术** 如睫状体冷凝术(cyclocryotherapy)、睫状体透热术(cyclodiathermy)和睫状体光凝术(cyclophotocoagulation)。本类手术通过冷凝、透热、激光破坏睫状体及其血管,减少房水生成,以达到降低眼压、控制症状的目的。睫状体破坏手术主要用于疼痛症状较为显著的绝对期青光眼。

5. **青光眼白内障联合手术** 晶状体膨胀、位置前移是引起闭角型青光眼患者瞳孔阻滞的主要因素,去除晶状体因素可从发病机制上有效阻止闭角型青光眼的发生。

青光眼白内障联合手术适用于具有进行性的中等到严重青光眼视神经损害的青光眼患者,经两种以上抗青光眼药物治疗眼压控制在正常或临界水平的患者,对青光眼药物治疗依从性和随访条件较差的患者(不能应用和耐受),不具备行两期手术条件又迫切要求改善视力的患者,或者以前建立的滤过泡功能不良、眼压不能控制的患者。联合手术可减少与单纯白内障摘除有关的术后一过性眼压升高可能导致视功能不可逆性损害发生的危险。

(三) PACG的治疗

PACG眼压增高的原因是周边虹膜堵塞了房水外流通道,通过解除瞳孔阻滞或周边虹膜成型,加宽房角，避免周边虹膜与房水外流通道接触和粘连是主要治疗目的。

急性闭角型青光眼的基本治疗原则是通过药物、激光或手术的方式重新开放房角或建立新的引流通道。术前应积极采用综合药物治疗以缩小瞳孔，使房角开放，迅速控制眼压，减少组织损害。在眼压降低、炎性反应控制后手术效果较好。

1. **缩小瞳孔**　先兆期小发作时，用1%毛果芸香碱每半小时滴眼一次，2~3次后一般即可达到缩小瞳孔、降低眼压的目的。急性大发作时，每隔5分钟滴眼一次，共滴3次，然后每隔30分钟一次，共4次，以后改为每小时一次，如瞳孔括约肌未受损害，一般用药后3~4小时瞳孔就能明显缩小，可减量至一日4次。如眼压过高，瞳孔括约肌受损麻痹，或虹膜发生缺血坏死，则缩瞳剂难以奏效。通常在全身使用降眼压药后再滴缩瞳剂，缩瞳效果较好。如频繁用高浓度缩瞳剂滴眼，每次滴药后应用棉球压迫泪囊部数分钟，以免药物通过鼻黏膜吸收而引起全身中毒症状。

2. **联合用药**　急性发作期，除局部滴用缩瞳剂外，常需联合用药，如全身应用高渗剂、碳酸酐酶抑制剂，局部滴用β-受体阻滞剂以迅速降低眼压。

3. **辅助治疗**　全身症状严重者，可给予止吐、镇静、安眠药物。局部滴用糖皮质激素有利于减轻充血及虹膜炎症反应。

4. **手术治疗**　急性闭角青光眼缓解后，眼压可以保持较低水平数周，原因是睫状体缺血，房水分泌功能减退，因此这时眼压不是房角功能的好指标。应该向患者强调指出，经药物治疗眼压下降后，治疗尚未结束，必须进一步行手术治疗。术前应仔细检查前房角，并在仅用毛果芸香碱的情况下，多次测量眼压。如房角仍然开放或粘连范围<1/3周，眼压稳定在21mmHg以下，可做周边虹膜切除术或激光虹膜切开术，目的在于沟通前后房，解除瞳孔阻滞，平衡前后房压力，减轻虹膜膨隆并加宽房角，防止虹膜周边部再与小梁网接触（图11-8）。如房角已有广泛粘连，应用毛果芸香碱眼压仍超过21mmHg，表示小梁功能已遭永久性损害，应做滤过性手术。

临床上极少数病例虽然联合用药，但眼压仍居高不下，可在药物减轻角膜水肿的情况下，考虑激光周边虹膜成形术和激光虹膜切开术以迅速解除瞳孔阻滞。如果激光虹膜切开术不能实施，也可试行前房穿刺术，防止持续性过高眼压对视神经产生严重损害。

临床前期如不予治疗，其中40%~80%在5~10年内可能急性发作。长期使用毛果芸香碱不一定能有效地预防急性发作，因此对于具有虹膜膨隆、浅前房、窄房角的临床前期患者，应早期做预防性周边虹膜切除术或激光虹膜切开术。

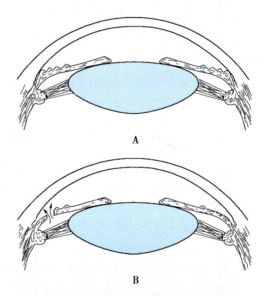

图11-8　急性闭角型青光眼周边虹膜切除术原理示意图
A：急性闭角型青光眼周边虹膜切除术前，虹膜膨隆堵塞小梁网，房角关闭；B：周边虹膜切除术后，膨隆消除，房角增宽

慢性闭角型青光眼的治疗原则也是通过药物、激光或手术的方式控制眼压，达到保护视神经的目的。由于慢性闭角型青光眼瞳孔阻滞因素不明显，周边虹膜切除术不如在急性闭角型青光眼那样有针对性。但周边虹膜切除术后，对防止长期滴用毛果芸香碱可能引起的瞳孔阻滞有帮助，在一定程度上也可防止或减慢房角的进一步粘连。因此周边虹膜切除术可用于存在瞳孔阻滞，房角粘连范围不大，单用缩瞳剂即能控制眼压的早期病例。对于非瞳孔阻滞机制性慢性闭角型青光眼，单用周边虹膜切除术往往不能阻止房角进行性关闭，应采用氩激光周边虹膜成形术，以加宽房角。对大部分房角已有广泛粘连，单用缩瞳剂眼压不能控制，或已有明显视神经损害的慢性闭角型青光眼患者，需行滤过性手术。

(四) POAG 的治疗

1. **药物治疗** POAG 眼压升高的主要原因是小梁网通透性降低。增加小梁网房水外流的药物如缩瞳剂,可针对病因进行治疗,但缩瞳剂的副作用限制了其在 POAG 的应用。尽管通过减少房水生成来降低眼压并非病因治疗,但由于房水生成抑制剂副作用较少,故在临床上应用更广泛。前列腺素衍生物增加房水经葡萄膜巩膜通道排出,也是目前治疗 POAG 的重要药物。若局部滴用 1~2 种药物即可使眼压控制在安全水平,患者能配合治疗并定期复查,则可先试用药物治疗。如无禁忌证,目前国际和国内的青光眼指南均推荐前列腺素类药物为一线用药。一种药物不能控制眼压,可换用另一种药物。如滴用单一药物眼压仍未控制在安全水平,可联合用药,两种药物滴眼应间隔 10 分钟以上。滴药后压迫泪囊区或闭合眼睑 1~2 分钟有助于维持局部药物浓度并减少全身吸收。

2. **激光治疗** 如药物治疗不理想,可试用选择性激光小梁成形术(SLT)。

3. **滤过性手术** 小梁切除术是最常用的术式。一般认为手术适应证是药物治疗无效或无法耐受长期用药,或没有条件进行药物治疗的病例。近来有人主张一旦诊断明确,且已有明显视盘、视野改变时,滤过性手术可作为首选的治疗手段,并认为早期手术比长期药物治疗失败后再做手术效果更好。

(五) 难治性青光眼的治疗

难治性青光眼(refractory glaucoma)一般指那些药物难以控制眼压,而做常规手术预后不好的青光眼,如既往滤过性手术失败的青光眼、青少年型青光眼、无晶状体性青光眼、有较长期用药历史的青光眼、新生血管性青光眼以及某些继发性青光眼。难治性青光眼常规滤过性手术之所以难以控制,是因为存在以下复杂因素:①多次手术失败的青光眼患者可能属于对创伤有超强愈合反应的个体;②青少年多具有肥厚的眼球筋膜和活跃的创伤愈合反应;③无晶状体性眼的玻璃体可释放成纤维细胞刺激素,促使瘢痕形成;④新生血管性青光眼术后滤过道常有新生血管及血管性结缔组织膜生长,使其阻塞;⑤炎症尚未完全平静的葡萄膜炎继发性青光眼,术后组织反应强烈,血-房水屏障破坏,纤维连接蛋白和生长因子释放,可激活成纤维细胞增生,使滤过道瘢痕化。

为了提高难治性青光眼的手术成功率,可在术中或术后应用抗代谢药(如丝裂霉素-C、5-氟尿嘧啶)以抑制成纤维细胞的增殖,也可采用房水引流装置,如 Molteno 装置、Ahmed 青光眼阀门,由一硅胶管将房水引流至安置于眼球后方的盘片下,形成一个"房水蓄积池",最后房水扩散至眼球后部组织并被毛细血管和淋巴管吸收。

(六) 视神经保护性治疗

青光眼以视神经节细胞进行性死亡为特征,研究表明节细胞死亡机制为凋亡。眼压升高或视神经缺血是青光眼发病的始动因素,而自由基、神经营养因子的剥夺、眼内兴奋性毒素——谷氨酸增多,可能是节细胞凋亡的激发因子。因此除了降眼压外,合理的青光眼治疗应包括视神经保护性治疗。目前正在从中和凋亡激发因素,开发外源性和内源性神经营养因子,基因治疗和神经再生或移植诸方面进行研究,以控制节细胞凋亡,达到保护视神经的目的。

钙离子通道阻滞剂、谷氨酸拮抗剂、神经营养因子、抗氧化剂(维生素 C、维生素 E)以及某些祖国医药可从不同环节起到一定的视神经保护作用。$β_1$ 受体阻滞剂倍他洛尔,除降低眼压外,尚可增加视神经血流量,$α_2$ 受体激动剂酒石酸溴莫尼定也有一定神经保护作用。

第三节 高 眼 压 症

眼压高于统计学正常上限,但无可检测出的视盘和视野损害,房角开放,临床上称为高眼压症或可疑青光眼。在 40 岁以上的人群中,约有 7% 的个体眼压超过 21mmHg,大多数高眼压症经长期随访观察,并不出现视盘和视野损害,仅有大约 10% 的个体可能发展为青光眼。

高眼压症的诊断仅依靠单一眼压指标,在测量眼压时应充分注意测量误差。眼压测量值受多种因素影响,其中中央角膜厚度(central corneal thickness, CCT)是眼压测量的主要误差因素。用光学测量法测定中国人的CCT,平均为515μm;用超声测厚法测定,平均值为541~544μm。CCT与压平眼压测量值显著相关,CCT越厚,测得眼压越高,如果CCT比正常厚70μm,压平眼压值就可能高于实际值5mmHg,反之就可能低5mmHg。正常人CCT存在相当的变异,而这种CCT的变异可使部分CCT较厚的正常人被误诊为高眼压症,因此有必要根据个体CCT对眼压测量值进行校正,以获得较为真实的眼压值。

对高眼压症是否进行治疗,目前意见尚不一致。一般认为可选择性治疗那些具有危险因素的高眼压症患者,如眼压超过30mmHg、青光眼家族史、高度近视、患有心血管疾病或糖尿病者。虽然大多数高眼压症不会发展为青光眼,但高眼压毕竟是青光眼发病的一种危险因素。因此,对于接受治疗或未治疗的高眼压症患者,都应定期进行随访。

第四节　继发性青光眼

继发性青光眼(secondary glaucoma)是由于某些眼病或全身疾病,干扰或破坏了正常的房水循环,使房水流出通路受阻而引起眼压增高的一组青光眼,其病因比较明确。继发性青光眼多累及单眼,一般无家族性。根据在高眼压状态下房角开放或关闭,继发性青光眼也可分为开角型和闭角型两大类。鉴于继发性青光眼除了眼压增高这一危害因素外,还有较为严重的原发病变同时存在,后者常已使眼组织遭受一定程度的破坏,在诊断和治疗上往往比原发性青光眼更为复杂,预后也较差。

(一)青光眼睫状体炎综合征

青光眼睫状体炎综合征(glaucomatocyclitic syndrome)好发于中年男性。典型病例呈发作性眼压升高,可达50mmHg以上,在眼压升高的同时或前后,出现羊脂状角膜后沉着物,前房深,房角开放,房水无明显混浊,不引起瞳孔后粘连,一般数天内能自行缓解,预后较POAG好,但易复发。滴用噻吗洛尔、糖皮质激素,服用乙酰唑胺可以缩短发作过程。

(二)糖皮质激素性青光眼

长期滴用或全身应用糖皮质激素,可引起眼压升高,导致糖皮质激素性青光眼(corticosteroid-induced glaucoma)。对糖皮质激素的敏感性存在一定个体差异。眼压升高的程度也与滴药种类、浓度、频度和用药持续时间有关。糖皮质激素性青光眼临床表现与POAG相似,用药史有助于鉴别诊断。多数病例停用糖皮质激素后眼压可逐渐恢复正常,对少数停药后眼压仍持续升高的患者,可按开角型青光眼治疗原则处理。发病隐匿的POAG在应用糖皮质激素后眼压可明显升高,因此对于可疑青光眼或有青光眼家族史的个体特别应避免长期应用糖皮质激素。对临床需要长期糖皮质激素治疗的患者,则应密切观察眼压情况。

(三)眼外伤所致的继发性青光眼

眼球钝挫伤后短期内发生的急性眼压升高,常和大量前房积血或小梁网直接损伤有关。这是由于红细胞堆积在小梁网上,或同时伴有血凝块阻滞瞳孔,以及小梁网损伤后炎性水肿,使房水排出受阻所致。药物治疗包括滴用糖皮质激素减轻炎症反应,滴用噻吗洛尔,必要时口服乙酰唑胺或静脉滴注甘露醇控制眼压。一般高眼压可随前房血液的吸收而缓解,个别患者如眼压过高,控制不满意,或有角膜血染趋势,需行前房切开,排出积血。

眼内出血特别是玻璃体积血有时可发生溶血性青光眼(hemolytic glaucoma)或血影细胞性青光眼(ghost-cell glaucoma),其发病机制分别为吞噬了血红蛋白的巨噬细胞和退变的红细胞阻塞了小梁网,房水流出受阻而使眼压升高。这两种情况也可随眼内血液的清除,眼压逐渐正常化。因此应首选药物治疗控制眼压。对少数眼压不能控制者,可考虑前房冲洗术。

眼球钝挫伤数月或数年后还可能发生房角后退性青光眼(angle-recession glaucoma),其临床表现与POAG相似,既往的眼球挫伤、前房出血病史以及房角检查异常增宽(后退),有助于诊断。治疗原则与POAG相同。

凡因眼外伤、角膜穿孔、粘连性角膜白斑以及眼前段手术后导致前房长期不形成,都可使周边虹膜和小梁网发生永久性粘连,使房角关闭而引起继发性闭角型青光眼。

(四) 晶状体源性青光眼

白内障的病程中晶状体膨胀,推挤虹膜前移,可使前房变浅,房角关闭,而发生类似急性闭角型青光眼的眼压骤然升高。治疗原则为晶状体摘除术,如房角已有广泛粘连,则可考虑白内障和青光眼联合手术。

白内障过熟期,晶状体皮质液化并漏入前房,被巨噬细胞吞噬。吞噬了晶状体蛋白的巨噬细胞以及大分子晶状体蛋白均可阻塞小梁网,使房水外流受阻,眼压升高。临床表现为眼胀痛、房水混浊、晶状体核下沉等。治疗原则为药物控制眼压后行白内障摘除术,术前局部滴用激素眼液有助于缓解晶状体皮质过敏性眼内炎。

外伤性或自发性晶状体脱位(如 Marfan 综合征)可引起眼压升高。脱位的晶状体可前移嵌顿在瞳孔区,或脱入前房,也可向后进入玻璃体。对前脱位的晶状体,可行晶状体摘除术。晶状体脱入玻璃体并引起眼压升高者,可先试用药物治疗控制眼压。此外,晶状体脱位或半脱位时,晶状体前后径增加,或由于悬韧带断离,玻璃体异位,都可造成瞳孔阻滞,使前房变浅,房角关闭,眼压升高。

球形晶状体是一种先天异常,表现为晶状体呈球形改变,导致瞳孔阻滞及房角关闭。睫状肌麻痹剂可以使晶状体变扁平并后退,解除瞳孔阻滞,而缩瞳剂可能加重病情。小球形晶状体可以有家族遗传史,也可散发,或与 Marchesani 综合征或 Marfan 综合征并存。

(五) 虹膜睫状体炎继发性青光眼

虹膜睫状体炎可引起瞳孔环状后粘连,房水无法通过瞳孔进入前房,后房压增加并推挤虹膜使之向前膨隆,闭塞前房角导致继发性青光眼。急性虹膜睫状体炎时,应该及时扩大瞳孔,防止虹膜后粘连。一旦发生瞳孔闭锁,虹膜膨隆,应及早行激光虹膜切开术,以防止周边虹膜前粘连和小梁网永久性损害。此外,虹膜睫状体炎时,也可因炎性产物阻塞小梁网、炎症累及小梁网或发生周边前粘连,房水外流通路受阻导致继发性青光眼。治疗一般可选用房水生成抑制剂降低眼压,缩瞳剂可能加重虹膜睫状体炎,故不宜使用。如房角已经发生不可逆性粘连,药物治疗不能控制眼压,可在炎症基本控制后行滤过性手术。

(六) 新生血管性青光眼

新生血管性青光眼(neovascular glaucoma)是一种继发于广泛性视网膜缺血,如视网膜静脉阻塞、糖尿病性视网膜病变等之后的难治性青光眼,其临床特点是在原发性眼病基础上虹膜出现新生血管,疾病前期由于纤维血管膜封闭了房水外流通道,后期纤维血管膜收缩牵拉,使房角关闭,引起眼压升高和剧烈疼痛。本病治疗比较棘手,虽然局部滴用 β-受体阻滞剂和睫状肌麻痹剂可缓解症状,但仍难以控制病情发展。常规滤过性手术常常失败,术前全视网膜光凝术或冷凝术使新生血管退化,或术中、术后应用抗代谢药可提高手术成功率。房水引流装置或阀门植入手术近年也用于治疗新生血管性青光眼。若上述方法失败,可考虑睫状体破坏手术减少房水形成,降低眼压以缓解症状。视网膜缺氧和毛细血管无灌注是虹膜新生血管形成的根源,一旦发现视网膜有缺血现象时应考虑做全视网膜光凝术,以预防虹膜新生血管的发生。此外,玻璃体腔注射抗 VEGF 药物可单独或联合手术治疗新生血管性青光眼,能有效地减少新生血管的活动性,降低新生血管的渗透性,促进虹膜和房角新生血管消退,有效地控制眼压。

(七) 睫状环阻塞性青光眼

睫状环阻塞性青光眼(ciliary-block glaucoma)又称恶性青光眼(malignant glaucoma),多见于内眼手术后。发病机制主要为晶状体或玻璃体与水肿的睫状环相贴,后房的房水不能进入前房而向后逆流并积聚在玻璃体内或玻璃体后。玻璃体腔容积增加,推挤晶状体-虹膜隔前移,导致整个前房变浅,房角关闭。睫状环阻塞性青光眼最常发生于青光眼术后早期,特别是停用睫状肌麻痹剂或滴用缩瞳剂后。因此,抗青光眼手术后如前房不形成,伴有眼压升高、充血、疼痛等表现时,要考虑到发生睫状环阻塞性青光眼的可能性。应尽快滴用 1%~2% 阿托品充分麻痹睫状肌,使前移的晶状体-虹膜隔后退,静脉滴注高渗剂如甘露醇减少玻璃体容积,服用乙酰唑胺降低眼压,全身和局部应用糖皮质激素控制炎症反应。部分患者通过以上药物治疗能得到缓解,但应长期滴用阿托品避免复发。如药物治疗无效,应抽吸玻璃体内积液并重建前房,必要时做晶状体摘除及前段玻璃体切割术。

（八）视网膜玻璃体手术后继发性青光眼

视网膜脱离手术继发青光眼的原因较多。部分患者行外路巩膜扣带或垫压手术,巩膜壁受压,造成晶状体-虹膜隔前移,可使前房变浅,房角关闭,导致继发性闭角型青光眼,此类患者可采用缩瞳药物或激光周边虹膜切开术开放房角。如果巩膜垫压块压迫涡状静脉继发青光眼,可予以适当调整垫压块位置。玻璃体视网膜手术后玻璃体腔注入气体、硅油也可继发青光眼,如果眼压升高是由于注入气体或硅油过多造成的,需要放出部分气体或硅油以控制眼压;如果是由于硅油乳化阻塞小梁网,则需要尽早取出硅油。部分玻璃体视网膜术后继发青光眼是由于术后前房炎症较重,炎症细胞堵塞小梁网,这时需要通过使用激素等药物控制前房炎症,同时配合降眼压药物以控制眼内压。

（九）虹膜角膜内皮综合征

虹膜角膜内皮综合征(iridocorneal endothelial syndrome,ICE)可能与疱疹病毒感染有关,多见于中青年女性,几乎都是单眼发病,包括进行性虹膜萎缩、虹膜痣(Cogan-Reese)综合征和Chandler综合征。这三种相关疾病均有角膜内皮病变,并伴有不同程度的前房角和虹膜表面内皮化,继发性青光眼是ICE的重要特征。进行性虹膜萎缩主要表现为瞳孔异位、虹膜基质和色素上皮萎缩、虹膜孔形成;虹膜痣综合征以虹膜表面结节或弥漫性色素病变为特点;而Chandler综合征则以角膜内皮功能障碍、角膜水肿为突出表现。前房角内皮化和虹膜周边前粘连是眼压增高,继发性青光眼的原因。本病尚无特殊治疗,针对继发性青光眼,早期可用房水生成抑制剂控制眼压,若无效可试行滤过性手术。

（十）色素性青光眼

色素性青光眼(pigmentary glaucoma)为脱落色素沉积在小梁网,房水外流受阻导致的一类青光眼。本病多见于25~40岁男性,有一定家族性,为常染色体显性遗传,基因定位在第7号染色体。患者多为近视眼、深前房和宽房角。其发病特点是中周边虹膜向后凹陷,瞳孔运动时,虹膜与其下的悬韧带产生摩擦,色素颗粒脱落进入前房,沉着于角膜后和小梁网,色素性KP典型以垂直纺锤样分布(Krukenberg spindle),色素脱落也可使虹膜出现放射状裂隙透光区。UBM检查可揭示虹膜-悬韧带接触。药物治疗可用低浓度毛果芸香碱滴眼,通过缩小瞳孔,减少虹膜悬韧带摩擦,减少色素脱落,同时促进房水外流,清除小梁网色素颗粒并降低眼压。房水生成抑制剂可降低眼压,但不利于色素颗粒的清除。药物治疗眼压难以控制者,可考虑行滤过性手术。

第五节　先天性或发育性青光眼

先天性青光眼(congenital glaucoma)系胎儿发育过程中,前房角发育异常,小梁网-Schlemm管系统不能发挥有效的房水引流功能而使眼压升高的一类青光眼。

一、婴幼儿型青光眼

婴幼儿型青光眼(infantile glaucoma)见于新生儿或婴幼儿时期。50%的患儿在出生时就有表现,80%在1岁内得到确诊。65%的婴幼儿型青光眼为男性,70%为双眼性。虽然部分家系显示常染色体显性遗传,但大多数患者表现为常染色体隐性遗传,其外显率不全且有变异,或呈多基因遗传疾病表现。

【病因】原发性婴幼儿型青光眼病因尚未充分阐明。以往认为小梁网上有一层无渗透性的膜覆盖,但组织学证据不足。在病理组织学上,虹膜根部附着点前移,过多的虹膜突覆盖在小梁表面,葡萄膜小梁网致密而缺乏通透性等,都提示房角结构发育不完全,与胚胎后期分化不完全的房角形态相似。晚期病例,还可见到Schlemm管闭塞,这可能是长期眼压升高的结果而不是发病的原因。尽管婴幼儿型青光眼的确切发病机制仍未被证实,但房角结构发育异常是毫无疑问的。

【临床表现】

1. 畏光、流泪、眼睑痉挛是本病三大特征性症状。新生儿或婴幼儿出现这些症状时,应做进一步检查。

2. 角膜增大,前房加深。角膜横径超过12mm(正常婴儿角膜横径一般不超过10.5mm)。因眼压升高,常常表现有角膜上皮水肿,角膜外观呈毛玻璃样混浊或无光泽。有时可见到后弹力层膜破裂,典型表现为角膜深层水平或同心圆分布的条纹状混浊(Haab 条纹)。迁延损害可形成不同程度的角膜混浊。

3. 眼压升高、房角异常、青光眼性视盘凹陷及眼轴长度增加,这些体征对确诊先天性青光眼十分重要,但常需要在全身麻醉下进行检查,才能充分确认。

除氯烷酮(ketamine)外,大多数全身麻醉剂和镇静剂有降低眼压作用,因此在评估婴幼儿眼压测量值时应考虑麻醉剂和镇静剂因素。对一些 6 个月以下的婴幼儿,在哺乳或哺乳后熟睡之机,也可在表麻下进行眼压测量。

原发性婴幼儿青光眼常常具有特征性深前房,房角检查可能发现虹膜前位插入,房角隐窝缺失,周边虹膜色素上皮掩蔽房角,或出现葡萄膜小梁网增厚致密。

正常婴幼儿视盘为粉红色,生理杯小而双眼对称。儿童期青光眼杯呈进行性垂直性或同心圆性扩大,眼压控制后,部分大杯可能逆转。

4. 超声检查和随访眼轴长度对证明青光眼有无进展也有一定帮助。

【鉴别诊断】本病流泪症状和角膜增大应与婴儿鼻泪管阻塞、睑内翻倒睫、角膜炎和先天性大角膜相鉴别。产伤也可导致角膜后弹力层膜破裂,患儿多有产钳助产史,角膜条纹多为垂直或斜行分布。此外,还应排除先天性营养不良引起的角膜混浊。

【治疗】由于药物的毒副作用,长期药物治疗的价值有限,手术是治疗婴幼儿型青光眼的主要措施。约 80% 的病例可望通过房角切开术或小梁切开术控制眼压。房角切开术或小梁切开术后眼压仍控制不理想的病例,可选用滤过性手术。由于儿童具有活跃的创伤愈合反应,滤过性手术术后防治滤过道瘢痕化仍是一个有待解决的问题。

因为角膜混浊本身可导致弱视,眼球扩大可引起轴性近视,而后弹力层膜破裂可产生明显散光,眼压控制后还应尽早采取适当的措施防治弱视。

二、青少年型青光眼

青少年型青光眼(juvenile glaucoma)发病与遗传有关,部分常染色体显性遗传病例的致病基因已被定位于染色体 1q21-31。3 岁以后眼球壁组织弹性减弱,眼压增高通常不引起畏光流泪、角膜增大等症状和体征。除眼压有较大的波动外,青少年型青光眼临床表现与 POAG 基本一致,两者的诊断和处理也基本相同,药物治疗不能控制眼压时,可行小梁切开或小梁切除术。

三、合并其他眼部或全身发育异常的先天性青光眼

这一类青光眼同时伴有角膜、虹膜、晶状体、视网膜、脉络膜等的先天异常,或伴有全身其他器官的发育异常,多以综合征的形式表现出来,如前房角发育不全(Axenfeld-Rieger 综合征),无虹膜性青光眼,伴有颜面部血管病和脉络膜血管瘤的青光眼(Sturge-Weber 综合征),伴有骨骼、心脏以及晶状体形态或位置异常的青光眼(Marfan 综合征、Marchesani 综合征)等。

这一组青光眼的治疗主要依靠手术,但控制眼压只是诸多需要解决的问题之一,而其他眼部和全身的先天异常,给控制眼压添加了许多困难与不利因素,预后往往不良。

思 考 题

1. 房水是如何循环的?
2. 正常眼压是如何定义的?
3. 原发性闭角型青光眼的发病因素有哪些?
4. 原发性急性闭角型青光眼发作期主要有哪些临床表现?
5. 原发性开角型青光眼的诊断依据有哪些?

(王宁利)

第十二章 葡萄膜疾病

【导读】本章介绍了常见葡萄膜疾病,特别介绍了几种常见葡萄膜炎类型的临床特征,强调葡萄膜炎病因和类型的复杂性,应重视葡萄膜炎和全身病变的关系,认识此类疾病易于复发和治疗困难等特点。

葡萄膜是眼球壁的中层组织,富含色素,也富含黑色素相关抗原,附近的视网膜及晶状体也含有多种具有致葡萄膜炎活性的抗原,脉络膜血流丰富且缓慢,这些特点都使其易于受到自身免疫、感染、代谢、血源性、肿瘤等因素的影响。葡萄膜病是常见病,其中以炎症最为常见,其次为肿瘤,还有先天异常、退行性改变等疾病。

第一节 葡 萄 膜 炎

一、概述

葡萄膜炎(uveitis)过去是指葡萄膜本身的炎症,但目前在国际上,通常将发生于葡萄膜、视网膜、视网膜血管以及玻璃体的炎症通称为葡萄膜炎,还有人将视乳头的炎症也归类于葡萄膜炎。葡萄膜炎多发于青壮年,易合并全身性自身免疫性疾病,常反复发作,治疗棘手,可引起一些严重并发症,是一类常见而又重要的致盲性眼病。

(一)病因和发病机制

1. **感染因素** 细菌、真菌、病毒、寄生虫、立克次体等可通过直接侵犯葡萄膜、视网膜、视网膜血管或眼内容物引起炎症,也可通过诱发抗原抗体及补体复合物反应而引起葡萄膜炎,还可通过病原体与人体或眼组织的交叉反应(分子模拟)而引起免疫反应和炎症。感染可分为内源性和外源性(外伤或手术)感染两大类。

2. **自身免疫因素** 正常眼组织中的抗原,如视网膜S抗原、光感受器间维生素A类结合蛋白、黑素相关抗原等,在机体免疫功能紊乱时,被免疫系统所识别,并引起免疫反应,通过Th17细胞(白介素-23/白介素-17)和(或)Th1细胞及其产生的细胞因子而引起葡萄膜炎,调节性T细胞功能紊乱或数量降低,不能有效地抑制免疫反应,也是重要机制之一。

3. **创伤及理化损伤** 创伤和理化损伤主要通过激活花生四烯酸代谢产物而引起葡萄膜炎,花生四烯酸在环氧酶作用下形成前列腺素和血栓烷A2,在脂氧酶作用下形成白三烯等炎症介质,这些介质可引起葡萄膜炎,炎症又可导致抗原暴露,从而引起自身免疫反应性炎症。

4. **免疫遗传机制** 已发现多种类型的葡萄膜炎与特定的HLA抗原相关,如强直性脊柱炎伴发的葡萄膜炎与HLA-B27抗原密切相关,最近还发现Vogt-小柳原田综合征与*HLA-B5*、*HLA-B51*、*HLA-DR4*、*HLA-DRw53*、*CTLA4*、*OPN*、*IL-17*、*STAT3*、*PDCD*等基因相关,Behcet病与*IL-10*、*IL-23R/IL-12RB2*、*STAT4*、*STAT3*、*CCR1/CCR3*、*PDGFRL*等基因相关。

(二)葡萄膜炎的分类

目前虽然有多种分类方法,但尚无满意的分类方法。常用的分类方法有以下几种:

1. **病因分类** 按病因可将其分为感染性和非感染性两大类,前者包括细菌、真菌、螺旋体、病毒、寄生虫等所引起的感染,后者包括特发性、创伤性、自身免疫性、风湿性疾病伴发的葡萄膜炎、伪装综合征等类型。

2. 临床和病理分类 根据炎症的临床和组织学改变,可将其分为肉芽肿性和非肉芽肿性葡萄膜炎。以往认为肉芽肿性炎症主要与病原体感染有关,而非肉芽肿性炎症与过敏有关。实际上感染和非感染因素均可引起两种类型的炎症,并且一些类型的葡萄膜炎在疾病的不同阶段以及不同个体,既可表现为肉芽肿性炎症,又可表现为非肉芽肿性炎症。

3. 解剖位置分类 此种分类方法是由国际葡萄膜炎研究组(1979)制定的,并得到国际眼科学会的认可,最近国际葡萄膜炎命名工作小组对此种分类方法进行了修改和完善。按解剖位置可将葡萄膜炎分为前葡萄膜炎、中间葡萄膜、后葡萄膜炎和全葡萄膜炎。病程小于3个月为急性炎症,大于3个月为慢性炎症。

在临床诊断中,上述3种分类方法往往联合使用,如"急性特发性非肉芽肿性前葡萄膜炎""炎症性肠道疾病伴发的肉芽肿性前葡萄膜炎""结核性肉芽肿性葡萄膜炎"等。

二、前葡萄膜炎

前葡萄膜炎(anterior uveitis)包括虹膜炎、虹膜睫状体炎和前部睫状体炎3种类型。它是葡萄膜炎中最常见的类型,占我国葡萄膜炎总数的50%左右。

从病因和病程上大致可将前葡萄膜炎分为3类:①急性前葡萄膜炎,此类患者多呈 HLA-B27 阳性,可合并有强直性脊柱炎、银屑病性关节炎、反应性关节炎和炎症性肠道疾病;②慢性前葡萄膜炎,如 Fuchs 综合征、儿童白色葡萄膜炎;③既可出现急性炎症又可出现慢性炎症,如幼年型特发性关节炎、结核、梅毒等均可引起此类炎症。

(一)前葡萄膜炎的临床表现

1. 症状 急性炎症者可出现眼痛、畏光、流泪、视物模糊,前房出现大量纤维蛋白渗出或反应性黄斑水肿或视盘水肿时,可出现视力下降或明显下降,慢性炎症者症状可不明显,但易发生并发性白内障或继发性青光眼,可导致视力严重下降。

2. 体征

(1) 睫状充血或混合性充血:睫状充血是指位于角膜缘周围的表层巩膜血管的充血,是急性前葡萄膜炎的一个常见体征。但角膜炎、急性闭角型青光眼也可引起此种充血,应注意鉴别。

(2) 角膜后沉着物(keratic precipitates,KP):炎症细胞或色素沉积于角膜后表面,被称为KP。其形成需要角膜内皮损伤和炎症细胞或色素的同时存在。根据 KP 的形状,可将其分为3种类型,即尘状、中等大小和羊脂状(图12-1)。前两种主要由中性粒细胞、淋巴细胞和浆细胞沉积而成,后者则主要由单核巨噬细胞和类上皮细胞构成。尘状 KP 主要见于非肉芽肿性前葡萄膜炎,也可见于肉芽肿性葡萄膜炎的某一个时期;中等大小 KP 主要见于 Fuchs 综合征和病毒性角膜炎伴发的前葡萄膜炎;羊脂状 KP 主要见于肉芽肿性葡萄膜炎。

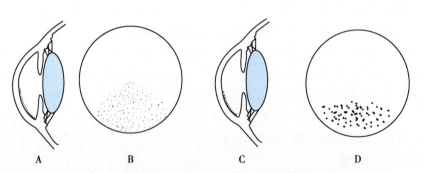

图12-1 葡萄膜炎患者的 KP 形态与分布类型示意图
A 与 B 示中等大小 KP,在角膜下方呈三角形分布;C 与 D 示羊脂状 KP 在角膜下方分布

KP 有 3 种分布类型：①下方的三角形分布，是最常见的一种分布形式；②角膜瞳孔区分布，主要见于 Fuchs 综合征、青光眼睫状体炎综合征和病毒性角膜炎伴发的前葡萄膜炎；③角膜后弥漫性分布，主要见于 Fuchs 综合征和病毒性角膜炎伴发的前葡萄膜炎。

(3) 前房闪辉 (anterior chamber flare)：是由血-房水屏障功能破坏，蛋白进入房水所造成的，裂隙灯检查时表现为前房内白色光束（图 12-2）。活动性前葡萄膜炎常引起前房闪辉，前葡萄膜炎消退后，血-房水屏障功能破坏可能尚需要一段时间始能恢复，所以仍可有前房闪辉。急性闭角型青光眼、眼钝挫伤也可导致血-房水屏障功能破坏而引起前房闪辉，因此前房闪辉并不一定代表有活动性炎症，也不是局部使用糖皮质激素的指征。

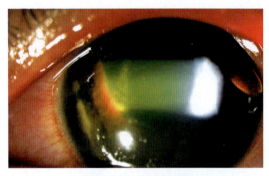

图 12-2　前房闪辉
裂隙灯显微镜检查见前房白色光束

(4) 前房细胞 (anterior chamber cells)：在病理情况下，房水中可出现炎症细胞、红细胞、肿瘤细胞或色素细胞。葡萄膜炎时主要为炎症细胞，裂隙灯检查可见到大小一致的灰白色尘状颗粒（图 12-3），近虹膜面向上运动，近角膜面则向下运动。炎症细胞是反映眼前段炎症的可靠指标。当房水中大量炎症细胞沉积于下方房角内，可见到液平面，称为前房积脓 (hypopyon)（图 12-4）。在炎症严重时尚可出现大量纤维性渗出，使房水处于相对凝固状态。

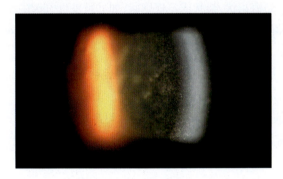

图 12-3　前房细胞
裂隙灯显微镜检查见前房大量大小一致的尘状颗粒

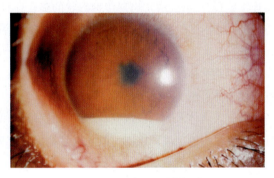

图 12-4　前房积脓
前房下方可见约 2mm 白色积脓

(5) 虹膜改变：虹膜可出现多种改变，虹膜与晶状体前表面的纤维性渗出和增殖可使二者黏附在一起，称为虹膜后粘连 (posterior synechia of the iris)（图 12-5，图 12-6）。如果出现广泛虹膜后粘连，房水不能由后房流向前房，导致后房压力升高，虹膜被向前推移而呈膨隆状，称为虹膜膨隆 (iris bombe)；虹膜与角膜后表面的黏附则称为虹膜前粘连 (anterior synechia of the iris)（图 12-7），此种粘连发生于房角处，则称为房角粘连 (goniosynechia)；炎症损伤可导致虹膜脱色素、萎缩、异色等改变。炎症可引起 3 种结节：①Koeppe 结节，是发生于瞳孔缘的结节，可见于非肉芽肿性和肉芽肿性炎症；②Busacca 结节，是发生于虹膜实质内的白色或灰白色半透明结节，主要见于肉芽

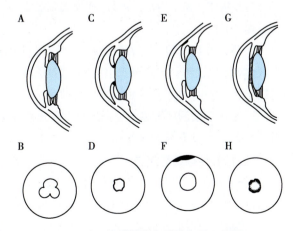

图 12-5　虹膜粘连及瞳孔变形示意图
A. 点状虹膜后粘连；B. 散瞳可形成梅花状瞳孔；C. 虹膜全周后粘连；D. 瞳孔闭锁；E. 虹膜前粘连发生于房角处；F. 形成房角粘连；G. 渗出膜覆盖整个瞳孔区；H. 形成瞳孔膜闭

肿性炎症;③虹膜肉芽肿,是发生于虹膜实质中的粉红色不透明的结节,主要见于结节病所引起的前葡萄膜炎。

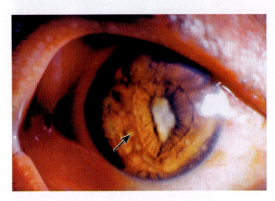

图12-6　虹膜粘连及瞳孔闭锁
瞳孔区白色膜状物致瞳孔膜闭,箭头所示为Busacca结节

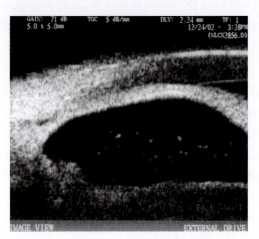

图12-7　虹膜前粘连(超声活体显微镜)
超声生物显微镜显示虹膜在房角处与角膜后表面粘连,形成房角粘连

(6) 瞳孔改变:炎症时因睫状肌痉挛和瞳孔括约肌的持续性收缩,可引起瞳孔缩小;虹膜部分后粘连不能拉开,散瞳后常出现多种形状的瞳孔外观,如梅花状、梨状或不规则状,如虹膜发生360°的粘连,则称为瞳孔闭锁(seclusion of pupil);如纤维膜覆盖整个瞳孔区,则被称为瞳孔膜闭(occlusion of pupil)。

(7) 晶状体改变:前葡萄膜炎时,色素可沉积于晶状体前表面,在新鲜的虹膜后粘连被拉开时,晶状体前表面可遗留下环形色素。

(8) 玻璃体及眼后段改变:在虹膜睫状体炎和前部睫状体炎时,前玻璃体内可出现炎症细胞,单纯虹膜炎患者的前玻璃体内一般无炎症细胞。前葡萄膜炎一般无玻璃体混浊,但偶尔可出现反应性黄斑囊样水肿或视盘水肿。

(二) 前葡萄膜炎的并发症

1. **并发性白内障**　炎症反复发作或慢性化造成房水改变,影响晶状体代谢,从而引起白内障,多表现为晶状体后囊下混浊。此外,在前葡萄膜炎时,由于长期使用糖皮质激素滴眼剂,也可引起晶状体后囊下混浊。

2. **继发性青光眼**　前葡萄膜炎时,可因以下因素引起眼压升高或继发性青光眼:①炎症细胞、纤维素性渗出以及组织碎片阻塞小梁网;②虹膜周边前粘连或小梁网的炎症,使房水引流受阻;③瞳孔闭锁、瞳孔膜闭阻断了房水由后房进入前房。

3. **低眼压及眼球萎缩**　炎症反复发作或慢性化,可导致睫状体脱离或萎缩,房水分泌减少,引起眼压下降,严重者可致眼球萎缩。

(三) 急性前葡萄膜炎

【临床表现】通常有突发眼痛、眼红、畏光、流泪等症状,检查时可见睫状充血、尘状KP、明显的前房闪辉、大量的前房细胞,可伴有纤维素渗出、前房积脓、瞳孔缩小、虹膜后粘连等改变。

【诊断】根据患者临床表现可做出诊断。由于多种全身性疾病都可引起或伴发此种葡萄膜炎,确定病因和伴随的疾病对指导治疗、判断预后有重要的价值。因此对急性前葡萄膜炎应详细询问病史,特别是要询问有无腰骶部疼痛、关节红肿、尿道炎、消化道异常、呼吸系统异常、银屑病、皮肤病变等全身病变,以确定是否伴有强直性脊柱炎、反应性关节炎、炎症性肠道疾病、银屑病性关节炎、结核、梅毒等疾病。实验室检查包括血常规、血沉、HLA-B27抗原分型等,对怀疑病原体感染所致者,应进行相应的病原学检查。

【鉴别诊断】

1. **急性结膜炎**　呈急性发病,有异物感、烧灼感,分泌物多,检查见眼睑肿胀,结膜充血,这些表现与急性前葡萄膜炎的畏光、流泪、视物模糊、睫状充血以及前房炎症反应有明显不同。

2. **急性闭角型青光眼**　呈急性发病,视力突然下降,头痛、恶心、呕吐、角膜上皮水肿、角膜雾状混浊、前房浅、前房闪辉等,但无前房炎症细胞,瞳孔呈椭圆形散大,眼压增高,与急性前葡萄膜炎的角膜透明、大量KP、前房深度正常、房水大量炎症细胞、瞳孔缩小、眼压正常或偏低等易于鉴别。

3. **与能引起前葡萄膜炎的全葡萄膜炎相鉴别**　一些类型的葡萄膜炎,如Behcet病性葡萄膜炎、Vogt-小柳原田病的某一阶段等均可表现为前葡萄膜炎,但这两类葡萄膜炎往往伴有眼外表现,因此在诊断时应注意鉴别。

【治疗】治疗原则是立即扩瞳以防止和拉开新鲜的虹膜后粘连,迅速抗炎以防止眼组织破坏和并发症的发生。由于前葡萄膜炎绝大多数为非感染因素所致,因此一般不需用抗生素治疗,对高度怀疑或确诊为病原体感染所致者,则应给予相应抗感染治疗。对非感染因素所致的葡萄膜炎,由于局部用药在眼前段能够达到有效浓度,所以一般不需要全身用药治疗,但在前房炎症严重时,可给予糖皮质激素眼周注射或短期全身治疗。

1. **睫状肌麻痹剂**　是治疗急性前葡萄膜炎的必需药物,一旦发病应立即给药,其目的在于:①防止和拉开虹膜后粘连,避免并发症的发生;②解除睫状肌、瞳孔括约肌的痉挛,以减轻充血、水肿及疼痛,促进炎症恢复和减轻患者痛苦。最常用的睫状肌麻痹剂为后马托品眼膏(1%、2%、4%),作用时间约18~36小时,可使瞳孔处于不断运动状态,因此可有效预防虹膜后粘连的发生。后马托品的扩瞳及睫状肌麻痹作用不及阿托品。但是阿托品的睫状肌麻痹作用和瞳孔扩大作用持续时间长(10~14天),使瞳孔处于相对固定的开大状态,易发生瞳孔开大状态下的虹膜后粘连,给患者带来更为严重的后果。因此,对于严重的急性前葡萄膜炎,应给予1%~2%阿托品眼膏一日1~2次,治疗数天,待炎症有所减轻时,改用2%后马托品眼膏滴眼,一日1~2次;新鲜的虹膜后粘连不易拉开时,可结膜下注射散瞳合剂(1%阿托品、1%可卡因、0.1%肾上腺素等量混合)0.1~0.2ml,对炎症轻微和恢复期可给予0.5%~1%的托吡卡胺滴眼液滴眼,一日1次。

2. **糖皮质激素滴眼液**　常用的制剂有醋酸氢化可的松(0.2%、2.5%)、醋酸地塞米松(0.1%)、醋酸泼尼松龙(0.12%、0.125%、0.5%、1%)和地塞米松磷酸盐(0.1%)悬液或溶液。对严重的急性前葡萄膜炎,可给予0.1%地塞米松磷酸盐溶液每15分钟点眼一次,连续4次后改为每小时一次,连续应用数天后,根据炎症消退情况逐渐减少点眼次数,并应改为作用缓和的糖皮质激素滴眼剂。

3. **非甾体消炎药**　非甾体消炎药主要通过阻断前列腺素、白三烯等花生四烯酸代谢产物而发挥其抗炎作用。已经证明,手术后或外伤后所致炎症由花生四烯酸代谢产物引起,因此可给予非甾体消炎药点眼治疗,每日3~6次。一般不需用口服治疗。

4. **糖皮质激素眼周和全身治疗**　对于有角膜上皮病变不宜用糖皮质激素点眼治疗者,可给予地塞米松结膜下注射;对于出现反应性视盘水肿或黄斑囊样水肿的患者,可给予地塞米松2.5mg后Tenon囊下注射;对于不宜后Tenon囊下注射者,或双侧急性前葡萄膜炎出现反应性黄斑水肿、视盘水肿者,可给予泼尼松口服,开始剂量为20~30mg,早晨顿服,使用1周后减量,一般治疗时间为2~4周。

5. **全身免疫抑制剂治疗**　对伴有全身病变者可考虑给予糖皮质激素联合其他免疫抑制剂治疗。

6. **并发症治疗**　①继发性青光眼:可给予降眼压药物点眼治疗,必要时联合口服或静脉使用降眼压药(参见第十一章 青光眼),对有瞳孔阻滞者应在积极抗炎治疗下,尽早行激光虹膜切开术或行虹膜周边切除术,如房角粘连广泛者可行相应的抗青光眼手术;②并发性白内障:应在炎症得到很好控制的情况下,行白内障超声乳化摘除和人工晶状体植入术,术前、术后应局部或全身使用糖皮质激素,必要时联合其他免疫抑制剂治疗,以预防术后葡萄膜炎的复发。

(四) 慢性前葡萄膜炎

【临床表现】 患者常无睫状充血或有轻微睫状充血,KP可为尘状、中等大小或羊脂状,可出现Koeppe结节和(或)Busacca结节、虹膜脱色素、萎缩和后粘连等改变,易发生并发性白内障、继发性青光眼等。

【诊断】 根据临床表现一般易于诊断,但应注意合并的全身性疾病,特别是发生于16岁以下者应详细询问关节炎、皮疹等病史,并进行抗核抗体检查,以确定是否合并幼年型特发性关节炎。

【治疗】 糖皮质激素和睫状肌麻痹剂是常用的局部治疗药物(详见急性前葡萄膜炎的治疗),但点眼频度应视炎症严重程度而定。对于合并有全身性疾病(如幼年型特发性关节炎、炎症性肠道疾病、Vogt-小柳原田病等)患者,除了局部用药外,尚需全身使用糖皮质激素和(或)其他免疫抑制剂。

三、中间葡萄膜炎

中间葡萄膜炎(intermediate uveitis)是一组累及睫状体扁平部、玻璃体基底部、周边视网膜和脉络膜的炎症性和增殖性疾病。在以往文献中,此病有多种名称,如后部睫状体炎、慢性后部睫状体炎、睫状体扁平部炎或周边葡萄膜炎等。国际葡萄膜炎研究组将此类疾病统一命名为中间葡萄膜炎。多发于40岁以下人群,男女发病比例相似,常累及双眼,可同时或先后发病。通常表现为一种慢性炎症过程。

【临床表现】

1. 症状 发病隐匿,多不能确定确切发病时间,轻者可无任何症状或仅出现飞蚊症,重者可有视物模糊、暂时性近视;黄斑受累或出现白内障时,可有明显视力下降,少数患者可出现眼红、眼痛等表现。

2. 体征 玻璃体雪球状混浊、睫状体扁平部雪堤样(snowbank)改变、周边视网膜静脉周围炎以及炎症病灶是最常见的改变,同时也可出现眼前段受累和后极部视网膜改变。

(1) 眼前段改变:可有羊脂状或尘状KP,轻度前房闪辉,少量至中等量前房细胞,可出现虹膜后粘连、前粘连及天幕状房角粘连。在儿童患者可出现睫状充血、房水中大量炎症细胞等急性前葡萄膜炎的体征。

(2) 玻璃体及睫状体扁平部改变:玻璃体雪球状混浊最为常见,多见于下方玻璃体基底部,呈大小一致的灰白色点状混浊。雪堤样改变是特征性改变,是指发生于睫状体扁平部并伸向玻璃体中央的一种舌形病灶,多见于下方,严重者可累及鼻侧和颞侧,甚至所有象限。

(3) 视网膜脉络膜损害:可出现下方周边部视网膜炎、视网膜血管炎和周边部的视网膜脉络膜炎。

【并发症】

1. 黄斑病变 黄斑囊样水肿最常见,尚可出现黄斑前膜、黄斑裂孔等改变。

2. 并发性白内障 常见,主要表现为后囊下混浊。

3. 其他 视网膜新生血管、玻璃体积血、增生性玻璃体视网膜病变、视盘水肿或视神经萎缩等也可发生。

【诊断】 根据典型的玻璃体雪球样混浊、雪堤样改变以及下方周边视网膜血管炎等改变,可做出诊断。但在临床上易被误诊或漏诊,因此应进行详细的检查。对以下情况应进行三面镜、双目间接检眼镜及周边眼底检查:①出现飞蚊症并有加重倾向;②其他原因难以解释的晶状体后囊下混浊;③不能用其他原因解释的黄斑囊样水肿。FFA 检查可发现视网膜血管炎、黄斑囊样水肿、视盘水肿等改变,有助于诊断。

【治疗】对于有活动性炎症者应积极治疗:①单眼受累,应给予糖皮质激素后 Tenon 囊下注射,可选用曲安西龙(20~40mg/ml)或醋酸泼尼松龙(40mg/ml),一般注射量为 0.5ml。②双侧受累者,宜选用泼尼松口服,初始剂量为 0.6~1mg/(kg·d),随着病情好转逐渐减量,用药时间一般宜在半年以上。在炎症难以控制时,则宜选用其他免疫抑制剂,如苯丁酸氮芥、环磷酰胺、环孢素 A 等,在使用此类药物过程中应注意全身毒副作用。③药物治疗无效者,可行睫状体扁平部冷凝;出现视网膜新生血管,可行激光光凝治疗或玻璃体内注射抗 VEGF 治疗;玻璃体切割术可清除玻璃体内炎症介质、有毒有害物质、抗原等,有助于控制顽固性炎症。④眼前段受累者,应给予糖皮质激素滴眼剂和睫状肌麻痹剂。

四、后葡萄膜炎

后葡萄膜炎(posterior uveitis)是一组累及脉络膜、视网膜、视网膜血管和玻璃体的炎症性疾病,临床上包括脉络膜炎、视网膜炎、脉络膜视网膜炎、视网膜脉络膜炎和视网膜血管炎等类型。

【临床表现】

1. **症状** 主要取决于炎症的类型、受累部位及严重程度。可有眼前黑影或暗点、闪光、视物变形、视物模糊或视力下降,合并全身性疾病者则有相应的全身症状。

2. **体征** 视炎症受累部位、水平及严重程度而定。常见的有:①玻璃体内炎症细胞和混浊;②局灶性脉络膜视网膜浸润病灶,大小可不一致,晚期形成瘢痕病灶;③弥漫性脉络膜炎;④视网膜血管炎,出现血管鞘、血管闭塞和出血等;⑤视网膜水肿或黄斑水肿。此外,还可出现渗出性视网膜脱离、增生性玻璃体视网膜病变、视网膜新生血管、脉络膜新生血管或玻璃体积血等改变。一般不出现眼前段改变,偶尔可出现前房闪辉、房水中少量炎症细胞。

【诊断】根据典型的临床表现,可做出诊断。FFA 对判断视网膜及其血管炎、脉络膜色素上皮病变有很大帮助,ICGA 有助于确定脉络膜及其血管的病变。B 型超声、OCT、CT 和 MRI 对确定炎症所引起的病变或在追溯病因上都可能有一定帮助。根据患者的临床表现可选择相应的实验室检查。

【治疗】①确定为感染因素所致者,应给予相应的抗感染治疗;②由免疫因素引起的炎症主要使用免疫抑制剂治疗;③单侧受累者可给予糖皮质激素后 Tenon 囊下注射治疗;④双侧受累或单侧受累不宜行后 Tenon 囊下注射者,可口服糖皮质激素、苯丁酸氮芥、环磷酰胺或环孢素 A 等。由于一些类型的后葡萄膜炎较为顽固,免疫抑制剂应用时间应足够长,联合用药常能降低药物的副作用,增强疗效。在治疗过程中应定期检查肝肾功能、血常规、血糖等,以免出现严重的药物毒副作用;⑤对于出现视网膜新生血管或脉络膜新生血管者可考虑给予激光光凝、抗 VEGF 等治疗。

五、全葡萄膜炎

全葡萄膜炎(generalized uveitis,或 panuveitis)是指累及整个葡萄膜的炎症,常伴有视网膜和玻璃体的炎症。当感染因素引起的炎症主要发生于玻璃体或房水时,称为眼内炎(endophthalmitis)。国内常见的全葡萄膜炎主要为 Vogt-小柳原田病、Behcet 病性全葡萄膜炎。

第二节 几种常见的特殊葡萄膜炎

一、强直性脊柱炎

强直性脊柱炎(ankylosing spondylitis)是一种病因尚不完全清楚的、主要累及中轴骨骼的特发性炎症疾病,约 20%~25% 的患者并发急性前葡萄膜炎。

【临床表现】 此病多发于青壮年,男性占大多数,常诉有腰骶部疼痛和僵直,早晨最为明显,活动后减轻。绝大多数患者表现为急性、非肉芽肿性前葡萄膜炎。多为双眼受累,但一般先后发病,易复发,双眼往往呈交替性发作。

【诊断】 主要根据腰骶部疼痛、骶髂关节、脊柱改变和葡萄膜炎的临床特点。X线检查可发现软骨板模糊、骨侵蚀、骨硬化、关节间隙纤维化、钙化、骨化及骨性强直等改变,磁共振或CT检查可能发现骶髂关节的早期改变,HLA-B27抗原阳性对诊断有一定帮助。

【治疗】 前葡萄膜炎的治疗主要使用糖皮质激素滴眼液、睫状肌麻痹剂(详见急性前葡萄膜炎的治疗)。全身病变则应给予糖皮质激素和其他免疫抑制剂,必要时应请有关科室治疗。

二、Vogt-小柳原田病

Vogt-小柳原田病(Vogt-Koyanagi-Harada disease,VKH病)是以双侧肉芽肿性全葡萄膜炎为特征的疾病,常伴有脑膜刺激征、听力障碍、白癜风、毛发变白或脱落。此病也被称为"特发性葡萄膜大脑炎",是我国常见的葡萄膜炎类型之一。

【病因】 由自身免疫反应所致,此病发生中尚有遗传因素参与。

【临床表现】 对410例VKH病研究发现,我国患者有典型的临床进展规律:①前驱期(葡萄膜炎发病前1~2周内),患者可有颈项强直、头痛、耳鸣、听力下降和头皮过敏等改变;②后葡萄膜炎期(葡萄膜炎发生后2周内),典型表现为双侧弥漫性脉络膜炎、视盘炎、视网膜神经上皮脱离、视网膜脱离等;③前葡萄膜受累期(发病后约2周~2个月),除后葡萄膜炎期的表现外,出现尘状KP、前房闪辉、前房细胞等非肉芽肿性前葡萄膜炎改变;④前葡萄膜炎反复发作期(约于发病2个月后),典型表现为复发性肉芽肿性前葡萄膜炎,常有眼底晚霞状改变、Dalen-Fuchs结节(图12-8)和眼部并发症。上述4期并非在所有患者均出现,及时治疗可使疾病终止于某一期,并可能获得完全治愈。

除上述表现外,在疾病的不同时期,还可出现脱发、毛发变白、白癜风等眼外改变。常见的并发症有并发性白内障、继发性青光眼或渗出性视网膜脱离。

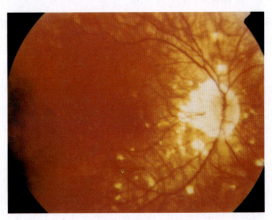

图12-8 VKH病患者眼底照相
脱色素形成晚霞状眼底以及Dalen-Fuchs结节

【诊断】 根据国人患者的临床特点,我国学者提出以下诊断根据:①无外伤或内眼手术史;②初发者主要表现为双侧弥漫性脉络膜炎或伴有渗出性视网膜脱离、视盘水肿,FFA显示多湖状强荧光,OCT显示双眼渗出性视网膜脱离;③复发者主要表现为双侧肉芽肿性前葡萄膜炎和晚霞状眼底改变;④可伴有头痛、颈项强直、脱发、白发、耳鸣、听力下降、白癜风等。最近我国学者根据大量患者资料,运用潜伏组分析方法,制定出了更加详细和适用的中国诊断标准,发表在国际著名的眼科杂志上。

【治疗】 对初发者主要给予泼尼松口服,一般开始剂量约为0.8mg/(kg·d),于8~14天开始减量,维持剂量为15~20mg/d(成人剂量),治疗多需1年以上。对于复发的患者,一般应给予其他免疫抑制剂,如苯丁酸氮芥、环磷酰胺、环孢素、硫唑嘌呤等,通常联合小剂量糖皮质激素治疗。对于继发性青光眼和并发性白内障,应给予相应的药物或手术治疗。

三、Behcet病

Behcet病(Behcet disease)是一种以复发性葡萄膜炎、口腔溃疡、皮肤损害和生殖器溃疡为特征的多系统受累的疾病。此病被认为是一种自身炎症性的疾病。

【病因】 可能与细菌、疱疹病毒感染有关,自身免疫应答导致白介素-23/白介素-17、白介素-12/IFN-γ通路激活和固有免疫应答异常引发疾病,遗传因素在其发病中起着一定作用。

【临床表现】

1. **眼部损害** 多表现为反复发作的全葡萄膜炎,呈非肉芽肿性,约25%的患者出现前房积脓。典型的眼底改变为视网膜炎、视网膜血管炎,后期易出现视网膜血管闭塞(幻影血管)。常见并发症为并发性白内障、继发性青光眼、增生性玻璃体视网膜病变、视网膜萎缩和视神经萎缩等。

2. **口腔溃疡** 为多发性,反复发作,疼痛明显,一般持续7～14天。

3. **皮肤损害** 呈多形性改变,主要表现为结节性红斑、痤疮样皮疹、溃疡性皮炎、脓肿等。针刺处出现结节或脓疱(皮肤过敏反应阳性)是此病的特征性改变。

4. **生殖器溃疡** 为疼痛性,愈合后可遗留瘢痕。

5. **其他** 可出现关节红肿、血栓性静脉炎、神经系统损害、消化道溃疡、附睾炎等。

【诊断】 日本Behcet病研究委员会和国际Behcet病研究组制定的标准最为常用,前者将患者分为完全型和不完全型,出现反复发作的葡萄膜炎、复发性口腔溃疡、多形性皮肤病变和生殖器溃疡4种主征称为完全型,出现3种主征或2种主征及其他一些病变则称为不完全型。国际Behcet病研究组制定的诊断标准为:

1. 复发性口腔溃疡(一年内至少复发3次)。

2. 下面四项中出现两项即可确诊:①复发性生殖器溃疡或生殖器瘢痕;②眼部损害(前葡萄膜炎、后葡萄膜炎、玻璃体内细胞或视网膜血管炎);③皮肤损害(结节性红斑、假毛囊炎或脓丘疹或发育期后的痤疮样皮疹);④皮肤过敏反应试验阳性。

【治疗】

1. **免疫抑制剂** 环孢素3～5mg/(kg·d),待病情稳定后逐渐减量,一般治疗时间在一年以上。此外尚可选用秋水仙碱(0.5mg,2次/天)、硫唑嘌呤[1～2mg/(kg·d)]、苯丁酸氮芥[0.1mg/(kg·d)]、环磷酰胺(50～100mg/d)、麦考酚酸酯(0.5～1g/d)。在治疗过程中,应每两周行肝肾功能、血常规和血糖等检查,如发现异常应减药或停药。一些药物尚可引起不育,在治疗过程中应定期进行精液检查。一些生物制剂已开始试用于顽固性Behcet病的治疗,如抗肿瘤坏死因子的单克隆抗体、干扰素-α2a等,但有关这些制剂的适应证、治疗时间及注意事项等尚需更多的研究始能确定。

2. **糖皮质激素** 不宜长期大剂量使用,出现以下情况可考虑使用:①眼前段受累,特别是出现前房积脓者可给予糖皮质激素滴眼液点眼;②出现严重的视网膜炎或视网膜血管炎,在短期内即可造成视功能严重破坏,可大剂量短期使用;③与其他免疫抑制剂联合应用,使用剂量一般为20～30mg/d。

3. **睫状肌麻痹剂** 用于眼前段受累者。

4. **其他** 出现并发性白内障,应在炎症完全控制后考虑手术治疗。出现继发性青光眼,应给予相应的药物治疗,药物治疗不能控制者,应考虑给予相应的手术治疗。

四、交感性眼炎

交感性眼炎(sympathetic ophthalmia)是指发生于一眼穿孔伤或内眼手术后的双侧肉芽肿性葡萄膜炎,受伤眼被称为诱发眼,另一眼则被称为交感眼。

【病因】 主要由外伤或手术造成眼内抗原暴露并激发自身免疫应答所致。

【临床表现】 可发生于外伤或手术后5天至56年内,但多发生于2周至2个月内。一般发病隐匿,多为肉芽肿性炎症。可出现与Vogt-小柳原田病相似的晚霞状眼底和Dalen-Fuchs结节,也可出现一些眼外病变,如白癜风、毛发变白、脱发、听力下降或脑膜刺激征等。

【诊断】 眼球穿孔伤或内眼手术史对此病诊断有重要价值,也是与Vogt-小柳原田病相鉴别的重要依据。FFA检查可见早期多灶性渗漏及晚期染料积存现象,可伴有视盘染色。

【治疗】对眼前段受累者,可给予糖皮质激素滴眼剂和睫状肌麻痹剂等点眼治疗。对于表现为后葡萄膜炎或全葡萄膜炎者,则应选择糖皮质激素口服或其他免疫抑制剂治疗(参考"第十二章第二节 几种常见的特殊葡萄膜炎"中 VKH 病的治疗)。

【预防】眼球穿孔伤后及时修复创口,避免葡萄膜嵌顿及预防感染,对此病可能有预防作用。有关摘除伤眼眼球是否具有预防作用,尚有争议。对有望保存视力和眼球者,应尽可能修复伤口。对修复无望的眼球破裂伤,可考虑进行眼球摘除术。

五、Fuchs 综合征

Fuchs 综合征(Fuchs syndrome)是一种以虹膜脱色素为特征的慢性非肉芽肿性葡萄膜炎,90% 为单眼受累。此病也被称为 Fuchs 虹膜异色性虹膜睫状体炎或 Fuchs 虹膜异色性葡萄膜炎等。

【临床表现】可有视物模糊、眼前黑影,并发性白内障、继发性青光眼时可有严重的视力下降。检查可见中等大小 KP 或星形 KP,多呈弥漫分布,前房轻度闪辉和少量细胞,虹膜弥漫性脱色素,由于国人虹膜色素浓集,虹膜脱色素一般不会引起虹膜异色。可出现 Koeppe 结节,但不发生虹膜后粘连。易发生晶状体后囊下混浊和眼压升高,前玻璃体内可有混浊和细胞。

【诊断】主要根据:①轻度的前葡萄膜炎;②特征性 KP;③虹膜弥漫性脱色素;④无虹膜后粘连。轻微的虹膜脱色素易被忽略,应仔细对比检查双侧虹膜,以免误诊和漏诊。

【治疗】一般不需要糖皮质激素滴眼剂点眼治疗,更不需要全身治疗。前房炎症明显时,可给予短期点眼治疗。对并发性白内障,可行超声乳化和人工晶状体植入术,多数病例可获得较好的效果。对眼压升高者,给予降眼压药物,个别需行抗青光眼手术治疗。

六、急性视网膜坏死综合征

急性视网膜坏死综合征(acute retinal necrosis syndrome,ARN)的确切病因尚不完全清楚,可能由疱疹病毒感染引起,表现为视网膜坏死、以视网膜动脉炎为主的血管炎、玻璃体混浊和后期的视网膜脱离。可发生于任何年龄,以 15~75 岁多见,性别差异不大,多单眼受累。

【临床表现】多隐匿发病,出现眼红、眼痛或眶周疼痛,早期出现视物模糊、眼前黑影,病变累及黄斑区时可有严重视力下降。眼前段可有轻至中度的炎症反应,可出现羊脂状 KP,易发生眼压升高。视网膜坏死病灶呈黄白色,边界清晰,早期多见于周边部,呈斑块状("拇指印"状),以后融合并向后极部推进。视网膜血管炎是另一重要体征,动脉、静脉均可受累,但以动脉炎为主,可伴有视网膜出血。疾病早期可有轻度至中度玻璃体混浊,以后发展为显著的混浊,并出现纤维化。在恢复期,坏死区常形成多个视网膜裂孔,引起视网膜脱离。

【诊断】主要根据临床表现诊断,但对于不典型病例,需借助于实验室检查,如血清、眼内液抗体测定、玻璃体及视网膜组织活检等。聚合酶链反应可用于检测眼内液中水痘-带状疱疹病毒、单纯疱疹病毒 DNA。

【治疗】

1. 抗病毒制剂 阿昔洛韦 10~15mg/kg,静脉滴注,每日 3 次,治疗 10~21 天,改为 400~800mg 口服,一日 5 次,连用 4~6 周;或丙氧鸟苷 5mg/kg,静脉滴注,每日 2 次,治疗 3 周后改为维持用量 5mg/(kg·d),治疗 4 周。

2. 糖皮质激素 在抗病毒治疗的同时可选用泼尼松(30~50mg/d)口服治疗,1 周后逐渐减量。

3. 激光光凝及手术光凝 对预防视网膜脱离可能有一定的作用。发生视网膜脱离时,应行玻璃体切割联合玻璃体内气体填充、硅油填充等手术治疗。

七、伪装综合征

伪装综合征(masquerade syndrome)是一类能够引起葡萄膜炎表现而又非炎症性疾病的疾病。在临床上多由视网膜母细胞瘤、眼内-中枢神经系统淋巴瘤、葡萄膜黑色素瘤、恶性肿瘤眼内转移、孔源性视网膜脱离等所致,可表现为前房积脓、虹膜结节、玻璃体混浊、视网膜或视网膜下病灶等。此类疾病往往呈进行性加重,对糖皮质激素无反应或不敏感。对可疑患者应进行超声、CT、MRI、眼组织的活组织检查以及全身有关检查,以确定或排除诊断。

八、感染性葡萄膜炎

感染性葡萄膜炎是由病原体引起的葡萄膜炎或视网膜炎,而感染性眼内炎是指病原体引起以玻璃体炎症和前房炎症为主要改变的疾病。近年来,结核、梅毒等引起的葡萄膜炎,人类免疫缺陷病毒感染者的巨细胞病毒性视网膜炎等不断增加,真菌性眼内炎也明显增多,对于高危人群用糖皮质激素治疗效果不佳者,应考虑到此类疾病,并应进行相应的辅助检查及实验室检查,以明确诊断。

第三节 葡萄膜囊肿和肿瘤

一、虹膜囊肿

虹膜囊肿(iris cyst)的病因有多种,包括先天性、外伤植入性、炎症渗出性和寄生虫性等。其中以外伤植入性最常见,是由于眼球穿孔伤或内眼手术后,结膜或角膜上皮通过伤口进入前房,种植于虹膜并不断增生所致,前葡萄膜炎所致的虹膜囊肿也较为常见。

虹膜囊肿表现为虹膜局限性隆起(图12-9),也可向后房伸展,于瞳孔区见到虹膜后有黑色隆起块,易被误诊为黑色素瘤。当囊肿增大占据前房或堵塞房角时,可引起难以控制的青光眼。目前多采用激光或手术治疗。

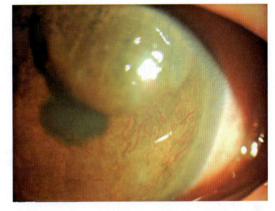

图12-9 前葡萄膜炎所致的虹膜囊肿

二、脉络膜血管瘤

脉络膜血管瘤(choroidal hemangioma)为先天性血管发育畸形。伴有颜面血管瘤或脑膜血管瘤以及青光眼者,称为Sturge-Weber综合征。脉络膜血管瘤多发生于青年人,病变常从视盘及黄斑部附近开始,可为孤立性,表现为一淡红色圆形或近似球形隆起;也可为弥漫性,表现为广泛、弥漫、扁平、边界不清楚的番茄色增厚。易引起视网膜脱离而致视力高度减退,或并发顽固性青光眼而失明。超声波和FFA检查对诊断有较大帮助。可采用激光治疗。

三、脉络膜恶性黑色素瘤

脉络膜恶性黑色素瘤(malignant melanoma of the choroid)是成年人最常见的眼内恶性肿瘤,多见于50~60岁,常为单侧性。主要起源于葡萄膜组织内的色素细胞和痣细胞。

【临床表现】如果肿瘤位于黄斑区,患者于疾病早期即可有视物变形或视力减退;如果位于眼底的周边部则无自觉症状。根据肿瘤生长形态,表现为局限性及弥漫性两种,前者居多。局限性者表现为凸向玻璃体腔的球形隆起肿物,周围常有渗出性视网膜脱离;弥漫性者沿脉络膜水平发展,呈普遍性增厚而隆起不明显,易被漏诊或误诊,并易发生眼外或全身性转移,可转移至巩膜外、视神经、肝、肺、肾和脑等组织,预后甚差。可因渗出物、色素及肿瘤细胞阻塞房角,肿瘤压迫涡状静脉或肿瘤坏死所致的大出血等,引起继发性青光眼。在肿瘤生长过程中,可因肿瘤坏死而引起眼内炎或全眼球炎,因此它也是一种较为常见的伪装综合征。

【诊断】 早期诊断有时较困难，必须详细询问病史、家族史，进行细致的全身和眼部检查。此外，还应行巩膜透照、超声波、FFA、CT 及 MRI 等检查，以期做出诊断。

【治疗】 小的肿瘤可随访观察，或做局部切除、激光光凝或放疗。眼球摘除术仍是主要的治疗选择，主要适用于肿瘤继续发展、后极部肿瘤累及视神经、肿瘤较大可致失明、继发青光眼或视网膜脱离者。肿瘤已向眼外蔓延者，应做眼眶内容摘除术。

四、脉络膜转移癌

脉络膜转移癌（metastatic carcinoma of the choroid）多见于 40～70 岁人群，女性多见，可为单眼或双眼，左眼多于右眼。以乳腺癌转移最为多见，肺癌次之，其他包括肾癌、消化道癌、甲状腺癌或肝癌转移。由于转移癌生长较快，可压迫睫状神经，早期就伴有剧烈眼痛和头痛。眼底表现为后极部视网膜下灰黄色或黄白色、结节状的扁平隆起，晚期可发生广泛视网膜脱离。诊断时应详细询问肿瘤病史，查找原发病灶。CT、MRI、超声波和 FFA 检查有助于诊断。

一般多为癌症晚期，已有颅内或其他部位的转移，除非为解除痛苦，眼球摘除术已无治疗意义。可考虑化疗或放射治疗。

五、脉络膜骨瘤

脉络膜骨瘤（choroidal osteoma）病因尚不明确，多认为是一种骨性迷离瘤。好发于青年女性，单眼居多。肿瘤多位于视盘附近，呈黄白色或橘红色的扁平隆起，可见色素沉着，肿物边缘不规则，似伪足向四周伸出，可形成视网膜下新生血管膜，伴有出血或浆液性视网膜脱离。FFA、超声波及 CT 检查有助于诊断。

目前尚无确切有效的治疗方法。出现视网膜下新生血管者可考虑激光光凝。

第四节　葡萄膜先天异常

葡萄膜的先天异常多与早期胚眼的发育过程中胚裂闭合不全有关。

一、无虹膜

无虹膜（aniridia）是一种少见的眼部先天畸形，几乎都是双眼受累。常伴有角膜、前房、晶状体、视网膜和视神经异常，属常染色体显性遗传。虹膜完全缺失，可直接看到晶状体赤道部边缘、悬韧带及睫状突。可有畏光及各种眼部异常引起的视力低下，较多患者因进行性角膜、晶状体混浊或青光眼而失明。为减轻畏光不适，可戴有色眼镜或角膜接触镜。

二、虹膜缺损

虹膜缺损（coloboma of the iris）分为典型性和单纯性缺损两种。典型性虹膜缺损是位于下方的完全性虹膜缺损，形成梨形瞳孔，尖端向下，与手术切除者的不同点在于其缺损边缘为色素上皮所覆盖，常伴有其他眼部先天畸形，如睫状体或脉络膜缺损等。单纯性虹膜缺损为不合并其他葡萄膜异常的虹膜缺损，表现为瞳孔缘切迹、虹膜孔洞、虹膜周边缺损、虹膜基质和色素上皮缺损等，多不影响视力。

三、瞳孔残膜

瞳孔残膜（persistent pupillary membrane）为胚胎时期晶状体表面的血管膜吸收不全的残迹。有丝状和膜状两种，一般一端始于虹膜小环，另一端附着在对侧的虹膜小环外，或附着于晶状体前囊。通常不影响视力和瞳孔活动，不需要治疗。对于影响视力的较厚的瞳孔残膜，可行手术或激光治疗。

四、脉络膜缺损

脉络膜缺损(coloboma of the choroid)分为典型和非典型缺损两种。典型的脉络膜缺损多双眼发生,位于视盘鼻下方,也有包括视盘在内。缺损区表现为无脉络膜,通过菲薄的视网膜可透见白色巩膜,边缘多整齐,有色素沉着,常伴有小眼球、虹膜异常、视神经异常、晶状体缺如以及黄斑部发育异常等。非典型缺损者较少见,多为单眼,可位于眼底任何部位,以黄斑区缺损最多见,中心视力丧失,其他与典型者相似。无特殊治疗,并发视网膜脱离时可行手术治疗。

思 考 题

1. 根据解剖位置进行分类,葡萄膜炎可分几种类型?
2. 前葡萄膜炎、中间葡萄膜炎、后葡萄膜炎的主要临床特征有哪些?
3. Behcet病与Vogt-小柳原田综合征在临床表现上有什么不同?
4. Vogt-小柳原田综合征与交感性眼炎有什么不同?
5. 我国Fuchs综合征患者的临床特点主要有哪些?
6. 何谓伪装综合征?

(杨培增)

第十三章 玻璃体疾病

【导读】玻璃体是眼内屈光间质的重要组成部分。玻璃体疾病除了年龄改变导致的病理状态，绝大部分来自视网膜和脉络膜疾病，内容涉及获得性改变和发育异常性改变。自20世纪70年代末期，玻璃体手术以巨大的成功非常迅速地发展起来，目前已成为眼科治疗的常规手段。学习本章可以对玻璃体疾病的病因、临床表现以及包括玻璃体手术在内的治疗方法有较为深入的了解。

第一节 概 述

玻璃体（vitreous body）是透明的凝胶体，主要由纤细的胶原（collagen）和亲水的透明质酸（hyaluronic acid）组成。玻璃体容积约4.5ml，构成眼内最大容积。玻璃体周围由视网膜内界膜构成后部不完整的基底层（basal lamina）。连接视网膜的玻璃体厚约100~200μm，称皮层玻璃体。

玻璃体与视网膜附着最紧的部位是玻璃体基底部（vitreous base），其次是视盘周围、中心凹部和视网膜的主干血管。玻璃体膝状凹前有一腔，玻璃体通过Wieger韧带附着到晶状体上。Wieger韧带断裂可导致玻璃体前脱离，使膝状凹的玻璃体凝胶与房水接触（图13-1）。

Cloquet管是原始玻璃体的残余，它从视盘延伸到晶状体后极的鼻下方，位于膝状凹内。覆盖Cloquet管的凝胶极薄，容易受损，在玻璃体前脱离、晶状体囊内摘除或Nd:YAG后囊切开时，Cloquet管很容易断裂。Cloquet管宽约1~2mm，如果它缩聚在晶状体后，可以在裂隙灯下看到，称Mittendorf点，另一端附着在视盘边缘。如果玻璃体动脉退化不完全，持续存在于视盘上，称Bergmeister视乳头。玻璃体视网膜的连接由玻璃体皮层和视网膜内界膜组成（图13-1）。

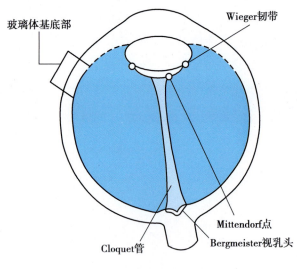

图13-1 玻璃体的解剖标志

玻璃体的主要分子成分是胶原和透明质酸，玻璃体胶原80%为Ⅱ型胶原，Ⅳ型胶原交联于胶原纤维的表面，Ⅴ/Ⅺ型胶原组成玻璃体胶原纤维的核心部分。透明质酸是由D-葡萄糖醛酸和N-乙酰氨基葡萄糖组成的黏多糖，玻璃体凝胶是由带负电荷的双螺旋透明质酸分子和胶原纤维相互作用形成的网状结构。

玻璃体是眼内屈光间质的主要组成，具有导光作用；玻璃体为黏弹性胶质，对视网膜起支撑作用，具有缓冲外力及抗振动作用；玻璃体构成血-玻璃体屏障（又称视网膜玻璃体屏障），能阻止视网膜血管内的大分子进入玻璃体；正常玻璃体能抑制多种细胞的增生，维持玻璃体内环境的稳定。

第二节 玻璃体的年龄性改变

人出生时玻璃体呈凝胶状,4岁时玻璃体开始出现液化迹象。玻璃体液化(liquefaction)是指凝胶状的玻璃体逐渐脱水收缩,水与胶原分离。14~18岁时,20%的玻璃体腔为液体。45~50岁时,玻璃体内水的成分明显增多,同时胶状成分减少。80~90岁时,50%以上的玻璃体液化。老年人玻璃体进一步液化导致玻璃体脱离,玻璃体和晶状体囊的分开称玻璃体前脱离,玻璃体和视网膜内界膜的分离称玻璃体后脱离(posterior vitreous detachment,PVD)。PVD在50岁以上人群发生率约58%,65岁以上人群为65%~75%。

一、组织病理学改变

随年龄增长,玻璃体的组织学变化如下(图13-2):

1. 透明质酸逐渐耗竭溶解,胶原的稳定性被破坏,玻璃体内部分胶原网状结构塌陷,产生液化池,周围包绕胶原纤维,称玻璃体凝缩(syneresis)。
2. 玻璃体劈裂(vitreoschisis),玻璃体皮层内的劈裂。
3. 基底层(视网膜内界膜)增厚,与后部视网膜粘连变松。
4. 液化玻璃体通过皮层裂孔进入玻璃体后腔隙,开始仅部分玻璃体和视网膜分离,逐渐玻璃体完全后脱离。

除年龄外,无晶状体眼、眼内炎症、玻璃体积血、长眼轴等多种状态会引起PVD。

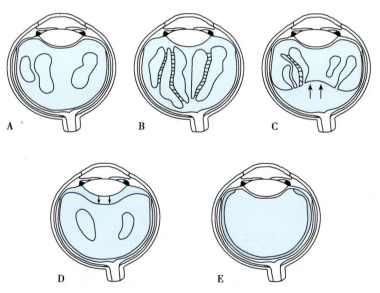

图13-2 玻璃体的年龄改变
A. 玻璃体液化腔形成;B. 液化和纤维的出现;C. 玻璃体后脱离;D. 玻璃体前脱离;E. 基底层增厚

二、玻璃体后脱离

(一)临床表现

1. **症状** 闪光感,眼前有蜘蛛网样黑影飘动。
2. **眼部检查** 检眼镜检查可见一致密混浊环,为玻璃体和视盘附着部分离所致。裂隙灯检查可见玻璃体后部有一巨大的透明空腔,眼球转动时玻璃体飘动度大。如果裂隙灯下见到玻璃体内色素颗粒,应警惕视网膜裂孔和视网膜脱离的存在。

（二）并发症

视网膜血管的破裂导致玻璃体积血；视网膜马蹄孔的形成，可导致视网膜脱离；不完全的玻璃体后脱离可导致特发性黄斑裂孔的形成；视网膜内界膜的缺损可刺激产生黄斑前膜。

（三）治疗

无须特殊治疗，但应仔细检查眼底，以便早期发现视网膜裂孔或视网膜脱离，及时治疗。

三、飞蚊症

飞蚊症（muscae volitantes 或 floaters）是指眼前有飘动的小黑影，尤其看白色明亮背景时症状更明显，可伴有闪光感。玻璃体液化和后脱离是飞蚊症的主要原因，约70%患者由此引起，但约1/4可能具有威胁视力的病变，其中重要的是视网膜裂孔形成。此外，临床上常见到有"飞蚊"症状，经仔细检查，并未发现明显玻璃体病变。对主诉有飞蚊症的患者，应散瞳仔细检查眼底，包括三面镜检查。仅有玻璃体后脱离的患者无须特殊治疗；对有危害视力的病变如视网膜裂孔等，按有关治疗原则处理。

四、玻璃体视网膜界面异常

玻璃体视网膜界面异常（vitreoretinal interface abnormalities）主要包括三种病变，即：①玻璃体黄斑牵拉综合征；②特发性视网膜前膜；③特发性黄斑裂孔。后两种病变在"第十四章 视网膜病"章节介绍。

玻璃体黄斑牵拉综合征（vitreomacular traction syndrome，VMTS）是由于在黄斑部的玻璃体后皮质分离不完全，存在异常粘连和牵拉所致，黄斑部也可有浅脱离，可为双侧。有视物变形、视力下降，可行玻璃体切割术。

五、玻璃体变性

（一）星状玻璃体变性

星状玻璃体变性（asteroid hyalosis）常见于50岁以上，75%为单眼发病，极少影响视力，有报告证实与糖尿病有关。以玻璃体内出现含钙的脂质白色颗粒为特征，但无玻璃体液化。无须特殊处理。

（二）闪辉性玻璃体液化

闪辉性玻璃体液化（synchysis scintillans）又称为玻璃体胆固醇沉着变性（cholesterolosis），表现为黄白色、金黄或多色的胆固醇结晶位于玻璃体或前房，见于反复严重外伤或手术后伴有大量眼内出血的患眼。无须特殊治疗。

第三节 玻璃体积血

玻璃体本身无血管，不发生出血。玻璃体积血多因眼内血管性疾病和损伤引起，也可由全身性疾患引起。

【病因】

1. 视网膜裂孔和视网膜脱离。
2. 玻璃体后脱离。
3. 眼外伤。
4. **视网膜血管性疾病伴缺血性改变** ①增殖性糖尿病视网膜病变（proliferative diabetic retinopathy，PDR）；②视网膜中央静脉阻塞（central retinal vein occlusion，CRVO）或视网膜分支静脉阻塞（branch retinal vein occlusion，BRVO）；③视网膜静脉周围炎（Eales病）；④镰状细胞病（sickle cell disease）；⑤早产儿视网膜病变（retinopathy of prematurity，ROP）等。
5. 视网膜血管瘤（retinal angiomatosis）。

6. **炎性疾病伴可能的缺血性改变** ①视网膜血管炎(retinal vasculitis);②葡萄膜炎。

7. **黄斑视网膜下出血** 常见于年龄相关性黄斑变性合并脉络膜新生血管膜,导致黄斑视网膜下出血,出血量大时血液由视网膜下进入玻璃体腔,最常见的是息肉样脉络膜血管病变(polypoidal choroidal vasculopathy,PCV)。

8. **其他引起周边视网膜新生血管疾病** ①家族性渗出性玻璃体视网膜病变(familial exudative vitreoretinopathy,FEVR);②视网膜劈裂症(retinoschisis)。

9. 视网膜毛细血管扩张症(retinal telangiectasia)。

10. Terson 综合征(蛛网膜下腔玻璃体积血综合征)。

【临床表现】

1. **症状** 玻璃体出血量少时,可有红色烟雾眼前飘动;出血量大时,视力急剧减退甚至仅存光感。

2. **眼部检查** 检眼镜检查可见玻璃体中有血性漂浮物,出血量大时整个眼底均不能窥见。

【诊断】依据症状和眼底检查进行诊断。应对患者行双眼眼底检查,以寻找病因。眼底不能窥见时应行超声波检查,排除视网膜脱离和眼内肿瘤等。也可令患者头高位卧床休息两天以后,再行眼底检查。

【治疗】

1. 出血量少者不需特殊处理,可等待其自行吸收。

2. 怀疑存在视网膜裂孔时,令患者卧床休息,待血下沉后及时给予激光光凝或视网膜冷冻封闭裂孔。

3. 大量出血吸收困难者,未合并视网膜脱离和纤维血管膜,可观察 2~3 个月,如玻璃体积血仍不吸收时,可行玻璃体切割术;合并视网膜脱离时,应及时行玻璃体切割术。

4. 对于存在视网膜新生血管或者脉络膜新生血管者,可给予康柏西普(Conbercept)等抗 VEGF 生物制剂治疗。

第四节 其他玻璃体疾病

一、先天性遗传性视网膜劈裂症

先天性遗传性视网膜劈裂症(X-linked retinoschisis)又名青年性视网膜劈裂症(juvenile retinoschisis),为 X 连锁隐性遗传。表现为玻璃体视网膜变性,均为双眼发病。自然病程进展缓慢,部分病例可自行退化(图 13-3)。

【临床表现】

1. **症状** 患者可无症状或仅有视力减退。

2. **眼部检查** 检眼镜检查可见:①视网膜内层隆起,通常在颞下象限,劈裂视网膜前界很少达锯齿缘,而后界可延伸到视盘,常合并内层裂孔,如果视网膜内层和外层均出现裂孔,可发生视网膜脱离;②黄斑部出现典型的"辐轮样结构";③部分病例反复发生玻璃体积血。视网膜电图示 a 波振幅正常,b 波振幅下降,病变晚期,a 波、b 波均可为熄灭型。

【治疗】该病不合并视网膜脱离时,无手术指征;合并玻璃体积血或视网膜脱离时,可行手术治疗。

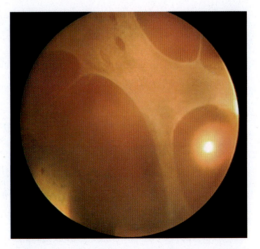

图 13-3 先天性遗传性视网膜劈裂症患者的眼底改变

二、家族性渗出性玻璃体视网膜病变

家族性渗出性玻璃体视网膜病变(familial exudative vitreoretinopathy,FEVR)是常染色体显性遗传为主的遗传性眼病(图13-4)。

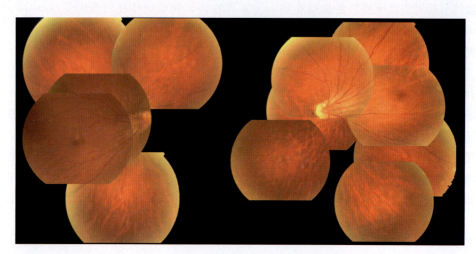

图13-4　家族性渗出性玻璃体视网膜病变
照片取自一名40岁男性患者,其子女均有相同改变

【临床表现】

1. **症状**　患者常无症状。

2. **眼部检查**　检眼镜检查可见颞侧周边部视网膜存在无血管区和增殖病变,视网膜新生血管及渗漏,晶状体后纤维增殖,新生儿期或青春期可伴有视网膜下渗出或渗出性视网膜脱离。双眼改变可不对称,且与早产儿视网膜病变相似。

【鉴别诊断】　早产儿视网膜病变发生于低体重的早产儿,常有大量吸氧史。FEVR常发生于无吸氧史的足月产儿。

【治疗】　如病变有任何活动性证据,可应用激光光凝或冷冻治疗周边视网膜无血管区;玻璃体腔注射抗血管内皮生长因子药物治疗可抑制视网膜新生血管;如并发视网膜脱离,需及时手术治疗。

三、玻璃体炎症

玻璃体炎症常继发于周围组织如中间葡萄膜炎、后葡萄膜炎等炎性疾病,也可由外伤或手术将病原微生物带入眼内引发。

【分类】

1. **非感染性玻璃体炎症**　炎性反应来源于周围组织如虹膜、睫状体和脉络膜。

2. **感染性玻璃体炎症**

(1) 内源性:病原微生物由血流或淋巴进入眼内,或由于免疫功能抑制、免疫功能缺陷而感染。如细菌性心内膜炎、肾盂肾炎等可引发玻璃体的细菌性感染。器官移植或肿瘤患者化疗后、大量使用广谱抗生素后常发生真菌性感染,常见的致病菌为白色念珠菌。

(2) 外源性:玻璃体是微生物极好的生长基,细菌等微生物进入玻璃体可导致玻璃体炎,又称眼内炎(endophthalmitis)。①手术后眼内炎:可发生于任何内眼手术后,如白内障、青光眼、角膜移植、玻璃体切割和眼穿孔伤修复术后等。最常见的致病菌为葡萄球菌。病原菌可存在于眼睑、睫毛、泪道内,手术缝线、人工晶状体等也可以成为感染源。②眼球破裂伤和眼内异物等。

（一）非感染性玻璃体炎症

【临床表现】

1. 症状　炎性细胞进入玻璃体腔后可产生视物漂浮感，严重时视物模糊，玻璃体炎的症状主要来自原发病灶如虹膜睫状体炎或脉络膜炎（详见第十二章 葡萄膜疾病）。

2. 眼部检查　玻璃体腔的炎性细胞，虹膜睫状体和前部葡萄膜的炎性细胞可进入前部玻璃体，脉络膜的炎性细胞可进入后部玻璃体，前者在裂隙灯下、后者在检眼镜下均可见到点状混浊。随着炎症的好转，点状混浊逐渐减少甚至消失。

【治疗】非感染性玻璃体炎症的治疗同原发病的治疗（详见第十二章 葡萄膜疾病）。玻璃体混浊重者可在炎症控制后行玻璃体切割术。

（二）感染性玻璃体炎症

【临床表现】

1. 症状　视力模糊、眼痛、畏光、飞蚊症；手术后细菌性眼内炎常发生于术后 1～7 天，突然眼痛和视力下降；真菌性感染常易发生于手术后 3 周；术后 30 天发生的急性眼内炎常由于伤口缝线感染，伤口滤过泡破损引起。慢性眼内炎发生于术后几个月甚至一年，常见于人工晶体植入术后，临床症状较急性者轻。

2. 眼部检查　①内源性感染常由眼后部开始，可同时存在视网膜炎症性疾患。脉络膜白色结节或斑块，边界清楚，可蔓延至视网膜前产生玻璃体混浊（图 13-5），也可发生前房积脓。②手术后细菌感染常有眼睑红肿，球结膜混合充血，伤口有脓液渗出，虹膜充血，前房积脓或玻璃体积脓。不治疗视力将很快丧失。③手术后真菌感染常侵及前部玻璃体，前部玻璃体表面积脓或膜形成。治疗不及时，感染可向后部玻璃体腔和前房蔓延。

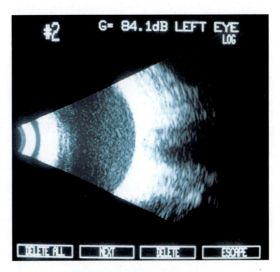

图 13-5　眼内炎 B 超图像
显示玻璃体内密集的点状混浊

【治疗】

1. 抗生素或抗真菌药物　首先给予广谱抗生素控制感染，再根据细菌培养和药物敏感试验的结果，选择敏感抗生素治疗。给药途径：①眼内注药；②结膜下注射；③结膜囊点药；④静脉给药。

2. 玻璃体切割术　玻璃体切割能清除玻璃体腔脓肿和致病菌，快速恢复透明度，目前广泛用于眼内炎的治疗。手术开始时可先抽取玻璃体液行染色和病原微生物培养，染色包括 Gram、Giemsa 和真菌染色等，以便确定致病菌。

四、玻璃体寄生虫

玻璃体猪囊尾蚴病（cysticercosis cellulosae）在我国北方地区并非少见。绦虫的卵和头节穿过小肠黏膜，经血液进入眼内。猪囊尾蚴首先停留于脉络膜，然后进入视网膜下腔，再穿透视网膜进入玻璃体腔（图 13-6）。

【临床表现】

1. 症状　当虫体存活时，尽管有炎性反应，但患者自主感觉症状轻，有时可看到虫体变形和蠕动的阴影；虫体死亡后炎性反应迅速增强，合并眼内炎时视力严重下降。

2. 眼部检查　检眼镜检查可见视网膜下或玻璃体内黄白色半透明圆形猪囊尾蚴，大小约 1.5～6PD，强光照射可引起囊尾蚴的头部产生伸缩动作，头缩入囊内时可见有致密的黄白色圆点。位于视网膜下的虫体可以引起周围视网膜水肿和炎性反应，甚至导致继发性视网膜脱离；虫体进入玻璃体腔

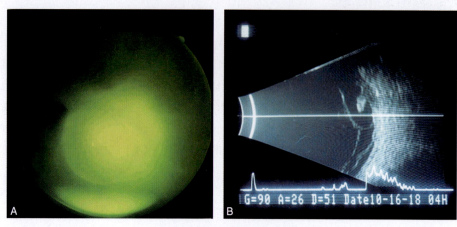

图 13-6 玻璃体猪囊尾蚴病
A 图为玻璃体内黄白色半透明圆形囊尾蚴,B 图为同一患者的 B 超

后引起玻璃体混浊,原虫体所在视网膜下部位可形成瘢痕。

【诊断】 依据眼内虫体的存在或 ELISA 绦虫抗体检查结果进行诊断。

【治疗】 视网膜下的猪囊尾蚴可首选药物治疗,如吡喹酮;较大的视网膜下猪囊尾蚴可由巩膜侧取出;玻璃体腔的猪囊尾蚴可行玻璃体切割术取出虫体,合并视网膜脱离时修复视网膜。

第五节　玻璃体手术

玻璃体手术是应用专用设备在眼内实现照明、灌注、切割和多种精细操作的手术方式(图 13-7)。随着手术器械和仪器的不断改进以及各种眼内填充物的使用,玻璃体手术的成功率不断提高,适应证不断扩大,目前已成为眼科的常规治疗手段。

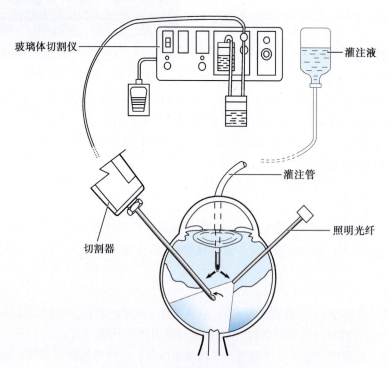

图 13-7　玻璃体手术示意图

一、眼前段玻璃体手术的适应证

(一) 复杂晶状体手术联合眼前段玻璃体手术

1. **晶状体脱位或半脱位 (dislocation or subluxation of the lens)** 与常规晶状体摘除术相比,联合玻璃体切割术可避免玻璃体脱出眼压骤降导致的驱逐性脉络膜上腔出血。

2. **葡萄膜炎并发白内障 (cataract associated with uveitis)** 炎症控制后可行白内障超声乳化及人工晶状体植入术,但在一些担心晶状体皮质残留引起葡萄膜炎复发的患眼,可行晶状体摘除联合后囊膜中央部分切除和玻璃体切割术,在摘除晶状体的同时还可清除混浊的玻璃体,避免发生后发性白内障、葡萄膜炎复发和虹膜后粘连。

3. **外伤性白内障 (traumatic cataract)** 常规晶状体摘除术易导致玻璃体脱出或晶状体皮质残留,联合玻璃体切割术可同时清除进入玻璃体腔内的晶状体碎片。

4. **先天性白内障 (congenital cataract)** 常规晶状体摘除术后,均易发生后发性白内障,而激光后囊膜切开术存在远期发生视网膜脱离的可能,因此应切除晶状体后囊膜和前部玻璃体。

(二) 眼前段修复性玻璃体手术

1. **玻璃体脱出 (vitreous loss) 和玻璃体角巩膜伤口嵌顿 (vitreous incarceration in the corneal-scleral wound)** 眼前段手术中发生玻璃体脱出易导致视网膜脱离、黄斑囊样水肿甚至术后眼内炎,应立即行玻璃体切割术。

2. **玻璃体角膜接触 (vitreocorneal touch) 和无晶状体眼瞳孔阻滞性青光眼 (aphakia pupillary block glaucoma)** 晶状体摘除术后玻璃体进入前房,引起角膜水肿和继发性青光眼,应尽快行玻璃体切割术。

3. **瞳孔膜闭 (occlusion of pupil) 和瞳孔移位 (displacement of pupil)** 玻璃体切割术联合囊膜切除术可有效清除瞳孔区纤维机化膜,重建光学通路,并使移位瞳孔复位。

4. **后发性白内障 (after cataract)** 对于存在导致视网膜脱离高危因素的患眼,如高度近视、视网膜广泛格子样变性、先天性脉络膜缺损、先天性小眼球、遗传性玻璃体视网膜病变、对侧眼曾发生视网膜脱离、Wagner-Stickler-Jansen综合征和马方综合征等,建议采用玻璃体切割手术切除混浊的后囊膜。

(三) 恶性青光眼

同时摘除晶状体和切除前部玻璃体,可有效解除睫状环阻滞,恢复房水的前后房交通,手术并发症远低于常规晶状体摘除术。

二、眼后段玻璃体切割术的适应证

(一) 玻璃体积血 (vitreous hemorrhage)

1. **外伤性玻璃体积血 (traumatic vitreous hemorrhage)** 闭合性眼外伤不合并视网膜脱离时可观察2~3个月,不吸收时再行玻璃体切割术;合并视网膜脱离时要尽早手术。后巩膜破裂玻璃体脱出的患眼,常合并玻璃体视网膜嵌顿及玻璃体积血需尽早手术。眼内异物取出术后合并玻璃体积血的患眼须高度警惕视网膜脱离的可能,怀疑视网膜脱离时应行玻璃体切割术,术中发现视网膜脱离,即行视网膜脱离复位术。

2. **糖尿病视网膜病变合并玻璃体积血 (diabetic retinopathy with vitreous hemorrhage)** 手术目的是切除混浊的玻璃体,切断视网膜牵拉条索,分离和剥除粘连的视网膜纤维血管膜。玻璃体切割术联合全视网膜激光光凝术使增殖性糖尿病视网膜病变患眼发生严重视力丧失的风险从60%降到低于2%。

3. **其他** 视网膜血管性疾病合并玻璃体积血 (vitreous hemorrhage induced by retinal vascular diseases) 如视网膜静脉周围炎、静脉阻塞等,出血量少时可自行吸收,积血吸收后尽早行视网膜激光光凝术,术后定期随诊,直至新生血管或异常血管消退,否则易再发生玻璃体积血。

(二)眼内炎

见"第十三章 玻璃体疾病"中玻璃体炎症内容。

(三)复杂性视网膜脱离(complicated retinal detachment)

1. 视网膜脱离合并黄斑裂孔(retinal detachment with macular hole) 视网膜脱离范围广且伴有明显玻璃体牵引或视网膜固定皱褶者,行玻璃体切割术联合膨胀气体或硅油填充。

2. 视网膜脱离合并玻璃体积血(retinal detachment associated with vitreous hemorrhage) 当玻璃体积血遮盖视网膜裂孔,或裂孔位于赤道后,不能从外路封闭裂孔时,应行玻璃体手术。

3. 视网膜脱离合并巨大裂孔(retinal detachment with giant tear) 当裂孔范围较大、裂孔瓣反转或合并视网膜固定皱褶时,应行玻璃体切割术。

4. 视网膜脱离合并视网膜嵌顿(retinal detachment with retina incarceration) 见于巩膜穿通破裂伤、视网膜脱离手术放液等,发生视网膜嵌顿时需切除玻璃体解除嵌顿,必要时视网膜切开。

5. 视网膜脱离合并严重增殖性玻璃体视网膜病变(proliferative vitreoretinopathy,PVR) 表现为视网膜出现广泛的固定皱褶,单纯行巩膜扣带术不能使视网膜复位,严重增殖性玻璃体视网膜病变是指C级以上的病变。

6. 渗出性视网膜脱离(exudative retinal detachment) 常发生于Coats病、视网膜血管瘤、葡萄膜炎、葡萄膜渗漏综合征等。

7. 牵拉性视网膜脱离(traction retinal detachment) 发生于外伤及玻璃体积血等,玻璃体切割术切断玻璃体视网膜牵拉条索,分离和剥除粘连的视网膜纤维血管膜,使视网膜复位。

8. 后极部裂孔、多发裂孔等单独采用巩膜扣带术治疗不易成功,行玻璃体手术可解除影响视网膜复位的牵拉因素,封闭视网膜裂孔,达到视网膜复位的目的。

9. 合并先天异常的视网膜脱离包括先天性遗传性视网膜劈裂症、牵牛花综合征、视盘小凹、先天性脉络膜缺损等,通过玻璃体视网膜手术处理影响视网膜复位的因素,提高远期疗效。

(四)眼外伤的玻璃体切割术(vitrectomy for eye injury)

手术适应证有眼内炎,眼内铜、铁异物和非磁性异物,严重眼外伤的眼球重建,严重玻璃体积血、视网膜脱离等。玻璃体切割手术可以清除混浊的玻璃体,取出球内异物,清除玻璃体内的炎性细胞和因子,对视网膜脱离进行复位。玻璃体手术在眼外伤的应用不仅使过去不得不摘除的眼球得以保留,且可能挽救部分视力。

(五)黄斑疾病

1. 黄斑前膜(macular epiretinal membrane) 玻璃体手术剥除黄斑前膜可缓解因前膜牵引黄斑导致的视力下降,一定程度地改善视物变形。手术适应证选择视力的标准一般为最佳矫正视力下降至0.3~0.4,但要根据视力障碍程度、患者对视力的需求,以及术者的经验而决定。

2. 特发性黄斑裂孔(idiopathic macular hole) 玻璃体手术干预的目的是封闭裂孔,阻止病变进展。术后裂孔封闭率可高达90%,视力改善率可达50%~70%,视力改善程度受术前病程、视力水平和裂孔大小等因素的影响。手术适应证选择2~4期的黄斑裂孔,视力标准尽可能选择低于0.5的患眼,但也要根据术者的经验和患者的要求而决定。

3. 黄斑部视网膜下出血(subretinal hemorrhage)和中心凹下的脉络膜新生血管(choroidal neovascularization,CNV) 黄斑部视网膜下较厚的出血可切除玻璃体,切开视网膜,将血块取出。位于中心凹部或中心凹周围的视网膜下脉络膜新生血管膜可用玻璃体手术、视网膜切开取膜以及视网膜转位或色素上皮片转位等方法,中心凹外的视网膜下脉络膜新生血管膜可行激光光凝治疗。

4. 玻璃体黄斑牵拉综合征(vitreomacular traction syndrome,VMTS) 玻璃体切割术解除玻璃体对黄斑的牵拉,可不同程度地提高或稳定视力。

（六）眼猪囊尾蚴病

见"第十三章 玻璃体疾病"中玻璃体寄生虫内容。

（七）脉络膜黑色素瘤

后极部孤立的脉络膜黑色素瘤可采用玻璃体视网膜手术，局部切开视网膜，瘤体周围电凝后切除。赤道部或赤道前的瘤体可采用经巩膜局部取出和（或）联合玻璃体切割术，或辅以巩膜外放射敷贴治疗，达到去除肿瘤、减少眼球摘除、尽可能保存视力的目的。

（八）玻璃体活体组织检查

眼内肿瘤（网状细胞肉瘤、组织细胞淋巴瘤、脉络膜黑色素瘤、转移癌、视网膜母细胞瘤等）以及病原微生物等侵犯眼内造成玻璃体混浊，可行诊断性玻璃体切割术，取病变玻璃体进行组织细胞学或病原微生物检查，有助于明确诊断。

思 考 题

1. Bergmeister 视乳头是获得性疾病还是发育性疾病？
2. 引起玻璃体积血常见的疾病有哪些？
3. 家族性渗出性玻璃体视网膜病变应当和哪些疾病相鉴别？
4. 眼猪囊尾蚴可以进入眼内哪些部位？
5. 导致内源性眼内炎的原因有哪些？

（马　翔）

第十四章 视网膜病

【导读】视网膜结构精细功能复杂,特别是黄斑区位于后极部,该区视网膜组织结构和生理活动特殊,脉络膜血流量大,极易受到内外致病因素的影响发生病变,如黄斑水肿、中心性浆液性脉络膜视网膜病变等。此外视网膜易受自身血管疾病和全身血管性疾病的影响,前者如视网膜动静脉阻塞等,后者如高血压性视网膜病变和糖尿病性视网膜病变。学习本章既要注意视网膜组织结构和功能的特殊性对视网膜病的影响,也要重视全身性疾病对视网膜的损害特点。

第一节 概　　述

视网膜(retina)为眼球后部最内层组织,结构精细复杂,其前界为锯齿缘,后界止于视盘。视网膜由神经感觉层与色素上皮层组成。神经感觉层有三级神经元:视网膜光感受器(视锥细胞和视杆细胞)、双极细胞和神经节细胞,神经节细胞的轴突构成神经纤维层,汇集组成视神经,是形成各种视功能的基础。神经感觉层除神经元和神经胶质细胞外,还包含有视网膜血管系统。

一、视网膜解剖结构特点

1. 视网膜由神经外胚叶发育而成,胚胎早期神经外胚叶形成视杯,视杯的内层和外层分别发育分化形成视网膜感觉层(神经上皮层)和视网膜色素上皮(RPE)层。神经上皮层和 RPE 层间粘合不紧密存在潜在间隙,是这两层易发生分离(视网膜脱离)的组织学基础。

2. RPE 有复杂的生物学功能,为感觉层视网膜的外层细胞提供营养,吞噬和消化光感受器细胞外节盘膜,维持新陈代谢等重要功能。RPE 与脉络膜最内层的玻璃膜(Bruch 膜)粘连极紧密,并与脉络膜毛细血管层共同组成一个统一的功能单位,即 RPE-玻璃膜-脉络膜毛细血管复合体,对维持光感受器微环境有重要作用。很多眼底病如年龄相关性黄斑变性、视网膜色素变性、各种脉络膜视网膜病变等与该复合体的损害有关。

3. 视网膜的供养来自两个血管系统,内核层以内的视网膜由视网膜血管系统供应,其余外层视网膜由脉络膜血管系统供养。黄斑中心凹无视网膜毛细血管,其营养来自脉络膜血管。

4. 正常视网膜有两种血-视网膜屏障(blood-retinal barrier,BRB)使其保持干燥而透明,即视网膜内屏障和外屏障。视网膜毛细血管内皮细胞间的闭合小带(zonula occludens)和壁内周细胞形成视网膜内屏障;RPE 和其间的闭合小带构成了视网膜外屏障。上述任何一种屏障受到破坏,血浆等成分必将渗入神经上皮层,引起视网膜神经上皮层水肿或脱离。

5. 视网膜通过视神经与大脑相通,视网膜的内面与玻璃体连附,外面则与脉络膜紧邻。因此,玻璃体、脉络膜、神经系统病变和全身性疾患(通过血管和血循环)均可累及视网膜。

二、视网膜病变表现特点

(一)视网膜血管改变

1. **管径变化** 主要有三种:①正常视网膜动、静脉管径比为 2:3,因动脉痉挛或硬化而变细,管径比可达 1:2 或 1:3;②血管纡曲扩张;③某一段视网膜动脉或静脉管径可呈粗细不均表现。

2. **视网膜动脉硬化("铜丝""银丝"样)改变** 动脉硬化时,管壁增厚,血管反光带增强变宽,管壁透明性下降,动脉呈现"铜丝"甚至"银丝"样改变。同时,由于动脉硬化,动静脉交叉处动脉对静脉产生压迫,出现动静脉交叉压迫征(静脉偏向、静脉呈毛笔尖样变细等)。

3. **血管被鞘和白线状**　血管被鞘多为管壁及管周炎性细胞浸润,血管呈白线状改变提示管壁纤维化或闭塞。

4. **异常血管**　视网膜血管病变后期可出现侧支血管、动静脉短路(交通)、脉络膜-视网膜血管吻合及视盘或视网膜新生血管。

(二) 血-视网膜屏障破坏的表现

1. **视网膜水肿**　分为细胞内水肿和细胞外水肿,细胞内水肿并非视网膜屏障破坏所致,主要由视网膜动脉阻塞造成的视网膜急性缺血缺氧引起,视网膜内层细胞水肿、肿胀,呈白色雾状混浊;细胞外水肿为血-视网膜内屏障破坏导致血管内血浆渗漏到神经上皮层内,眼底荧光血管造影可见视网膜毛细血管荧光素渗漏。视网膜灰白水肿,黄斑区常比较明显。严重者液体积聚于中心凹周围辐射状排列的 Henle 纤维间,形成多数积液小囊,称为黄斑囊样水肿。

2. **视网膜渗出**　血浆内的脂质或脂蛋白从视网膜血管渗出,沉积在视网膜内,呈黄色颗粒或斑块状,称为硬性渗出(hard exudate)。其出现的时间一般在视网膜慢性水肿的水分逐渐吸收后,其形态可呈弥漫性、局限性(环形或半环形),在黄斑区可沿 Henle 纤维排列成星芒状或扇形,也可形成较厚的斑块沉积。此外,还有一种所谓的"软性渗出",呈形态不规则、大小不一、边界不清的棉絮状灰白色斑片,故应称之为棉绒斑(cotton-wool spot)。该病变并非渗出,而是微动脉阻塞导致神经纤维层的微小梗塞。

3. **视网膜出血**　视网膜出血依据其出血部位不同而表现各异。①深层出血:来自视网膜深层毛细血管,出血位于外丛状层与内核层之间,呈暗红色的小圆点状。多见于静脉性损害,如糖尿病性视网膜病变等。②浅层出血:为视网膜浅层毛细血管出血,位于神经纤维层。血液沿神经纤维的走向排列,多呈线状、条状及火焰状,色较鲜红。多见于动脉性损害,如高血压性视网膜病变等。③视网膜前出血:出血聚集于视网膜内界膜与玻璃体后界膜之间,多位于眼底后极部。受重力的作用,血细胞下沉,多呈现为半月形或半球形,上方可见一水平液面。④玻璃体积血:来自视网膜新生血管的出血,或视网膜前出血突破内界膜与玻璃体后界膜进入玻璃体。少量积血引起玻璃体片状或团块状混浊,大量积血可完全遮蔽眼底。⑤视网膜下出血:来自脉络膜新生血管或脉络膜毛细血管。出血位于 RPE 下时,呈黑灰或黑红色边界清晰的隆起灶,易被误诊为脉络膜肿瘤。

4. **渗出性(浆液性)视网膜脱离**　视网膜外屏障受到破坏,来自脉络膜的血浆经 RPE 的损害处渗漏入视网膜神经上皮下,液体积聚于神经上皮与 RPE 层之间,形成局限性边界清晰的扁平盘状视网膜脱离。如 RPE 屏障受到广泛破坏,则可引起显著的渗出性(浆液性)视网膜脱离。

(三) 视网膜色素改变

RPE 在受到各种损伤(变性、炎症、缺血、外伤等)后会发生萎缩、变性、死亡及增生,眼底出现色素脱失、色素紊乱、色素沉着等改变。

(四) 视网膜增生性病变

1. **视网膜新生血管膜**　因视网膜严重缺血(氧)、炎症或肿物诱发,多来自视盘表面或视网膜小静脉,沿视网膜表面生长,与玻璃体后界膜机化粘连。也可长入玻璃体内。新生血管周围伴有纤维组织增生,其收缩或受到牵拉易发生大量视网膜前出血或玻璃体积血。

2. **视网膜增生膜**　由于出血、外伤、炎症及视网膜裂孔形成,在不同细胞介导和多种增生性细胞因子参与下,在视网膜前表面、视网膜下发生增生性病变,形成视网膜前膜、视网膜下膜等。

(五) 视网膜变性类改变

1. **视网膜色素变性**　多为遗传性视网膜变性,详见第五节。

2. **周边视网膜变性**　视网膜裂孔形成是引起孔源性视网膜脱离的重要因素,变性区视网膜萎缩变薄,绝大多数裂孔发生在周边部视网膜的变性区。周边视网膜变性常为双眼,主要有两种类型:视网膜内变性和视网膜玻璃体变性。视网膜内变性包括周边视网膜囊样变性和视网膜劈裂,后者指视网膜神经上皮层分为两层,劈裂可发生在外丛状层(见于获得性视网膜劈裂症),也可发生于神经纤维层(见于先天性视网膜劈裂症)。视网膜玻璃体变性多见于近视眼,主要包括格子样变性、蜗牛迹样变性及非压迫变白区,格子样变性多位于赤道部,颞侧多于鼻侧,上方多于下方。变性区长轴多平行于赤道,变性区内视网膜小血管闭塞呈白线样,相互交叉呈网格状。格子样变性区内玻璃体液化,而玻璃体与变性区边缘粘连和牵拉。格子样变性区内易发生圆形萎缩孔,变性区的边缘和两端受玻璃体牵拉易发生马蹄形裂孔。蜗牛迹样变性区可形成圆形萎缩孔。非压迫变白区与玻璃体牵拉有关,一般很少形成视网膜裂孔。

第二节 视网膜血管病

一、视网膜动脉阻塞

视网膜动脉阻塞是严重损害视力的急性发作的眼病。从颈总动脉到视网膜内微动脉之间任何部位的阻塞都会引起相应区的视网膜缺血。视网膜动脉阻塞可有许多不同临床表现型,本节将作如下分类:视网膜动脉急性阻塞(视网膜中央动脉阻塞、视网膜分支动脉阻塞、睫状视网膜动脉阻塞、视网膜毛细血管前微动脉阻塞)和视网膜中央动脉慢性供血不足(眼缺血综合征)。

(一)视网膜中央动脉阻塞(central retinal artery occlusion,CRAO)

1. 病因 多数病例的致病因素包括:①动脉粥样硬化:常为筛板水平的视网膜中央动脉(central retinal artery,CRA)粥样硬化栓塞所致。②视网膜中央动脉痉挛:见于血管舒缩不稳定的青年人,早期高血压患者,也可发生于存在动脉硬化的老年人。③视网膜中央动脉周围炎:与全身性血管炎有关。④CRA外部压迫,如青光眼、视盘埋藏性玻璃疣、眼眶创伤、球后肿瘤或出血压迫等。⑤凝血病,如S蛋白或C蛋白缺乏、抗凝血酶Ⅲ缺乏、黏性血小板综合征、妊娠、口服避孕药等。⑥栓子栓塞:约20%~40%的CRAO眼视网膜动脉系统内可查见栓子。根据栓子的来源可分为心源性栓子(钙化栓子、赘生物、血栓、心脏黏液瘤脱落物)、颈动脉或主动脉源性栓子(胆固醇栓子、纤维素性栓子及钙化栓子)和其他来源的栓子,如下鼻甲或球后注射泼尼松龙等药物偶可形成药物性栓子。

2. 临床表现 患眼突发无痛性视力显著下降。某些病例发病前有阵发性黑矇史。90%的CRAO眼初诊视力在指数至光感之间。患眼瞳孔散大,直接对光反射极度迟缓,间接光反射存在。眼底表现视网膜弥漫性水肿混浊,后极部尤为明显,水肿混浊呈苍白色或乳白色,中心凹呈樱桃红斑(图14-1)。视网膜动、静脉变细,严重阻塞病例,视网膜动脉和静脉均可见节段性血柱。

数周后,视网膜水肿混浊消退,中心凹樱桃红斑也消失,遗留苍白色视盘和细窄的视网膜动脉。约有25%的急性CRAO眼有一支或多支睫状视网膜动脉供养部分或整个乳斑束,供血区视网膜呈一舌形橘红色区(图14-2)。约10%患眼睫状视网膜动脉保护了中心凹,使其免于受累,2周后,80%的患眼视力提高到0.4以上。

3. 诊断

(1)眼底荧光素血管造影(fundus fluorescein angiography,FFA):阻塞后数小时至数日,表现为视网膜动脉充盈时间明显延迟或可见视网膜动脉充盈前锋。视网膜动脉管腔内荧光素流变细,可呈节段状或搏动性充盈。一些患眼黄斑周围小动脉荧光素充盈突然中断如树枝折断状,形成无灌注区。数周后,视网膜动脉血流恢复,FFA可无异常表现。

(2)光学相干断层扫描(optical coherence tomography,OCT):视网膜内层水肿增厚,呈高反射信号。

4. 鉴别诊断 眼动脉阻塞常常误诊为CRAO,其鉴别要点见表14-1。

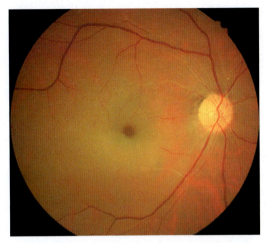

图 14-1　右眼 CRAO 彩色眼底照相

视网膜苍白色,动、静脉变细,中心凹樱桃红斑

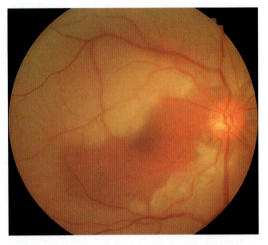

图 14-2　右眼急性 CRAO 的睫状视网膜动脉供血区域

"橘红色舌形"的睫状视网膜动脉供血区

表 14-1　CRAO 与眼动脉阻塞的鉴别要点

症征	CRAO	眼动脉阻塞
视力	指数～手动	常无光感
视盘	无异常,FFA 晚期不同程度着染	水肿,弱荧光
黄斑	樱桃红斑	无樱桃红斑
视网膜	后极部视网膜苍白水肿	水肿重,向周边延伸
脉络膜	FFA 一般正常	FFA 弱荧光,晚期 RPE 改变
ERG*	b 波下降	a 波和 b 波均下降或消失

*ERG:视网膜电图

5. 治疗　有粥样硬化和动脉性高血压的猕猴 CRAO 超过 240 分钟(4 小时)则几乎全部出现视神经萎缩。因此,应尽快予以抢救性治疗,包括降低眼压的措施,如眼球按摩、前房穿刺术、口服乙酰唑胺等,使栓子松动向末支移动;吸入 95% 氧及 5% 二氧化碳混合气体;球后注射(妥拉苏林)或全身应用血管扩张剂,如亚硝酸异戊酯或硝酸甘油含片;全身应用抗凝剂,如口服阿司匹林等;如疑有巨细胞动脉炎,应给予全身皮质类固醇激素治疗,预防另一只眼受累。此外,应系统性查找全身病因,对因治疗。也有报道经动脉溶栓疗法,经眶上动脉注入纤维蛋白溶解剂,逆行进入眼动脉和 CRA,药物在局部达到高浓度,约半数患者视力提高。

(二) 视网膜分支动脉阻塞(branch retinal artery occlusion, BRAO)

1. 病因　同 CRAO,以栓子栓塞及炎症为主要原因。栓子的来源同 CRAO,有心源性栓子、颈动脉或主动脉源性栓子以及长骨骨折的脂肪栓子。最常见为黄色闪光的胆固醇栓子,这种栓子常来自颈动脉粥样硬化沉积斑块。钙化栓子一般比胆固醇栓子大,多来源于心瓣膜,易引起更严重的阻塞。

2. 临床表现　视力可有不同程度下降,视野某一区域有固定暗影。检眼镜下表现为阻塞支动

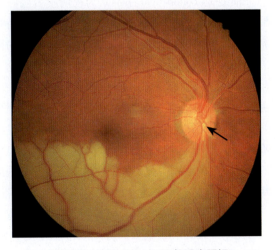

图 14-3　右眼 BRAO 彩色眼底照相

右眼颞下视网膜动脉阻塞,动脉内可见栓子(箭头),受累动脉供血区视网膜灰白水肿

脉变细,受累动脉供血区视网膜灰白水肿。沿阻塞的血管的后极部视网膜灰白水肿最明显(图14-3)。有时在阻塞的分支动脉内可见栓子。

3. **治疗** 应查找全身病因,对因治疗。其他治疗同 CRAO。

(三) 睫状视网膜动脉阻塞(cilioretinal artery occlusion)

睫状视网膜动脉一般从视盘颞侧进入视网膜,独立于 CRA,在眼底荧光素血管造影中睫状视网膜动脉可见于约32%眼(图14-4)。在检眼镜下,睫状视网膜动脉阻塞表现为沿睫状视网膜动脉走行区域性表层视网膜苍白。在临床上有三种变型:①孤立性睫状视网膜动脉阻塞;②伴 CRVO 的睫状视网膜动脉阻塞;③伴前部缺血性视神经病变的睫状视网膜动脉阻塞。

孤立性睫状视网膜动脉阻塞全身病因检查与 CRAO 病因检查相同。但对伴 CRVO 的病例,一般是局部病因,无须查找栓子的全身来源。对伴有前部缺血性视神经病变的病例,潜藏的巨细胞动脉炎应作为一个可能性病因予以排查。

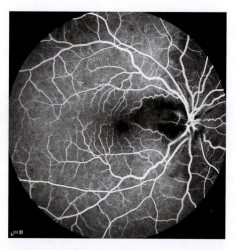

图14-4 右眼睫状视网膜动脉阻塞的眼底血管造影
睫状视网膜动脉供血区血流信号微弱,呈现充盈缺损状态

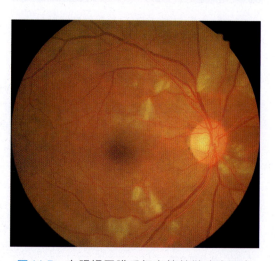

图14-5 右眼视网膜毛细血管前微动脉阻塞(示棉绒斑)
视网膜表层散在黄白色斑点状病灶

(四) 视网膜毛细血管前微动脉阻塞——棉绒斑

棉绒斑(cotton-wool spots),为视网膜表层白色斑点状病灶,一般小于四分之一视盘面积(图14-5),大多在5~7周内消退,但糖尿病患者则会持续较长时间。棉绒斑继发于一个视网膜微动脉的阻塞导致的视网膜神经纤维层缺血性梗死。多见于糖尿病性视网膜病变、高血压、肾病性视网膜病变、系统性红斑狼疮、白血病、AIDS 等。眼底如发现棉绒斑,应查找系统性病因。约有95%的病例可发现有隐藏的严重全身性疾病。

(五) 视网膜中央动脉慢性供血不足(眼缺血综合征)

1. **病因** 主要由颈动脉粥样硬化或炎症造成的慢性阻塞或大动脉炎(高安氏病)所致供血不足引起。一般动脉管腔阻塞达90%以上才出现临床表现。

2. **临床表现** 患者初期多有一过性黑矇,随后出现间歇性眼痛,严重者出现视力下降。眼底检

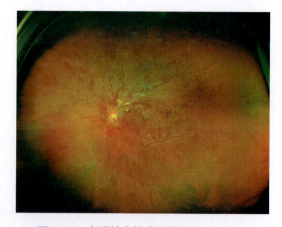

图14-6 左眼缺血综合征超广角眼底照相
视网膜动脉变细,静脉迂张。视网膜散在暗红色斑点状出血,多分布在周边视网膜

查:视网膜动脉变细,静脉轻度迂张。视网膜散在暗红色斑点状出血和微动脉瘤,多分布在周边视网膜。FFA 检查显示脉络膜充盈迟缓,臂-视网膜循环时间明显延长及视网膜循环时间延长。目前,超广角 FFA 已经应用于临床,可以发现周边部视网膜小静脉、毛细血管渗漏及片状无灌注区形成(图14-6)。如不及时治疗,则多数病例会出现虹膜新生血管,半数病例眼压升高。一旦出现虹膜新生血管,患眼会因新生血管性青光眼逐渐失明。颈部彩色超声多普勒检查在同侧颈总动脉分叉处或颈内动脉起始段有内膜增厚,或粥样斑块形成,使血管内腔表面不光滑,管腔狭窄,严重者动脉管腔可完全闭塞。

3. 治疗　主要针对全身病因治疗,如颈动脉内膜切除术或颈动脉支架。眼局部可行全视网膜光凝,预防或治疗新生血管性青光眼。近年来,临床上应用玻璃体内注射抗血管内皮生长因子(vascular endothelial growth factor,VEGF)药物辅助治疗新生血管性青光眼,疗效确切,能有效控制病情进展,为后续全视网膜光凝或手术治疗争取时间。

二、视网膜静脉阻塞

视网膜静脉阻塞(retinal vein occlusion,RVO)是仅次于糖尿病性视网膜病变的第二位最常见的视网膜血管病,按阻塞发生部位可分为以下两种类型。

(一)视网膜中央静脉阻塞(central retinal vein occlusion,CRVO)

1. 病因　视神经经筛板区明显狭窄,神经纤维拥挤,对 CRV 产生压力。此外,筛板处 CRA 和 CRV 位置最靠近。因而阻塞多在筛板或紧邻其后部位的视网膜中央静脉(central retinal vein,CRV)内,大多为血栓形成。促使血栓形成的因素有:①血管壁的改变:高血压和 CRA 硬化对 CRV 的压迫为最常见危险因素,多见于 50 岁以上患者。其次为 CRV 炎症,管壁水肿、内膜受损、内皮细胞增殖等使管腔变窄,血流受阻。血管炎症主要见于 45 岁以下患者。②血液流变学改变:一些全身性疾病特别是糖尿病,可以引起血液黏度增高、血小板数量增多和凝集性增高、血栓素 B_2 含量增高等。③血流动力学改变:心脏功能不全、颈动脉狭窄或阻塞、大动脉炎等均可使视网膜灌注压过低或静脉回流受阻。此外眼局部因素如高眼压、视乳头玻璃疣等的压迫可使 CRV 内血液回流受阻。CRVO 病因复杂,常为多因素共同致病。

2. 临床表现　患者可处于各年龄段。多为单眼发病,视力不同程度下降。眼底表现特点为各象限的视网膜静脉迂张,视网膜内出血呈火焰状,沿视网膜静脉分布。视盘和视网膜水肿,黄斑区尤为明显,久之,多形成黄斑囊样水肿(cystoid macular edema,CME)。光学相干断层扫描可以观察并定量测量黄斑水肿程度(图 14-7)。根据临床表现和预后可分为非缺血型和缺血型(表 14-2)。

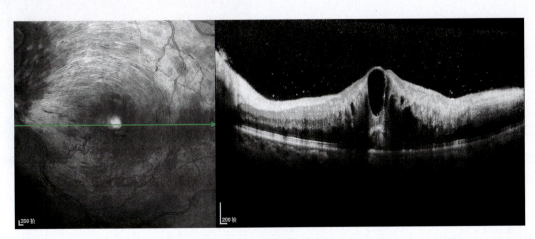

图 14-7　左眼 CRVO 黄斑囊样水肿 OCT 图像
黄斑囊样水肿,视网膜层间多个液性囊腔

表 14-2 CRVO 分型特点

鉴别要点	非缺血型	缺血型
视力	轻中度下降	明显下降,多低于 0.1
眼底	视网膜出血和水肿较轻	视网膜大量融合性出血、视盘和视网膜重度水肿,棉绒斑
瞳孔对光反应	无相对性传入性瞳孔障碍	相对性传入性瞳孔障碍
FFA	无或少量无灌注区	大面积无灌注区
视野	周边正常,中心有或无相对暗点	周边异常,常有中心暗点
ERG	b 波振幅正常,b/a 值正常或轻度降低	b 波振幅降低,b/a 值降低
新生血管形成	无	有

缺血型 CRVO 多伴有 CME,发病 3~4 个月内易发生虹膜新生血管和新生血管性青光眼,预后不良。

3. **治疗** 目前尚无有效治疗药物,不宜用止血剂、抗凝剂及血管扩张剂。应查找全身病因,治疗系统性疾病。眼局部重点在预防和治疗并发症,对于黄斑水肿,存在血管炎时,可口服糖皮质激素。玻璃体内注射曲安奈德或地塞米松缓释剂治疗黄斑水肿疗效明显,但有发生激素性白内障和青光眼的风险,部分患者易复发。近年来,临床上应用玻璃体内注射抗 VEGF 药物治疗黄斑水肿研究取得巨大进展,疗效确切,水肿迅速消退,视力改善,但易复发。两者联合应用,可降低复发率。对于 CRVO 患者,应定期应用广角造影检查周边视网膜情况,若有无灌注区形成,可行周边视网膜光凝。对于缺血型 CRVO,应立即行全视网膜光凝,防治眼新生血管性并发症。

(二) 视网膜分支静脉阻塞(branch retinal vein occlusion,BRVO)

1. **病因** 视网膜动静脉交叉处,增厚硬化的动脉壁对静脉的压迫为主要原因。其次为局部和全身炎症诱发。

2. **临床表现** 患眼视力不同程度下降。阻塞点多见于静脉第一至第三分支的动静脉交叉处,黄斑小分支静脉也可发生阻塞。颞上支阻塞最常见,鼻侧支阻塞较少。由于解剖学变异,也可有上或下半侧静脉阻塞。阻塞支静脉迂张,受阻静脉引流区视网膜浅层出血、视网膜水肿及棉绒斑(图 14-8)。颞侧分支阻塞常累及黄斑,造成黄斑水肿,导致视力严重下降。OCT 可以观察并定量测量黄斑水肿程度。

根据 FFA 检查,BRVO 也可分为:①非缺血型:阻塞区毛细血管扩张渗漏,在阻塞支静脉近端与远端之间侧支形成,半侧静脉阻塞眼的侧支位于视盘,无明显毛细血管无灌注区形成。②缺血型:有大片毛细血管无灌注区(>5 个盘径),甚至累及黄斑区,视力预后差。该型 BRVO 发病 3~6 个月以后易出现视网膜新生血管,进而引发玻璃体积血,甚至牵拉性/孔源性视网膜脱离。

3. **治疗** 首先应针对全身病进行病因治疗。如有血管炎症,可使用糖皮质激素治疗。黄斑水肿和视网膜新生血管出血是 BRVO 眼视力丧失的两个主要原因。视网膜出血吸收后,如 FFA 显示非缺血性水肿,则可采取格栅样光凝或微脉冲光凝。对于黄斑水肿严重者,视网膜光凝前联合玻璃体内注射抗 VEGF 药物可有效消除水肿,利于视网膜光

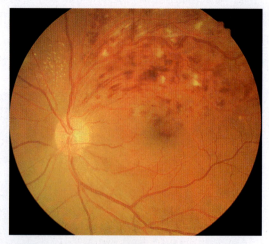

图 14-8 左眼视网膜颞上 BRVO 彩色眼底照相

左眼颞上视网膜分支静脉迂张,受阻静脉引流区视网膜浅层出血、视网膜水肿及棉绒斑

凝并可改善视力。视网膜存在大面积无灌注区或新生血管时,应行阻塞区视网膜光凝,可预防或促使新生血管萎缩消退。发生大量非吸收性玻璃体积血和(或)视网膜脱离时,宜行玻璃体切割术和眼内光凝。

三、视网膜静脉周围炎

视网膜静脉周围炎(retinal periphlebitis)又名 Eales 病,是导致青年人视力丧失的重要视网膜血管病。

1. **病因** 病因不明。该病在西方国家少见,而在我国、印度及部分中东国家比较常见。由于有地域分布差异,过去认为与结核菌感染有关,部分患者结核菌素皮肤试验阳性。

2. **临床表现** 患者多为青年男性,双眼多先后发病。早期表现为视物模糊和眼前漂浮物。由于该病为特发性视网膜周边血管阻塞性病变,小动静脉均受累,无灌注区形成和新生血管形成,极易突发玻璃体积血,患眼表现为无痛性急剧视力下降,仅有光感或数指。出血可快速吸收,视力部分恢复,但玻璃体积血常反复发生,最终牵拉性视网膜脱离而失明。眼底检查可见病变主要位于周边部,病变视网膜小静脉迂曲扩张,管周白鞘,伴视网膜浅层出血(图 14-9)。出血可进入玻璃体,造成程度不等的血性混浊。反复出血者,可见机化膜或条索,严重者有牵拉性视网膜脱离。FFA:受累小静脉管壁着色,毛细血管扩张,染料渗漏,周边大片毛细血管无灌注区和新生血管膜。

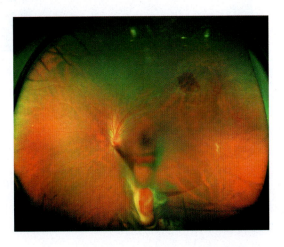

图 14-9 左眼 Eales 病超广角眼底照相图
左眼颞上方周边部视网膜小静脉迂曲扩张,管周白鞘,伴视网膜浅层出血,下方玻璃体血性混浊,部分积血机化

3. **治疗** 首先应查找病因,伴有其他炎症疾病时应予治疗。药物可给予糖皮质激素口服或球后注射。新鲜出血时,对症治疗。在玻璃体积血基本吸收后,在 FFA 指导下,对病变区光凝治疗,消除无灌注区,促进新生血管消退,减少出血。对严重玻璃体积血,观察 1~3 个月无吸收好转,或发生牵拉性视网膜脱离,应行玻璃体切割术。

四、Coats 病

Coats 病又称视网膜毛细血管扩张症,病因尚不清楚。好发于健康男童,多在 10 岁前发病,多单眼受累。其他年龄段及成年发生 Coats 病亦非罕见。

1. **临床表现** 婴幼儿患者常因家长发现患眼斜视、白瞳症,学龄儿在视力检查时发现一眼低视力来诊。就诊时眼底改变多为晚期。病变早期多位于颞侧,病变大多位于视网膜血管第二分支后,呈显著扭曲、不规则囊样扩张或串珠状,病变视网膜点(片)状出血,可伴新生血管膜。病变区视网膜深层和视网膜下黄白色脂性渗出,呈片状沉积于视网膜下或围绕病变血管呈环形分布(图 14-10),间有发亮的胆固醇结晶,累及黄斑时可见星状或环形硬性渗出。大量液性渗出可造成渗出性视网膜脱离。严重者可继发虹膜睫状体炎、新生血管性青光眼、并发性白内障,终致眼球萎缩。FFA:病变区小动静脉及毛细血管异常扩张、扭曲,动脉瘤形成及片状毛细血管闭塞,可有异常渗漏的新生血管(图 14-11)。

儿童患者临床诊断需与视网膜母细胞瘤相鉴别,成年人需与 Eales 病相鉴别。

2. **治疗** 早期病变可行激光光凝或冷冻治疗,已发生渗出性视网膜脱离者行玻璃体切割、视网膜复位及眼内激光视网膜光凝可挽救部分患眼。

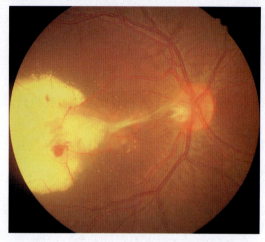

图 14-10　右眼 Coats 病后极部视网膜眼底彩照
黄斑区视网膜下黄白色的脂性渗出沉积，继发的新生血管膜牵拉病灶处视网膜

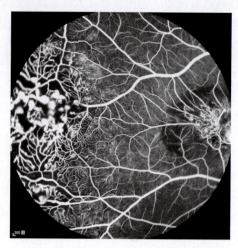

图 14-11　右眼 Coats 病眼底血管造影
FFA 可见颞侧周边的视网膜微血管扩张及末端瘤样膨大，黄斑区可见网状新生血管膜

五、糖尿病性视网膜病变

糖尿病性视网膜病变（diabetic retinopathy，DR）是最常见的视网膜血管病，是 40 岁以上人群主要致盲眼病之一。早期无自觉症状，病变发展到黄斑后开始出现不同程度的视力减退。视网膜微血管病变是 DR 的基本病理过程：

微血管细胞损害 ⟹ 微血管扩张、微血管瘤、渗漏 ⟹ 微血管闭塞 ⟹ 无灌注区形成 ⟹ 视网膜缺血缺氧 ⟹ 增殖性病变（新生血管）

1. 临床分期或分级　　按 DR 发展阶段和严重程度，临床分为非增殖型（nonproliferative diabetic retinopathy，NPDR）（单纯型或背景型）（图 14-12）和增殖型（proliferative diabetic retinopathy，PDR）（图 14-13）。

我国 1984 年全国眼底病学术会议制定了 DR 的分期标准（表 14-3）。但该分期标准存在未能包括黄斑病变的缺陷，2002 年 16 个国家有关学者在悉尼召开的国际眼科学术会议上拟定了新的临床分

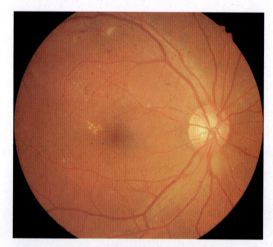

图 14-12　右眼背景型 DR 眼底彩照
后极部视网膜散在微血管瘤、出血点和黄白色硬性渗出

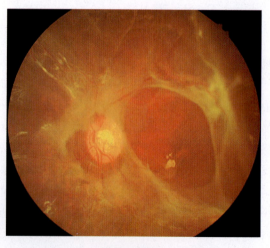

图 14-13　左眼增殖型 DR 眼底彩照
可见视网膜新生血管及纤维增殖，牵拉性视网膜脱离

级标准(表14-4)。该标准以散瞳检眼镜检查所见为基础,便于推广、利于普查和不同层次和科室的医师之间的交流。

表14-3 糖尿病性视网膜病变的临床分期(1984年)

病变	严重程度	眼底表现
非增殖型(单纯性)	Ⅰ	以后极部为中心,出现微血管瘤和小出血点
	Ⅱ	出现黄白色硬性渗出及出血斑
	Ⅲ	出现白色棉绒斑和出血斑
增殖型	Ⅳ	眼底有新生血管或并有玻璃体积血
	Ⅴ	眼底新生血管和纤维增殖
	Ⅵ	眼底新生血管和纤维增殖,并发牵拉性视网膜脱离

表14-4 糖尿病性视网膜病变新的国际临床分级标准(2002年)

病变严重程度	散瞳眼底检查所见
无明显视网膜病变	无异常
轻度 NPDR	仅有微血管瘤
中度 NPDR	微血管瘤,存在轻于重度 NPDR 的表现
重度 NPDR	出现下列任一改变,但无 PDR 表现 1. 任一象限中有多于 20 处视网膜内出血 2. 在 2 个以上象限有静脉串珠样改变 3. 在 1 个以上象限有显著的视网膜内微血管异常
PDR	出现以下一种或多种改变: 新生血管形成、玻璃体积血或视网膜前出血
糖尿病性黄斑水肿分级	
无明显糖尿病性黄斑水肿	后极部无明显视网膜增厚或硬性渗出
轻度糖尿病性黄斑水肿	后极部存在部分视网膜增厚或硬性渗出,但远离黄斑中心
中度糖尿病性黄斑水肿	视网膜增厚或硬性渗出接近黄斑但未涉及黄斑中心
重度糖尿病性黄斑水肿	视网膜增厚或硬性渗出涉及黄斑中心

NPDR:非增殖型糖尿病性视网膜病变;PDR:增殖型糖尿病性视网膜病变

2. 治疗 应严格控制血糖,治疗高血压,定期眼底检查,根据 DR 所处阶段采取适当治疗。对于重度 NPDR 和 PDR,采取全视网膜光凝(panretinal photocoagulation,PRP)治疗,以防止或抑制新生血管形成,促使已形成的新生血管消退,阻止病变继续恶化。对已发生玻璃体积血长时间不吸收、牵拉性视网膜脱离,特别是黄斑受累时,应行玻璃体切割术,术中同时行 PRP。如有黄斑水肿,对于局部黄斑水肿,可行局部光凝,对于弥漫性、囊样黄斑水肿可行黄斑格栅光凝(grid pattern photocoagulation)。玻璃体内注射抗 VEGF 药物和(或)长效糖皮质激素可有效抑制视网膜血管渗漏,消除黄斑水肿,改善视力。

六、高血压性视网膜病变

视网膜小动脉对系统性高血压的基本反应是收缩,随着病情加重和时间发展,进一步出现渗出、棉绒斑、视网膜水肿与浅层出血、动脉硬化性改变(动脉变窄、铜丝或银丝状变及动静脉交叉压迫征)、渗出性视网膜脱离及脉络膜病变(仅见于急进性高血压)。有高血压性视网膜病变(hypertensive retinopathy,HRP)者易发生 BRVO、RAO、视网膜大动脉瘤及前部缺血性视神经病变。高血压性视网膜病变的分级详见"第二十章 常见全身疾病的眼部表现"。

七、早产儿视网膜病变

早产儿视网膜病变（retinopathy of prematurity，ROP）是指在孕36周以下、低出生体重、长时间吸氧的早产儿，其未血管化的视网膜发生纤维新生血管膜增生、收缩，并进一步引起牵拉性视网膜脱离和失明。ROP的病程与分期详见"第二十章 常见全身疾病的眼部表现"。

第三节 黄斑疾病

一、中心性浆液性脉络膜视网膜病变

本病多见于健康状况良好的青壮年男性（25～50岁），单眼或双眼发病，通常表现为自限性疾病，但可复发。

1. **病因与发病机制** 原因不明。近年脉络膜吲哚菁绿血管造影（indocyanine green angiography，ICGA）显示脉络膜血管为中心性浆液性脉络膜视网膜病变（central serous chorioretinopathy，CSC）的原发受累部位，在FFA的RPE渗漏灶下方的脉络膜着染。目前认为其发病机制为脉络膜毛细血管通透性增加引起浆液性RPE脱离，后者进一步诱发RPE屏障功能破坏，导致RPE渗漏和后极部浆液性视网膜脱离。导致脉络膜毛细血管通透性增加的病因尚有争议。有研究证实，患者血清中儿茶酚胺浓度升高。此外还与外源性和内源性糖皮质激素有关。A型性格人易患病。该病诱发或加重因素包括情绪波动、精神压力、妊娠及大剂量全身应用糖皮质激素等。

2. **临床表现** 患眼视力下降，视物变暗、变形、变小、变远，伴有中央相对暗区；眼前节无任何炎症表现，眼底黄斑区可见1～3DD大小、圆形或椭圆形扁平盘状浆液性脱离区，沿脱离缘可见弧形光晕，中心凹反射消失。病变后期，盘状脱离区视网膜下可有众多细小黄白点。FFA检查，静脉期在视网膜浆液性脱离区内出现一个或数个荧光素渗漏点，呈炊烟状上升或墨渍样弥散扩大。渗漏较重者，晚期视网膜下液荧光素染色，可显示出浆液性脱离区轮廓（图14-14）。

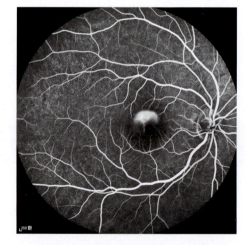

图14-14 右眼CSC眼底血管造影
静脉期在视网膜浆液性脱离区内出现一个荧光素渗漏点，呈"炊烟状"或"墨渍样"弥散扩大

多数病例在3～6个月内自愈，视力恢复，但视物变形和变小可持续一年以上。有些多次复发或慢性迁延不愈的患者，有向脉络膜新生血管（choroidal neovascularization，CNV）或息肉样脉络膜血管病变（polypoidal choroidal vasculopathy，PCV）转化的可能。

3. **治疗** 无特殊药物治疗。应禁用糖皮质激素和血管扩张药。如渗漏点距中心凹200μm以外，可采用激光光凝渗漏点，可促进RPE屏障修复和视网膜下液吸收。如存在CNV或PCV则按照相应诊疗标准治疗。

二、特发性脉络膜新生血管

特发性脉络膜新生血管（idiopathic choroidal neovascularization，ICNV），国内又称中心性渗出性脉络膜视网膜病变（central exudative chorioretinopathy，CEC）。

1. **病因** 确切病因不明，部分患者可能与眼部炎症有关。

2. **临床表现** 多见于青年人，多单眼发病。视力下降较明显，视物变形，中心暗点等。眼底检查可见黄斑区灰白色病灶，周围伴出血、水肿、渗出，病灶大小一般不超过1个PD（视盘直径）。FFA

检查可见新生血管膜渗漏呈强荧光。OCT 检查可见 RPE 层反射信号中断,其上团状不均匀高反射信号,周围可有神经上皮脱离。OCT 血流成像(Angio-OCT)是临床上新出现的一种无创性检查,无须注射造影剂,即可检测到黄斑区 CNV 的管网状高血流信号,有助于 CNV 的诊断及治疗后的随访(图 14-15)。

3. **治疗** 玻璃体内注射抗 VEGF 药物为首选治疗,也可行光动力疗法(photodynamic therapy,PDT),中心凹外的 CNV 可行激光光凝。对于伴有炎症的患者可局部或全身应用糖皮质激素。

三、年龄相关性黄斑变性

年龄相关性黄斑变性(age-related macular degeneration,ARMD)患者多为 50 岁以上,双眼先后或同时发病,视力呈进行性损害。该病是 60 岁以上老年人群视力不可逆性损害的首要原因。其发病率随年龄增加而增高。

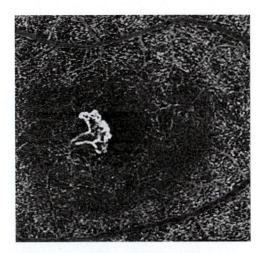

图 14-15　右眼特发性 CNV 视网膜血流成像(Angio-OCT)

新生血管呈"肾形"或"银杏叶"样

1. **病因** 确切病因尚未明了。可能与遗传因素、黄斑长期慢性光损伤、代谢及营养因素等有关。
2. **临床表现** 该病在临床上有两种表现类型。

(1) 干性 ARMD:又称萎缩性或非新生血管性 ARMD。起病缓慢,双眼视力逐渐减退,可有视物变形。该型患者后极部视网膜外层、RPE 层、玻璃膜及脉络膜毛细血管呈缓慢进行性变性萎缩,其特征性表现为黄斑区玻璃膜疣(drusen)、色素紊乱及地图样萎缩。病程早期后极部可见大小不一、黄白色类圆形玻璃膜疣。硬性玻璃膜疣呈小圆形、边界清晰;软性玻璃膜疣较大、边缘不清,可扩大相互融合。软性玻璃膜疣是 RPE 萎缩及渗出性 ARMD 的危险因素。此外,RPE 的变性萎缩还表现为色素紊乱、脱色素或地图样萎缩。深面的脉络膜毛细血管萎缩,可显露脉络膜大中血管。

(2) 湿性 ARMD:又称渗出性或新生血管性 ARMD。玻璃膜的变性损害可诱发脉络膜新生血管形成,长入 RPE 层下或视网膜神经感觉层下,引发渗出性或出血性脱离。临床上患眼视力突然下降、视物变形或中央暗点。眼底可见后极部视网膜感觉层下或 RPE 下暗红、甚至暗黑色出血,病变区可隆起。病变区大小不一,大的可超越上下血管弓。病变区内或边缘有黄白色硬性渗出及玻璃膜疣(图 14-16)。大量出血时,出血可突破视网膜进入玻璃体,产生玻璃体积血。病程晚期黄斑下出血机化,形成盘状瘢痕,中心视力完全丧失。FFA:不仅能显示 CNV,而且可区分 CNV 的类型(典型性和隐匿性)。典型性 CNV 在造影早期将出现花边状或绒球状、边界清晰的血管形态,随即荧光素渗漏,边界不清。隐匿性 CNV 则在造影中晚期才出现荧光素渗漏,呈边界不清强荧光斑点。脉络膜吲哚菁绿血管造影(ICGA)能更清楚地显示隐匿性 CNV。

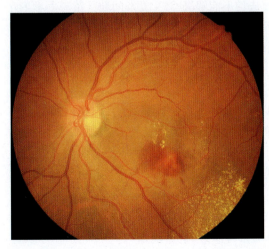

图 14-16　左眼湿性 ARMD 眼底彩照

黄斑区视网膜下暗红色出血,病变区可隆起,其周可见黄白色脂性渗出

(3) 息肉样脉络膜血管病变:发病机制尚未明确,属于 ARMD 的亚型还是单独病种尚无定论。临床上典型病例,眼底后极部可见橘红色结节样病灶,周围可伴有出血、渗出及色素上皮脱离。伴有较大色素上皮脱离灶的 PCV 易发生视网膜下大量出血,预后较差。目前,吲哚菁绿脉络膜血管造影

(ICGA)检查是该病诊断的金标准。如果 ICGA 发现有单发或者多发性的来自脉络膜循环结节状高荧光病灶,伴(或不伴)有分支血管网(branch vascular net,BVN)即可诊断(图 14-17)。OCT 检查可见"指样凸起""双层征"等表现,对 PCV 也有较高的诊断价值。

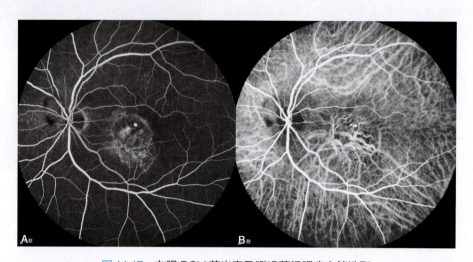

图 14-17　左眼 PCV 荧光素及吲哚菁绿眼底血管造影
A. 荧光素眼底血管造影可见黄斑区结节状高荧光,其周围荧光素渗漏;B. 脉络膜循环可见结节状高荧光病灶,伴有粗大扩张的脉络膜毛细血管及 BVN

3. 鉴别诊断　湿性 ARMD 发生视网膜下较大量出血时,应与脉络膜黑色素瘤鉴别。青壮年发生黄斑下 CNV,多考虑为特发性 CNV。

4. 治疗　对萎缩性病变和视力下降可行低视力矫治。软性玻璃膜疣可行激光光凝或微脉冲激光照射,可促进吸收。对湿性 ARMD,目前临床上最主流的治疗方法是玻璃体内注射抗 VEGF 药物,通过抑制 VEGF 发挥作用,疗效确切,目前已用于临床治疗的药物有 Conbercept(康柏西普)、Ranibizumab(雷珠单抗)、Aflibercept(阿柏西普)。抑制新生血管的药物还有糖皮质激素,包括曲安奈德(triamcinolone acetonide,TA)和乙酸阿奈可他(anecortave acetate),它们主要通过抑制血管内皮细胞移行发挥作用。但这些药物仍未能解决复发问题,需要多次注射。对于中心凹 200μm 外的典型性 CNV,可行激光光凝治疗。光动力疗法(photodynamic therapy,PDT)、810nm 红外激光经瞳孔温热疗法(transpupillary therapy,TTT)可使新生血管内皮细胞产生细胞毒损伤,破坏新生血管组织,对病灶周围的视网膜影响较小,有利于保留视功能,但上述激光疗法均不能解决 CNV 复发问题。黄斑手术治疗包括清除视网膜下出血、去除 CNV 及黄斑转位术,治疗效果有待进一步评价。对 PCV,PDT 联合玻璃体内注射抗 VEGF 药物是目前最有效的疗法。对黄斑中心凹外的息肉样病灶可行激光光凝。

四、黄斑囊样水肿

黄斑囊样水肿并非独立的一种眼病,多继发于以下眼病:①视网膜血管病,如视网膜静脉阻塞、糖尿病视网膜病变等。②炎症,如葡萄膜炎、视网膜血管炎等。③内眼手术后,如青光眼、白内障、视网膜脱离手术后均可发生。④原发性视网膜色素变性。后极部毛细血管受多种因素影响发生管壁损害渗漏,液体积聚黄斑视网膜外丛状层,该层放射状排列的 Henle 纤维将积液分隔成众多小液腔。

临床表现:患者自觉视力下降,视物变形。眼底检查可见黄斑水肿,反光增强,典型者可见囊样改变。FFA 检查具有特征性表现,静脉期黄斑区毛细血管渗漏,造影晚期(10～30 分钟)荧光素在囊腔内积存,呈现放射状排列的花瓣状强荧光(图 14-18)。OCT 可更准确地检查出 CME 及其严重程度。

CME 的治疗主要根据病因不同采取不同的治疗方法。炎症所致者应给予糖皮质激素抗炎治疗;

视网膜血管病所致者,可采用黄斑格栅样激光光凝治疗。玻璃体牵拉引起的黄斑水肿,可考虑玻璃体手术。近年来,玻璃体内注射抗 VEGF 药物或长效糖皮质激素(曲安奈德和地塞米松缓释剂)对多种病因所致 CME 的治疗取得了较好效果,但有复发可能。

五、近视性黄斑变性

近视性黄斑变性(myopic macular degeneration)见于高度近视眼。高度近视眼患者随年龄增长眼轴进行性变长,眼球后极部向后扩张,产生后巩膜葡萄肿,产生以下眼底改变:视盘颞侧出现脉络膜萎缩弧(即近视弧),严重者萎缩弧围绕视盘全周;黄斑区 RPE 和脉络膜毛细血管层萎缩。黄斑区 RPE 和脉络膜萎缩可有大小不等数片,可相互融合。萎缩区内可见裸露的脉络膜大血管及不规则色素沉着;由于后极部向后扩张,黄斑部玻璃膜线样破裂产生漆样裂纹(黄白色条纹)、中心凹下出血、Fuchs 斑(黑色

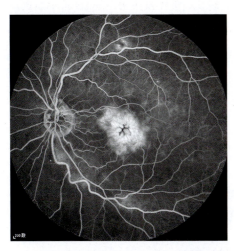

图 14-18　左眼 CME 眼底血管造影
FFA 静脉期黄斑区毛细血管渗漏,造影晚期荧光素在囊腔内积存,呈现放射状排列的花瓣状强荧光

类圆形微隆起斑)及脉络膜新生血管(CNV);患者常因黄斑出血视力突然明显降低、视物变形或中心固定暗点来诊。OCT 或 Angio-OCT 有助于判断 CNV 是否存在,FFA 检查有助于确定 CNV 是否渗漏。此外,由于上述黄斑区视网膜和脉络膜的萎缩变性改变,玻璃体液化及劈裂,高度近视眼易发生黄斑裂孔,继之发生视网膜脱离。

依据高度近视眼病史和典型眼底改变即可诊断。高度近视眼黄斑下 CNV 可行玻璃体内注射抗 VEGF 药物或 PDT 治疗。

六、黄斑裂孔

黄斑裂孔(macular hole,MH)是指黄斑的神经上皮层的局限性全层缺损。按发病原因分为继发性和特发性黄斑裂孔。继发性黄斑裂孔可由眼外伤、黄斑变性、长期 CME、高度近视眼等引起。特发性黄斑裂孔发生在老年人无其他诱发眼病相对健康眼,多见于女性,病因不明,目前认为玻璃体后皮质收缩对黄斑的切线向的牵拉力起到重要作用。根据发病机制,Gass 将特发性黄斑裂孔分为 4 期:Ⅰ期为裂孔形成前期,仅中心凹脱离,视力轻度下降,中心凹可见黄色斑点或黄色小环,约半数病例会自发缓解;Ⅱ~Ⅳ期为全层裂孔,Ⅱ期裂孔<400μm,呈偏心的半月形、马蹄形或椭圆形;Ⅲ期为>400μm 圆孔(图 14-19),Ⅱ~Ⅲ期时玻璃体后皮质仍与黄斑粘连;Ⅳ期为已发生玻璃体后脱离的较大裂孔,可见 Weiss 环。

黄斑全层裂孔者视力显著下降(多在 0.5 以下),中央注视点为暗点;裂隙灯前置镜检查可见裂孔处光带中断现象;OCT 检查可直观显示玻璃体后皮质与黄斑裂孔的关系,以及黄斑裂孔处组织病变状况,为黄斑裂孔的诊断和鉴别诊断提供了金标准。

继发于高度近视眼的黄斑裂孔发生

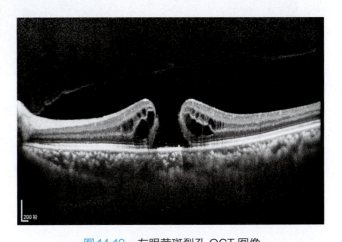

图 14-19　左眼黄斑裂孔 OCT 图像
黄斑裂孔(Ⅳ期):视网膜神经上皮全层离断,隐约可见已脱离的玻璃体后皮质,未见裂孔"盖膜"

视网膜脱离的危险很大,需行玻璃体切割术治疗。特发性黄斑裂孔一般不发生视网膜脱离,早期黄斑裂孔患眼视力多在0.5以上,手术治疗风险较高。对裂孔进行性发展,视力低于0.3者,可行玻璃体手术治疗。

七、黄斑部视网膜前膜

视网膜前膜(epiretinal membrane,ERM)是由多种原因引起视网膜胶质细胞及RPE细胞迁徙至玻璃体视网膜交界面,并增殖形成纤维细胞膜。视网膜前膜可在视网膜任何部位发生,发生在黄斑及其附近的视网膜前膜称为黄斑部视网膜前膜(macular epiretinal membrane),简称黄斑前膜。特发性黄斑前膜见于无其他眼病的老年人,多有玻璃体后脱离。推测是玻璃体后皮质与黄斑分离时,造成内界膜裂口,胶质细胞经由裂口移行至视网膜内表面,进而增生所致。黄斑前膜与以下因素有关:①内眼手术后:视网膜脱离术、玻璃体手术、视网膜光凝或冷凝术后;②某些炎症性眼病:眼内炎、视网膜血管炎等;③出血性视网膜血管疾病;④眼外伤等。

该病根据发展阶段与临床表现,可分为:玻璃纸样黄斑病变(cellophane maculopathy)与黄斑皱褶(macular pucker)。玻璃纸样黄斑病变较常见,通常为特发性,黄斑视网膜表面仅有一层透明薄膜,患眼视力正常或仅有轻微视物变形。眼底检查黄斑区呈不规则反光或强光泽,似覆盖一层玻璃纸。随着膜的增厚和收缩,可出现视网膜表面条纹和小血管扭曲。黄斑皱褶是由前膜的增厚和收缩所致,可为特发性或继发性。患眼视力明显减退(≤0.5)、视物变形。眼底可见后极部灰白纤维膜,边界不清,视网膜皱纹,黄斑区视网膜血管严重扭曲,可向中央牵拉移位。可伴有黄斑水肿、异位或浅脱离。OCT检查可见黄斑前线状高反射信号,中心凹被牵拉变形,隆起,劈裂甚至裂孔形成,增加炫彩模式的OCT通过红外光、蓝光、绿光同时扫描,并将接收到的信号加工处理,可以呈现彩色的眼底图片,使得黄斑前膜的位置、面积大小变得更加直观(图14-20)。FFA检查可见明显扭曲的血管,血管渗漏等。

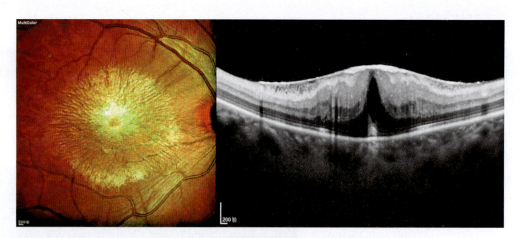

图14-20 右眼黄斑前膜炫彩OCT图像
黄斑前膜呈放射状收缩,牵拉下方视网膜,视网膜水肿增厚,神经上皮层反射信号部分断裂

目前尚无有效治疗药物,如患眼视力轻度下降,无须处理。如视力进行性下降,有明显的视物变形,可行玻璃体切割黄斑前膜剥除术,视物变形可得到改善,约50%病例视力提高。

第四节 视网膜脱离

视网膜脱离(retinal detachment,RD)指视网膜神经上皮与色素上皮的分离。根据发病原因分为孔源性、牵拉性和渗出性三类。

一、孔源性视网膜脱离

孔源性视网膜脱离(rhegmatogenous retinal detachment,RRD)发生在视网膜裂孔形成的基础上,液化的玻璃体经视网膜裂孔进入视网膜神经上皮下,使视网膜神经上皮与色素上皮的分离引起。

1. **病因与发病机制** 裂孔性视网膜脱离发生的两大要素:①视网膜裂孔形成;②玻璃体牵拉与液化。裂孔形成因素有视网膜变性萎缩、玻璃体后脱离及牵拉。视网膜变性多位于视网膜周边部,可形成裂孔的最常见变性为格子样变性,还有蜗牛迹样变性、囊样变性、视网膜劈裂等,变性的视网膜可形成较小的萎缩圆孔,如无玻璃体牵拉可不引起视网膜脱离;玻璃体的液化与后脱离对附着部位视网膜的反复牵拉,易形成马蹄形裂孔,常伴有一个与牵拉玻璃体粘连的翘起瓣。眼球钝挫伤后,由于玻璃体的牵拉易形成锯齿缘离断。伴有玻璃体牵拉的裂孔形成后,液化的玻璃体经裂孔进入视网膜下形成视网膜脱离。

老年人、高度近视、无晶体眼、人工晶状体眼、眼外伤等易发生 RRD。

2. **临床表现** ①发病初期有眼前飘浮物、闪光感及幕状黑影遮挡(与 RD 区对应),并逐渐变大。RD 累及黄斑时视力明显减退。②眼底检查见脱离的视网膜呈灰白色隆起,脱离范围可由局限性脱离至全视网膜脱离。大范围的视网膜脱离区呈波浪状起伏不平。严重者,视网膜表面增殖,可见固定皱褶。

3. **诊断** ①超广角眼底照相:用于展示视网膜脱离范围,发现明显视网膜裂孔,提示可疑视网膜变性区域,是一种快速非接触的无创检查(图 14-21)。②眼部超声:对于屈光间质条件较差的患者,可以大致判断视网膜脱离的可能性,加入多普勒血流信号,可以提高视网膜脱离的正确诊断率。③散瞳后间接检眼镜或三面镜检查:是明确视网膜脱离范围、准确定位裂孔的必要检查,此检查可发现大多数裂孔,必要时可在巩膜压迫下检查,利于寻找赤道之前的远周边裂孔。裂孔最多见于颞上象限,其次为颞下、鼻侧。裂孔在脱离视网膜灰白色背景下呈红色。无晶状体眼、人工晶状体眼或慢性下方 RD 眼视网膜裂孔不易发现。先天性脉络膜缺损患眼裂孔多在缺损区边缘。

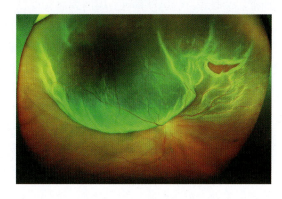

图14-21 右眼孔源性视网膜脱离
脱离区视网膜青灰色隆起,累及黄斑中心凹,鼻上方视网膜可见"马蹄形"裂孔

4. **治疗原则** 是封闭裂孔,复位视网膜。要点是术前、术中查清所有裂孔,并进行准确定位。手术方法有巩膜外垫压术、巩膜环扎术,复杂病例选择玻璃体切割手术。裂孔封闭方法可采用激光光凝、电凝、冷凝裂孔周围,产生的炎症反应使裂孔处视网膜神经上皮与色素上皮粘连封闭裂孔。手术成功率达 90% 以上,视力预后取决于黄斑是否脱离及脱离的时间长短,黄斑未脱离及脱离时间短(<1 周)者,视力预后良好。

二、牵拉性视网膜脱离

增殖性糖尿病性视网膜病变、早产儿视网膜病变、视网膜血管病变并发玻璃体积血及眼外伤等均可发生玻璃体内及玻璃体视网膜交界面的纤维增生膜,进而造成牵拉性视网膜脱离(tractional retinal detachment,TRD)。在视网膜受牵拉处也可产生牵拉性视网膜裂孔,形成牵拉性合并孔源性视网膜脱离。大部分眼病可见原发性病变,如糖尿病性视网膜病变、视网膜血管炎等。如伴有严重玻璃体混浊,眼 B 型超声检查有助于诊断。

三、渗出性视网膜脱离

渗出性视网膜脱离(exudative retinal detachment,ERD)有两种类型,即浆液性视网膜脱离和出血性视网膜脱离,均无视网膜裂孔。前者见于原田病、葡萄膜炎、后巩膜炎、葡萄膜渗漏综合征、恶性高血压、妊娠高血压综合征、CSC、Coats病、脉络膜肿瘤等。后者主要见于湿性ARMD及眼外伤。治疗主要针对原发病。

第五节　视网膜色素变性

原发性视网膜色素变性(retinitis pigmentosa,RP)是一组遗传眼病,属于光感受器细胞及色素上皮(RPE)营养不良性退行性病变。临床上以夜盲、进行性视野缩小、色素性视网膜病变和光感受器功能不良(ERG检查)为特征。该病有多种遗传方式,可为性连锁隐性遗传、常染色体隐性或显性遗传,也可散发。通常双眼发病,极少数病例为单眼。一般在30岁以前发病,最常见于儿童或青少年期起病,至青春期症状加重,到中年或老年时因黄斑受累视力严重障碍而失明。

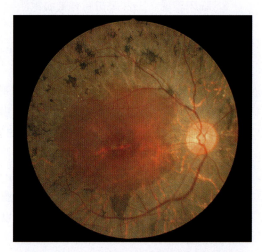

图14-22　右眼视网膜色素变性眼底彩照
视盘呈蜡黄色,视网膜血管狭细。视网膜呈青灰色,赤道部视网膜血管旁色素沉着,典型的呈骨细胞样

1. **临床表现**　①夜盲为最早期表现,并呈进行性加重。②眼底:视盘呈蜡黄色,视网膜血管变细。视网膜呈青灰色,赤道部视网膜血管旁色素沉着,典型的呈骨细胞样(图14-22)。色素性改变向后极部和锯齿缘方向发展。③患眼常有晶状体后囊下锅巴样混浊。

2. **诊断**　①视野检查:发病早期视野呈环形暗点,逐渐向中心和周边扩展,表现为视野进行性缩小,晚期形成管状视野,但中心视力可较长时间保留,双眼表现对称。②FFA检查:由于RPE广泛变性萎缩,眼底弥漫性斑驳状强荧光,严重者有大面积透见荧光区,色素沉着处为荧光遮蔽。约75%病例可见染料渗漏,多见于视盘、血管弓区及黄斑区,可伴有黄斑囊样水肿。晚期患眼脉络膜毛细血管萎缩,呈斑片状,多位于赤道附近。③眼电生理检查:ERG在发病早期即显著异常(振幅降低及潜伏期延长),甚至无波形。EOG也同时异常。④OCT检查:视网膜脉络膜萎缩变薄,晚期黄斑萎缩。

3. **治疗**　目前尚无有效疗法。低视力者可试戴助视器。营养素、血管扩张剂及抗氧化剂(维生素A、维生素E等)的治疗作用未确定。

第六节　视网膜母细胞瘤

视网膜母细胞瘤(retinoblastoma,RB)是婴幼儿最常见的眼内恶性肿瘤。发病率约为1:18 000至1:21 000,90%患儿在3岁前发病,约30%患儿双眼受累。成年人发病罕见。无种族、地域及性别差异。RB有较高的自发退化率,达1.8%~3.2%,高于其他肿瘤的1000倍。

1. **病因与发病机制**　约40%病例属遗传型,患病父母或父母为突变基因携带者遗传,或由正常父母的生殖细胞突变引起,为常染色体显性遗传。遗传型发病早,多为双侧,视网膜上RB为多灶性,易发生其他部位原发性第二肿瘤。60%为非遗传型,为视网膜母细胞突变所致。该型发病较晚,多为单眼,视网膜上只有单个病灶。

已研究证实,基因突变的位点和类型,*RB*基因位于染色体13q长臂1区4带,含27个外显子,26个内含子,*RB*基因具有抗癌性(抑癌基因),是首先分离出的人类抗癌基因,*RB*基因的缺失或失活是RB发生的重要机制。一对*RB*等位基因同时缺失或变异、失活即导致RB产生。

2. 临床表现 由于RB发生于婴幼儿,早期不易发现。约半数患儿出现白瞳症(leukocoria),即瞳孔区出现黄白色反光,而被家人发现。白瞳症被观察到的可能性与瞳孔大小相关,在暗光瞳孔自然散大时,较易发现。位于中心凹或其附近的较小RB即可引起视力显著降低,造成患眼感觉性斜视(内斜或外斜视)。斜视见于1/5的RB患儿,出生后6个月内出现斜视的婴儿需立即行眼底检查,以除外RB。此外,较少见的表现包括伴有轻度的眼红痛、角膜混浊、无菌性眼眶蜂窝织炎。往往因一眼先有上述表现,就医诊查时才发现双眼患病。

眼底检查可见视网膜上有圆形或椭圆形边界不清的灰白色实性隆起肿块,可向玻璃体隆起,也可沿脉络膜扁平生长。肿块表面的视网膜血管扩张、出血,可伴渗出性视网膜脱离。瘤组织可穿破视网膜进入玻璃体及前房,造成玻璃体混浊、假性前房积脓,或在虹膜表面形成灰白色肿瘤结节。瘤组织可穿破巩膜侵及球外和眶内,出现眼球表面肿块或眼球突出等。瘤细胞亦可沿视神经向颅内转移,还可经淋巴管向附近淋巴结及通过血循环向全身转移,导致死亡。

特殊病例有以下三种形式:①双眼RB同时伴有颅内松果体或蝶鞍区原发性神经母细胞瘤,称为三侧性RB(trilateral RB)。②遗传型RB若干年后发生其他部位原发性恶性肿瘤,如骨肉瘤、纤维肉瘤,称为第二恶性肿瘤。③RB自发性消退或伴发良性视网膜细胞瘤(retinocytoma)。

3. 诊断 ①眼B型超声检查能发现肿瘤钙化并测量肿瘤大小。②CT检查可发现钙化斑,还可显示受累增粗的视神经,眼眶、颅内受侵犯的程度及有无松果体神经母细胞瘤。③MRI虽不能发现钙化斑,但对于软组织对比分辨率更高,在评价视神经和松果体肿瘤方面优于CT。

4. 鉴别诊断 根据病史、体征、辅助检查,一般可明确诊断,CT和MRI检查有助于确定有无眼外扩散与转移。该病需与可引起"白瞳症"的其他眼病相鉴别。①Coats病:多为男性青少年,单眼发病,其眼底特点为视网膜血管异常扩张、视网膜内和下有大片黄白色脂质渗出及胆固醇结晶,可伴发渗出性视网膜脱离,多无钙化表现。②转移性眼内炎:多见于儿童高热病后,病原体经血循环到达眼内。患眼前房、玻璃体内大量渗出,玻璃体脓肿形成,瞳孔呈黄白色,亦可表现为白瞳症。患眼眼压多低于正常。③早产儿视网膜病变(ROP):患儿低体重,有早产史和吸高浓度氧史。由于周边视网膜血管发育不全导致的缺血缺氧,双眼发生增殖性病变,重者发生牵拉性视网膜脱离,增殖病变收缩至晶状体后,呈白瞳症表现。

5. 国际分类 RB国际分类法(表14-5)是以RB的自然病程和系统化疗作为基本治疗时眼保留的可能性为基础,A至E代表分类组别。因RB失去眼球的危险由A组的"最低"到E组的"最高"。治愈肿瘤和保留良好视力的可能性均高的患眼归为A组。A组与B组患眼的RB限制在视网膜,C组与D组患眼的RB已扩散进入玻璃体及视网膜下腔。C组患眼肿瘤为局部扩散,D组患眼肿瘤呈弥漫性播种。E组的患眼已被RB破坏,难以救治。

6. 治疗 近10余年对RB的治疗有了很大发展,有了许多保留眼球的治疗方法。根据肿瘤的大小、位置与发展程度,采用不同的疗法。选择治疗方法时首先考虑保存患儿的生命,其次考虑保存患眼和视力。

眼球保留治疗:①激光疗法:对于局限在视网膜内、位于后极部的较小肿瘤(直径≤4mm,厚度≤2mm)可用激光光凝、TTT及PDT治疗。②冷冻疗法:适于向前发展至赤道部难以行激光治疗的较小肿瘤。③巩膜表面敷贴放疗或称近距离放疗:适于肿瘤直径≤12mm,厚度≤6mm,不适于光凝和冷凝治疗且无广泛玻璃体种植的肿瘤。④外部放射治疗:适于肿瘤较大或分散,家属不愿行眼球摘除者。副作用较大,易发白内障、放射性视网膜病变和毁容。⑤化学疗法:可用在冷冻治疗后以巩固疗效。对于巨大肿瘤,采用化学减容法使肿瘤体积缩小,再进行局部治疗,可免于眼球摘除。

去除眼球治疗:①眼球摘除术:适于巨大肿瘤或化疗失败,切断视神经应尽量长些。②眶内容摘

表 14-5 眼内 RB 的国际分类法

A 组：危险很低
散在的小视网膜内肿瘤,远离中心凹和视盘
1. 最大径<3mm、限于视网膜内的肿瘤
2. 距中心凹>3mm,距视盘>1.5mm 的肿瘤

B 组：危险低
无播种的其余散在视网膜肿瘤
1. 不属于 A 组的所有限制在视网膜内的肿瘤
2. 无玻璃体或视网膜下播种的任何大小和部位的肿瘤

C 组：中度危险
散在局限性病变,伴轻微局部视网膜下或玻璃体播种
1. 肿瘤必须为散在的
2. 视网膜下液累及多达一个象限视网膜,无论过去或现在均无明显播种
3. 现在或过去发生的局限性视网膜下播种,但在距肿瘤 5mm 范围内
4. 孤立性肿瘤附近局限性微小玻璃体播种

D 组：高度危险
1. 肿瘤大块或弥漫分布
2. 当前或者既往的视网膜下液,可导致整个视网膜脱离
3. 弥漫性视网膜下播散,可以出现视网膜下斑块或者肿瘤结节
4. 弥漫性或者大块玻璃体病变,可以出现"油脂状"播散或者无血管肿块

E 组：极高危险
存在下述一种或多种不良预后特征：
1. 肿瘤隆起触及晶状体
2. 新生血管青光眼
3. 肿瘤前部达前部玻璃体表面,累及睫状体或前节
4. 弥散浸润性 RB
5. 出血性屈光间质混浊
6. 肿瘤坏死,伴无菌性眼眶蜂窝织炎
7. 眼球痨

除术：适于瘤组织已穿破眼球向眶内生长、视神经管扩大等。术后联合放射治疗,但大多预后不良。

思 考 题

1. 视网膜脱离有几种类型？孔源性视网膜脱离发生的必要条件是什么？
2. 血-视网膜屏障的类型有几种？各自受到破坏时将发生何种病理改变？
3. 视网膜"硬性渗出"和"软性渗出"的临床特点和意义是什么？
4. 视网膜内出血（浅层和深层）、视网膜前出血（包括玻璃体积血）和视网膜下出血所代表的临床意义为何？
5. 缺血型 CRVO 与非缺血型 CRVO 的临床表现和预后有何不同？
6. 试述 Coats 病的临床特点与治疗要点。
7. 增殖型糖尿病性视网膜病变的标志性病理改变为何？会发生哪些并发症？
8. 年龄相关黄斑变性有哪两种类型？黄斑下出血产生原因和表现特点？目前有哪些新疗法？
9. 哪些原因可引起黄斑囊样水肿？
10. 特发性黄斑裂孔的产生机制和分期为何？
11. 视网膜母细胞瘤的临床表现特点和治疗原则为何？

（马景学）

第十五章 视路疾病

【导读】本章介绍了常见视神经疾病的病因、临床表现、诊断与鉴别诊断要点、治疗原则等。此外还对不同部位视路疾病的临床特点尤其是视野损害特点进行了介绍。应重点掌握视神经炎、前部缺血性视神经病变、视盘水肿的临床表现与鉴别诊断。

第一节 概　　述

视路（visual pathway）从解剖上讲，包括从视网膜光感受器至大脑枕叶皮质视觉中枢的整个视觉传导通路；然而从临床分科的角度习惯将视神经单独列出。

视神经由视网膜神经节细胞的轴索组成，每眼视神经约含110万根轴索。筛板区以前的神经纤维除少数发育异常者外，均系透明没有髓鞘的纤维，从筛板后区开始，每一神经纤维均开始裹以髓鞘。视神经外面围以3层脑膜，与颅内的3层脑膜相连续。视神经为中枢神经系统脑白质的一部分，受损后不易再生。累及眼底的神经系统病变往往首先引起视神经乳头的改变。视神经乳头（optic papilla）简称视乳头，因为从解剖学切面图上看呈乳头状隆起。而从检眼镜看眼底视乳头呈盘状，故又称视盘（optic disc），近年来一般采用"视盘"一词代替视乳头。

视交叉和颅前窝、颅中窝的关系密切，因而这些部位的疾病有可能累及视交叉，了解视交叉解剖有利于神经系统疾病的定位诊断和指导治疗。视交叉位于蝶鞍上方，其周围组织多而复杂。下方为脑垂体，两侧为颈内动脉及后交通动脉，上方为第三脑室，周围为海绵窦，前上方为大脑前动脉、前交通动脉以及鞍结节。这些周围组织的病变均可引起视交叉损害。

由于视路疾病只有视盘的病变可通过检眼镜等直视检查，因此诊断视路疾病必须依据病史、视力、瞳孔、眼底、视野等检查，并借助暗适应、色觉、视觉诱发电位（VEP）、眼底荧光素血管造影（FFA）、B超、CT、MRI等检查手段，尤其是近年来用OCT检测神经纤维层厚度及神经节细胞数在诊断视神经疾病方面必不可少。

至少一半的中枢神经系统疾病直接或间接地影响视路。视野检查对视路疾病的定位诊断具有重要意义。偏盲型视野是视神经之后的视路病变的特征，其定义是垂直正中线正切的视野缺损，它包括早期某象限的缺损。偏盲分为双眼同侧偏盲及双眼颞侧偏盲。双颞侧偏盲为视交叉病变的特征。同侧偏盲为视交叉以后的病变特征，双眼视野缺损越一致，其病变部位越靠后。外侧膝状体之前的病变在其后期出现原发性视神经萎缩。

第二节 视神经疾病

视神经疾病常见病因有三：炎症、血管性疾病、肿瘤。中老年患者应首先考虑血管性疾病，年轻人则应考虑炎症、脱髓鞘疾病。其他病因有压迫性、遗传性、中毒性、营养不良性及良性高颅压引起的视盘水肿等。

一、视神经炎

视神经炎（optic neuritis）泛指视神经的炎性脱髓鞘、感染、非特异性炎症等疾病。因病变损害的部位不同而分为球内段的视盘炎(papillitis)及球后段的球后视神经炎(retrobulbar optic neuritis)。视神经炎大多为单侧性,视盘炎多见于儿童,球后视神经炎多见于青壮年。

【病因】 较为复杂。视神经炎病因以特发性脱髓鞘性视神经炎最常见,结核和梅毒感染是较常见的感染相关视神经炎病因。

1. **炎性脱髓鞘** 脱髓鞘性视神经炎确切的病因不明,故又称特发性脱髓鞘性视神经炎。很可能是由于某种前驱因素如上呼吸道或消化道病毒感染、精神打击、预防接种等引起机体的自身免疫,产生自身抗体攻击视神经的髓鞘,导致髓鞘脱失而致病。由于完整的髓鞘是保证视神经电信号快速跳跃式传导的基础,髓鞘脱失使得视神经的视觉电信号传导明显减慢,从而导致明显的视觉障碍。随着病程的推移,髓鞘逐渐修复,视功能也逐渐恢复正常。该过程与神经系统脱髓鞘疾病多发性硬化的病理生理过程相似;视神经炎常为多发性硬化的首发症状,经常伴有脑白质的临床或亚临床病灶,并有部分患者最终转化为多发性硬化。国内特发性脱髓鞘性视神经炎患者具有遗传易感性,且部分患者与系统性自身免疫病相关。重症特发性脱髓鞘性视神经炎患者视功能损害较常见,与视神经脊髓炎关系密切。

2. **感染** 局部和全身的感染均可累及视神经而导致感染性视神经炎。①局部感染:眼内、眶内、口腔、鼻窦、中耳和乳突以及颅内感染等,均可通过局部蔓延直接导致视神经炎;②全身感染:某些感染性疾病也可导致视神经炎,如白喉(白喉杆菌)、猩红热(链球菌)、肺炎(肺炎球菌、葡萄球菌)、痢疾(痢疾杆菌)、伤寒(伤寒杆菌)、结核(结核杆菌)、化脓性脑膜炎、脓毒血症等全身细菌感染性疾病的病原体均可进入血流,在血液中生长繁殖,释放毒素,引起视神经炎症。病毒性疾病如流感、麻疹、腮腺炎、带状疱疹、水痘等,以及Lyme螺旋体、钩端螺旋体、梅毒螺旋体、弓形虫病、蛔虫病、球虫病等寄生虫感染都有引起视神经炎的可能。

3. **自身免疫性疾病** 如系统性红斑狼疮、Wegener肉芽肿、Behcet病、干燥综合征、结节病等均可引起视神经的非特异性炎症。

除以上原因外,临床上约1/3至半数的病例查不出病因,有研究发现其中少部分患者可能为Leber遗传性视神经病变。对于非典型临床表现视神经疾病患者,可以进行基因检测排除Leber视神经病。

【临床表现】

1. **症状** 脱髓鞘性视神经炎患者表现视力亚急性下降,可在一两天内视力严重障碍,甚至无光感;通常在发病1~2周时视力损害最严重,其后视力可逐渐恢复,多数患者1~3个月视力恢复接近正常。除视力下降外,还有表现为色觉异常或仅有视野损害,可伴有闪光感、眼眶痛,95%患者有眼球转动时疼痛。部分患者病史中可有一过性麻木、无力、膀胱和直肠括约肌功能障碍以及平衡障碍等,提示存在多发性硬化的可能。有的患者感觉在运动或热水浴体温升高时视力下降加重,此称为Uhthoff征,可能与体温升高影响视神经纤维轴浆流运输有关。常为单侧眼发病,亦可为双侧。

儿童与成人的视神经炎有所不同,儿童视神经炎约半数为双眼患病,而成人双眼累及率明显低于儿童。儿童视神经炎发病急,但预后好,约70%的患者视力可恢复至1.0,50%~70%的VEP可恢复正常。

感染性视神经炎和自身免疫性视神经炎临床表现与脱髓鞘性视神经炎类似,但无明显的自然缓解和复发的病程,通常可随着原发病的治疗而好转。有时还需配合大剂量糖皮质激素治疗。

2. **体征** 患眼相对性传入性瞳孔障碍(RAPD),是指当手电交替双眼照射时,光线照到正常眼时瞳孔缩小,照到患眼时瞳孔散大,这与直接对光反应或间接对光反应不同。RAPD是单眼视神经病变最可靠的客观检查。轻中度的视神经病变瞳孔直接或间接对光反应可能是正常的。

眼底检查,视盘炎者视盘充血(图15-1)、水肿,视盘表面或其周围有小的出血点,但渗出很少。视网膜静脉增粗,动脉一般无改变。有些患者水肿不仅限于视盘及其附近的视网膜,后极部视网膜均有水肿和渗出,呈灰白色,反光增强,称为视神经视网膜炎(neuroretinitis)。球后视神经炎者眼底多无

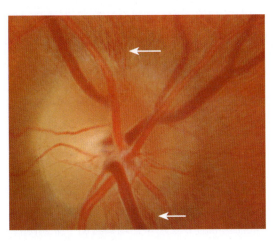

图 15-1 视盘炎
轻度视盘鼻侧水肿,箭头示视盘周围轻度火焰状出血

异常改变,多为非感染因素,比如脱髓鞘者或特发性,感染或炎症性疾病引起的视神经炎伴有轻中度视盘水肿,也可伴有视盘周围出血。

【诊断】

1. **病史及眼部表现** 根据上述视力下降、眼球转动时疼痛的症状、瞳孔及眼底的体征进行诊断。应询问有无既往类似发作史、有无多发性硬化病史。瞳孔 RAPD 是视神经炎必须有的而且是最客观的检查,不同于主观性的视力及视野检查。

2. **视野检查** 可出现各种类型的视野损害,但较典型者为中心暗点或视野向心性缩小。

3. **视觉诱发电位(VEP)** 可表现为 P_{100} 波潜伏期延长、振幅降低;球后视神经炎时,眼底无改变,为了鉴别伪盲,采用客观的 VEP 检查可辅助诊断。据研究,视神经炎发病时 90% 患者的 VEP 有改变,而视力恢复后仅 10% 的 VEP 转为正常。

4. **磁共振成像(MRI)** 头部 MRI 通过了解脑白质有无脱髓鞘斑,对早期诊断多发性硬化、选择治疗方案以及患者的预后判断有参考意义。20 世纪 90 年代美国多中心随机化研究"视神经炎治疗试验(optic neuritis treatment trial,ONTT)"对 455 例单眼发病的急性视神经炎的研究显示,头颅 MRI 正常、发现 1~2 个脱髓鞘病灶和 2 个以上脱髓鞘病灶的 3 组孤立性视神经炎患者 5 年内转化为多发性硬化的累积率分别为 16%、37% 和 51%,一般而言欧美白种人群中伴有脑白质脱髓鞘斑的视神经炎患者更容易转化为多发性硬化,我国还没有类似的统计报道。头部 MRI 还可帮助鉴别鞍区肿瘤等颅内疾病导致的压迫性视神经病,了解蝶窦和筛窦情况,帮助进行病因的鉴别诊断。

另外,眼眶的脂肪抑制序列 MRI 可显示受累视神经信号增粗、强化,对部分特发性脱髓鞘性视神经炎有辅助诊断意义,但该变化并不具有特异性,其他视神经病如缺血性、感染性和其他炎性视神经病也可出现类似异常,大约 75% 特发性脱髓鞘性视神经炎患者出现该改变,因此鉴别诊断价值有限,但是眼眶 MRI 对于鉴别视神经的其他病变如视神经肿瘤、眼眶炎性假瘤、视神经结节病等有重要意义。

5. **脑脊液检查** 有助于为视神经脱髓鞘提供依据,以及排查其他炎性或感染性病因。脑脊液蛋白-细胞分离、IgG 合成率增高、寡克隆区带(oligoclonal band,OB)阳性以及髓鞘碱性蛋白增高,均可提示视神经或中枢神经系统或神经根脱髓鞘。但是对于预测视神经炎患者转化为多发性硬化的概率帮助不大。由于脑脊液检查为有创性检查,临床应注意选择应用。

6. **光学相干断层扫描(OCT)检查** OCT 能定量检测视乳头周围视网膜神经纤维层、视杯中央凹陷和黄斑的神经节细胞层厚度等,可用于观察不同视网膜层面厚度的变化。据最新研究,在多发性硬化视神经炎及视神经脊髓炎中,黄斑部神经节细胞复合体厚度及内丛状层厚度明显下降,较视盘神经纤维层厚度能更早反映视神经损伤的程度。OCT 检查可以对视神经炎患者进行观察随访,评估预后,帮助诊断、鉴别诊断及临床上治疗方案的制订。

7. **其他检查** 对于病史和临床表现不典型的急性视神经炎患者,可进行血常规、神经影像学和某些针对感染病因的血液和脑脊液的细菌学(如梅毒)、病毒学(如 AIDS)、免疫学甚至遗传学等检查,对于临床诊断、鉴别诊断和治疗效果判断非常重要。

以反复发作的视神经炎和长节段横贯性脊髓炎为主要临床特征的视神经脊髓炎谱系疾病(neuromyelitis optica spectrum disorders,NMOSD)是一类中枢神经系统自身免疫性疾病。在国内,大约有 70% 的 NMOSD 患者血清和脑脊液中可检测到 AQP4 抗体。这也是该病有别于多发性硬化而成为一个独立疾病实体的原因。该病没有典型的多发硬化的脑病变,视力预后通常较差。对典型的脱髓鞘性视神经炎根据临床表现常可作出诊断,但应注意查找其他致病原因如局部或全身感染,以及自身免疫病等。以下指征需做系统检查与其他视神经病鉴别:发病年龄在 20~50 岁范围之外;双眼同时发病;发病超过 14 天视力仍无好转迹象。

【鉴别诊断】

1. **假性视盘水肿（pseudo-papilloedema）** 视盘虽较红并稍隆起,但多不超过 1~2D,且终身不变,无视盘周围视网膜出血及渗出。裸眼或矫正视力正常,视野可有轻微改变,主要特点是视盘没有血管遮蔽。

2. **前部缺血性视神经病变（anterior ischemic optic neuropathy, AION）** 视力骤然严重下降。眼球运动时多无疼痛。在非动脉炎性缺血神经病变常有视盘节段性充血、水肿。视野缺损最常见在下方,常为弓形或扇形视野缺损,呈水平分布,一般无中心暗点。颞动脉炎所致炎性动脉缺血性视神经病变（AAION）少见,患者年龄多在 55 岁以上,血沉加快和血 C 反应蛋白增高有助于鉴别诊断。非动脉炎性 AION 多见于 40~60 岁,既往多有高血压、高血脂、糖尿病、长期吸烟史等病史。

3. **Leber 遗传性视神经病变（leber hereditary optic neuropathy, LHON）** 属青少年患病（常发生于十几岁或二十几岁的男性）的与双侧视神经病变相关的线粒体遗传性疾病,女性为基因携带和传递者而本身发病较少。双眼同时或先后急性或亚急性无痛性视力减退,伴中心视野缺损及色觉障碍。视盘旁浅层毛细血管明显扩张,但无荧光素渗漏;视盘无明显水肿,仅充血,随后为视神经萎缩。线粒体 DNA 点突变检查可帮助鉴别诊断,90%~95% 的患者由 DNA11778、14484 或 3460 位点突变（G11778A、T14484C 和 G3460A）所致,使线粒体内膜的呼吸链复合酶 I 功能障碍,视网膜神经节细胞轴突能量代谢障碍。近年来有一些其他少见原发位点的研究报告。视力预后较差,尤其是 11778 突变,目前基因治疗临床试验正在进行中。

4. **中毒性或代谢性视神经病变（toxic or metabolic optic neuropathy）** 进行性无痛性双眼视力严重下降,可能继发于慢性烟草中毒,酒精或急性甲醇中毒,严重营养不良,药物毒性如乙胺丁醇、氯喹、异烟肼、氯磺丙脲等,重金属中毒,严重贫血等。

其他视神经病变如前颅窝肿瘤导致的压迫性视神经病变、特发性颅内压升高导致的视盘水肿等均可误诊为视神经炎,应注意鉴别。

【治疗】

1. **脱髓鞘性视神经炎** 部分轻型脱髓鞘性视神经炎患者不治疗可自行恢复接近正常。使用糖皮质激素的目的是缩短病程,减少复发。据 ONTT 研究单纯口服泼尼松龙的复发率是联合静脉注射组的 2 倍,所以禁止使用单纯口服糖皮质激素。糖皮质激素使用原则如下:

（1）若患者就诊时为急性发病,既往无多发性硬化或视神经炎病史:

1）若 MRI 发现至少一处脱髓鞘灶,可使用糖皮质激素静脉冲击疗法并逐渐减量。方法:静脉注射甲强龙 1g/d,共 3 天。以后口服泼尼松 1mg/(kg·d),共 11 天。然后快速减量,2~3 天内停药。这样可减少视神经炎的复发,并缩短视觉损害的时间。全身给予糖皮质激素,可同时给予抗溃疡药物如法莫替丁 25mg 口服,2 次/日。

2）若 MRI 提示多处脱髓鞘灶,除采用上述糖皮质激素治疗方案外,可请神经内科医师会诊,必要时给予 β 干扰素(持续 6 个月),可减缓多发性硬化的发展。

3）MRI 正常者,发生多发性硬化的可能很低,但仍可用静脉糖皮质激素冲击治疗,加速视力的恢复。

（2）对既往已诊断多发性硬化或视神经炎的患者,复发期可应用糖皮质激素冲击疗法,或酌情选择免疫抑制剂、丙种球蛋白等,恢复期可使用维生素 B 族药物、肌酐及血管扩张剂等(支持疗法)。

2. **感染性视神经炎** 应请相关科室会诊,针对病因进行治疗,同时可给予糖皮质激素治疗。

3. **自身免疫性视神经病** 也应针对全身性自身免疫性疾病进行正规、全程的糖皮质激素治疗以及相应的免疫抑制剂治疗。

二、前部缺血性视神经病变

【病因】前部缺血性视神经病变为供应视盘筛板前区及筛板区的睫状后短血管的小分支发生缺血,致使视盘发生局部梗死。①视盘局部血管病变,如眼部动脉炎症、动脉硬化或栓子栓塞;②血黏度增加,如红细胞增多症、白血病;③眼部血流低灌注,如全身低血压、颈动脉或眼动脉狭窄、急性失血、眼压增高。

【临床表现】视力:突然出现无痛性、非进行性的视力下降,多在清晨醒来时发现。常主诉鼻侧、下方或上方视物遮挡。通常单眼发病,也可双眼发病。对侧眼发病常在数月或数年之后。双眼同时发病非常少见。发病年龄多在 50 岁以上。此病多见于小视盘无视杯者。可有相对传入性瞳孔障碍。视盘多为局限性节段性水肿(非动脉炎性)(图 15-2),或灰白色水肿(动脉炎性),相应处可有视盘周围线状、火焰状出血。后期出现视网膜神经纤维层缺损,早期视盘轻度肿胀呈淡红色,是视盘表面毛细血管扩张所致。

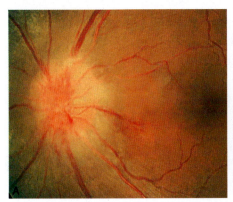
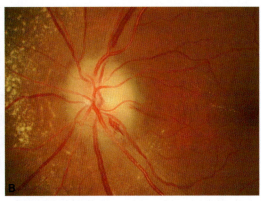

图 15-2 前部缺血性视神经病变
A. 为发病第 15 天,视盘呈灰白色水肿,伴线状出血;B. 为发病 40 天,视盘水肿减轻,色淡,周围有黄白色点状渗出

本病可分为:①非动脉炎性:或称动脉硬化性,多见于 40~60 岁,可有糖尿病、高血压、高血脂等危险因素。夜间低血压可能在本病中起作用,特别是服用抗高血压药物者。25%~40% 另眼也会发病。②动脉炎性:远较前者少见,主要为颞动脉炎又称巨细胞动脉炎(giant cell arteritis,GCA)所致,以 70~80 岁的老人多见。视力减退、视盘水肿较非动脉炎性缺血性视神经病变更明显,且可双眼同时发生。若从症状、体征或血沉来看而怀疑为颞动脉炎时,可做颞动脉活组织检查。面部颞动脉走行处可触及索状血管并有压痛,往往无搏动,可能发生视网膜中央动脉阻塞或脑神经麻痹(特别是第Ⅵ展神经麻痹)。常伴有风湿性多肌痛症,可累及颈、肩、上肢、臀部和大腿肌肉。由于颞动脉受累,可出现局限性或弥漫性头痛、头皮触痛、下颌痛,以及体重下降、厌食、低热、全身不适、肌痛和关节痛等表现。

【诊断】根据病史及临床表现结合视野、FFA 等检查可作出诊断。视野缺损常为与生理盲点相连的弓形或扇形缺损,与视盘的改变部位相对应。FFA 早期视盘弱荧光或充盈迟缓,晚期有荧光渗漏,与视野缺损相对应。脉络膜充盈可迟缓。颈动脉、球后血管的彩色多普勒超声检查可有血流减少。视觉诱发电位检查常表现为振幅下降、潜伏期延长,多以振幅下降为主。OCT 可清晰显示神经纤维层的改变,早期视盘水肿,晚期萎缩。

【鉴别诊断】视盘炎:患者年龄较轻,有眼球转动痛,视力下降呈亚急性,可伴有视网膜出血、渗出。视野中心暗点及周边向心性缩小。无巨细胞动脉炎体征。往往有后玻璃体细胞。部分病例可复发。

【治疗】

1. 早期全身应用糖皮质激素,以缓解循环障碍所致的水肿、渗出,对动脉炎性尤为重要。如考虑为动脉炎性缺血性视神经病,应早期立即大剂量使用糖皮质激素冲击疗法(参考视神经炎的治疗),挽救患者视力,并预防另侧眼发作。但激素要长期低剂量应用。

2. 针对全身病治疗。

3. 局部及全身应用微循环改善药物。

三、视盘水肿

视盘水肿(optic disc edema,papilloedema)是视盘的一种充血水肿隆起状态。视神经外面的3层鞘膜分别与颅内的3层鞘膜相连续,颅内压力可经脑脊液传至视神经处。通常眼压高于颅内压,一旦此平衡破坏可引起视盘水肿。

【病因】 视盘水肿包括非炎性及炎性两种情况,后者非本节讨论内容。最常见的原因是良性高颅压和颅内的肿瘤、炎症、外伤及先天畸形等所致的颅内压增高;其他原因有全身性疾病如急进性高血压、肾炎、严重贫血、血液系统疾病、肺气肿以及某些右心衰竭患者、高原病,眼眶占位性病变(属于压迫性视神经病)。一些眼病如视神经炎、视神经视网膜炎、视网膜中央静脉阻塞、视神经原发性或转移性肿瘤、葡萄膜炎以及眼外伤或手术后持续性低眼压等也可引起视盘水肿。本节重点讨论高颅压引起的视盘水肿。

【临床表现】 早期视力正常,可有短暂、一过性视物模糊;可有头痛、复视、恶心、呕吐;视力下降少见。急性严重或慢性视盘水肿可发生视野缺损及视力严重下降。

眼底表现:早期视盘水肿可能不对称,边界模糊,往往遮蔽血管,可伴神经纤维层水肿。需注意,如果患者一眼为视神经萎缩或发育不全,在颅内压升高时不会发生视盘水肿,临床上可表现为单眼的视盘水肿。视盘水肿可分为4型:①早期型:视盘充血,可有视盘附近的火焰状小出血,由于视盘上下方视网膜神经纤维层水肿混浊,使视盘上下方的边界不清;②进展型(图15-3):双侧视盘水肿充血明显,通常有火焰状的出血,神经纤维层梗死的棉绒状改变,黄斑部可有星形渗出或出血;③慢性型:视盘呈圆形隆起,视杯消失,出现闪亮的硬性渗出表明视盘水肿已数月之久;④萎缩型:视盘色灰白,视网膜血管变细、有鞘膜,可有视盘血管短路,视盘周围及黄斑的色素上皮改变。

视野检查:生理盲点扩大而周围视野正常,但严重视盘水肿或发展至视神经萎缩时,可有中心视力严重下降以及周边视野缩窄,特别是鼻下方。

【诊断】 典型视盘水肿诊断并不困难。病因诊断常需结合头颅或眶部CT或MRI检查,或请神经

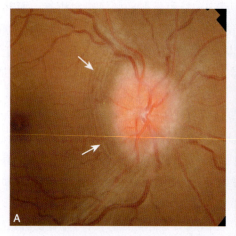 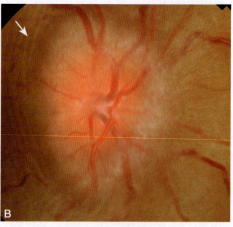

图15-3 视盘水肿

显著进行性水肿,伴有脉络膜皱褶(箭头示);A、B为低倍和高倍放大图

科医生会诊。若 CT 及 MRI 结果不能解释视盘水肿原因,必要时应行腰椎穿刺检查。并考虑做甲状腺相关疾病、糖尿病或贫血方面的血液检查。

【鉴别诊断】

1. **假性视盘水肿（pseudopapilloedema）** 常见于视盘玻璃膜疣,其视盘小、不充血,血管未被遮蔽。往往有自发性视网膜静脉搏动,B 超检查易于发现被掩藏的玻璃膜疣。

2. **视盘炎** 无颅内压增高症状,视力严重下降,常为单侧,有相对性传入性瞳孔障碍,色觉减退,眼球运动痛。视盘隆起度多不超过 3D,眼底出血及渗出不如视盘水肿常见。

3. **视盘血管炎（optic disc vasculitis）** 多为 40 岁以下健康青壮年单眼受累,无痛性视物模糊,视力一般正常或有轻度下降,明显视盘充血水肿,视盘及其邻近区域可有出血及渗出,视网膜静脉怒张、迂曲,动脉无明显改变。FFA 显示静脉充盈迟缓,视盘毛细血管及视网膜静脉管壁渗漏荧光素,后期视盘及视网膜呈强荧光。视野除生理盲点扩大外,周围视野多正常。预后较好,使用大剂量糖皮质激素治疗效果较佳。

4. **前部缺血性视神经病变** 视盘水肿多较轻,多为单眼,突然发生,有典型的视野缺损。

5. **Leber 遗传性视神经病变** 常发生在 10～30 岁男性,开始为单侧,很快发展为双侧。迅速的进行性视力丧失,视盘充血伴有视盘周围毛细血管扩张,以后发生视神经萎缩。有典型的视野缺损,中心暗点。

【治疗】针对病因治疗。

四、视神经萎缩

视神经萎缩（optic atrophy）指任何疾病引起视网膜神经节细胞及其轴突发生的病变,一般为发生于视网膜至外侧膝状体之间的神经节细胞轴突变性。

【病因】①颅内压升高或颅内炎症引起视神经、视交叉及视束病变,如视盘水肿晚期、结核性脑膜炎;②视网膜病变:包括血管性(视网膜中央动脉、静脉阻塞)、炎症(视网膜脉络膜炎)、变性(视网膜色素变性);③视神经病变:包括血管性(缺血性视神经病变)、炎症(视神经炎)、中毒性、梅毒性、青光眼性;④压迫性病变:眶内肿瘤及出血、颅内肿瘤;⑤外伤性病变:颅脑或眶部外伤;⑥代谢性疾病,如糖尿病;⑦遗传性疾病,如 Leber 病;⑧营养性,如维生素 B 缺乏。

【眼底表现】临床上根据眼底表现,分为原发性和继发性视神经萎缩两大类。

1. **原发性视神经萎缩（primary optic atrophy）** 为筛板后的视神经、视交叉、视束以及外侧膝状体的视路损害所致,其萎缩过程是下行的。视盘色淡或苍白,边界清楚,视杯可见筛孔,视网膜血管一般正常。近年研究显示,外侧膝状体后视路病变甚至枕叶皮质病变也可导致视网膜神经纤维层及神经节细胞缺损,即逆行性神经病变（retrograde neuronal degeneration）。

2. **继发性视神经萎缩（secondary optic atrophy）** 原发病变在视盘、视网膜、脉络膜,其萎缩过程是上行的（anterograde degeneration）。视盘色灰白、晦暗,边界模糊不清,生理凹陷消失。视网膜动脉变细,血管伴有白鞘;后极部视网膜可残留硬性渗出或未吸收的出血。

【诊断】正常视盘颞侧较鼻侧颜色淡,婴儿视盘颜色较淡,因此不能单凭视盘色调诊断视神经萎缩,必须结合视力、视野及 OCT 等综合分析。学会观察视网膜神经纤维层的情况,有助于早期发现视神经萎缩。

根据眼底表现进行视神经萎缩诊断不难,但原发性视神经萎缩病因诊断常需多种辅助检查,如视野、视觉电生理、CT、MRI、OCT 等,必要时行神经科检查,以寻找病因。

【治疗】目前尚无特效疗法。积极治疗其原发疾病。绝大多数脑垂体肿瘤压迫所致的部分视神经萎缩,术后常可获得一定的视力恢复。视神经管骨折如能及时手术也可收到较好的效果。其他原因所致的视神经萎缩可试用神经营养及血管扩张等药物治疗。

五、视神经肿瘤

原发于视神经的肿瘤较为少见。其临床表现主要为眼球突出及视力进行性减退。主要包括视神经胶质瘤（optic nerve glioma）及视神经鞘膜脑膜瘤（optic nerve sheath meningioma，ONSM）。

视神经胶质瘤多见于10岁以内的儿童，多为良性肿瘤，可以散发，也可与Ⅰ型神经纤维胶质病（NF-1，or von Recklinghausen 病）有关。成人少见，且多为恶性。CT 或 MRI 检查可见相应视神经处椭圆形的肿块，NF-1 常可见肿瘤中部特征性的弯曲。40%～50% 的神经纤维瘤病可伴发这一肿瘤，因此儿童患者可能是 von Recklinghausen 病的表现，应注意寻找神经纤维瘤病的皮肤改变，或虹膜 Lisch 结节，或在其亲属身上寻找神经纤维瘤病的证据，以助诊断。多数病例进展缓慢，如果肿瘤进展，早期可以化疗，儿童不主张放射治疗。如果患眼视力完全丧失且突眼严重，可考虑单纯切除肿瘤而保留眼球。对于恶性视神经胶质瘤应积极采用广泛手术切除，必要时可施行眶内容摘除术。

视神经脑膜瘤起源于视神经鞘蛛网膜外层表面的帽细胞，通常发生于眶内段视神经，可经视神经孔逐渐向颅内生长，也可先出现于视神经孔处，以后逐渐向眶内及颅内两边发展，通常不侵入软脑膜以内的视神经实质。多见于30岁以上的成人，女性多于男性，其虽为良性肿瘤，但易复发；发生于儿童者多为恶性。CT 或 MRI 检查可见视神经普遍增粗或呈梭形及圆形的肿块，有时在肿瘤中央可见相对线状低密度影（铁轨征）。由于手术治疗视神经脑膜瘤严重影响视神经血液供应，不可避免地造成视力严重损害，因此目前主要采用新型放射疗法治疗（低剂量立体定位多次治疗），已在控制肿瘤增长和保存视力方面取得一定效果。手术治疗仅针对肿瘤进行性增大、视力丧失和严重突眼的患者。

发生于视盘上的肿瘤主要是视盘血管瘤（hemangioma of the optic disc）（图 15-4）及视盘黑色素细胞瘤（melanocytoma of the optic disc）（图 15-5）。前者可能为 von Hippel-Lindau 病的一种眼部表现，可见一个醒目的红色或橙黄色的球形肿块突出于视盘上，血管瘤周围可有大量黄白色环形脂肪渗出物；FFA 在动脉期荧光素快速充盈血管瘤体，同时与之相连的静脉立即显现荧光；造影后期，血管瘤体及其周围因荧光素的渗漏而呈现一片强荧光团。可采用激光光凝治疗，但视力预后不良。

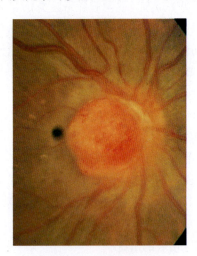

图 15-4　视盘血管瘤
有一红色肿块突出于视盘上，周围有黄白色环形脂肪渗出物

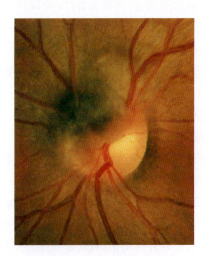

图 15-5　视盘黑色素细胞瘤
视盘上方有一浓密的黑色素痣样的肿块

视盘黑色素细胞瘤为位于视盘内的浓密的色素痣样的肿块，多见于中年人，无自觉症状，多在体检时发现，发展缓慢，为良性肿瘤，对视功能多无影响。无特殊处理，但应定期随访。极少恶变。

六、视盘发育异常

1. 视神经发育不全（optic nerve hypoplasia）　系胚胎发育 13～17mm 时视网膜神经节细胞

层分化障碍所致,有人认为与妊娠期用苯妥英钠、奎宁等有关。眼底表现:视盘小(图 15-6),呈灰色,可有黄色外晕包绕,形成双环征。视力低下及视野异常,可伴有小眼球、眼球震颤、虹膜脉络膜缺损等。全身可伴垂体异常、内分泌系统和中枢神经系统异常。

2. **视盘小凹**(optic pit) 为神经外胚叶的发育缺陷所致。多单眼发病,视力正常,合并黄斑部视网膜脱离时则视力下降。眼底表现:视盘有一圆形或多角形陷阱样凹陷(图 15-7),深度可达 25D,多为 5D 左右,凹陷常被灰白纤维胶质膜覆盖,多见于视盘颞侧或颞下方。小凹可与黄斑部视网膜下腔相通,约 25%～75% 的患者于 20～40 岁左右发生后极部浆液性视网膜盘状脱离,患者常因此而就诊。脱离超过 3 个月液体不吸收且影响视力者,可用激光光凝封闭小凹与视网膜下的通道。

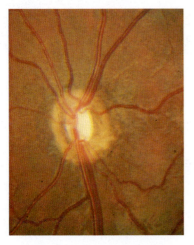

图 15-6 视神经发育不全
视盘小,颜色淡,呈双环征

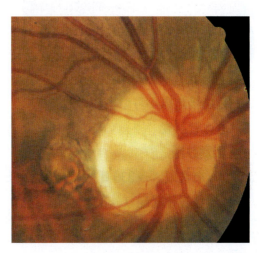

图 15-7 视盘小凹
视盘有一个陷阱样凹陷,位于视盘颞侧

3. **视盘玻璃膜疣**(optic disc drusen) 是退行性变的视神经纤维轴浆组织的聚积形成的非细胞性结构,常发生钙化,随着年龄增加逐渐长大。也有人认为是由于视盘上未成熟的神经胶质增生变性所致。视盘玻璃膜疣大小不等,浅层易见,形如蛙卵(图 15-8),色淡黄或白色,闪烁发亮,透明或半透明。深层者表面有胶质组织覆盖,检眼镜下不易见到,故局部隆起,边缘不整齐,可形成假性视盘水肿的外观,称为埋藏性玻璃膜疣(buried drusen)。B 超检查可协助诊断,表现为疣后有声影的高反射结构。视野检查可见生理盲点扩大、束状缺损或向心性缩小等。

4. **视盘缺损**(coloboma of optic disc) 为胚裂闭合不全所致。常伴有虹膜和脉络膜缺损及其他先天性眼部异常,仅有视盘缺损者则少见。常单眼患病,视力明显减退。视盘大,可为正常的数倍(图 15-9)。缺损区为淡青色,边缘清,凹陷大而深,多位于视盘鼻下象限或下半部分,血管仅在缺损边缘处穿出,呈钩状弯曲。视野检查生理盲点扩大。

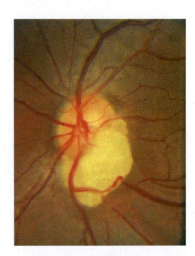

图 15-8 视盘玻璃膜疣
视盘下方隆起,表面不平,色淡黄

5. **牵牛花综合征**(morning-glory syndrome) 可能与胚裂上端闭合不全,中胚层的异常有关。是视盘缺损的一种特殊表现。眼底表现酷似一朵盛开的牵牛花(图 15-10),视盘较正常人扩大 3～5 倍,呈漏斗状,周边粉红色,底部白色绒样组织填充。血管呈放射状,动静脉分不清。视盘周围有色素环及萎缩区。可伴有其他眼部先天性异常,也可合并颅内血管畸形。需用 MRA 进行检查。

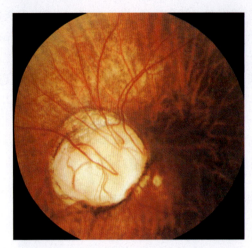

图 15-9　视盘缺损
视盘大,为正常的数倍,缺损区为淡青色,边缘清,凹陷大而深,位于视盘鼻下部

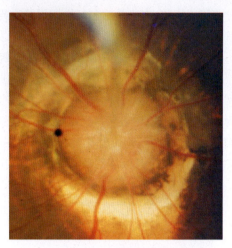

图 15-10　牵牛花综合征
视盘像一朵盛开的牵牛花,较正常视盘大 3~5 倍,呈漏斗状,周边粉红色,底部绒样白色组织填充

第三节　视交叉病变

【病因】 引起视交叉病变最常见者为脑垂体腺瘤,其次为鞍结节脑膜瘤、颅咽管瘤、前交通动脉瘤、海绵窦肿瘤、第三脑室肿瘤或脑积水、视交叉蛛网膜炎、视交叉神经胶质瘤、床突上动脉瘤、垂体卒中、空蝶鞍综合征等也可引起视交叉损害。

空蝶鞍综合征(empty sella syndrome)系指蛛网膜下腔疝入鞍内致使其充满脑脊液,鞍内腺体被挤压,体积缩小,腺体萎缩,蝶鞍扩大等。可为良性高颅压的表现,临床为不同程度的视力障碍和视野缺损,眼底检查可见视盘水肿或视神经萎缩,可有头痛、肥胖等。头颅 CT 扫描除能显示蝶鞍扩大外,测量鞍内 CT 值明显减低,注射静脉造影剂其密度阴影不见增高为其特点。

【临床表现】 视交叉病变的典型体征为双眼颞侧偏盲(bitemporal hemianopsia)。然而临床上视交叉病变并非一开始就是双眼颞侧偏盲,多从不完整的象限缺损开始,这与视交叉受压部位有关。例如,发生在视交叉下方的脑垂体瘤,首先压迫视交叉鼻下纤维,引起颞上象限视野缺损,随后出现颞下、鼻下、鼻上象限视野缺损(图 15-11)。绝大多数脑垂体瘤患者因视野缺损而首诊于眼科,眼科医师在脑垂体瘤早期诊断中起着重要作用。

来自视交叉上方的肿瘤,如鞍结节脑膜瘤、颅咽管瘤、第三脑室肿瘤等,因自上而下地压迫视交叉,其视野损害的顺序则不同。因此病程早期仔细分析视野损害规律有助于区别鞍上或鞍下的病变。

脑垂体瘤除引起视交叉综合征(chiasmatic syndrome)(视力障碍、视野缺损及原发性视神经萎缩)外,还可伴有肥胖、性功能减退、男子无须、阳痿、女性月经失调等内分泌障碍的表现。第三脑室肿瘤所致的视交叉病变,多伴有头痛、呕吐、视盘水肿等颅内压增高的表现。颅咽管瘤除颅内压增高征外,头颅 CT 检查还可见肿瘤部位的钙化斑。

【治疗】 积极治疗其原发疾病。脑垂体瘤压迫视交叉所致的早期视野、视力损害,经手术切除肿瘤后,部分患者其视功能可有较大程度的恢复。然而,第三脑室等肿瘤伴

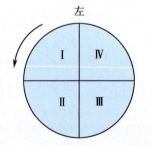 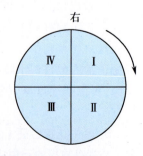

图 15-11　脑垂体瘤引起视野缺损的顺序
箭头表示发生在视交叉下方的脑垂体瘤,首先引起颞上象限视野缺损,随后出现颞下、鼻下、鼻上视野缺损

有颅内压增高者,如视盘水肿后发生继发性视神经萎缩,其视功能预后多半不佳。

第四节　视交叉以上的视路病变

一、视束病变

常系邻近组织的肿瘤(主要为垂体腺瘤和颅咽管瘤)、血管病变(如颈内动脉瘤或后交通支动脉瘤)或脱髓鞘性疾病所致损害。表现为病变对侧的、双眼同侧偏盲,例如左侧视束病变引起左眼鼻侧、右眼颞侧视野缺损(图15-12)。由于视束中交叉及不交叉的视神经纤维在两侧排列不十分对称,因此双眼视野缺损可不一致。由于瞳孔纤维在视束中伴行,视束病变可表现 Wernicke 偏盲性瞳孔强直(Wernicke's hemianopic pupillary reaction),即裂隙光照射视网膜偏盲侧,不引起瞳孔收缩。视束病变晚期还可引起下行性视神经萎缩。

二、外侧膝状体病变

单独损害外侧膝状体病变极为少见。其视野缺损为病变对侧、双眼同侧偏盲,但双眼视野缺损较为对称(图15-12)。由于伴行视神经纤维的瞳孔纤维在进入外侧膝状体之前已离开视束,因而没有 Wernicke 偏盲性瞳孔强直。外侧膝状体病变晚期也可引起下行性视神经萎缩。

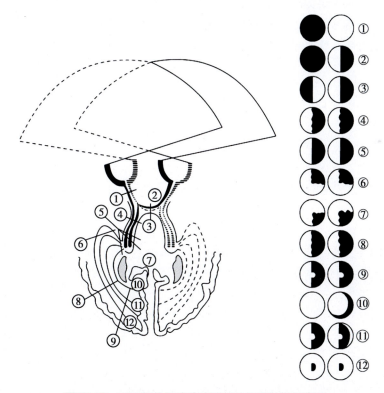

图 15-12　不同部位视路病变引起的视野缺损示意图

实线表示:左眼颞侧、右眼鼻侧视网膜部;左眼不交叉的颞侧视神经纤维、右眼交叉的鼻侧视神经纤维;左侧视束;左侧视放射区。虚线表示:右眼颞侧、左眼鼻侧视网膜部;右眼不交叉的颞侧视神经纤维、左眼交叉的鼻侧视神经纤维;右侧视束;右侧视放射区。①视神经→同侧眼失明;②视神经与视交叉交接处→同侧眼失明与对侧眼颞侧偏盲;③视交叉正中部位→双眼颞侧偏盲;④视束→不对称的同侧性偏盲;⑤视束的后段、外侧膝状体或视放射区下部→明显的同侧偏盲,不伴有黄斑回避;⑥视放射区的前环→不对称的上象限盲;⑦视放射区的内部→轻度不对称的下象限盲;⑧视放射区的中部→轻度不对称的同侧性偏盲;⑨视放射区的后部→对称的同侧性偏盲,伴有黄斑回避;⑩距状裂的前部→对侧眼新月形区盲;⑪距状裂的中部→对称的同侧性偏盲,伴有黄斑回避和对侧颞侧新月形区回避;⑫枕极部→对称的同侧性中心偏盲

三、视放射病变

颞叶和顶叶视放射损害特点:①一致性的双眼同侧偏盲;②由于广泛的神经 fiber 束投射,可伴有黄斑回避(macular sparing),即在偏盲视野内的中央注视区,保留 3°~10°的视觉功能区;③无视神经萎缩及无 Wernicke 偏盲性瞳孔强直;④可伴有相应的大脑损害症状,如失读、视觉性认识不能。

四、枕叶病变

枕叶病变以脑血管病、颅脑外伤多见,而脑脓肿及脑肿瘤较少见。其损害特点:①双眼一致性同侧偏盲;②由于有双重的血液供应,因此可伴有黄斑回避;③无视神经萎缩及无 Wernicke 偏盲性瞳孔强直;④一般不伴有其他神经症状。

双侧枕叶皮质的损害可引起皮质盲(cortical blindness)。其临床特征为:①双眼全盲;②瞳孔对光反射正常;③眼底正常;④VEP 检查异常,有助于与伪盲及癔症鉴别。

【治疗】针对原发病治疗。

思 考 题

1. 如何对视神经的炎症、水肿及缺血病变进行鉴别诊断?
2. 炎性脱髓鞘性视神经炎的临床特点是什么?
3. 原发性视神经萎缩与继发性视神经萎缩的区别是什么?
4. 如何根据视野损害特点对视路疾病进行定位诊断?

(张凤妍)

第十六章 屈光不正

【导读】眼球的重要特征之一就是光学属性。从光学角度看,眼球是一个精密无比的复合光学系统,眼球中任何屈光界面和介质的问题,都会影响正常的光学成像和视觉感受。通过本章学习,需要掌握眼球光学和成像基本规律,近视、远视、散光等屈光不正和老视的各自特征、检查及矫治方法。

第一节 概 述

随着时代的发展,眼科疾病谱正在悄然发生改变。近年来,功能性眼病的概念在眼视光学领域被反复提及。相对于传统的器质性疾病,如白内障,青光眼等,功能性眼病常表现为不伴有器质损害的视觉功能异常,比如屈光不正、弱视、老视、干眼、视疲劳等问题以及各类眼科重要疾病控制(手术或非手术治疗)后仍然存在着视功能障碍和视力低下。在眼科门诊,器质性眼病仅占到5%~10%,90%以上都是功能性眼病。其中,屈光不正在功能性眼病中占有重要地位。根据世界卫生组织的统计,2010年,全球视力损伤人数达2.85亿,其中43%(1.22亿)是由于未矫正的屈光不正所导致的。针对视觉健康新定义——看得清楚,看得舒服,看得持久,屈光不正的防控成了必不可少的一环。

眼是以光作为适宜刺激的视觉器官,因此从光学角度可将眼看作一种光学器具,即一种复合光学系统。眼球光学系统的主要成分由外向里依次为:角膜、房水、晶状体和玻璃体。从角膜到眼底视网膜前的每一界面都是该复合光学系统的组成部分,如同一件精密的光学仪器,包含着复杂的光学原理(图 16-1)。

当光从一种介质进入另一种不同折射率的介质时,光线将在界面发生偏折现象,该现象在眼球光学中称为屈光(refraction)。外界所要注视的物体,通过眼的光学系统折射后聚焦在视网膜上,这是人们获得清晰视觉的前提。在眼调节放松的状态下,无穷远处物体所成的像若正好聚焦在视网膜上,则称为正视(emmetropia),若没有准确聚焦在视网膜上,则称为非正视(ametropia)或屈光不正(refractive error)。

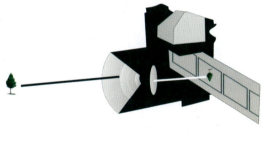
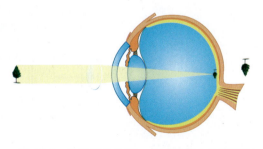

图 16-1 从光学角度看,人眼是复合的精密光学系统

屈光不正的状态比较复杂,主要包括近视(myopia)、远视(hypermetropia)和散光(astigmatism)等。老视(presbyopia)(亦称老花)是因年龄增长而出现的生理性调节问题,不属于屈光不正,但由于生理性调节能力下降所造成的成像问题及其矫正原理同屈光不正,因此,将其归类到屈光不正章节来阐述。此外,由于人类有双眼,双眼间的屈光状态也有可能存在差异,从而更增加了人眼"屈光不正"的复杂性。

人眼的屈光状态受到多种因素的影响,包括遗传因素和环境因素。正常情况下,婴幼儿阶段大部分都处于远视状态,随着生长发育,逐渐趋于正视,至学龄前基本达到正视,该过程称为"正视化"。

第二节 眼球光学

一、眼的屈光和屈光力

当来自外界物体的光线在眼的光学系统各界面发生偏折时,该现象称为屈光。光线在界面的偏折程度,可用屈光力(refractive power)的概念来表达。

屈光力大小可以用焦距(f)来表达,即平行光线经透镜折射后的光线或其反向延长线汇聚为一点,该点离透镜中心的距离为焦距。在眼球光学中,应用屈光度(diopter)的简写D作为屈光力的单位,屈光度为焦距(以米为单位)的倒数,即屈光力$(D) = 1/f$。如一透镜的焦距为0.5m,则该透镜的屈光力为:$1/0.5 = 2.00D$。眼的屈光力取决于各屈光成分的位置、曲率半径、球面特性以及折射率。

视觉信息的获得首先取决于眼球光学系统能否将外部入射光线清晰聚焦在视网膜上,即眼的屈光状态(refractive status)是否得当。眼的屈光力与眼轴长度(axial length)匹配与否是决定屈光状态的关键。

二、模型眼

为了便于分析眼的成像和计算,人们常用模型眼来分析眼的屈光问题,或者来计算所需要的矫正方式的屈光力等。较常用的模型眼有:Gullstrand精密模型眼(Gullstrand exact model eye)(图16-2)和简略眼(reduced eye)(图16-3)。

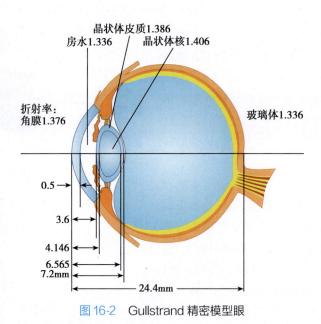

图16-2 Gullstrand精密模型眼

图16-2所表达的是Gullstrand精密模型眼,可以看出该模型眼结构与真实的人眼非常接近,包括角膜的两个面和晶状体的四个面,考虑了晶状体的折射率不均匀特性,利用该模型眼来计算或勾画物体在眼中的成像相对比较复杂。(表16-1)

简略眼是将眼球复杂的多个光学界面简略为仅有一个界面且更适合临床医师做直观分析的一种模型眼。常见的简略眼为Emsley简略眼,是基于Gullstrand-Emsley模型眼的数据设计的。该简略眼采用了最简洁的表达方式,将眼球总屈光力(非调节状态下)定为60D;眼球屈光介质的折射率为3/4,前焦距为-16.67mm,后焦距为22.22mm。

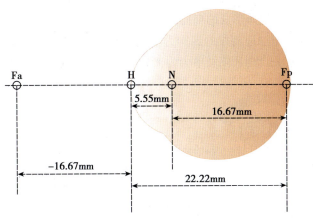

图 16-3 简略眼
Fa 为前焦点;H 为主点;N 为节点;Fp 为后焦点

表 16-1　Gullstrand 精密模型眼的基本参数

折射率	角膜	1.376
	房水	1.336
	晶状体皮质	1.386
	晶状体核	1.406
	玻璃体	1.336
位置	角膜前顶点	0
	角膜后顶点	0.5mm
	晶状体前顶点	3.6mm
	晶状体核前顶点	4.146mm
	晶状体核后顶点	6.565mm
	晶状体后顶点	7.2mm
曲率半径	角膜前表面	7.7mm
	角膜后表面	6.8mm
	晶状体前表面	10.0mm
	晶状体核前表面	7.911mm
	晶状体核后表面	−5.76mm
	晶状体后表面	−6.0mm
屈光力	角膜	43.05D
	角膜前表面	48.83D
	角膜后表面	−5.88D
	晶状体	19.11D
	晶状体前表面	5.0D
	晶状体核	5.985D
	晶状体后表面	8.33D
	眼球总屈光力	58.64D
焦距	前焦距	−15.70mm
	后焦距	24.38mm
眼轴		24.40mm

三、眼的调节与集合

（一）调节

为看清近物而改变眼的屈光力的功能称为调节（accommodation）。正视眼视远处目标时，睫状肌处于松弛状态,晶状体悬韧带保持一定的张力,晶状体在悬韧带的牵引下,其形状相对扁平;当视近处目标时,环形睫状肌收缩,睫状冠所形成的环缩小,晶状体悬韧带松弛,晶状体由于弹性而变凸。调节主要是晶状体前表面的曲率增加而使眼的屈光力增强(图 16-4)。调节力也以屈光度为单位。如一正视者阅读 40cm 处的目标,则此时所需调节力为 1/0.4m=2.50D。

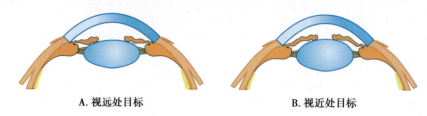

A. 视远处目标　　　　　B. 视近处目标

图 16-4　调节作用的机制

(二) 调节幅度及其与年龄的关系

眼所能产生的最大调节力称为调节幅度(amplitude,AMP)。调节幅度与年龄密切相关,儿童和青少年调节幅度大,随着年龄增长,调节幅度将逐渐减小而出现老视。临床上比较常应用 Hoffstetter 调节幅度公式来表达调节幅度与年龄的关系,Hoffstetter 最小、最大和平均调节幅度公式如图 16-5 所示。其中,Hoffstetter 最小调节幅度公式常用于临床上计算不同年龄人群的调节幅度。

(三) 调节范围

眼在调节放松(静止)状态下所能看清的最远一点称为远点(far point),眼在极度(最大)调节时所能看清的最近一点称为近点(near point)。远点与近点的间距为调节范围。

(四) 调节、集合与瞳孔反应

产生调节的同时会引起双眼内转,该现象称为集合(convergence)。调节越大,集合也越大,调节和集合是一个联动过程,两者保持协同关系。表达集合程度常用棱镜度(prismatic diopter)。除了会引起集合外,调节时还将引起瞳孔缩小,因此,调节、集合和瞳孔缩小为眼的三联动现象,又称近反应(图 16-6)。

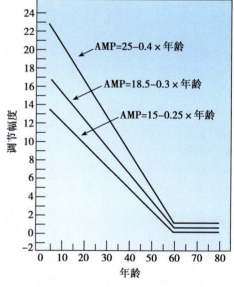

图 16-5　调节幅度与年龄的关系

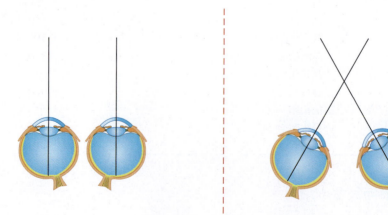

图 16-6　眼的三联动现象

第三节 正视、屈光不正与老视

一、正视

当眼调节放松状态时,外界的平行光线(一般认为来自5m以外)经眼的屈光系统后恰好在视网膜黄斑中心凹聚焦,这种屈光状态称为正视(图16-7),正视眼的远点为无穷远。

二、近视

在调节放松状态时,平行光线经眼球屈光系统后聚焦在视网膜之前,这种屈光状态称为近视(图16-8),近视眼的远点在眼前某一点。近视的发生受遗传和环境等多因素的综合影响,目前确切的发病机制仍在探索中。

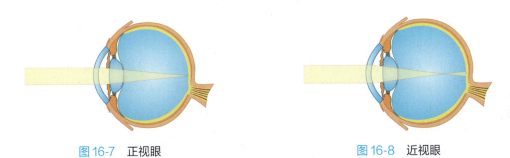

图16-7　正视眼　　　　　　　图16-8　近视眼

(一)近视分类

近视根据屈光成分分类可分为:①屈光性近视:主要由于角膜或晶状体曲率过大,眼的屈光力超出正常范围,而眼轴长度在正常范围;②轴性近视:眼轴长度超出正常范围,角膜和晶状体曲率在正常范围。

近视根据度数分类可分为:①轻度近视:≤-3.00D;②中度近视:-3.25D~-6.00D;③高度近视:>-6.00D。

(二)临床表现

1. **单纯性近视**　远距视物模糊,近距视力好,近视初期常有远距视力波动,注视远处物体时眯眼。由于视近时不用或少用调节,所以集合功能相应减弱,易引起外隐斜或外斜视。近视度数一般在-6.00D以内,大部分患者的眼底无病理变化,用适当的镜片即可将视力矫正至正常。

2. **病理性近视(pathologic myopia)**　此类近视患者近视度数通常超过-6.00D,除远视力差外,常伴有夜间视力差、飞蚊症、漂浮物、闪光感等症状,常由于眼轴延长,眼球后极部扩张,形成后巩膜葡萄肿。眼部组织还会发生一系列病理变化,如豹纹状眼底、漆裂纹、Fuchs斑和视网膜周边格子样变性、视网膜下新生血管等。与正常人相比,病理性近视患者在年龄较轻时就可能出现玻璃体液化、混浊和玻璃体后脱离,发生视网膜脱离、裂孔、黄斑出血的风险也大大升高。

(三)近视防治原则

1. **中低度近视**　采用合适的凹透镜进行矫正,在患者可耐受的前提下给予全矫镜片。

2. **重视高度近视的危害,防治结合**　高度近视常表现为病理性近视的临床特点,常可导致永久性视力损害,甚至失明,是我国第二大致盲原因。因此高度近视患者应在光学矫正的基础上重视眼底病变的定期筛查,根据眼底病变的具体情况进行相应的处理。与治疗相比,更应重视高度近视的预防,增加户外活动时间、减少近距离工作负荷等方式是主要手段。

三、远视

在调节放松状态时,平行光线经过眼的屈光系统后聚焦在视网膜之后,这种屈光状态称为远视(图 16-9),远视眼的远点在眼后,为虚焦点。

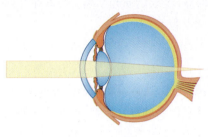

图 16-9 远视眼

远视根据度数分类可分为:①低度远视:≤+3.00D,②中度远视:+3.25~+5.00D,③高度远视:>+5.00D。当远视度数较低且年龄较轻时,远视者可以动用其额外调节能力,增加眼的屈光力,将光线聚焦在视网膜上,从而获得清晰的远近视力。但由于频繁并过度使用调节,远视者视疲劳症状比较明显。随着年龄的增长,调节幅度会逐渐下降,因此被自身调节所代偿的那部分远视会逐渐暴露出来。

(一)远视的类型和内容

远视根据调节的状态可分为:

1. **显性远视(manifest hyperopia)** 指的是在无睫状肌麻痹验光过程(以下统称常规验光)中可以表现出来的远视。显性远视就等于矫正至正视状态的最大正镜的度数。

2. **隐性远视(latent hyperopia)** 指的是在常规验光中不会发现的远视,这部分远视是由于睫状肌生理性紧张所致。随着年龄的增长,睫状肌生理性紧张减弱,隐性远视逐渐会转变为显性远视。睫状肌麻痹剂的使用可以暴露这部分远视。

3. **全远视(total hyperopia)** 指的是总的远视量,即显性远视与隐性远视的总和,是睫状肌麻痹状态下所能接受的最大正镜的度数。

4. **绝对性远视(absolute hyperopia)** 指的是调节所无法代偿的远视,即超出调节幅度范围的远视,只能通过正镜片矫正。绝对性远视等于常规验光常规过程中矫正至正视的最小正镜的度数。

5. **随意性远视(facultative hyperopia)** 指的是由自身调节所掩盖的远视,但在常规验光过程中可以被发现的远视,即显性远视与绝对远视之差值。随着年龄的增长,人眼调节能力的下降,随意性远视会逐渐转变为绝对性远视。

(二)与远视有关的问题

1. **屈光性弱视(refractive amblyopia)** 一般发生在高度远视且未在 6 岁前给予适当矫正的儿童,这类弱视可以通过检查及早发现并完全矫正,同时给予适当的视觉训练可以达到良好的治疗效果。

2. **内斜视(esotropia)** 远视者未进行屈光矫正时,为了获得清晰视力,在远距工作时就开始使用调节,近距工作时使用更多的调节,产生内隐斜或内斜视。如果内斜视持续存在,就会出现斜视性弱视。

(三)远视矫治原则

远视眼可用正透镜进行矫正,矫正一般原则是:轻度远视并无症状和体征者不需矫正,但要进行随访观察。患者一旦有症状或体征,如有视疲劳、视力不佳或内斜视等,就需要给予一定度数的镜片。当患者由于过度调节出现调节性内斜视时,通过正镜片的矫正,调节性集合量降低,从而缓解患者内斜视的程度,保证正常的双眼视功能。

四、散光

由于眼球在不同子午线上屈光力不同,平行光线经过该眼球屈光系统后不能形成一个焦点,这种屈光状态称为散光,平行光线经过规则散光眼形成两条焦线和最小弥散斑(图 16-10)。

(一)散光分类

散光根据两条主子午线的相互位置关系可分为规则散光(regular astigmatism)和不规则散光(ir-

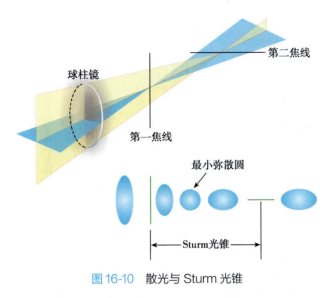

图16-10 散光与Sturm光锥

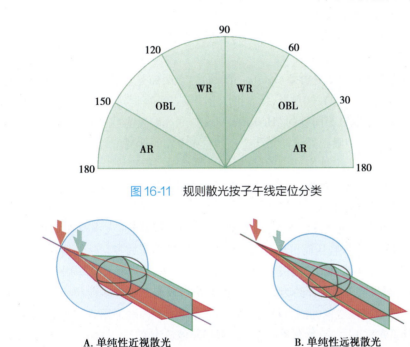

图16-11 规则散光按子午线定位分类

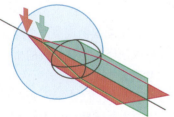
A. 单纯性近视散光

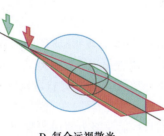
B. 单纯性远视散光

regular astigmatism)。最大屈光力和最小屈光力主子午线相互垂直者为规则散光,不相互垂直者为不规则散光。规则散光又分为顺规散光(astigmatism with the rule)、逆规散光(astigmatism against the rule)和斜轴散光(oblique astigmatism)。最大屈光力主子午线在90°±30°位置的散光称为顺规散光,最大屈光力主子午线在150°至180°、180°至30°称为逆规散光,其余为斜向散光(图16-11)。

散光根据两条主子午线聚焦点与视网膜的位置关系又可分为以下5种类型(图16-12):

1. 单纯近视散光(simple myopic

C. 复合近视散光　　D. 复合远视散光　　E. 混合散光

图16-12 五种类型散光

astigmatism)　一主子午线像聚焦在视网膜上,另一主子午线像聚焦在视网膜之前。

2. 单纯远视散光(simple hyperopic astigmatism)　一主子午线像聚焦在视网膜上,另一主子午线像聚焦在视网膜之后。

3. 复合近视散光(compound myopic astigmatism)　两主子午线像均聚焦在视网膜之前,但聚焦位置前后不同。

4. 复合远视散光（compound hyperopic astigmatism） 两主子午线像均聚焦在视网膜之后，但聚焦位置前后不同。

5. 混合散光（mixed astigmatism） 一主子午线像聚焦在视网膜之前，另一主子午线像聚焦在视网膜之后。

（二）等效球镜（spherical equivalent）与最小弥散圆（least blur）

包含柱镜的球柱处方的等效球镜度实际就是整个透镜的一个平均屈光度。等效球镜度的大小决定了最小弥散圆的位置。等效球镜=柱镜度数/2+球镜度数。如：+3.00/−1.00×180 等效球镜度为 +2.50。在主觉验光确定散光度数时，每增加（或减少）−0.50D 柱镜度，就要减少（或增加）−0.25D 球镜度，以保持最小弥散圆的位置在视网膜平面。

（三）散光矫正原则

散光对视力的影响程度取决于散光的度数和轴向，所以应同时矫正度数和轴向，才能达到最佳视觉质量。在临床上，初次配戴或者散光变化量很大时，患者往往不易耐受散光，此时常用等效球镜原理转化为球镜度或者予散光欠矫验配。散光度数高或斜轴散光对视力影响较大，相同散光量情况下，逆规散光对视力的影响比顺规散光大。

五、屈光参差

双眼屈光度数不等者称为屈光参差（anisometropia）。双眼屈光差异不超过 1.00D 者称为生理性屈光参差；当双眼屈光差异超过 1.00D 者，就有可能会出现各种视觉问题。

由于人眼调节活动是双眼等同性的（Herring's law），屈光参差者在非矫正状态下双眼通过调节常使得一眼清晰聚焦，而另一眼则处于模糊状态。如屈光参差的远视患者，低度数远视眼或正视眼清晰聚焦，而其度数较高眼则为模糊像，该眼很容易成为弱视眼。而屈光参差的近视患者，低度数近视眼或正视眼用于注视远处目标，近视度数较高眼用于注视近距离，一般不会引起弱视，但由于缺乏融像机会，容易出现双眼视功能异常。

当屈光参差者屈光不正完全被矫正时，双眼视网膜上所成的像的大小存在差异，即不等像（aniseikonia），有可能造成融像困难，从而出现相关症状如头晕、阅读模糊等。一般情况下，屈光参差度数相差超过 2.50D 以上并使用框架眼镜矫正者通常会出现融像困难症状。如单眼为无晶状体者，配戴框架眼镜后，双眼视网膜像大小差异约为 25%，从而无法融像而产生许多症状。若配戴接触镜，则放大率差异约为 6%，接近双眼融像的能力范围（5%），可相对减少因融像困难带来的视觉症状。因此，对屈光参差者进行屈光矫正时，需考虑矫正方法的视网膜像放大率。

六、老视

随着年龄增长，晶状体逐渐硬化，弹性减弱，睫状肌的功能逐渐减低，从而引起眼的调节能力逐渐下降（表16-2）。大约在 40~45 岁开始，出现阅读等近距离工作困难，这种由于年龄增长所致的生理性调节减弱称为老视。老视是一种生理现象，无论屈光状态如何，每个人均会发生老视。

老视者初期常感觉将目标放得远一些才能看清，在光线不足时，由于瞳孔增大，景深变短，近距离阅读模糊更为明显。为了看清近距离目标需要努力使用调节，老视者初期常产生因睫状肌过度收缩和相应的过度集合所致的眼疲劳症状。随着年龄的增长，上述现象逐渐加重。

老视的症状一般如下：①视近困难：老视者会逐渐发现在往常习惯的工作距离阅读，看不清楚小字体，与近视患者相反，老视者会不自觉地将头后仰或者将书报拿到更远的地方才能把字看清，而且所需的阅读距离随着年龄的增加而增加；②阅读需要更强的照明，因为足够的光线既增加了书本与文字之间的对比度，又使老视者瞳孔缩小，景深加大，视力提高；③视近不能持久：因为调节力减退，老视者要在接近双眼调节极限的状态下近距离工作，所以不能持久。某些老视者甚至会出现眼胀、流泪和头痛等视疲劳症状。

除年龄外，老视的发生和发展还与以下因素有关。

1. **屈光不正** 裸眼状态下出现老视的时间远视眼比正视眼早，而正视眼比近视眼早；无论是戴框架眼镜或是戴接触镜，远视眼总是比近视眼更早出现老视。戴框架眼镜后，由于眼镜片距离角膜顶点12~15mm，负镜片的棱镜效应减少了同样阅读距离的调节需求，而接触镜是直接戴在角膜上的，因此近视眼戴接触镜比戴框架眼镜更早出现老视；远视眼则正好相反，戴框架眼镜比戴接触镜更早出现老视。

2. **用眼方式** 调节需求直接与工作距离和精细程度有关，因此，从事近距离精细工作者比从事远距离工作者更容易较早出现老视症状。

3. **身体素质** 身材较高的人比身材较矮的人有更长的手臂，即有更远的工作距离，相对需要较少的调节，因此后者较早出现老视症状。

4. **地理位置** 温度高加速晶状体的老化，因此，生活在赤道附近的人们较早出现老视症状。

5. **药物** 服用胰岛素、抗焦虑药、抗忧郁药、抗精神病药、抗组胺药、抗痉挛药和利尿药等的患者，由于药物对睫状肌的影响，会较早出现老视。

表16-2 调节幅度与年龄的关系：Donder调节幅度表

年龄（岁）	幅度（D）	年龄（岁）	幅度（D）
10	14.00	45	3.50
15	12.00	50	2.50
20	10.00	55	1.75
25	8.50	60	1.00
30	7.00	65	0.50
35	5.50	70	0.25
40	4.50	75	0.00

第四节 屈光检查方法

屈光检查的主要内容是验光。验光是一个动态的、多程序的临床诊断过程。从光学角度来看，验光是让位于无穷远的物体通过被检眼眼前的矫正镜片后恰在视网膜上产生共轭点。但是仅达到这样的目标是远远不够的，因为验光的对象是人，而不仅是眼球，就是要为被检者找到既看清物体而又使眼睛舒适的矫正镜片，既看到他需要看到的一切，又能持续使用眼睛而无任何不适。

完整的验光过程包括3个阶段，即初始阶段、精确阶段和终结阶段（表16-3）。

1. **验光的第1阶段（初始阶段）** 在此阶段，检查者主要收集有关被检者眼部屈光状况的基本信息，根据这些信息，预测验光的可能结果。该阶段的具体内容有：①检影验光或电脑验光；②角膜曲率计检查；③镜片测度仪检测。检影验光是该阶段的关键步骤，在检影验光时使用综合验光仪为验光医师带来很大的方便和好处。

2. **验光的第2阶段（精确阶段）** 对从初始阶段所获得的预测信息进行检验，精确阶段使用的主要仪器为综合验光仪，让被检者对验光的每一微小变化作出反应，由于这一步特别强调被检者主观反应的作用，所以一般又称之为主觉验光（subjective refraction）或主观验光。

3. **验光的第3阶段（确认阶段）** 主要指试镜架测试，进行个性化调整以求达到配戴清晰、舒适和持久。因此，该阶段并不仅是一种检查或测量技能，而是经验和科学判断的有机结合。在上述检测基础要进行近视力的检测，对于老视者，该步骤还需检测老视的"加光"度数。

表16-3　验光过程的3个阶段及其方法

阶段	内容
第1阶段(初始阶段)	目的:检查者主要收集有关被检者眼部屈光状况的基本信息,根据这些信息,预测验光的可能结果 方法:检影验光或电脑验光:初步获得眼屈光信息; 　　　角膜曲率计检查:获得角膜散光信息; 　　　镜片测度仪检测:获得习惯性矫正状态信息
第2阶段(精确阶段)	目的:对从初始阶段所获得的预测信息进行检验 方法:综合验光仪:通过主觉验光的标准流程和步骤,获得被检者最佳视力的处方
第3阶段(确认阶段)	目的:个性化调整和评定,获得最终处方 方法:试镜架测试:个性化调整,达到配戴清晰、舒适和持久

一、静态检影

检影包括静态检影和动态检影两大类。其中,静态检影用于常规验光,它是一种客观验光方法,所得结果作为主觉验光的起始点。

(一) 检影镜和检影原理

检影镜是利用检影镜的照明系统将眼球内部照亮,光线从视网膜反射回来,这些反射光线经过眼球的屈光成分后发生了变化,通过检查反射光线的聚散变化可以判断眼球的屈光状态(图16-13)。

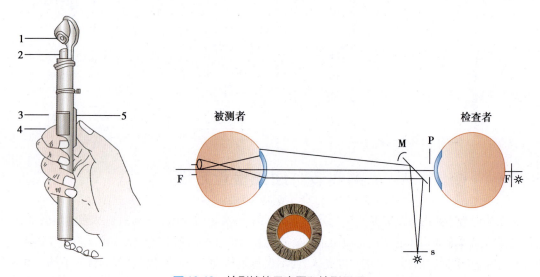

图16-13　检影镜的示意图和检影原理
1. 平面反光镜及中央小孔;2. 集光板;3. 条纹套管;4. 持镜的手法;5. 活动推板(上下动)

目前根据检影镜投射光斑形状的不同,分为点状光检影镜(spot retinoscopes)和带状光检影镜(streak retinoscopes)两类。点状光源发自单丝灯泡,由检影镜射入被检眼的光束在瞳孔内及眼睑皮肤上为一光团而非光带;而带状光检眼镜以带状光作为光源由投射系统进入被检眼;其他特性两者基本相同。由于带状光检影光带判断的简洁性和精确性,目前临床上基本使用带状光检影镜。检影镜由投影系统和观察系统两部分构成。检影镜的投影系统照明视网膜,通过观察系统可以窥视视网膜的反光,经视网膜反光的部分光线进入检影镜,通过反射镜的光圈,从检影镜头后的窥孔中出来。当我们将检影镜的带状光移动时,可以观察到投射在视网膜上的反射光的移动,光带和光带移动的性质可以确定眼球的屈光状态。

眼的屈光类型不同,反射回来的光线也不同:①正视眼——平行光线;②远视眼——散开光线;③近视眼——会聚光线(图16-14)。

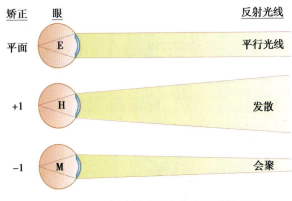

图 16-14　反射光线随屈光状态不同而不同

观察反射光时,首先需要判断影动为顺动或逆动(图 16-15),其次根据速度、亮度和宽度快速并准确地判断离中和点(neutral point)还有多远。当检影镜与视网膜面共轭时,则满瞳孔反光影动不随光带移动。

显然在无穷远处进行检影是不可能的,但是检查者可以通过在被检者眼前一定距离放置工作镜达到无穷远的效果,工作镜的度数必须与检查者检影距离的屈光度一样。临床上我们的工作距离常为 67cm 或 50cm。如在 50cm,达到中和的度数为 +3.00D,则该被

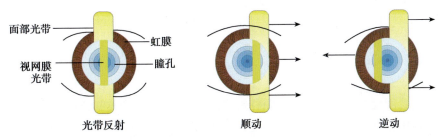

图 16-15　影动:顺动和逆动

检者的屈光不正度数为(+3.00D)−(+2.00D)= +1.00D。

（二）检影方法

1. 调整座椅高度,使被检者眼位高度与验光医师眼位高度相等,并调整室内照明至适当水平。
2. 让被检者双眼均睁开,注视远距视标,通常选最大的单个视标,先检查右眼,后检查左眼。
3. 检影时,验光医师应睁开双眼,分别用右眼检查被检者右眼,用左眼检查被检者左眼。
4. 控制检查距离,检影镜距离被检眼 50cm 或 67cm。
5. 通过改变检影镜的套筒位置和检查距离,转动检影镜的光带,寻找破裂现象、厚度现象和偏离现象,可以判断被检眼屈光状态为球性或散光。
6. 如果屈光不正为球性,观察到影动为顺动或逆动,根据"顺加逆减"原则,加上正镜或负镜直至瞳孔内满圆,无影动出现。
7. 如果是散光,为了中和散光,首先要确定两条主子午线方向,然后分别中和两条主子午线上的屈光不正。当使用综合验光仪中的负柱镜时,一条子午线仅用球镜矫正,另一条主子午线用球镜和负柱镜结合来矫正。
8. 当两条主子午线均被中和后,用球镜复查被中和的主子午线,必要时调整球镜度数。结果:检影获得的度数还需要减去工作距离对应的屈光度才是最终的检影度数。

二、主觉验光

确定被检者的眼屈光状况的主观方法为主觉验光,所需设备为标准的综合验光仪(phoropter)和投影视力表。

（一）综合验光仪

综合验光仪又称为屈光组合镜,顾名思义就是将各种测试镜片组合在一起。大部分现代综合验光仪将球镜和柱镜安装在 3 个转轮上,如图 16-16 所示,最靠近患者眼前的转轮上装有高度数球镜,中间转轮装有中低度数球镜,最外面转轮装有柱镜。两个球镜转轮由一联动齿轮系统控制,通过旋转一

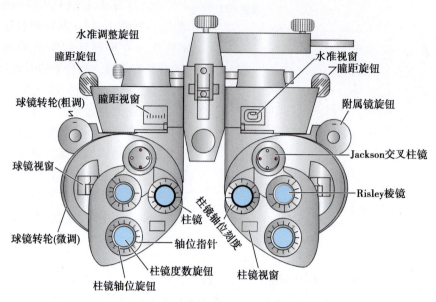

图 16-16 综合验光仪及其原理

个转轮便可使镜片度数以一定的级率增减;柱镜的轴向由单个旋钮来控制,通过行星齿轮系统来使柱镜落在同一轴向上,这样的设计加速了验光过程,从而使验光医师不必在每次改变柱镜度数时重新确定柱镜的轴向。

除了球镜和柱镜外,现代综合验光仪还有一个大转盘,含有各种实用的附加镜片,如遮盖镜、Maddox 杆、+1.50D(或+2.00D)的检影工作距离抵消镜、针孔镜、偏振片、分离棱镜,此外还有一组 Risley 棱镜和交叉柱镜,装在翼臂上,可旋转至视孔前。因此,综合验光仪不仅用于验光,还能用于调节和集合异常等视觉功能检测。

(二)主觉验光方法

1. 单眼远距主觉验光　单眼主觉验光分为3个阶段:①找到初步有效的球性矫正度数,称为"初步 MPMVA(maximum plus to maximum visual acuity,最高的正屈光度获得最佳视力)";②用交叉柱镜精确柱镜的轴向和度数(初步柱镜度数和轴向已通过角膜曲率计或检影验光获得);③确定最后球镜的度数,称为"再次 MPMVA"。

(1)初步 MPMVA:MPMVA 意为对被检眼使用尽可能高的正度数镜片或尽可能低的负度数镜片而使被检眼获得最佳视力。在做 MPMVA 时一定要考虑被检者的景深因素。

其过程包括:

1)"雾视",利用"过多的正度数"使被检者达到放松调节的目的。比较理想的雾视度数为+0.75D～+1.00D(依被检者的具体度数而定),将其视力雾视至0.3～0.5 范围内。

2)在被检眼前以 0.25D 的级数逐步减少正镜片(或增加负镜片)度数,使得患者视力逐步提高,直至达到最佳矫正视力。

3)终点判断:①最佳矫正视力:第二步去雾视以提高矫正视力时,若已经达到最佳矫正视力如 1.0 以上,再加-0.25D,矫正视力也无法提高了,即为终点。②"小而黑":若减去一个+0.25D(或加上一个-0.25D),视标看起来是"变小变黑"而不是更清晰,则退回-0.25D 即为终点。③双色试验(红绿试验):检查时,选择前面步骤获得的最佳矫正视力上一行视标,让被检者先看绿背景视标(先注视绿色视标以减少调节),再看红背景视标,再看绿背景视标,比较哪个更清楚。若红视标清楚些,说明负镜片欠矫(正镜片过矫),则增加-0.25D(或减去+0.25D);若绿视标清楚些,说明正镜片欠矫(负镜片过矫),则减去-0.25D(或增加+0.25D);重复上述步骤,直至红绿一样清楚为止;若无法一样清楚,则当红视标较清楚时,加一个-0.25D(或减一个+0.25D)变成绿视标清楚为终点。

（2）交叉柱镜确定精确散光检测：简单而准确地确定柱镜的方法是使用交叉柱镜(Jackson cross cylinder, JCC)。JCC 在相互垂直的主子午线上的屈光力度数相等，但符号相反，一般为±0.25D。主子午线用红白点来表示：红点表示负柱镜轴位置，白点表示正柱镜轴位置，两轴之间为平光等同镜。JCC 的应用：

1）JCC 精确散光轴向：JCC 第一步就是精确需矫正柱镜的轴向，具体如下：注视视标选择初次 MPMVA 后的最佳矫正视力的上一行，JCC 手轮位置同柱镜轴向一致，翻转 JCC，让受试者比较两面清晰度。如果两面一样清晰，说明柱镜轴向放置正确，则可进行 JCC 散光度数确定。如果两面清晰度不同，将柱镜向较清晰那面的红点方向转动一定角度(5°~15°)，再次判断，直到两面清晰度一致，确定散光轴向。

2）JCC 精确散光度数：注视视标选择同上，红点/白点位置同柱镜轴向一致，翻转 JCC，比较两面的清晰度。如果两面清晰度不同，较清晰一面为红点(白点)与柱镜轴一致时，增加(减少)-0.25D 的柱镜，再次判断。直到两面一样清晰为止，检查过程中注意考虑等效球镜。

（3）再次单眼 MPMVA：操作步骤和终点判断同初步 MPMVA。值得注意的是，若 JCC 过程中未改变柱镜的轴向和度数或起始度数中未发现散光的，则不需要进行该步骤。

2. 双眼远距主觉验光 包括双眼调节平衡和双眼 MPMVA。

（1）双眼调节平衡：双眼注视时，调节系统较单眼注视时更容易放松，有利于单眼验光时近感知调节及单眼调节紧张引起的测量误差。因此，我们需要通过双眼调节平衡的方式进一步将调节反应降为零。双眼调节平衡只能用于双眼视力均已在单眼验光中达到同样清晰的情况下，且双眼矫正视力相差不超过 1 行。虽然还用综合验光仪，但却是让双眼同时注视不同的视标以使整个系统更容易放松调节。具体步骤如下：

1）将双眼去遮盖，双眼同时雾视，雾视的标准度数为+0.75D(必要时可增加雾视度数)，一定要将视力雾视为 0.5~0.8 之间，如果视力低于 0.5，表示雾视过多，被检者无法对双眼平衡所需的心理物理判断作出精确结论，从而放弃放松调节的企图。

2）用垂直棱镜将双眼分离，即打破融像功能，被检者能用双眼分别看到一个像。用综合验光仪中的 Risley 棱镜，在右眼前放上 $3^{\triangle}$ ~ $4^{\triangle}$ BU，在左眼放上 $3^{\triangle}$ ~ $4^{\triangle}$ BD，这时让其注视雾视后的最佳视力的上一行，此时，被检者将看到上下两行相同视标。

3）询问被检者上下两行视标哪一行更清晰或较模糊，如果上行较清，则在左眼上加+0.25D（该眼看到的像在上行），重复提问，在较清晰的眼前加雾视镜，直至双眼同样模糊。双眼平衡的终点是双眼看视标具有同样的清晰度，此时调节为零而且雾视相同，若双眼不能达到同样的清晰度，那么保持优势眼更清晰。完成后，将棱镜移去。

在双眼平衡的整个过程中必须一直保持两种状况：①双眼均能看视标；②双眼一直处于雾视状态。

（2）双眼 MPMVA：双眼调节平衡达到终点后，移去棱镜，进行双眼 MPMVA，即双眼同时去雾视镜直至验光终点，其步骤基本同单眼 MPMVA，只是此时是双眼同时同步进行。

三、老视的验配

确定老视被检者的近附加度数。所需设备为综合验光仪上的测近杆、测近阅读卡等。检查方法如下：

1. 根据下面的几种方法(可选其中一种)，选择试验性阅读附加。

（1）根据年龄和屈光不正关系选择试验性阅读附加。

（2）融合交叉柱镜(fused cross cylinder, FCC)的测量结果也可作为试验性阅读附加。

（3）"调节幅度的一半原则"，即将被检者的习惯阅读距离换算成屈光度，减去被检者调节幅度的一半，就是试验性阅读附加。

2. 精确阅读附加 在试验性阅读附加的基础上，做负相对调节(negative relative accommodation,

NRA)/正相对调节(positive relative accommodation,PRA),将 NRA 和 PRA 检测结果相加后除以2,其结果加入试验性阅读附加即为精确阅读附加的结果。

3. 最后确定阅读附加,以上的测量在标准阅读距离(40cm)进行,此时根据被检者的身高和阅读习惯距离移动阅读卡,对阅读附加也进行相应的补偿调整,增加±0.25D。

4. 试镜架试戴、阅读适应及评价,必要时做一定调整。

5. 开出处方(应包括远距处方和阅读附加)。

四、睫状肌麻痹验光

人眼的调节状况直接影响屈光状态的检测,因此为了准确获得人眼调节静止状态下的屈光不正度数,有时需做睫状肌麻痹验光(cycloplegic refraction)。由于麻痹睫状肌的药物如阿托品同时伴有散大瞳孔的作用,也常称之为"散瞳验光"。

某些特殊的患者也需要行睫状肌麻痹验光,如首次进行屈光检查并初检判断屈光状态比较复杂的儿童、需要全矫的远视者、有内斜的远视儿童、有视觉疲劳症状的远视成人等。

常用于睫状肌麻痹验光的药物:①1% 盐酸环喷托酯(cyclopentolate hydrochloride)滴眼液,验光前相隔5分钟滴2次,半小时后验光,恢复时间较短;②0.5% ~1% 阿托品(atropine)眼膏,但临床上根据患者情况不同,用法略有不同,通常为3次/天×3天,阿托品的恢复时间相对较长,且可能会出现某些不良反应,因此要严格遵照医嘱使用。

睫状肌麻痹的验光结果提供了人眼屈光状态的真实信息,但其结果不能作为最后处方。

第五节　屈光不正矫治方法

现代眼视光学的目标之一就是通过各类屈光矫治方法,达到看得清楚、看得舒服、看得持久的目的,以获得最佳视觉效果。矫正或治疗屈光不正的方法目前主要分3种类型:框架眼镜、角膜接触镜和屈光手术。不管采用何种方式,其光学原理均为通过镜片或改变眼屈光面的折射力,达到清晰成像在视网膜上的目的。

一、框架眼镜

框架眼镜(spectacles)是日常生活中最常见的一种光学矫正器具,既可以矫正人眼的屈光不正、保护眼睛,还可以作为美观的装饰品。一副框架眼镜通常由眼镜架和眼镜片组成。

(一)眼镜片的类型

现代的眼镜片通常由两个表面组成,前表面为凸面,后表面为凹面,称为新月形设计(图16-17)。眼镜片的类型包括单光镜片和多焦点镜片。

单光镜片:是指球镜和环曲面镜(俗称散光镜),多为球面设计或非球面设计。

多焦点镜片:是指双光镜、三光镜和渐变多焦点镜片(progressive addition lens),简称渐变镜(图16-18)。渐变镜的屈光力变化范围通常在+0.75D ~ +3.50D,镜片上方为视远区,下方为视近区,连接视远区和视近区是屈光力逐渐变化的中间过渡槽,两侧为周边像差区。渐变镜为老视人群提供了由远至近的清晰视觉。

(二)框架眼镜的矫正

框架眼镜的球镜用于矫正球性屈光不正,即正球镜用于矫正单纯远视,负球镜用于矫正单纯近视。框架眼镜的环曲面镜用于矫正散光(如图16-19)。

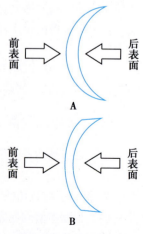

图16-17　新月形设计的眼镜片
A 图为凸透镜;B 图为凹透镜

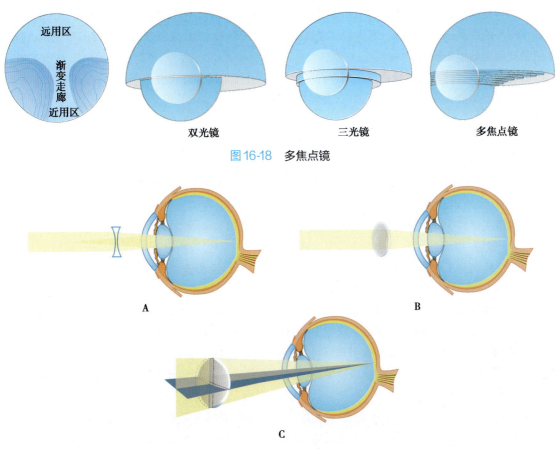

图 16-18 多焦点镜

图 16-19 框架眼镜矫正屈光不正的原理示意图
A. 负透镜矫正近视的原理；B. 正透镜矫正远视的原理；C. 环曲面镜矫正散光的原理

（三）眼镜片屈光力的记录

眼镜处方的规范写法为：标明眼别，先写右眼处方，后写左眼处方。右和左可缩写为 R 和 L，或用临床上较常用拉丁文缩写 OD（右眼）、OS（左眼）、OU（双眼）。如需同时配远用（distance vision，DV）和近用（near vision，NV）眼镜，先写 DV 处方，后写 NV 处方。

球镜度数（diopter of spherical power，DS）用 DS 表示，一般保留小数点后两位。柱镜度数（diopter of cylindrical power，DC）用 DC 表示，同时标明柱镜轴向。棱镜度用符号 △ 表示，并需标明棱镜基底朝向。如同时有球镜、柱镜或棱镜成分，则可用 / 表示联合。如：

$$OD:-3.50DS/-1.50DC\times 165/3^{\triangle} BD$$

上述处方表示右眼的处方为：-3.50D 球镜联合-1.50D 柱镜，轴子午线为 165°，3 棱镜度，BD 表示棱镜基底朝下。

（四）处方球柱镜转换

矫正散光的柱镜或球柱镜处方中通常涉及一个球柱镜转换的问题，互相转换后的球柱镜形式不同但效果相同。球柱镜转换的方法可用"和球变号轴"五个字来表达，其具体转换步骤是：①将原式中的球镜度和柱镜度的代数和相加，结果作为新的球镜度；②将原式中的柱镜度变号转轴，即正号变负号或负号变正号，原轴向变为正交轴向，即原轴向小于或等于 90，则加上 90；原轴向大于 90 或等于 180，则减去 90。变号转轴后的柱镜作为新柱镜。临床上通常建议采用负柱镜处方形式。

如：-5.00DS/+1.50DC×75 可以转化为-3.50DS/-1.50DC×165。

（五）验配框架眼镜的注意点

验配框架眼镜时，通常需将镜片的光学中心对准瞳孔中心，否则将产生棱镜效应，所产生的棱镜效应大小与镜片度数和瞳孔偏离光心的距离成正比,即:$P=c×F$。其中 P 为棱镜度,c 为镜片光心偏离瞳孔中心的距离(单位为 cm),F 为镜片度数。如果验配多焦点镜,或者非球面设计的单光镜,还需要记录配镜者的单眼瞳高。

由于框架眼镜镜片与角膜顶点之间存在一定距离,高度数镜片存在放大率问题,尤其是屈光参差较大者因双眼像放大率差异而难以适应,需要另作处理。

二、接触镜

接触镜(contact lens),亦称隐形眼镜,矫正原理与框架眼镜基本相同,不同之处为接触镜与角膜直接接触,使得镜片后表面和角膜顶点距离缩短,减少了框架眼镜所致的像放大率改变等问题。但由于镜片与角膜、结膜、泪膜等直接接触,容易影响眼表正常生理。

接触镜从材料上分为软镜(soft contact lens)和硬镜(rigid contact lens)。

(一) 软镜

由含水的高分子化合物制成,镜片透氧性与材料的含水量和镜片厚度有关。软镜直径一般为13.5~14.5mm,后表面曲率半径为8.4~8.8mm。

软镜的特点是镜片柔软,配戴舒适。镜片按更换方式可分传统型(更换周期较长)、定期更换型(2周到3个月更换)和抛弃型(配戴一次或1~2周后即抛弃)。由于软镜配戴易引起蛋白质、脂类等沉淀于镜片表面,配戴或护理不当常引起巨乳头性结膜炎(giant papillary conjunctivitis,GPC)、角膜炎症等并发症。出于眼健康的概念,建议软镜更换周期不宜过长,及时更换甚至每日更换能有效减少镜片沉淀物等对眼部生理的影响。

软镜适合不同类型的屈光不正患者,有泪膜和角膜等眼表疾患者要慎重选择。除了矫正屈光不正外,一些特殊设计的软镜可用于美容和特殊用途,如彩色接触镜、人工瞳孔接触镜、绷带镜、药物缓释镜等。

(二) 硬镜

目前所用的硬镜一般是指硬性透气性接触镜(rigid gas-permeable contact lens,RGP),由质地较硬的疏水材料制成,其透氧性较高。普通设计的硬镜一般直径较小,为9.2~9.6mm,后表面基弧与角膜前表面相匹配。硬镜的特点是透氧性高、表面抗蛋白沉淀能力强、护理方便、光学成像质量佳,但验配要求比较高,配戴者需要一定的适应过程。与软镜相比,硬镜配戴在角膜上后,能很好地保持固有的形状,镜片和角膜之间有一层"泪液镜"(图16-20),通过这层有一定形状的"泪液镜"可以矫正角膜散光,所以矫正散光效果好。硬镜能矫正的散光除角膜规则散光之外也能矫正角膜的不规则散光,这一特性被运用于一些特殊眼疾的视力矫正,如圆锥角膜、角膜外伤后的不规则角膜、准分子激光术后等。这些特殊矫正的镜片要与特殊的角膜形态尽可能地吻合,需要进行镜片形状的特殊设计。一般接触镜验配有关的镜片基本参数有直径、基弧(镜片后表面曲率半径)和度数。

角膜塑形镜(orthokeratology,OK)是一种特殊设计的高透氧硬镜(图16-21),采用逆几何设计,配戴在角膜上,通过机械压迫、镜片移动的按摩及泪液的液压等物理作用,达到改变角膜曲率、暂时减低近视度数的作用,从而提高裸眼视力。角膜塑形术是一种屈光矫治方法,但这种降低近视度数的效果有限,一般用于近视度数-6.00D 以下的人群。矫治效果也与配戴者自身角膜特性、近视程度及配戴者依从性等诸多因素有关。

角膜塑形术所实现的近视矫治效果是可逆的,一

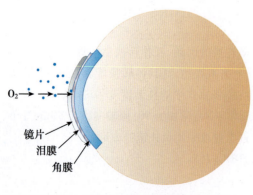

图 16-20 硬镜、泪膜和角膜构成泪液镜

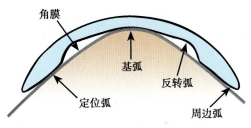

图 16-21　角膜塑形镜设计原理

旦停戴，近视度数会恢复到原有水平，因此角膜塑形镜并不能真正治愈近视。

部分临床研究证明角膜塑形镜除了能暂时提高裸眼视力外，还具有控制近视进展的效果。不是所有的近视患者都适合配戴角膜塑形镜，配戴之前需要专业验配医师经过一系列检查并进行全面的评估。临床上多为近视少年儿童选配角膜塑形镜，验配和使用不当容易引起并发症，故应严格选择适应证，使用合格镜片，在医疗机构中由专业医疗人员进行规范验配。

三、屈光手术

屈光手术是以手术的方法改变眼的屈光状态。按其手术部位可分为：角膜屈光手术、眼内屈光手术和巩膜屈光手术。现代的屈光手术不仅应用准分子激光，还采用其他激光（如飞秒激光）和非激光的方式；不只采用一项技术一次完成，还可以采用联合手术或多种技术总体设计、分步实施的方式。

（一）角膜屈光手术

角膜屈光手术（keratorefractive surgery）是通过手术的方法改变角膜前表面的形态，以矫正屈光不正。根据是否采用激光又分为非激光性和激光性手术。

1. 非激光角膜屈光手术　非激光角膜屈光手术包括：放射状角膜切开术（radial keratotomy，RK）、角膜基质环植入术（intrastromal corneal ring segments，ICRS）、散光性角膜切开术（astigmatic keratotomy，AK）、角膜胶原交联术（corneal collagen cross-linking，CXL）等。由于非激光手术预测性、准确性较差，现已少用于常规屈光不正的精准矫正。

但角膜胶原交联术在圆锥角膜等领域占有重要地位。它是利用核黄素（维生素 B_2）作为光敏剂，在紫外线作用下产生活性氧（reactive oxygen species，ROS），并进一步与多种分子作用后，在相邻胶原纤维的氨基间形成共价键，从而增加角膜的强度，减少角膜变形及不规则散光。

2. 激光角膜屈光手术　激光角膜屈光手术是用激光切削角膜基质，从而改变角膜的曲率半径以达到矫正屈光不正的目的。一般分两大类，一类为表层切削术，另一类为板层（基质）切削术（表16-4）。

角膜表层切削术指将角膜上皮去除，暴露前弹力层，然后再行准分子激光切削（图16-22，图16-23），代表手术方式为准分子激光角膜表面切削术（photorefractive keratectomy，PRK），按不同去除角膜上皮方式又可分为乙醇法准分子激光上皮瓣下角膜磨镶术（laser subepithelial keratectomy，LASEK）、机械法准分子激光上皮瓣下角膜磨镶术（epipolis laser in situ keratomileusis，Epi-LASIK）、激光法准分子激光上皮瓣下角膜磨镶术（transepithelial photorefractive keratectomy，t-PRK）。t-PRK 术为目前的主流术式。

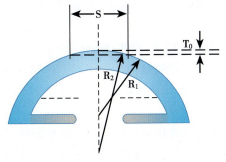

图 16-22　PRK 治疗近视的光学原理

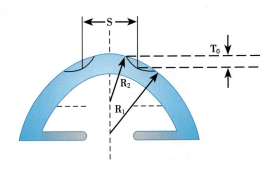

图 16-23　PRK 治疗远视的光学原理

表16-4 不同激光角膜屈光手术的原理和特点

手术方式	名称	手术原理	特点
PRK	准分子激光角膜表面切削术	角膜上皮刀刮除上皮+准分子激光消融	去瓣,表层切削手术
LASEK	乙醇法准分子激光上皮瓣下角膜磨镶术	乙醇加手工制瓣+准分子激光消融	上皮瓣(约50~70μm),表层切削手术
Epi-LASIK	机械法准分子激光上皮瓣下角膜磨镶术	机械上皮刀制瓣+准分子激光消融	上皮瓣或去瓣,表层切削手术
t-PRK	激光法准分子激光上皮瓣下角膜磨镶术	准分子激光切削角膜上皮+准分子激光消融	去瓣,表层切削手术及单纯准分子激光手术
LASIK	准分子激光原位角膜磨镶术	显微角膜板层刀制瓣+准分子激光消融	厚角膜瓣(120~150μm),板层切削手术
SBK	前弹力层下激光角膜磨镶术	显微角膜板层刀(或飞秒激光)制瓣+准分子激光消融	薄角膜瓣(90~110μm),板层切削手术
FLEx	飞秒激光角膜基质透镜取出术	飞秒激光制瓣+飞秒激光透镜切割	可控角膜瓣(90~140μm),单纯飞秒手术
SMILE	飞秒激光小切口角膜基质透镜取出术	飞秒激光制小切口+飞秒激光透镜切割	无瓣,单纯飞秒手术

角膜板层切削术指先做一角膜板层瓣(或角膜帽),将其掀开后(或直接)对角膜基质再行准分子激光切削(图16-24),代表手术方式为准分子激光原位角膜磨镶术(laser in situ keratomileusis,LASIK)、前弹力层下激光角膜磨镶术(Sub-Bowman keratomileusis,SBK)、飞秒激光角膜基质透镜取出术(femtosecond lenticule extraction,FLEx)和飞秒激光小切口角膜基质透镜取出术(femtosecond small incision lenticule extraction,SMILE)。目前飞秒激光辅助制瓣的准分子激光原位角膜磨镶术(Femto-LASIK)和SMILE术是两大主流术式。

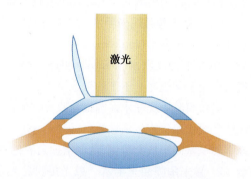

图16-24 LASIK矫正近视原理示意图

3. 激光角膜屈光手术者的选择和注意事项

(1) 排除眼部活动性疾病,严重全身疾病,如糖尿病患者、全身结缔组织疾病患者、免疫功能抑制患者慎行手术。

(2) 对手术效果期望值过高者应谨慎手术。

(3) 年龄不宜过小,一般要求年龄在18周岁以上。且无特殊职业要求者。

(4) 近两年屈光状态稳定(每年变化在0.50D以内)。

(5) 角膜板层手术要求近视度数不超过-12.00D,其中SMILE手术不超过-10.00D,角膜表层手术要求近视度数不超过-8.00D。

(6) 角膜瓣下剩余角膜中央基质床厚度要求至少达到250μm以上,建议280μm以上。

(7) 瞳孔直径:包括测量暗室及一般照明下的数值。瞳孔直径过大的患者(暗室中7mm以上)应做好术前宣教,告知患者术后眩光、夜间视力障碍等并发症的可能性,以让患者自行判断选择手术。

4. 激光角膜屈光手术的并发症 激光角膜屈光手术的并发症包括过矫、欠矫、屈光回退、干眼症、眩光(glare)、光晕(halo)、角膜并发症,如角膜上皮内生、弥漫性层间角膜炎(diffuse lamellar keratitis,DLK)等。由于近年来手术器械、围术期管理、手术设计方案的改良,上述并发症已少见或可在短期内得到有效控制。

(二) 眼内屈光手术

眼内屈光手术是在晶状体和前后房施行手术以改变眼的屈光状态,根据手术时是否保留晶状体分为两类。

1. 屈光性晶状体置换术 是以矫正屈光不正为目的摘除透明或混浊的晶状体,植入人工晶状体的一种手术方式。该方法要求手术对象为成年人,年龄偏大者为宜,如40岁以上。不适合角膜屈光手术的高度近视患者或远视患者可选择此手术。

2. 有晶状体眼人工晶状体植入术 有晶状体眼人工晶状体分为前房型和后房型两大类。

(1) 前房型人工晶状体:根据固定方式的不同,可分为房角固定型(angle-fixated)和虹膜夹型(iris-claw)(图16-25),现已少用。

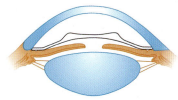
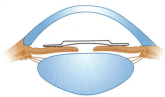
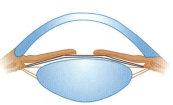

A. 房角固定型人工晶状体　　B. 虹膜夹型人工晶状体　　C. 后房型人工晶状体

图16-25　有晶状体眼人工晶状体植入术人工晶状体类型

(2) 有晶状体眼后房型人工晶状体:采用软性材料,适合于小切口折叠式植入、单片式后拱形设计,以适应自身晶状体的前表面形态、保持植入人工晶状体与自身晶状体之间有一定的间隙(图16-25)。

理论上有晶状体眼人工晶状体植入术可以矫正的屈光力范围是+10.00 ~ -20.00D(根据不同产品选择)。适用于屈光状态稳定,不宜或不愿接受眼镜、接触镜或角膜屈光手术,但又有接受屈光手术的愿望并适宜者。如有晶状体混浊或早期白内障、葡萄膜炎病史、青光眼、角膜内皮细胞不健康或角膜变性、外伤致角膜形状改变、瞳孔直径偏大等均不宜选择该手术。

(三) 后巩膜加固术

后巩膜加固术(posterior scleral reinforcement,PSR),又称巩膜后兜带术、后巩膜支撑术或后巩膜加强术,是应用异体或自体的生物材料或人工合成材料加固眼球后极部巩膜,以期阻止或缓解近视发展的一种手术。临床可用于近视度数在-8.00 ~ -10.00D及以上,且每年进展0.50 ~ 2.00D以上的进展性近视患者。对青光眼、眼部慢性炎症史的患者,一般不宜选择该手术。

(四) 屈光手术方法矫正老视

根据不同的理论和实践,各种老视手术不断涌现。按手术部位,老视手术也可以分为3类:施于巩膜的、施于角膜的和施于晶状体的。

到目前为止所有针对老视的手术方法尚未能带来持久的真正生理意义上的调节改善。

由于大多数屈光不正者可以通过眼镜和角膜接触镜等非手术的方法得到良好的屈光矫正,因此他们对屈光手术的期望值很高,故术者应特别注意屈光手术的选择性、手术的安全性、有效性、准确性和稳定性;施行此类手术必须具备精良的手术器械、接受过系统培训的专科医师;还须严格掌握手术适应证,术前让患者充分了解手术的可能效果及风险,尽量避免并发症。

思 考 题

1. 一位正视者想看清25cm处的物体,该眼需做出的调节力是多少?若其瞳距为60mm,此时的集合大约是多少?

2. 为什么有些远视患者远近都能看清楚,有些远近都不能看清楚,为什么部分患者会出现内斜视?

3. "老视"和"远视"是否是同一问题,近视眼是否就不会"老视"?

4. 如何理解屈光手术的"安全性"和"有效性"?

5. 角膜塑形是如何实现"减少近视度数"的目标的?其优势有哪些?其局限又有哪些?

(瞿 佳)

第十七章 斜视与弱视

【导读】斜视与弱视为眼科常见病、多发病,是与双眼视觉和眼球运动相关的疾病。儿童期的斜视与弱视和视觉发育密切相关。学习本章应从了解和掌握相关概念入手,然后了解双眼视觉和眼球运动生理的基础知识,在此基础上理解斜视与弱视的检查方法,初步掌握斜视与弱视的发病原因、临床表现、诊断要点和治疗方法。

第一节 概 述

斜视患病率约为3%,弱视患病率为2%~4%。这是一组与双眼视觉和眼球运动相关的疾病,是眼科学的重要组成部分,并且与视光学、神经眼科学和小儿眼科学等学科交叉。由于本专业具有相对独立的系统的理论,所以学习时需从相关概念和术语入手。

【相关概念】

1. Kappa角 为瞳孔中线与视轴的夹角。用点光源照射角膜时,反光点位于瞳孔正中央,为瞳孔中线与视轴重合,即零Kappa角。反光点位于瞳孔中线鼻侧,给人以轻度外斜视的印象,此为阳性Kappa角(正Kappa角)。反光点位于瞳孔中线颞侧,为阴性Kappa角(负Kappa角),给人以内斜视的错觉(图17-1)。

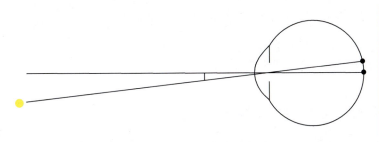
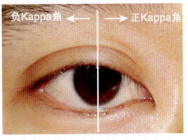

图17-1 Kappa角示意图

2. 单眼运动(monocular rotation, duction) 遮蔽一眼观察到的另一眼的眼球运动。内转(adduction):角膜向内的运动;外转(abduction):角膜向外的运动;上转(supraduction, elevation):角膜向上的运动;下转(infraduction, depression):角膜向下的运动。

3. 双眼同向运动(conjugate movement, version) 双眼同时向相同方向的运动。

4. 双眼异向运动(disjunctive movement, vergence) 双眼同时向相反方向的运动。包括集合(convergence)和分开(divergence)。

5. 融合(fusion) 两眼同时看到的物像在视觉中枢整合为一个物像称为融合。其中含两种成分:①感觉融合(sensory fusion),即将两眼所见的物像在大脑视皮质整合成为一个物像的能力;②运动融合(motor fusion),即在有眼位分离的趋势时,通过运动融合使相同的物像落在并且保持在两眼视网膜对应区域的能力。

6. 主导眼(dominant eye) 两眼在同时视物时,起主导作用的眼,亦称优势眼。

7. 隐斜视(phoria, heterophoria, latent deviation) 能够被双眼融合机制控制的潜在的眼

位偏斜。

8. **显斜视**（tropia，heterotropia，manifest deviation） 不能被双眼融合机制控制的眼位偏斜。

9. **正位视**（orthophoria） 在向前方注视时眼外肌保持平衡，破坏融合后两眼均无偏斜的倾向，称为正位视。临床罕见，多数人都有小度数的隐斜视。

10. **三棱镜度**（prism diopter，PD） 用于测量斜视度的单位。光线通过三棱镜在 1 米处向基底偏移 1 厘米为 1PD（1$^\triangle$）。1 圆周度大约等于 1.75PD。

11. **第一斜视角**（primary deviation） 麻痹性斜视以正常眼注视时，麻痹肌所在眼的偏斜度。

第二斜视角（secondary deviation） 麻痹性斜视以麻痹肌所在眼注视时，正常眼的偏斜度。

12. **第一眼位**（primary position） 又称原在位，双眼注视正前方时的眼位。

第二眼位（secondary positions） 双眼向上、向下、向左、向右注视时的眼位。

第三眼位（tertiary positions） 双眼向右上、右下、左上、左下注视时的眼位。

第二、第三眼位为分析麻痹性斜视受累肌的眼位，称为诊断眼位（diagnostic positions）（图 17-2）。

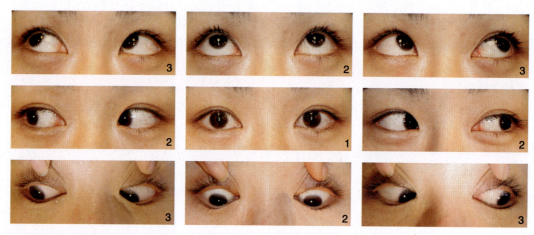

图 17-2 诊断眼位图
1. 第一眼位；2. 第二眼位；3. 第三眼位

第二节 眼外肌与眼球运动

两眼各有 6 条眼外肌，其中 4 条直肌，2 条斜肌（见第二章眼外肌的解剖）。单条眼外肌在第一眼位时的主要作用、次要作用见表 17-1。

表 17-1 各眼外肌运动的主次要作用

眼外肌	主要作用	次要作用
外直肌	外转	无
内直肌	内转	无
上直肌	上转	内转，内旋
下直肌	下转	内转，外旋
上斜肌	内旋	下转，外转
下斜肌	外旋	上转，外转

一、拮抗肌、协同肌、配偶肌

1. **拮抗肌**（antagonist） 同一眼作用方向相反的眼外肌互为拮抗肌。如：内直肌与外直肌，上直肌与下直肌，上斜肌与下斜肌互为拮抗肌。

2. 协同肌（synergist） 同一眼向某一方向注视时具有相同运动方向的肌肉为协同肌。如：上转时上直肌和下斜肌，下转时下直肌和上斜肌为协同肌。

眼外肌可以某个作用为协同肌，而另外一个作用为拮抗肌。如，上转时上直肌和下斜肌的垂直作用为协同肌，其旋转作用为拮抗肌。

3. 配偶肌（yoke muscles） 向某一方向注视时，双眼具有相同作用的一对肌肉称为配偶肌（图17-3）。如，向右注视时，右眼的外直肌与左眼的内直肌为配偶肌。

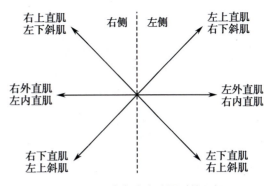

图17-3 双眼向各方向注视时的配偶肌

二、眼球运动定律

1. 神经交互支配定律（Sherrington's law） 眼外肌在接受神经冲动产生收缩的同时其拮抗肌也收到神经冲动产生松弛。如，向右侧注视时，右眼外直肌收缩、内直肌松弛，而左眼内直肌收缩、外直肌松弛。

2. 配偶肌定律（Hering's law） 两眼向相同方向注视时，相对应的配偶肌同时接受等量的神经冲动。

第三节 双眼视觉及斜视后的异常改变

一、双眼视觉

双眼视觉（binocular vision）指外界同一物体分别投射到两眼的黄斑中心凹，经大脑视觉中枢加工整合为单一立体物像的生理过程。

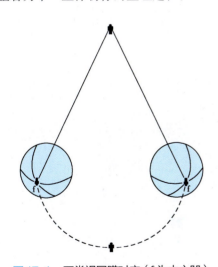

图17-4 正常视网膜对应（f为中心凹）

1. 视网膜对应（retinal correspondence） 两眼视网膜具有共同视觉方向的点或区域称为视网膜对应点。两眼黄斑中心凹具有共同的视觉方向时为正常视网膜对应（图17-4）。

2. 产生双眼视觉的基本条件 两眼视野重合是产生双眼视觉的基础，视野重合的部分愈大，双眼单视范围愈大。两眼所见物像的大小、形状、明暗、颜色相似或完全一致；具有正常的视网膜对应，同时有健全的融合功能和协调的眼球运动功能。

二、斜视后的异常双眼视觉

1. 复视（diplopia） 斜视后，外界同一物体投射在两眼视网膜非对应点上，即投射在注视眼中心凹和斜视眼周边视网膜上，中心凹的物像在正前方，周边视网膜的物像在另一视觉方向上，因此一个物体被感知为两个物像，称为复视（图17-5）。

2. 混淆视（confusion） 斜视后，外界不同物体分别投射在两眼黄斑中心凹，两个不同的物像在视皮质无法融合，称为混淆视（图17-5）。

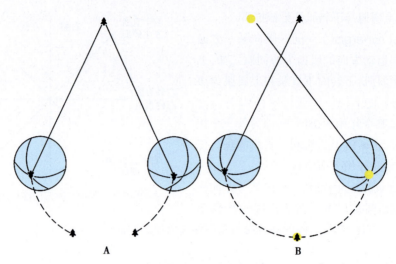

图 17-5　复视和混淆视示意图
A. 复视；B. 混淆视

三、斜视后对异常双眼视觉的适应

为克服复视和混淆视常发生以下四种异常改变：

1. 抑制（suppression）　在两眼同时视的情况下，主导眼看清物体时，为克服复视和混淆视，另一眼的周边视网膜和中心凹分别被抑制。两眼分别检查视力时，最佳矫正视力正常或两眼视力平衡（图 17-6）。

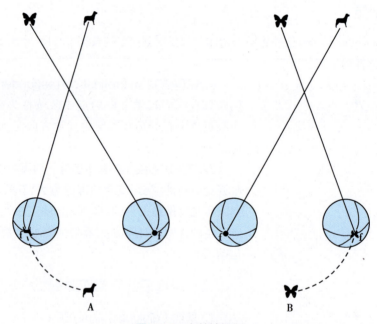

图 17-6　交替性抑制
A. 右眼抑制；B. 左眼抑制

2. 弱视（amblyopia）　如果斜视仅限于单眼，斜视眼中心凹的抑制会导致最佳矫正视力下降，形成斜视性弱视。

3. 旁中心注视（eccentric fixation）　弱视程度加重后，受累眼可能丧失中心注视能力，形成旁中心注视。

4. 异常视网膜对应（anomalous retinal correspondence，ARC）　发生斜视后（主要发生在

内斜视),在两眼同时视情况下,主导眼中心凹与斜视眼周边视网膜可以产生新的对应关系,形成异常视网膜对应。

第四节 斜视临床检查法

一、一般检查

一般检查包括询问病史、检查视力、验光和望诊。

1. **询问病史** 仔细了解病史对诊断斜视与弱视具有重要价值。包括个人史及家族史、发病年龄、发病的形式、斜视的类型和斜视与弱视的治疗史。

2. **视力检查** 根据年龄确定不同儿童视力检查方法(见"第三章 眼科检查")。检查前可以先用玩具等拉近关系,消除其紧张情绪。由于婴幼儿很难配合视力检查,所以检查时定性比定量更为重要,判断两只眼的视力是否存在差别比获得每眼的准确视力更有价值。如果发现婴幼儿两眼视力存在差别,即提示可能存在弱视。为隐性眼球震颤患者检查视力时,因遮盖一眼后可诱发眼球震颤,用常规方法遮盖一眼检查的视力低于生活视力,应尽量在不引起眼球震颤的情况下检查。方法:在一眼前放置+5D球镜片,使视力表上的视标模糊,但不诱发眼球震颤(图17-7)。另一种方法是用一张长方形的硬卡片,其宽度刚好遮住视力表上的视标,放在距被遮眼33cm处,以不引起眼球震颤为准,测定另一眼的视力。应允许有代偿头位的眼球震颤患者在其代偿头位上检查其最佳视力。

3. **屈光检查** 药物麻痹睫状肌后的屈光检查可以获得准确的屈光度数。我国初诊儿童普遍采用1%阿托品眼膏散瞳,近年来临床上逐渐采用1%环戊通滴眼剂作为睫状肌麻痹剂,既可充分麻痹睫状肌,又能缩短散瞳持续时间。无论是哪种药物,用药前一定要详细告知儿童及家长使用方法和可能的副作用。

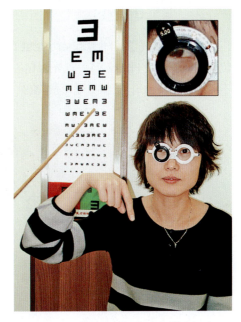

图17-7 隐性眼球震颤患者检查视力

4. **望诊** 望诊时先排除假性斜视,大度数的阳性Kappa角易误诊为外斜视,而阴性Kappa角和内眦赘皮(图17-8)易误诊为内斜视。如果确定存在斜视,则进一步观察斜视是恒定性的还是间歇性的,是双眼交替的还是单侧的,斜视角是变化的还是稳定的。要检查是否伴有上睑下垂,是否有异常头位。观察每只眼的注视质量和双眼同时注视的情况。有震颤样运动则表明注视不稳定和视力不良。

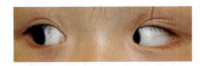 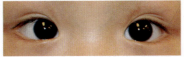 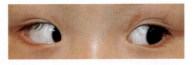

图17-8 内眦赘皮(假性内斜视)

二、遮盖检查

遮盖法(cover test)是破坏融合的方法之一,通过遮盖检查判断是否存在斜视以及斜视的性质。分别在33cm和5m完成,注视可调节视标。

1. **遮盖-去遮盖法(cover uncover test)** 用遮眼板遮盖任意一眼,遮盖时观察对侧眼是否有眼球移动,如果有眼球移动,说明对侧眼存在显斜视;如果对侧眼无眼球移动,说明对侧眼处在注视位。然后观察去除遮眼板后被遮眼的变化。如果被遮眼有返回注视位的运动,说明被遮眼为隐斜视;如果被遮眼停在某一偏斜位置上,提示被遮眼有显斜视。如果两眼分别遮盖时,对侧眼均无眼球移动,说明无显斜视。

2. **交替遮盖法**(alternate cover test) 用遮眼板遮盖一眼,然后迅速移到另一眼,反复多次,观察是否有眼球移动,如有眼球移动,说明有眼位偏斜的趋势。检查时要求遮眼板从一眼移至另一眼时没有双眼同时注视的情况出现。

交替遮盖回答了有无眼位偏斜倾向。遮盖-去遮盖回答了眼位偏斜倾向属于显斜视还是隐斜视。交替遮盖比遮盖-去遮盖破坏融合更充分,所查的结果含显斜视和隐斜视两种成分,而遮盖-去遮盖法检查的结果仅含显斜视成分。

三、斜视角检查

1. **角膜映光法**(Hirschberg test) 患者注视33cm处的点光源,根据反光点偏离瞳孔中心的位置判断斜视度(图17-9)。点光源偏心1mm,偏斜估计为7.5度或15PD。该方法优点是比较简便,不需要患者特殊合作,缺点是不够精确,没有考虑到Kappa角的因素。

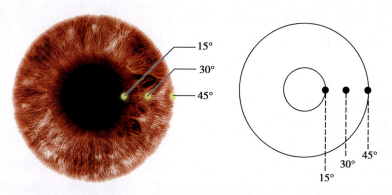

图17-9 角膜映光法测量斜视度

2. **三棱镜加角膜映光法**(Krimsky test) 患者注视一个点光源,三棱镜置于斜视眼前,尖端指向眼位偏斜的方向,逐渐增加度数至角膜反光点位于瞳孔中央,所需三棱镜度数即为眼位偏斜度。

3. **三棱镜加遮盖试验**(prism plus cover testing) 该法为比较精确的斜视角定量检查法。检查时,将三棱镜置于斜视眼前,棱镜的尖端指向斜视方向,逐渐增加三棱镜度数至斜视角被中和,眼球不再移动为止。此时所用三棱镜度数即为所检查距离和注视方向的斜视度。可以用单眼遮盖-去遮盖法检查,也可用交替遮盖法检查。

临床上需两眼分别注视时检查裸眼与戴镜、视近与视远的斜视角,这对诊断和治疗具有重要意义。

4. **同视机法** 用同时知觉画片检查斜视度,检查时一眼注视画片中心,检查者把对侧眼镜筒调整到被查眼反光点位于瞳孔中央处,在刻度盘上可以直接读取斜视度数。此检查结果为他觉斜视角(客观斜视角)。通过对各诊断眼位斜视角的定量检查,可以分析判断麻痹性斜视的受累肌肉,有助于诊断和手术设计。

四、眼球运动功能检查

1. **单眼运动检查** 检查时遮盖一眼,另一眼追踪向各注视方向移动的视标,如发现任何眼球运动的减弱,则提示向该方向运动的肌肉力量不足,或存在限制因素。单眼运动正常的标志为:内转时瞳孔内缘到达上下泪小点连线,外转时角膜外缘到达外眦角,上转时角膜下缘到达内外眦连线,下转时角膜上缘到达内外眦连线。

2. 双眼运动检查(binocular eye movement,version and vergence)

(1) 双眼同向运动:单眼运动不能显示眼外肌运动功能不足时,用双眼同向运动检查。根据配偶肌定律,可以发现相对功能不足的肌肉和相对亢进的配偶肌。检查时,令双眼分别注视各诊断眼位的视标,根据斜视角的变化判断受累肌。如一内斜视患者单眼运动检查未发现异常,双眼同向运动检查发现向左注视时斜视角明显增大,与这个方向运动相关的肌肉为左眼外直肌和右眼内直肌,外直肌功能不足造成内斜度数加大,则提示该患者左眼外直肌麻痹。

(2) 双眼异向运动:双眼异向运动包括集合和分开运动,临床上多检查集合功能。①集合(辐辏):集合是很强的自主性运动,同时含有非自主性成分,在眼外肌功能检查中具有重要意义。集合近点检查(near point of convergence,NPC):被检查者注视正前方一个可以引起调节的视标,视标逐渐向鼻根部移近,至患者出现复视或一眼偏离集合位,此集合崩溃点称为集合近点,正常值为7cm。随年龄增长,集合近点逐渐后退。②AC/A比率(accommodative convergence/accommodation ratio,AC/A ratio):视近物时,一定量的调节会产生相应的调节性集合,AC/A比率是定量检查调节与调节性集合关系的方法。正常时1屈光度(1D)调节可以产生4~6PD集合,即AC/A为4~6。比率大于6考虑AC/A过高,小于4考虑AC/A过低。AC/A比率检查对临床诊断和治疗均有意义。

3. 娃娃头试验 为鉴别外转运动限制真伪的方法。将患儿的头突然转向外转"受限"的对侧,观察外转能否到达正常位置。如外转到位则说明外转"受限"不存在;如外转不能到位,则提示存在运动限制。

4. 牵拉试验 主要用于鉴别眼球运动障碍系源于神经肌肉麻痹还是来自机械性限制。分为主动牵拉试验(active force generation)和被动牵拉试验(forced ductions)。检查前详细告诉患者可能的不适和检查过程中应该如何配合,特别是局麻的患者。主动牵拉试验只能在局麻清醒状态下完成。两眼表面麻醉充分后,放置开睑器,用镊子夹住相应部位角膜缘,分别检验被测同名肌肉收缩力改变。根据是否存在收缩力量的差别,定性分析是否存在神经肌肉麻痹。被动牵拉试验可以在局麻下完成,但全麻后试验效果更可靠。麻醉满意后,镊子分别夹住3点、9点角膜缘球结膜,向各方向转动眼球,并着重向受限方向牵拉,如无阻力,则可排除机械性限制;如牵拉眼球有阻力,则说明存在机械性限制。该检查如在局麻下完成,牵拉转动眼球时,一定令受检者向牵拉的相同方向注视,否则可能产生假阳性结果。

5. Parks三步法 用于在垂直斜视中鉴别原发麻痹肌为上斜肌还是另一眼的上直肌。三个步骤是递进的排除法。第1步,先确定上斜视是右眼还是左眼。如果右眼上斜视,则提示右眼的下转肌(上斜肌或下直肌)不全麻痹,或左眼上转肌(上直肌或下斜肌)不全麻痹。第2步,分析是向右侧注视时垂直偏斜大,还是向左侧注视时垂直偏斜大。如果是向左侧注视时垂直偏斜大,则提示麻痹肌可能为右眼上斜肌或左眼上直肌。第3步,做歪头试验(Bielschowsky head tilt test),令头转向高位眼侧(右侧),垂直偏斜增大,即歪头试验阳性,则原发麻痹肌为右眼上斜肌。如果歪头试验为阴性,则原发麻痹肌为左眼上直肌。

五、知觉功能检查

1. 抑制检查(suppression testing) 患者有明显斜视而无复视主诉,是判断单眼抑制的最简便方法,其他检查方法包括Worth四点灯检查和Bagolini线状镜检查等。

2. 融合储备力检查(fusion potential) 主要方法为红色滤光片加三棱镜法,即在斜视患者的单眼前加红色滤光片,双眼同时注视点光源,患者可看到1个红灯和1个白灯,在单眼上加三棱镜,至红灯和白灯融合,出现单一的粉红色影像,说明有潜在的融合储备力。继续增加三棱镜度数,受检者仍能看成1个粉红色物像,至又出现1个红灯和1个白灯,由两个物像重合至再次出现两个物像所用的三棱镜度数即为受检者的融合储备力(图17-10)。

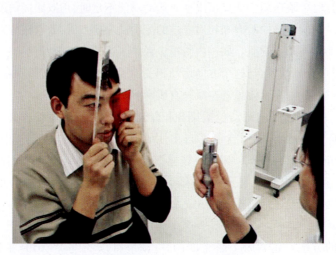

图17-10　融合储备力检查

3. **立体视检查(stereopsis testing)**　立体视的检查包括随机点立体图和非随机点立体图两类。水平视差(horizontal visual disparity)是产生立体视的基础。患者戴偏振光眼镜或红蓝眼镜,观察特殊印制的图片,对立体视进行定量检查。正常值为40~100秒弧。非随机点立体图存在单眼线索,假阳性率较高。常用的检查图有Titmus立体图(图17-11)和TNO立体图。

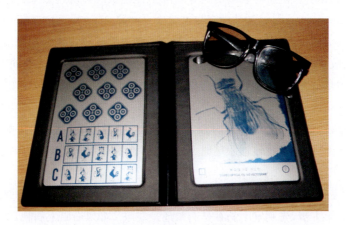

图17-11　Titmus立体图

4. **复视像检查**　患者的头保持正位,不得转动。在其一眼前放一红色镜片,注视1m远处的灯光,若有复视,则见一红色灯光和一白色灯光;若见粉红色单一灯光,则表示无复视。然后分别检查各诊断眼位,距离中心约20°。

复视像的分析步骤:①首先确定复视像性质,是水平的还是垂直的、是交叉的还是同侧的;②寻找复视像偏离最大的方向;③周边物像属于麻痹眼。水平复视周边物像在水平方向确定,垂直复视周边物像在第三眼位垂直方向确定(图17-12)。

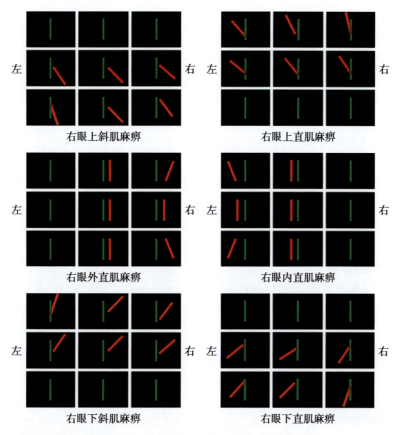

图 17-12 右眼各条眼外肌麻痹时的复视像

第五节 斜视治疗的基本原则

一、治疗时机

斜视治疗的主要目标是恢复双眼视觉功能。儿童斜视一经确诊即应开始治疗,应首先尝试消除斜视造成的知觉缺陷,包括脱抑制、治疗弱视;双眼视力接近平衡后,再运用非手术的或手术的方法矫正斜视。如果斜视影响到儿童的心理和社会交往,建议早期手术。成人后天性斜视,先保守治疗,并积极检查相关病因。病因清楚,病情稳定 6 个月后可行手术治疗。

二、非手术治疗

斜视的非手术治疗包括:矫正同时存在的屈光不正,治疗可能存在的弱视,斜视的光学矫正,药物治疗和视能矫正训练。

(一)弱视的治疗

精确配镜和对单眼弱视的优势眼的遮盖是弱视治疗的两个基本手段。双眼高度屈光不正引起的双眼弱视不能使用遮盖法治疗。详见"本章第七节 弱视"。

(二)光学治疗

1. **框架眼镜** 轻微的屈光不正不需要矫正,如果内斜视患者有明显的远视,内斜视的部分或全部原因与远视相关,应给予全矫处方矫正。对高 AC/A 患者,配戴双光镜可以放松调节的,亦可配镜矫正。

2. **三棱镜** 对有复视的斜视患者,配戴三棱镜使两眼视轴平行,可以在主要视野,即第一眼位和阅读眼位,消除复视。

（三）药物治疗

1. **散瞳剂和缩瞳剂**　用阿托品散瞳可以矫正或部分矫正屈光性调节性内斜视。点缩瞳剂可以形成药物性近视，减弱中枢性调节，对矫正高 AC/A 型调节性内斜视有效。

2. **A 型肉毒素**　在肌电图监视下将其注射于麻痹肌的拮抗肌内，由于药物的神经毒性作用，使肌肉暂时性麻痹，重建了麻痹肌和拮抗肌之间的平衡，能够达到减小或消除斜视的效果。主要应用于中小度数内外斜视（<40$^\triangle$）、术后残余斜视、急性麻痹性斜视（特别是第Ⅵ脑神经麻痹）、周期性内斜视、活动期甲状腺相关性眼病等。

（四）视能矫正训练

视能矫正训练（orthoptics）是指视能矫正师指导患者进行的弱视和双眼视功能训练，可以补充和巩固手术效果。

三、手术治疗

（一）手术治疗的方法

1. **肌肉减弱术**　包括直肌后徙术（recession of a rectus muscle）（图 17-13）、直肌悬吊术、直肌后固定术、下斜肌后徙术、下斜肌切断术、下斜肌部分切除术、上斜肌断腱术、上斜肌肌腱延长术等。

2. **肌肉加强术**　包括直肌缩短术（resection of a rectus muscle）（图 17-14）、直肌肌腱前徙术、下斜肌转位术、直肌肌腱连结术、上下直肌移位术、上斜肌折叠术等。

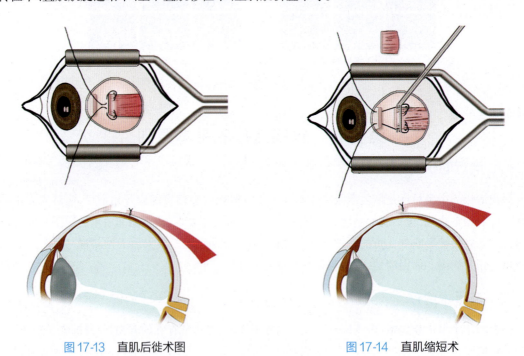

图 17-13　直肌后徙术图　　　　　图 17-14　直肌缩短术

3. **水平肌肉垂直移位术**　用于矫正无明显斜肌异常的 A 型或 V 型水平斜视。

（二）手术肌肉的选择

多种因素决定手术肌肉的选择。首先是第一眼位的斜视度，同时应参考视远和视近时斜视度的差别。内直肌对视近斜视角的矫正作用更大，外直肌对视远斜视角的矫正作用更大。对视近内斜视较大的患者，应行双眼内直肌减弱术。外斜视视远明显时，应行双眼外直肌减弱术。对视近视远斜视角相同的斜视，双侧直肌减弱与单眼后徙加缩短手术效果相同。需要提醒的是，单眼同次手术不能超过两条直肌，否则可能发生眼前节缺血。

手术仅能起到机械性矫正眼位的作用，其他多种因素如肌肉的性质、与周围组织的关系、不同的神经冲动等，决定了相同的肌肉相同的手术量可能产生不同的矫正结果。因此获得满意的手术效果，可能需要不止一次手术。

(三) 调整缝线

调整缝线(adjustable sutures)是为提高斜视手术成功率而设计的方法,既可用于直肌的后徙术,也可用于直肌的缩短术及上斜肌手术。术前要准确评估患者能否耐受调整缝线,并告知患者可能的不适。少年儿童和婴幼儿斜视手术不适宜调整缝线。

第六节 斜视各论

目前临床尚无完善的斜视分类方法。通常有以下几类:根据融合功能分为隐斜视、间歇性斜视和恒定性斜视;根据眼球运动及斜视角有无变化分为共同性斜视和非共同性斜视;根据注视情况分为交替性斜视和单眼性斜视;根据发病年龄分为先天性斜视和获得性斜视;根据偏斜方向分为水平斜视(horizontal strabismus)、垂直斜视(hypertropia)、旋转斜视(cyclodeviation)和混合型斜视。水平斜视包括内斜视(esotropia,ET)和外斜视(exotropia,XT)。

共同性斜视的主要特征是眼球运动没有限制,斜视角不因注视方向的改变而变化,两眼分别注视时的斜视角相等(第一斜视角等于第二斜视角)。非共同性斜视根据眼球运动限制的原因分为两种:一种是由于神经肌肉麻痹引起的麻痹性斜视;另一种是由于粘连、嵌顿等机械性限制引起的限制性斜视。根据病史和牵拉试验可以鉴别。麻痹性斜视的主要特征为眼球运动在某个方向或某些方向有障碍,斜视角随注视方向的变化而改变,第二斜视角大于第一斜视角。

一、内斜视

(一) 先天性内斜视(婴儿型内斜视基本型)

【诊断要点】出生后6个月内发病,无明显屈光异常。交替性斜视者无弱视,单眼性斜视常合并弱视。斜视度数较大。有假性外展限制,用娃娃头试验可以排除。有时合并下斜肌亢进、垂直分离性斜视(dissociated vertical deviation,DVD)和眼球震颤等。

【治疗】如有单眼弱视需先行治疗,待双眼视力接近平衡后(可交替注视),手术矫正斜视,手术时机为18~24个月以内。合并下斜肌亢进和DVD者,手术设计时应给予相应考虑,下斜肌转位术矫正下斜肌亢进及同时合并的DVD。手术后应保留小于10$^\triangle$的微小内斜视,以利建立周边融合和粗立体视。

(二) 调节性内斜视

调节性内斜视(accommodative esotropia)有两种作用机制单独或共同参与:中高度远视需要较多的调节以得到清晰的物像而导致屈光调节性内斜视(refractive accommodative esotropia);高AC/A使一定量的调节引起更多的集合形成高AC/A型调节性内斜视(high AC/A ratio accommodative esotropia)。

1. **屈光性调节性内斜视**

【诊断要点】发病平均年龄为2岁半。有中度或高度远视性屈光不正。散瞳后或戴镜可以矫正眼位。单眼内斜视可合并弱视,眼球运动无明显受限。

【治疗】配戴全屈光处方眼镜矫正,有弱视者治疗弱视。此类斜视不适于手术矫正。一般每年重新验光一次,根据屈光变化决定是否调换眼镜,需要时也可以提前验光。调换眼镜时应满足视力和眼位正常。如戴镜后有轻度外斜,则应减小球镜,以戴镜后正位或内隐斜为好。

2. **部分调节性内斜视(partially accommodative esotropia)**

【诊断要点】为屈光性调节性内斜视的一种类型。散瞳或戴镜后斜视度数可以减少,但不能完全矫正。

【治疗】首先配戴全屈光处方眼镜矫正,有弱视者治疗弱视。戴镜3~6个月后眼位不能完全矫正者,应手术矫正非调节部分斜视。斜视调节部分继续戴镜矫正。每半年至1年重新验光一次,并根据屈光变化决定是否调换眼镜。调换眼镜原则同屈光调节性内斜视,即应满足视力和眼位正常。

3. 高 AC/A 型调节性内斜视

【诊断要点】斜视度视近大于视远(≥15$^\triangle$)。视远时甚至可以为正位。常伴有远视性屈光不正。此类斜视 10 岁后有自愈趋势。

【治疗】保守治疗方法包括:戴双光镜即全屈光矫正下加+1.50~+3.00D 球镜矫正斜视或点缩瞳剂减少中枢性调节矫正视近过多的内斜。手术治疗:一般行双眼内直肌后固定术以减少对视远时眼位的影响。

4. 混合型调节性内斜视(mixed accommodative esotropia)

【诊断要点】此类内斜视两种调节因素均存在。有远视性屈光不正,戴镜后斜视度减少,说明有屈光性调节因素。但是戴镜后视远斜视度明显减少甚至接近正位,视近仍有较大度数内斜视,视近大于视远(≥15$^\triangle$),说明还有高 AC/A 因素。

【治疗】戴镜矫正屈光性调节性内斜视,剩余的高 AC/A 型调节性内斜视用内直肌后固定术矫正或用双光眼镜矫正。

(三)非调节性内斜视

非调节性内斜视(nonaccommodative esotropia)包括:

1. 基本型内斜视(basic esotropia)

【诊断要点】斜视常在半岁以后出现,无明显调节因素。单眼斜视可合并弱视。无明显远视性屈光不正,视远视近斜视度相同。

【治疗】有弱视者先尝试治疗弱视,双眼视力接近平衡后及时手术矫正眼位。虽然绝大多数儿童全身无明显症状,但也需要考虑中枢神经系统检查。

2. 急性共同性内斜视(acute comitant esotropia)

【诊断要点】发病急,突然出现复视。多发生在 5 岁以后,眼球运动无明显受限。

【治疗】由于是突然出现复视,所以首先要进行神经科检查以除外颅内疾患。如内斜视度数小,可用三棱镜消除复视;如斜视度数大,病情稳定后,可以手术矫正。眼位矫正后可以恢复双眼视觉功能。

3. 周期性内斜视(cyclic esotropia)

【诊断要点】3~4 岁发病。内斜视呈周期性出现,一般为隔日斜视,周期为 48 小时。在不出现之日可能仅有轻度斜视或隐斜视。日久可转变为恒定性斜视。周期性内斜视患者中偶见弱视,V 型斜视常见。在内斜视不存在时,患者可有正常的双眼单视和较好的立体视。

【治疗】首先矫正屈光不正。有些患者矫正远视后,周期性内斜视消失。不能矫正者,可以手术矫正,手术量参照眼位偏斜日的斜视度。

4. 知觉性内斜视(sensory esotropia)

【诊断要点】儿童期的各种眼病如白内障、角膜白斑、视网膜病变、视神经萎缩、眼外伤等造成单眼视力明显下降甚至丧失后出现此类内斜视。

【治疗】首先是针对病因治疗,矫正屈光不正,治疗屈光间质混浊引起的弱视,尽量保持双眼同时获得正常的、对称的神经冲动在婴幼儿期非常重要。病因排除后,尚有残余内斜的,手术矫正眼位。

以上均为共同性内斜视。

(四)非共同性内斜视

非共同性内斜视(incomitant esodeviation)包括:

1. 展神经麻痹(abducens/sixth nerve palsy)

【诊断要点】展神经麻痹多数为获得性,可由颅内疾患、外伤或外周病毒感染导致,也可以没有任何明确原因,但存在高血压、糖尿病等微血管高危因素。大度数内斜视,外转明显受限,严重时外转不能超过中线,可有代偿头位,面转向受累肌方向。

【治疗】尽力检查病灶,以确定病因。针对神经麻痹可使用神经营养药物。大多数3个月左右恢复。对病因清楚、病情稳定6个月以上仍有斜视者,可手术矫正内斜视。外直肌不全麻痹时可行内直肌后徙加外直肌缩短手术;外直肌全麻痹者可行内直肌减弱联合上下直肌与外直肌连结术或联合上下直肌移位术。内直肌注射A型肉毒素可以避免或缓解肌肉挛缩,又不影响睫状血管供血,可以替代内直肌后徙术,且可反复注射。

2. **其他类型非共同性内斜视**

(1)内直肌运动受限:甲状腺相关性眼病,眶内壁骨折内直肌或其周围软组织嵌顿,内直肌手术中大量截除,均可造成内直肌运动限制,见特殊类型斜视。

(2)眼球震颤阻滞综合征:出生后6个月内出现的内斜视,斜视度不稳定,伴有水平冲动性眼球震颤,用外转眼注视时眼球震颤加剧,有代偿头位,喜欢用内收眼注视。

(3)眼球后退综合征:见特殊类型斜视。

(4)Möbius综合征:少见,由先天性脑神经发育缺陷引起的先天性限制性内斜视。特点是第Ⅵ、第Ⅶ脑神经麻痹,导致面具脸;同时合并注视麻痹,肢体、胸、舌的异常。

二、外斜视

婴幼儿期外斜视较内斜视少见,但随年龄增加患病率逐渐升高。患者可由外隐斜发展为间歇性外斜视(intermittent exotropia),再进展为恒定性外斜视(constant exotropia),也可以发病即为间歇性外斜视或恒定性外斜视。

(一)间歇性外斜视

【分类】根据视远、视近斜视度的不同临床可分为4种类型:

基本型:视远与视近的斜视度基本相等。

分开过强型:视远斜视度明显大于视近($\geq 15^\triangle$)。

集合不足型:视近斜视度明显大于视远($\geq 15^\triangle$)。

假性分开过强型:视远斜视度明显大于视近,但遮盖单眼1小时或双眼戴+3D球镜后,视远、视近时的斜视度基本相等。

【临床表现】发病较早,但发现较晚,一般到5岁左右才逐渐表现明显。对于无视觉抑制的大龄儿童和成人会感觉复视,当利用调节性集合控制眼位时,有视疲劳、阅读困难、视物模糊、头痛等。许多间歇性外斜视患者畏光,即在强光下喜闭一眼。斜视出现频率随年龄增大逐渐增加。由于受融合控制,所以斜视度变化较大,疾病、疲劳及融合遭到破坏时斜视易于暴露。控制正位时有一定的双眼视功能。眼位偏斜时,偏斜眼抑制。始终保持正常视网膜对应,没有或很少有弱视。无明显屈光不正,且眼位偏斜的原因与屈光不正无特殊联系。

【治疗】以手术治疗为主,手术时机应掌握在双眼视功能受损之前,在密切随访立体视觉正常情况下可延迟手术。发现双眼视功能损害时提倡早期手术。但要看患儿是否合作,所查斜视度是否可靠,检查结果不可靠时不可贸然手术。集合训练可能有暂时效应,但不能矫正眼位。不要因集合训练而延误手术时机。手术前尤其不应进行集合训练,否则容易出现手术后过矫。手术肌肉的选择见"本章第五节 斜视治疗的基本原则"。

(二)恒定性外斜视

1. **先天性外斜视(congenital exotropia)**

【诊断要点】出生后6个月以内发病,大角度的外斜视。常合并神经系统异常和颅面畸形。立体视和双眼注视功能较差。

【治疗】以手术治疗为主。

2. **知觉性外斜视(sensory exotropia)**

【诊断要点】由原发性知觉缺陷包括屈光参差以及白内障、无晶状体、视网膜病变或其他器质性原因所致的单眼视觉障碍所致的外斜视。受累眼呈恒定性的外斜视。

【治疗】以手术为主。

3. 继发性外斜视（consecutive exotropia）

【诊断要点】内斜视手术矫正眼位后继发的外斜视。

【治疗】以手术为主。手术需要从多方面因素来考虑，包括视远视近斜视度、第1次手术量、眼球运动是否受限以及每只眼的视力情况等。多数情况下第2次手术为探查和复位前次手术后徙的肌肉。

4. 动眼神经麻痹（third cranial nerve/oculomotor palsy）

【病因】儿童动眼神经麻痹的原因包括先天（40%～50%）、外伤或炎症，很少因肿瘤所致。成人动眼神经麻痹多由于颅内动脉瘤、糖尿病、神经炎、外伤、感染所致，肿瘤也很少见。

【临床表现】患者常存在大度数的外斜视，同时伴麻痹眼的下斜视。受累眼上睑下垂，内转明显受限，内上、外上、外下运动均有不同程度的限制。眼内肌受累时瞳孔扩大，对光反应消失或迟钝。儿童动眼神经麻痹患者弱视很常见，必须积极治疗。在先天性或者外伤性的动眼神经麻痹的病例中，因为受损眼神经的迷行再生，临床表现和治疗就变得非常复杂。表现为异常的眼睑抬举、瞳孔收缩，或者眼球企图内转时下转。

【治疗】获得性动眼神经麻痹患者首先要检查病灶，以确定病因。不要漏掉重要疾病的诊断。针对神经麻痹可使用神经营养药物，因有自愈的可能，先观察6～12个月，仍有眼位偏斜的可考虑手术治疗。因为多条眼外肌包括上睑提肌受累，手术的目的是在第一眼位矫正斜视，而不能追求恢复眼球运动功能。为矫正大度数外斜视，常需要外直肌超常后徙联合内直肌大量缩短术。由于动眼神经累及眼外肌多，手术效果差。当Bell现象阴性，上转运动严重限制时，上睑下垂矫正手术应慎重。

三、垂直斜视

垂直斜视一般根据高位眼诊断。垂直性斜视病因很多，先天性的可以是解剖异常（眼外肌的附着点异常、肌肉缺如等）或神经肌肉麻痹，获得性的可以是闭合性颅脑外伤、眶壁骨折和眶肿瘤、脑干病变以及全身性病变等。垂直斜视几乎都是非共同性斜视，其检查、诊断、处理都比水平斜视复杂。

（一）上斜肌麻痹

上斜肌麻痹（superior oblique muscle palsy）为最常见的垂直旋转性眼外肌麻痹。病因可以是先天性解剖异常，神经核缺陷或者第Ⅳ脑神经运动部分的缺陷；也可以是获得性的，大多数是颅脑损伤引起，也有因中枢神经系统血管异常、糖尿病引起者。

1. 先天性上斜肌麻痹（congenital superior oblique muscle palsy，CSOP）

【诊断要点】受累眼上斜视，如果双眼发病则呈交替性上斜视即右眼注视时左眼上斜视，左眼注视时右眼上斜视。歪头试验阳性，即将头向高位眼倾斜时，受累眼上翻或上斜视度数明显增加。双眼运动表现为受累眼内下转时落后（上斜肌功能不足），可伴有内上转时亢进（下斜肌功能亢进），单眼运动可以正常。单侧先天性上斜肌不全麻痹伴有典型的代偿头位，面部发育常不对称。很少合并弱视。

【治疗】先天性上斜肌不全麻痹以手术治疗为主，度数较小或手术后有残余小度数者可用三棱镜矫正。客观检查结果可靠者应尽早手术。早期手术不仅能及时恢复双眼视觉功能，而且可以减少面部和骨骼的发育畸形。手术设计主要为减弱功能亢进的拮抗肌或配偶肌。

2. 获得性上斜肌麻痹（acquired superior oblique muscle palsy，ASOP）

【诊断要点】突然出现复视。有时虽为成人发病，但是很可能是先天的病例失代偿后出现复视。所以既往照片调查对鉴别先天性或获得性上斜肌麻痹具有重要意义。各诊断眼位斜视度检查、复视像检查以及Parks三步法检查可以确定受累眼和肌肉。眼球运动的检查，特别是双眼运动的检查可见受累眼向鼻下运动有不同程度限制。有代偿头位，但不如先天性者典型。

【治疗】 获得性上斜肌不全麻痹应以病因检查和对因治疗为主,经多次详细检查未查出确切病因者,先行对症治疗。病因清楚、病情稳定6个月后仍有斜视者,行手术治疗。手术以矫正正前方及前下方眼位并恢复双眼视功能为主。三棱镜矫正对小度数垂直斜视(一般小于10$^\triangle$)有较好矫正效果,但对旋转斜视无帮助。

(二) 双上转肌功能不足

双上转肌功能不足(double elevator insufficiency)即同眼的下斜肌和上直肌麻痹。

【诊断要点】 眼球运动鼻颞侧上转均受限,受累眼下斜视。向上注视时,受累眼眼位更低。斜视眼可能弱视。有下颌上抬的代偿头位。患眼上睑下垂,50%的患者上睑下垂是假性的,1/3 患者会表现 Marcus Gunn 下颌瞬目综合征。

【治疗】 如果存在下直肌限制因素,则后徙下直肌;如果没有限制因素,可将内外直肌转位到上直肌附着点处(Knapp 转位术)。

(三) 下斜肌麻痹

下斜肌麻痹(inferior oblique muscle palsy, IOP)罕见,可能为第Ⅲ脑神经下支特别是营养下斜肌的分支受损伤。确切病因不清,不伴其他神经异常。内转时上转受限,牵拉试验是与上斜肌肌鞘综合征(Brown syndrome)相鉴别的主要方法,无限制因素者为下斜肌麻痹。常存在 A 征及上斜肌亢进。手术行同侧上斜肌减弱或者对侧上直肌后徙。

四、A、V 型斜视

A、V 型斜视(A、V Patterns)为水平斜视的一种亚型,在水平方向其斜视角无明显变化,但是在垂直方向注视不同位置时斜视角有明显变化。可以理解为在垂直方向注视时有非共同性的水平斜视,很像字母 A 或 V,故称 A、V 型斜视。两个字母的开口方向表示两眼分开强或集合弱,字母的尖端方向表示集合强或分开弱。15%~25% 的斜视合并 A、V 征。V 型外斜视,上方斜视角大于下方;A 型外斜视,下方斜视角大于上方;V 型内斜视,上方斜视角小于下方;A 型内斜视,下方斜视角小于上方。

【诊断要点】 向上25°和向下25°分别注视,测量视远时的斜视角。V 型斜视,上下分别注视时的斜视角相差≥15$^\triangle$。A 型斜视,上下分别注视时的斜视角相差≥10$^\triangle$。眼球运动检查要努力发现是否存在斜肌运动异常。A 型斜视常伴有上斜肌功能亢进,V 型斜视常伴有下斜肌功能亢进。

【治疗】 ①V 型斜视,有下斜肌功能亢进者,无论其程度如何均先行下斜肌减弱术,再矫正水平斜视。无下斜肌功能亢进者,在矫正水平斜视时行水平直肌垂直移位术。②A 型斜视,有立体视者,禁忌行上斜肌减弱手术,A 征由水平直肌垂直移位矫正。无立体视者,若有明显的上斜肌功能亢进,一般要行上斜肌减弱术后再行水平斜视矫正术;若上斜肌功能亢进较轻或无明显上斜肌功能亢进者则行水平直肌垂直移位术。③用水平肌肉移位术矫正 A、V 型斜视时,内直肌向字母 A、V 尖端方向移位,外直肌向字母开口方向移位。

五、特殊类型斜视

有些斜视病因不详且临床分类困难,临床表现也比较复杂,这类斜视统称特殊类型斜视。

(一) DVD

发病机制不明,其主要特点为两眼交替上斜视,眼球运动不遵循配偶肌定律,两眼运动呈分离状态。

【诊断要点】 交替遮盖时被遮眼上漂且合并外旋转,去遮盖后眼球缓慢回到注视位且合并内旋转。视远时更容易暴露。头位侧转后交替遮盖时仍有交替上漂现象是与单纯双眼下斜肌亢进鉴别的要点。用不同密度的滤光片组成的串镜做 Bielschowsky 试验,被遮眼随滤光片密度增高眼位上漂,当滤光片密度减低时上斜眼回落甚至超过注视位呈低位,则为 Bielschowsky 试验阳性。可合并先天性内斜视、眼球震颤、弱视和下斜肌亢进。DVD 常为双眼发病,可以为对称性但更多情况表现为非对称性。

【治疗】平时无明显交替上斜视,只在检查时才暴露者可保守治疗。如患者合并屈光不正,在配戴眼镜时可以用光学手段转换注视眼,避免暴露上漂现象。对不合并下斜肌亢进者以减弱上直肌为主,对上漂现象明显者上直肌后徙大于7mm,也可以行上直肌后徙联合后固定缝线术(Faden术)。合并下斜肌亢进者行下斜肌转位术,即将下斜肌断端固定在下直肌附着点颞侧。

(二) 先天性脑神经发育异常综合征

先天性脑神经发育异常综合征(congenital cranial dysinnervation disorders,CCDDs)为一组特殊类型的斜视综合征,是由于先天一条或多条脑神经发育异常或缺失,从而导致的原发或继发的其他脑神经对肌肉的异常神经支配。

1. Duane 眼球后退综合征(Duane retraction syndrome,DRS) 研究发现此类患者支配外直肌的展神经核缺如或受损,外直肌受到动眼神经的矛盾性支配。临床以眼球运动限制、眼球后退和异常头位为主要特征。

【分类】眼球后退综合征临床分3型:Ⅰ型,受累眼外转受限,内转无明显限制,可以合并内斜视;Ⅱ型,受累眼内转受限,外转无明显限制,可以合并外斜视;Ⅲ型,受累眼内外转均受限,可以无斜视或合并内斜视或外斜视。

【诊断要点】多数患者均有外转限制,外转时睑裂开大。内转时眼球后退,睑裂变小,常合并眼球上射或(和)下射现象。常伴有代偿头位。多数患者保持较好的双眼单视功能,很少发生弱视。被动牵拉试验显示有限制因素。可以双眼发病,多数为单眼,临床发现左眼为好发眼。

【治疗】第一眼位无明显斜视和代偿头位者无特殊治疗。对有明显代偿头位和第一眼位有斜视者可手术治疗。手术仅限于改善眼位和代偿头位使主要视野获得双眼单视,一般对恢复眼球运动无帮助。手术以减弱术为主,一般不建议行加强手术,否则术后会加剧眼球后退。

2. 先天性眼外肌纤维化综合征(congenital fibrosis of extraocular muscles,CFEOM)

【诊断要点】可分为1型、2型和3型三种类型,CFEOM 1型是最常见的经典的CFEOM表现型。对此类患者的MRI研究发现上睑提肌和上直肌发育不良,提示动眼神经上支先天缺如。自脑干发出的动眼神经细小,第Ⅳ和Ⅵ脑神经也存在不同程度的异常。临床表现为双侧上睑下垂、双眼下斜视、被动牵拉试验阳性、双眼上转受限伴不同程度的水平注视受限。

CFEOM 2型是少见的CFEOM表型。遗传学也证实是由原发性第Ⅲ、Ⅳ脑神经核的异常发育引起。患者双侧上睑下垂,并有大角度的外斜视,水平和垂直眼球运动均严重受限。

CFEOM 3型是非经典CFEOM表型。推测可能为动眼神经不同程度的发育缺陷造成。在CFEOM 1家系中,凡不符合CFEOM 1诊断标准的患者即为CFEOM 3型。患者可以双侧或单侧发病,眼球运动可以是完全受限或轻度受限。牵拉试验阳性。

【治疗】手术目的是矫正或改善第一眼位的斜视和代偿头位,对眼球运动无明显改善。手术原则为受累肌肉大量后徙,不做缩短术。因为多数患者Bell现象消失或明显障碍,所以上睑下垂的矫正术要慎重。

(三) 上斜肌肌鞘综合征

【病因】先天性者为上斜肌肌腱和滑车纤维粘连导致机械性限制眼球内上转,后天性者为上斜肌肌腱或滑车部的肌腱炎症、外伤或继发于上斜肌折叠术后。

【诊断要点】第一眼位表现为正位或下斜视。受累眼内上转明显限制,外上转接近正常,患眼内转时下斜视逐渐增加。同侧上斜肌正常或轻度亢进。可有下颌上抬的异常头位。需与下斜肌麻痹鉴别(表17-2)。被动牵拉试验的结果是鉴别诊断的依据。

【治疗】①非手术治疗:后天的上斜肌肌鞘综合征不急于手术,有自行恢复的可能。第一眼位正位可不手术,垂直斜度小于10$^\triangle$可配三棱镜矫正。②手术治疗:第一眼位垂直斜度大于10$^\triangle$,正常视网膜对应且患者眼位有明显内旋,可行上斜肌断腱术或上斜肌肌腱延长术。

表 17-2　下斜肌麻痹和上斜肌肌鞘综合征鉴别

	下斜肌麻痹	上斜肌肌鞘综合征
牵拉试验	阴性	阳性
斜视类型	A 征	V 征
上斜肌亢进	常存在	无或很小

（四）甲状腺相关眼病

本节从斜视角度介绍甲状腺相关眼病所致斜视的治疗方案及原则，病因和临床表现参见"第十八章 眼眶疾病"。

【治疗】对静止期甲状腺相关眼病患者，可以手术矫正斜视，消除复视。以矫正第一眼位和前下方斜视并消除复视为目标，其他方向因眼外肌变性的缘故很难完全消除斜视和复视，以解除因眼外肌变性造成的眼球运动受限为主要选择。例如：多数患者以下直肌受累为主，受累眼上转明显限制是由于下直肌炎症后纤维化引起的，所以此类患者应行下直肌后徙或悬吊术。双眼受累者，手术设计要考虑在双眼完成以达到消除第一眼位复视的目标。处理上下直肌时，要在直视下充分分离与眼睑的联系，以避免或尽量减少对眼睑位置的影响。

（五）眼眶壁爆裂性骨折所致限制性斜视

为外界暴力引起的间接性眶壁骨折。外力导致眶内压突然升高，使眼眶最薄弱处的内壁、下壁发生骨折，眶内软组织、肌肉嵌顿于骨折处或疝入上颌窦，导致眼位以及眼球运动异常。

【诊断要点】发病初期可见眼睑、眼眶内组织肿胀淤血。受累眼下斜视或第一眼位没有斜视，某些注视野存在复视。限制性眼球运动障碍，受累眼发生眼球内陷。眼眶 CT 检查可见相应部位骨折，典型的眶下壁骨折软组织疝入上颌窦时可见油滴样影像。牵拉试验阳性，眼球运动障碍源于机械性限制。

【治疗】先行眶壁骨折修复术。眼眶修复术后仍有斜视者可考虑手术矫正，手术以解除眼球运动限制为主，小角度的斜视可用三棱镜矫正复视。

第七节　弱　　视

一、概述

弱视为视觉发育相关性疾病，所以了解视觉发育对弱视的诊断、治疗及预防有重要意义。

1. 定义　是视觉发育期内由于异常视觉经验（单眼斜视、屈光参差、高度屈光不正以及形觉剥夺）引起的单眼或双眼最佳矫正视力下降，眼部检查无器质性病变。

2. 儿童视觉发育　儿童视力是逐步发育成熟的，儿童视觉发育的关键期为 0～3 岁，敏感期为 0～12 岁，双眼视觉发育 6～8 岁成熟。不同的发育阶段不仅视力有差别，而且不同检查方法检出的视力正常值也不同（表 17-3）。从不同阶段视力发育的标志（表 17-4），可以看出在弱视诊断时应注意年龄因素。

表 17-3　使用不同方法检测儿童视力正常值

年龄	视力检查	正常值
0～2	VEP	0.67（1 岁）
0～2	选择性观看	0.67（2 岁）
2～5	Allen 图片	0.5～1.0
2～5	HOTV 视力表	0.5～1.0
2～5	E 字视力表	0.5～1.0
>5	Snellen 视力表	0.67～1.0

表 17-4　不同阶段视力发育的标志

年龄	视力发育标志
0~2个月	出现瞳孔反应/偶见注视和追随目标现象/出现冲动性扫视样运动/眼位:外隐斜多见,内隐斜少见
2~6个月	注视性质为中心注视,出现追随现象/存在精确的双眼平滑追随运动/单眼追随运动不对称/眼位:极少有向外偏斜,无向内偏斜,出现内斜应为异常
6个月~2岁	注视性质为中心注视,可有准确的平滑追随运动/眼位:正位
3~5岁	正常视力下限为0.5,Snellen视力表两眼视力相差不超过两行
>5岁	正常视力下限为0.67,Snellen视力表两眼视力相差不超过两行

3. **弱视诊断标准**　我国斜视与小儿眼科学组曾在1987年提出以国际标准视力表检测出的0.8为弱视诊断标准,并提出诊断弱视应注意年龄因素。然而有些医生或保健人员不分年龄大小,只用0.8一个标准,又未注意是否存在引起弱视的危险因素(单眼斜视、屈光参差、高度屈光不正及形觉剥夺等),对凡是最佳矫正视力低于0.8者均诊断为弱视并给予治疗,出现了弱视诊断泛化的倾向。弱视诊断时要参考不同年龄儿童正常视力下限:3~5岁儿童正常视力参考值下限为0.5,6岁及以上为0.7。两眼最佳矫正视力相差2行或更多,较差的一眼为弱视。如果幼儿视力不低于同龄儿童正常视力下限,双眼视力相差不足2行,又未发现引起弱视的危险因素,则不宜草率诊断为弱视,可以列为观察对象。

4. **弱视的筛查与预防**　以人群为基础的随机对照研究发现,早期强化筛查可以降低弱视的患病率和减轻弱视的程度。

二、分类

1. **斜视性弱视**　发生在单眼性斜视,双眼交替性斜视不形成斜视性弱视。由于眼位偏斜后引起异常的双眼相互作用,斜视眼的黄斑中心凹接受的不同物像(混淆视)受到抑制,导致斜视眼最佳矫正视力下降。

2. **屈光参差性弱视**　由于两眼的屈光参差较大,黄斑形成的物像大小及清晰度不等,屈光度较大的一眼存在形觉剥夺,导致发生屈光参差性弱视。两眼球镜相差1.5DS,柱镜相差1.0DC即可以使屈光度较高一眼形成弱视。

3. **屈光不正性弱视**　多发生于未戴过屈光矫正眼镜的高度屈光不正患者。主要见于高度远视或散光,常为双侧性,两眼最佳矫正视力相等或相近。一般认为远视≥5.00DS,散光≥2.00DC,近视≥10.00DS会增加产生弱视的危险。

4. **形觉剥夺性弱视**　多发生在有屈光间质混浊的儿童(如先天性白内障、角膜混浊)、完全性上睑下垂、医源性眼睑缝合或遮盖等情况下。由于形觉刺激不足,剥夺了黄斑形成清晰物像的机会而形成弱视。剥夺性弱视可为单侧或双侧,单侧较双侧更为严重。这种弱视形成所需要的时间比形成斜视性弱视、屈光不正及屈光参差性弱视的时间要短。婴幼儿即便短暂地遮盖单眼也可能引起剥夺性弱视,故应该在视觉发育关键期避免不恰当的遮盖。

三、弱视的发病机制

弱视的发病机制极为复杂,目前公认用两种理论来解释弱视的发病机制,即双眼异常的相互作用和形觉剥夺(表17-5)。

四、弱视的临床检查

1. **视力检查**　见第三章第二节及本章第四节。
2. **屈光状态检查**　睫状肌麻痹后进行检影验光以获得准确的屈光度数。

表 17-5　不同病因导致弱视发生的机制

病因	双眼异常的相互作用	形觉剥夺
斜视	+	-
屈光参差	+	+
屈光不正	-	+
单侧形觉剥夺	+	+
双侧形觉剥夺		+

3. **注视性质检查**　直接检眼镜下中心凹反射位于0~1环为中心注视,2~3环为旁中心凹注视,4~5环为黄斑旁注视,5环外为周边注视。

4. **电生理检查**　视觉诱发电位(visual evoked potential,VEP)包括图形视觉诱发电位(P-VEP)和闪光视觉诱发电位(F-VEP),主要用于判断视神经和视觉传导通路疾患,弱视眼表现为图形视觉诱发电位 P_{100} 波潜伏期延长、振幅下降。婴幼儿可用 F-VEP 检查。

五、弱视的治疗

一旦确诊为弱视,应立即治疗,否则年龄超过视觉发育的敏感期,弱视治疗将变得非常困难。弱视的疗效与治疗时机有关,发病越早,治疗越晚,疗效越差。治疗弱视的基本策略为消除形觉剥夺的原因、矫正在视觉上有意义的屈光不正和促进弱视眼的使用。

1. **消除病因**　早期治疗先天性白内障或先天性完全性上睑下垂等,消除形觉剥夺的原因。

2. **屈光矫正**　精确配镜以矫正在视觉上有意义的屈光不正,可以提高屈光参差性弱视和斜视性弱视儿童的视力。高度屈光不正性弱视儿童在单独矫正屈光不正后,视力也获得了实质性提高。对单眼弱视,在消除病因和精确配镜的基础上促进弱视眼的使用才更有效。

3. **遮盖治疗**　常规遮盖治疗即遮盖优势眼,强迫弱视眼使用。该方法已有200余年历史,迄今仍为最有效的治疗单眼弱视的方法。用遮盖法治疗时,须密切观察被遮盖眼视力的变化,避免被遮盖眼发生遮盖性弱视。复诊时间根据患儿年龄确定,年龄越小,复诊间隔时间越短。1岁儿童复查间隔为1周,2岁儿童复查间隔为2周,4岁儿童复查间隔才能为1个月。因为弱视治疗易反复,双眼视力平衡后,要逐步减少遮盖时间慢慢停止遮盖治疗,维持治疗半年以上,以使疗效巩固。

4. **光学药物疗法（压抑疗法）**　研究发现,中低度屈光参差的患者,一眼视远,另一眼视近,未形成弱视。基于这一发现,人为造成一眼视远,一眼视近,是压抑疗法治疗弱视的基础。适于中、低度单眼弱视及对遮盖治疗依从性不好的儿童。治疗方法包括:①近距离压抑疗法:适用于最佳矫正视力≤0.3的儿童。优势眼每日滴1%阿托品散瞳,戴矫正眼镜,使优势眼只能看清远距离。弱视眼在矫正眼镜上再加+3.00D,使之无须调节便能看清近距离。②远距离压抑法:适用于最佳矫正视力>0.3的儿童。优势眼过矫+3.00D,使其只能看清近距离。弱视眼只戴最佳矫正眼镜,促进其视远。

多中心的临床随机对照试验表明,对3~7岁中度弱视(弱视眼视力于0.2~0.5之间)儿童,遮盖治疗和阿托品压抑疗法产生的效果相似,都可以作为此类儿童弱视的初始治疗。

5. **其他治疗**　后像疗法、红色滤光片法、海丁格刷也是弱视治疗的有效方法,主要适用于旁中心注视者。视刺激疗法对中心凹注视、屈光不正性弱视效果较好,可作为遮盖疗法的辅助治疗,以缩短疗程。

6. **综合疗法**　对于中心注视性弱视,采取常规遮盖疗法或压抑疗法,联合视刺激疗法辅助精细训练;对于旁中心注视性弱视,先采取后像、红色滤光片或海丁格刷刺激转变注视性质,待转为中心注视后,再按中心注视性弱视治疗,也可以直接常规遮盖。

第八节 眼球震颤

眼球震颤(nystagmus)是一种非自主性、有节律的眼球摆动,它是一种同时影响交互神经供应两方面协调功能的病变,是由于某些视觉的、神经的或前庭功能的病变导致的眼球运动异常。

一、分类

1. 根据眼球震颤的节律分为冲动型眼球震颤和钟摆型眼球震颤。
2. 根据眼球震颤的形式分为水平性眼球震颤、垂直性眼球震颤、旋转性眼球震颤和混合性眼球震颤。
3. 根据发生时期分为先天性眼球震颤和后天性眼球震颤。

二、先天性眼球震颤

1. 先天性运动性眼球震颤(congenital motor nystagmus) 确切病因不明,与遗传有关,主要是传出机制缺陷,可能累及神经中枢或同向运动控制径路,而眼部无异常改变。为双眼同向眼球震颤,通常为水平性的,向上或向下注视时保持水平震颤。可以表现为钟摆型、冲动型、旋转性,也可以多种类型同时存在于一个患者。先天性运动性冲动型眼球震颤波形特点为一种速度呈指数性增加的一个慢相(图17-15A)。集合时震颤减轻,因此常合并内斜视。可存在静止眼位(中间带),即眼球震颤减轻、视力提高的位置。如果静止眼位不在第一眼位,患者采取代偿头位以在该位置获得最佳视力。

2. 知觉缺陷性眼球震颤(sensory defect nystagmus) 继发于视觉传入径路的缺陷,黄斑部模糊的物像,引起反馈紊乱,造成固视反射发育障碍,使正常维持目标于中心凹的微细运动系统(micromovement system)功能丧失,形成眼球震颤。如果出生时视力即丧失,则在3个月时出现眼球震颤。眼球震颤的严重程度取决于视力丧失的程度。此类眼球震颤为钟摆型(图17-15C),侧方注视时,震颤变为冲动型。

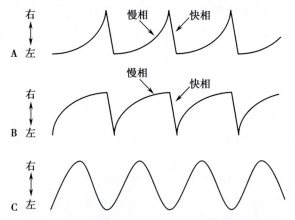

图17-15 先天性眼球震颤的几种常见的眼动波形
A. 速度递增型冲动型眼球震颤,其慢相的眼球运动速度呈指数性增加;B. 速度递减型冲动型眼球震颤,其慢相的眼球运动速度呈指数性递减;C. 钟摆型眼球震颤

3. 隐性眼球震颤(latent nystagmus) 病因不明,为一种水平性冲动型眼球震颤,双眼同时注视视标时无眼球震颤,遮盖一眼时出现双眼眼球震颤,快相指向未遮盖眼即注视眼。也可表现为显性眼球震颤上附加隐性眼球震颤,此时遮盖任何一眼后,眼球震颤振幅增加,视力下降。隐性眼球震颤

波形特点为一种速度呈指数性递减的一个慢相(图 17-15B)。隐性眼球震颤患者检查视力方法不同于一般视力检查,见本章第四节。

4. **周期交替性眼球震颤**(periodic alternating nystagmus,PAN) 病因不明,其眼球震颤方向呈规律性的周期交替性变化,在一个方向上的持续时间一般为 1~1.5 分钟,随后眼球震颤的幅度逐渐减弱,直至接近消失,约 10~20 秒后开始出现反方向的眼球震颤,周而复始。由于眼球震颤方向的改变,代偿头位也可见交替性变化。

三、眼球震颤的治疗

迄今没有直接有效的治疗方法,目前只有一些改善临床症状的间接治疗方法。

1. **屈光矫正** 麻痹睫状肌验光后,如果存在明显的屈光不正,应配镜矫正。
2. **三棱镜** 利用先天性运动性眼球震颤在静止眼位或使用集合时,可以减轻或抑制眼球震颤的特点,配戴三棱镜,以消除代偿头位,增进视力。

(1) 同向三棱镜:双眼放置同方向的三棱镜,基底与静止眼位方向相反,尖端指向静止眼位(健侧),使静止眼位由侧方移向正前方,从而消除代偿头位。

(2) 异向三棱镜:双眼均放置基底向外的三棱镜,以诱发集合,从而抑制眼球震颤。

3. **手术治疗** 对先天性眼球震颤有静止眼位和代偿头位者,通过手术将静止眼位由侧方移向中央,可改善或消除代偿头位,增进视力,但不能根治眼球震颤。手术前须先行三棱镜试验,如果双眼放置同向三棱镜,尖端指向健侧,可使头位消除或明显改善,则提示手术后可以矫正头位。

思 考 题

---

1. 说明斜视后产生复视和混淆视的原因及其区别。
2. 婴幼儿及儿童的视觉检查包括哪些内容?
3. 简述斜视的眼球运动检查和知觉功能检查方法。
4. 形成弱视的主要危险因素有哪些?说明治疗弱视的基本原则及注意事项。
5. 说明共同性斜视与非共同性斜视临床表现的主要区别。

(赵 晨)

第十八章 眼眶疾病

【导读】眼眶疾病复杂多样,早期病变隐匿,临床症状各异,诊断和治疗相对困难。眼眶疾病主要包括:先天性疾病、炎症性疾病、肿瘤、外伤、血管性疾病、继发性病变以及转移性疾病等。学习本章应在熟悉眼眶组织解剖及病理生理的基础上,了解眼眶疾病的基本概念、诊断及治疗原则;了解眼眶疾病的影像学特征、检查方法及其在诊断中的临床价值;掌握几种常见眼眶疾病的临床表现,诊断和鉴别诊断,治疗和预后;了解眼眶疾病的发病与全身疾病关系的整体观念。

第一节 概 述

一、眼眶的应用解剖与生理

眼眶由骨性眶腔和眼眶内容物所构成。

(一)骨性眼眶

骨性眼眶是由额骨、蝶骨、颧骨、上颌骨、腭骨、泪骨和筛骨组成的骨腔,位于颅顶骨和颅面骨之间,左右各一,两侧基本对称(图18-1)。眶腔大致呈锥形,底向前,尖朝后,前后最大径线约为40~50mm;眶腔开口大致呈四边形,眶缘稍圆钝,水平径约40mm,垂直径约35mm;眼眶腔的最大径线位于眶缘后约1cm处,这种形状有利于保护眼球,适应眼球转动等生理功能。眼眶四壁由上壁、内壁、下壁和外壁组成,分别与前颅窝、中颅窝、额窦、筛窦、上颌窦、颞窝等结构相邻;眼眶壁和眶尖部位存在多个骨孔、裂,由此通过不同的血管和神经,执行重要的生理功能,同时也形成了眶内与相邻结构病变相互交通的解剖因素;眼眶的骨性孔、裂也是重要的解剖标志,在影像诊断和实施手术时有重要意义。眼眶后部狭小且重要结构集中,眶尖是指视神经孔与眶

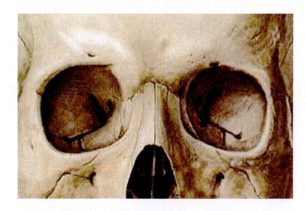

图18-1 骨性眼眶解剖图(正面观)

上裂之间的骨性部位。视神经管位于眶尖内上侧,由蝶骨小翼和蝶骨体外侧组成,长约10mm,宽约4~6mm,有视神经、眼动脉和交感神经由管内通过,管的前端为视神经孔,如视神经孔大于6mm或两侧明显不对称,多提示为病理性改变,是眶-颅病变经视神经管蔓延的征象。眶上裂是蝶骨大小翼之间的骨裂,呈三角形,长约22mm,位于眼眶后部上壁与外壁交界处。眶上裂内有第Ⅲ、Ⅳ、Ⅴ(眼支)、Ⅵ对脑神经,眼静脉及交感、副交感神经通过;眶颅沟通性病变多发生于这个部位,可产生相应的临床症状。眶下裂是蝶骨大翼下缘与上颌骨、腭骨形成的骨裂,位于眼眶外壁与下壁之间,第Ⅴ对脑神经的上颌支、颧神经以及眼下静脉由此通过。

(二)眼眶内容物

眼眶内容物由眼球、视神经、眼外肌、血管、神经、筋膜、韧带、骨膜、腺体和脂肪体等组织结构组成(图18-2)。

视神经分为球内段、眶内段、管内段和颅内段。眶内段视神经全长约25~30mm,直径约4~5mm,

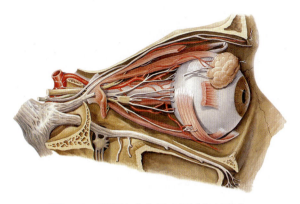

图18-2 眼眶内容物示意图（矢状位）
显示眼球、视神经、眼外肌、血管、神经等

位于肌肉圆锥内,起自眼球后壁至视神经管前缘,表面的鞘膜与颅内脑膜延续,略呈S形,有利于眼球灵活转动,同时具有较好的抵抗震动能力,这种解剖特点具有重要的病理生理意义。管内段视神经长约10mm,由于管内段的视神经固定于骨管内,周围的间隙狭小,此处病变极易影响视神经的组织代谢,如外伤所致的视神经挫伤,视神经及其周围组织发生水肿,可致血液和脑脊液循环障碍,造成不可逆的病理变化。此外,视神经表面的鞘膜与脑膜及其间隙相延续,颅内压的变化可直接影响视神经,高颅压时通过检眼镜可观察到视乳头水肿。

眼动脉是眶内主要供血动脉,入眶后依次分出视网膜中央动脉、泪腺动脉、睫状后动脉、肌支、眶上动脉、筛后动脉、筛前动脉以及鼻背动脉。其中与眼眶手术操作关系密切的是视网膜中央动脉,视网膜中央动脉一般是眼动脉进入眼眶内发出的第一分支(也有发自睫状后动脉者)。该血管在视神经下方迂曲前行,在距眼球后极部约10mm处进入视神经。因视网膜中央动脉是眼动脉唯一的终末动脉,一旦发生断裂、痉挛和栓塞均将导致视网膜缺血,严重者造成视力丧失。因此,眼眶手术特别是位于视神经下方的病变,容易造成视网膜中央动脉损伤,应引起临床的高度重视。

眼眶的静脉回流途径有三:①向后经眼上静脉及(或)眼下静脉至海绵窦;②向前由眼静脉与内眦静脉吻合入颜面血管系统;③向下经眶下裂至翼状静脉丛。由于眼眶的静脉缺少静脉瓣,所以颜面部或副鼻窦的感染性病变,可通过吻合支累及眼眶,导致眼眶蜂窝织炎,严重者可波及海绵窦,发生海绵窦炎症及血栓,危及生命。

眼眶肌肉包括横纹肌和平滑肌,眼外肌和上睑提肌的主体为横纹肌,Müller肌为平滑肌。眼外肌是眶内主要的肌肉,共有四条直肌和两条斜肌,负责眼球自主运动,分别由动眼、滑车和展神经支配。上睑提肌由动眼神经的上支支配,其下方分出平滑肌纤维,即Müller肌,止于睑板上缘,由交感神经纤维支配。

泪腺分为主泪腺和副泪腺。主泪腺负责反射性泪液分泌,位于眶上壁前外端的泪腺窝内,是眶内仅有的上皮组织结构,泪腺是眼眶病的好发部位,多见于炎症和肿瘤。由于泪腺的包膜菲薄,且与泪腺窝的骨膜联系紧密,手术操作极易造成包膜破溃,因此,在泪腺肿瘤手术时要注意包膜的完整,防止包膜破裂导致肿瘤细胞残留或种植。

眼眶内各种软组织之间充填的脂肪组织,起到了保持眶内组织相对位置、维持眼球突出度和眶压、缓冲外力打击的生理作用。

眶腔容积与内容物体积的匹配关系是影响眼球位置的主要因素。当眼眶内容增加或眶腔容积缩小时,可出现眼球突出,如眼外肌肥大、眶内肿瘤、出血、炎症、水肿所致的眼眶内容物增多。当眼眶内容物减少或眶腔容积扩大时,可出现眼球内陷,如眼眶脂肪吸收或萎缩使眼眶内容物减少;外伤所致的眼眶骨折使眶腔扩大等。眼球突出或眼球内陷均为眼眶疾病的常见体征。

二、眼眶病的检查

(一) 病史及一般情况

1. **发病年龄** 眼眶病有年龄倾向,如血管瘤发生在婴儿期;横纹肌肉瘤、视神经胶质瘤、黄色瘤病等多发于儿童或青少年时期;眼眶良性肿瘤、各种囊肿、甲状腺相关眼病、眼眶特发性炎症等多发生于青年或中年患者;来源于眼眶表面外胚叶组织的恶性肿瘤,在老年人群发生率较高。

2. **性别** 眼眶疾病的性别倾向不明显。甲状腺相关眼病伴有甲状腺功能亢进者女性多发,视神经鞘脑膜瘤女性多见,而眼眶外伤则男性多见。

3. **发病位置**　眼眶肿瘤多发生于单侧眼眶;甲状腺相关眼病多为双侧病变,但可先后发病;眼眶特发性炎症可单侧或双侧;转移性肿瘤多单侧。海绵状静脉畸形多发于肌肉圆锥内;皮样囊肿多见于眶周且病变与眶骨壁相联系。

4. **发病情况**　发病急剧者多提示急性炎症、出血、血栓形成、眶内气肿等;发病较快者常见于婴幼儿的血管瘤、恶性肿瘤等;眶内良性肿瘤病史相对较长。

5. **症状和体征**　眼球突出多提示眶内占位性病变,眼球突出方向可提示病变位置。例如,轴性眼球突出提示病变位于肌肉圆锥内;泪腺肿瘤多使眼球向内下方突出;视力下降提示视神经病变或眶内压迫性病变;眼球突出伴有复视者提示病变累及眼外肌;眼睑征者多提示甲状腺相关眼病;体位性眼球突出往往为血管性病变,搏动性眼球突出提示动静脉交通或颅眶沟通性病变。

(二) 眼部检查

1. **视力和视野**　视神经本身病变、外伤或周围病变累及等均可造成视力下降和(或)视野缺损。

2. **眼球突出度**　一般使用 Hertel 眼球突出计测量,国人正常眼球突出度值多为 12~14mm,但由于种族因素和个体发育可有差异。更重要的是应关注双眼突出度的对称性,正常人两眼突出度相差应小于 2mm,否则视为异常,需要进一步检查。除记录确切的眼球突出度,还应注意是否有体位性眼球突出、搏动感或移位。

3. **眼球运动**　眼外肌病变或眼外肌受压、侵及均可致眼球运动障碍;眼眶爆裂性骨折所致的眼外肌嵌塞,除表现该肌肉运动异常外,还表现眼球向拮抗肌运动方向转动受限。

4. **眶区触诊**　触诊是眼眶疾病重要的检查手段,可发现眶周及眶前部的病变。应注意肿块的位置、大小、质地、边界、活动度、表面情况、是否压痛、波动感或搏动等。触诊时还要注意眶压情况,方法是用两拇指对称向眶内按压两侧眼球,判断眶内压力即眼球后面的阻力。正常人球后组织松软,双侧对称,当一侧有眶压增高时,鉴别并不困难。

5. **眼睑及结膜**　眼睑及结膜水肿、充血提示炎症;伴有眼睑回缩、上睑迟落者可能为甲状腺相关眼病;眼睑肥厚、皮下赘生物、色素沉着及咖啡斑提示神经纤维瘤病;单纯上睑下垂提示上睑提肌病变,伴上直肌麻痹者,多提示动眼神经上支的损伤;眼眶恶性肿瘤、脑膜瘤可致眼睑水肿。结膜血管扩张多预示眶静脉压增高。

6. **视网膜**　影响视神经的病变可表现视乳头充血、水肿或萎缩;肿瘤压迫眼球可致视网膜水肿,静脉扩张、迂曲,视乳头萎缩;视神经脑膜瘤、视神经周围的特发性炎症,由于侧支循环的建立,可出现视神经睫状静脉。

(三) 全身及实验室检查

眼眶疾病与全身疾病关系密切,应重视全身检查。甲状腺功能异常患者可发生眼部病变;神经纤维瘤病多伴有全身皮肤的咖啡色斑及眶周软性肿物;儿童眼眶恶性肿瘤应排除血液系统疾病;眼眶转移性肿瘤应寻找原发病灶等。

实验室检查方法很多,除了细胞学、血清及生化检查外,还包括细菌培养、病毒分离、免疫组织化学、放射免疫组织化学、特殊染色、电子显微镜、基因诊断等。与眼眶疾病关系密切的实验室检查还有甲状腺功能检查,包括:甲状腺吸碘率、甲状腺抗体、促甲状腺受体抗体、血清三碘甲状腺原氨酸(T_3)、甲状腺素(T_4)、T_3 抑制实验、促甲状腺素释放因子等。

(四) 眼眶影像检查

影像检查是诊断眼眶疾病的重要方法。主要包括如下:

1. **X 线**　X 线可显示眶容积、眶壁、泪腺窝、视神经孔、眶上裂、蝶骨嵴和副鼻窦等的骨性改变,为骨骼的重叠像,不能显示软组织,目前已较少使用。

2. **超声**　超声显像是以不同组织或组织界面的回声差异为成像基础的,因此具有较好的软组织分辨力。通过显示病变的回声强度、内回声性质、回声边界、声穿透性及可压缩性等进行诊断。超声波可显示眼球、眶内脂肪、视神经、眼外肌、泪腺等正常结构;也可显示肿瘤等占位性病变;超声具有可重复性、跟踪病情变化、无损伤等优点,是眼眶病变重要的检查方法。眼眶疾病超声检查主要包括B型、彩色多普勒超声及三维超声。B超显示二维像,以回声光点的亮度及多少表示回声强度,多用于显示病变和诊断;彩色多普勒超声是在B超图像的基础上,叠加血流信号,提示病变的血流方向和供血情况,可提示病变性质;三维超声是立体回声图像,可较真实、形象地显示病变。此外,超声造影和介入性超声治疗也在逐步应用于临床。

3. CT　CT是以X线为能源经多次扫描,通过计算机处理而形成的二维层面影像。不仅能显示骨骼,也能显示软组织,从而揭示微小的病变。扫描平面分为水平位和冠状位,通过计算机技术还可显示矢状位和三维重建图像。此外,CT还可以利用窗宽和窗位技术,以密度值的变化显示病变,也可以通过强化方法显示病变;CT在揭示微小病变、病变的立体定位方面明显优于超声,此外CT可显示眶周围结构,利于观察病变的范围和蔓延情况。

4. MRI　MRI是以射频脉冲激发强磁场中的氢原子核,引起共振并释放脉冲信号,经过接收信号并计算机处理后,所形成的二维灰阶体层图像。由于成像的分析参数多,软组织分辨力优于CT。MRI骨骼不显影,可清晰显示视神经管内、视交叉及颅-眶交界处的病变。

5. 其他影像技术　包括DSA(选择性数字减影血管造影术)、E-CT(放射性核素计算机断层摄影)、MRA(磁共振血管造影)、PET-CT(正电子发射计算机断层显像)等,这些检查方法利用不同原理及影像技术,为眼眶疾病的诊断提供了有价值的信息。

(五) 病理检查

病理检查包括术前的病变组织活检,术中的病变组织快速冷冻检查,以及术后的病理组织切片检查,是确定病变性质、制订治疗方案的重要依据。术前活检分为针吸细胞学检查、活体组织穿刺检查、组织切开活检等方法。术后病理是最后诊断的必要手段,对于诊断不清者尚需要免疫组织化学染色、基因检测等方法进行诊断。

第二节　眼眶炎症性病变

眼眶炎症性病变分为特异性炎症和非特异性炎症。特异性炎症是指由于明确的病原微生物引起的炎症,如细菌、真菌等引起的眼眶蜂窝织炎;非特异性炎症是指病因不明的眼眶炎症性改变或其综合征,如眼眶特发性炎症、痛性眼肌麻痹、结节病、Wegener's肉芽肿、Kimura病、结节性动脉炎、颞动脉炎等。本节仅叙述临床较常见的眼眶蜂窝织炎及眼眶特发性炎症。

一、眼眶蜂窝织炎

眼眶蜂窝织炎(orbital cellulitis)是病原微生物所致的眶内软组织急性炎症,属于眼眶特异性炎症,发病急剧,严重者可因波及海绵窦而危及生命。

【病因】 好发于儿童。多见于眼眶周围组织感染的眶内蔓延,常见来源于鼻窦、颌面部的感染。病原体多为金黄色葡萄球菌、溶血性链球菌,儿童以流感嗜血杆菌多见;眼眶外伤的异物滞留、眶内囊肿破裂也可诱发眼眶蜂窝织炎;全身远端的感染灶经血行播散也可发病。

【临床表现】 分为眶隔前蜂窝织炎(preseptal cellulitis)和眶隔后蜂窝织炎,后者又称为眶深部蜂窝织炎(deep orbital cellulitis),临床上不易严格区分,也可相互迁延。

眶隔前蜂窝织炎主要表现为眼睑充血、水肿,疼痛感不甚严重,瞳孔及视力多不受影响,眼球运动多正常。

眶深部蜂窝织炎临床症状严重,病变初期由于眶内有大量炎细胞浸润,组织水肿,表现为眼球突出,眼睑高度肿胀,球结膜充血,严重者球结膜可突出于睑裂之外,眼球运动障碍甚至固定,睑裂闭合不全,出现暴露性角膜炎或角膜溃疡;如炎症进一步发展,由于高眶压和毒素的刺激作用,瞳孔对光反应减弱,视力下降,甚至完全丧失;眼底可见视网膜静脉扩张,视网膜水肿、渗出;患者有明显的疼痛,同时伴有发热、恶心、呕吐、头痛等全身中毒症状,如感染经眼上静脉蔓延至海绵窦可引起海绵窦血栓,患者出现烦躁不安、谵妄、昏迷、惊厥和脉搏减慢,可危及生命。

炎症控制后病变可局限,出现眶内化脓灶,由于眶内组织间隔较多,化脓腔可表现为多腔隙,也可融合成一个较大的脓腔;如脓腔经皮肤或结膜破溃,脓液排出,眼球突出症状可暂时得到缓解。

【治疗】 诊断明确者应立即给予全身足量抗生素控制炎症。可首先使用广谱抗生素控制感染,同时行结膜囊细菌培养及药物敏感实验,积极寻找感染源,应用敏感的抗生素。症状非常明显者,可在控制感染前提下全身给予短期小剂量糖皮质激素治疗缓解症状。脱水剂降低眶内压;抗生素眼药水点眼、眼膏保护角膜;眼睑闭合不全者可试用湿房。眶内脓肿形成后,可抽吸脓液或切开引流。对于并发海绵窦炎症的病例,应在相关专业医生的配合下积极治疗。

二、眼眶特发性炎症

眼眶特发性炎症(idiopathic orbital inflammation, IOI),以往称为眼眶炎性假瘤(orbital inflammatory pseudotumor),属于眼眶非特异性炎症。临床比较常见,多发于成年人,无明显性别和种族差异。基本的病理学改变是炎细胞浸润、纤维组织增生和变性等。根据病变的类型、累及部位以及病程的不同,临床表现各异。

【病因】 发病的确切原因尚不明确,普遍认为是一种非特异免疫反应性疾病。

【临床表现】 眼眶特发性炎症按病理组织学分型,分为淋巴细胞浸润型、纤维组织增生型和混合型三种类型,不同类型表现各异;按病变主要侵犯的部位来划分,又可分为肌炎、泪腺炎、视神经周围炎、弥漫性眼眶炎症、眼眶炎性肿块等,病变累及的部位不同,临床表现也不尽相同。因此,眼眶特发性炎症的临床表现多样,但它们共同的特征是均具有炎症和占位双重效应。

1. **肌炎** 单条或多条眼外肌病变,外直肌病变多见,其特征性改变是肌肉止点明显充血、肥厚,可透过结膜发现充血呈暗红色的肥厚肌肉。患者出现不同程度的眼球突出、眼球运动障碍、复视、眶区疼痛,部分患者上睑下垂;病变后期肌肉纤维化,眼球可固定在不同眼位。CT扫描可见眼外肌条状增粗,肌肉止点同时受侵,此特征可与甲状腺相关眼病相鉴别。

2. **泪腺炎** 病变主要累及泪腺,临床症状较轻,患者可有流泪或眼干涩感。上眼睑水肿,外侧明显,上睑缘呈"S"形外观,泪腺区结膜充血。泪腺区可触及类圆形肿块,中等硬度,活动度差,轻度压痛。CT扫描显示泪腺增大。

3. **视神经周围炎** 病变累及视神经鞘膜、眼球筋膜及其周围组织,以疼痛和视力减退为主要表现;眼底可见视乳头充血、静脉迂曲扩张等表现;CT扫描显示视神经增粗;超声可显示眼球筋膜水肿,表现为"T"形征。

4. **弥漫性炎症** 病变弥漫性累及眼眶软组织结构,表现为眼球突出、眼眶水肿、眶压增高、泪腺增大、眼外肌肥厚,甚至视神经增粗。

5. **眼眶炎性肿块** 是较常见的一种类型,眶内单发或多发,肿块位于眶前部可致眼球移位,位于眶深部致眼球突出;CT显示软组织密度肿块,肿块压迫所产生的继发性改变。

上述不同位置的眼眶特发性炎症可产生相应的临床症状。此外,临床表现与病变的组织类型密切相关,淋巴细胞浸润型早期炎症表现突出,经治疗或病情自行控制后,部分病例预后较好,甚至有些患者虽经数次病情反复,眶部仍可保持正常的生理功能。而纤维增生型发病初期炎症表现不明显,眼球突出及软组织水肿轻微,但眶内纤维组织增生逐渐加重,病程进展快,软组织迅速纤维化,眶压增高呈实体感,有明显的眼球运动障碍、复视、眼部生理功能严重受损,对治疗不甚敏感。混合型的临床表现介于二者之间。

【诊断】 除临床表现外,CT显示占位性病变如眼外肌肥厚的典型特征可与甲状腺相关眼病相鉴别。超声检查病变多为低回声,有些为无回声;纤维组织增生型的声衰减明显。此外,对于诊断不确定或疗效不显著者,应注意与淋巴瘤相鉴别,必要时需进行活检。

【治疗】病变的组织类型与疗效关系密切。淋巴细胞浸润型对糖皮质激素敏感,根据病情可静脉注射或口服,原则是足量突击,病情控制后小量维持。眶内注射也有效,可采用甲泼尼龙或曲安奈德40mg(儿童慎用)病变周围注射,每周1次,可连续3~4次。对药物不敏感、有禁忌证或多次复发的病例,可选用小剂量γ射线放射治疗,总量约20Gy。其他免疫抑制剂及抗肿瘤药也可使用。纤维组织增生型特发性炎症对药物和放射均不敏感,可行眼眶物理疗法软化瘢痕,延缓纤维化。根据病情各型均可采取手术切除肿块,缓解眼球突出,或调整眼外肌位置,纠正复视。高度纤维化的病例手术困难。无论何种类型患者,术后病变残留和复发均是常见的临床问题。

第三节 甲状腺相关眼病

甲状腺相关眼病(thyroid associated ophthalmopathy,TAO)是一种自身免疫性疾病。

【病因】发病机制尚未完全阐明,主要与体液免疫和细胞免疫相关,与种族、遗传及生活方式有关。

【临床表现】病变累及眼眶的横纹肌、平滑肌、脂肪组织、泪腺及结缔组织。病理组织学特征早期表现为炎细胞浸润、水肿等炎症反应;后期出现组织变性和纤维化。由于病变累及广泛,临床表现复杂多样:干涩、流泪等眼部不适,充血,眼球突出,眼球运动障碍,复视;重度眼球突出造成的眼睑闭合不全,出现暴露性角膜炎、角膜溃疡甚至穿孔;视神经受压可致视神经病变,视功能严重受损。

临床上主要表现为两种类型,一是伴随眼部症状的出现,发现甲状腺功能亢进,眼部炎症表现突出,影像显示以眶脂肪水肿为主,眼外肌肿大不明显,发生眼眶软组织纤维化较晚。这类患者多为成年女性,糖皮质激素治疗效果明显,但病情易反复。二是眼部发病时甲状腺功能轻度异常或正常,眼部炎症表现不突出,影像显示眼外肌肿大为特征(图18-3),眶脂肪水肿增生不明显,早期可出现眶内软组织纤维化。成年男性多见,对糖皮质激素治疗反应较差。

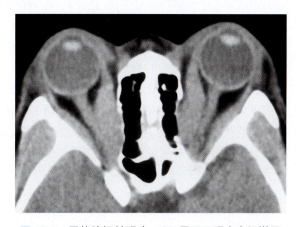

图18-3 甲状腺相关眼病,CT显示双眼内直肌增厚

临床上根据疾病的进程,TAO可以分为活动期和静止期两期;根据临床症状的严重程度,可以分为轻度、中重度和极重度等三级。

眼部主要临床表现:

1. **眼睑征** 由于病变累及上睑提肌和Müller肌,出现特征性的眼睑退缩和上睑迟滞,是TAO的重要体征。眼睑退缩表现为睑裂开大,暴露上方部分巩膜(图18-4);上睑迟滞表现为眼球下转时上睑不能随之下落(图18-5)。

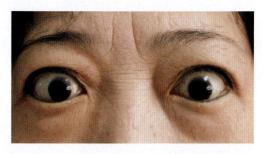

图18-4 甲状腺相关眼病,双上睑退缩征

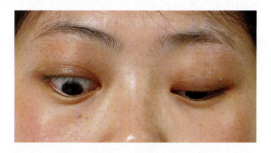

图18-5 甲状腺相关眼病,右上睑迟落征

2. **眼球突出** 多为双眼但可先后发病,病程早期多表现轴性突出,后期由于眼外肌的纤维化、挛缩,使眼球突出并固定在某一眼位。少数患者甲亢控制后,眼球突出更加明显,临床上称为恶性眼球突出。

3. **眼球运动障碍和复视** 眼外肌病变常见,导致眼球运动障碍和复视,肌肉受累频率依次为下直肌、上直肌和内直肌,外直肌受累少见。CT 显示肌腹肥厚,肌肉止点多正常,此特征可与特发性眼眶肌炎相鉴别。当眼外肌纤维化时,复视加重。

4. **角膜病变** 重度眼球突出导致眼睑闭合不全,可发生暴露性角膜炎,严重者角膜溃疡(图 18-6),甚至角膜穿孔。患者有明显的疼痛、畏光、流泪症状。

5. **视神经病变** 眶内水肿、眶压增高、肿大的眼外肌压迫视神经导致视神经病变。表现为视力下降,严重者仅存光感,眼底可见视乳头水肿或苍白,视网膜水肿,静脉迂曲扩张。

伴有甲状腺功能亢进的患者尚有全身症状,如急躁、基础代谢率增高、脉搏加快、消瘦、食欲增加、手震颤等表现。

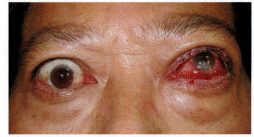

图 18-6 甲状腺相关眼病,眼球突出,左眼暴露性角膜炎

【诊断】 典型的临床症状和体征以及影像学表现诊断不困难。甲状腺功能亢进者,血清 T_3、T_4 升高,TSH 数值多不稳定,甲状腺相关抗体异常。

【治疗】 伴甲状腺功能异常者,积极治疗原发病。

眼部治疗包括药物治疗、放射治疗和手术治疗等。

激素治疗是活动期 TAO 的主要治疗方法之一,可以缓解炎症反应及缩短活动期病程,使疾病加速进入静止期。糖皮质激素可以通过静脉、口服、局部给药。激素静脉冲击的效果优于口服、球后及结膜下注射。糖皮质激素静脉冲击是活动期 TAO 的一线治疗方案,国际上推荐使用总剂量为 4.5g。对于症状严重的 TAO 患者,可以在激素治疗的同时联合使用免疫抑制剂。

对于激素治疗有禁忌证者或者无效的患者,可采用眼眶放射治疗。放射治疗适用于伴有眼外肌肥大的活动期 TAO 患者,通常采用双侧颞部投照,总量约 20Gy。

手术治疗适于病情稳定的患者。手术治疗的主要目的是维持视神经的功能、保护角膜不暴露、改善外观。手术方式主要包括眼眶减压术、眼肌手术和眼睑手术。通常 TAO 患者需要一种以上的手术治疗。手术方案一般分三步:第一,眼眶减压术,使眼球回退、改善暴露性角膜炎和解除视神经受压;第二,眼肌手术矫正斜视和改善复视;第三,眼睑手术矫正眼睑退缩、改善外观。

第四节 眼眶海绵状静脉畸形

眼眶海绵状静脉畸形(orbital cavernous venous malformation)是原发于眶内最常见的良性病变,以往称为眼眶海绵状血管瘤,但该病变在病理组织学上非真正的肿瘤,实质上属于静脉畸形。

【临床表现】 眼眶海绵状静脉畸形多在青年以后发病,无性别差异。临床表现主要表现为缓慢眼球突出,多无自觉症状。根据病变的原发部位的不同,出现不同的首发症状。因病变多发于肌锥内,早期表现为轴性眼球突出。病变压迫眼球后极部引起视网膜水肿,静脉迂曲扩张,也可因屈光状态变化,导致视力变化。原发于眶尖部的病变早期即可压迫视神经引起视力下降,由于病变较小无眼球突出,临床上可误诊为屈光不正、视神经炎。

临床检查眼球突出的程度各异,多数患者为轻中度突出,也可见到就诊相对较晚,眼球突出严重甚至突出至眶缘外的患者,此时眶压较高,眼球不能还纳,但由于病史较长,对于高眶压已经有所适应,眶压和血液循环之间已经建立了相对平衡状态,眼部的淤血水肿多不严重。

B 超检查有典型的回声图像,具有定性诊断意义,表现为类圆形,边界清楚,内回声强而均匀,声透性中等,具有可压缩性(图 18-7)。彩色多普勒检查瘤体内无血流信号或较少。CT 显示具有良性占位性病变的特征,边界清楚,内密度均匀,可显示视神经的受压、移位及眶腔扩大。CT 对于眼眶海绵状静脉畸形具有定位诊断意义。此外,CT 尚可判断病变的粘连情况。由于病变具有完整的包膜且多发于肌锥内的脂肪中,当周围有眶脂肪围绕时,特别是病变后端与眶尖部有脂肪相衬隔时,病变与眼眶发生粘连较少。如果病变后端有脂肪存在时,在 CT 显示眶尖的三角形眶脂暗区,表明无明显粘连(图 18-8),缺乏眶脂暗区特征的海绵状静脉畸形往往粘连较重(图 18-9)。

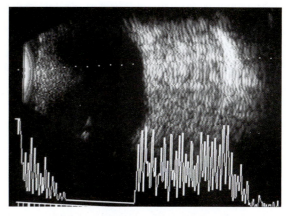

图 18-7 眼眶海绵状静脉畸形超声显像

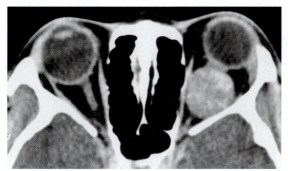

图 18-8 眼眶海绵状静脉畸形 CT 显像,左眶尖可见三角形脂肪透明区

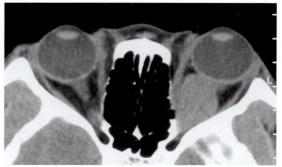

图 18-9 眼眶海绵状静脉畸形 CT 显像,左眶尖无三角形脂肪透明区

【治疗】眼眶海绵状静脉畸形生长缓慢,如果病变较小尚未引起临床症状,可临床密切观察;有明显的临床症状和体征或患者要求治疗,可选择手术切除。术前根据影像学检查,判断病变位置,实施相应的手术入路。

第五节 眼眶皮样囊肿

眼眶皮样囊肿(orbital dermoid cyst)是胚胎时期表面外胚层植入或粘连于中胚层所形成的囊肿,属于迷芽瘤。囊肿由囊壁和囊内容物组成,囊壁为复层鳞状上皮,含有毛囊和皮脂腺,囊腔含有脱落上皮、毛发、皮脂腺及汗腺的分泌物。囊壁外多环绕纤维结缔组织。

【临床表现】皮样囊肿生长缓慢,虽为胚胎发育疾病,但部分患者至成年以后才发病。临床表现为渐进性眼球突出,囊肿多发于眼眶的上方及外上方,使眼球突出并向下或内下移位。于眶缘可触及者,肿物为中等硬度,表面光滑,囊肿主体位于骨膜下间隙者,触诊时不活动;囊肿主体位于骨膜表面或肌肉圆锥间隙,由囊肿的蒂与眶壁相联系者,触诊时囊肿可活动;无并发炎症时囊肿无压痛。如囊肿破裂内容物溢出,可致反复的炎症反应,囊肿破溃可形成窦道。

位于眶深部的囊肿,眼眶扪诊阴性,可有不同程度的眼球突出以及压迫移位症状,影像学检查具有明显特征。B 型超声显示病变边界清楚,形状可不规则,声穿透性好,视囊内容物的性质可表现为无回声、中度回声、强回声或块状回声,均有可压缩性。X 线可显示眶壁的骨压迫性改变,即压迫性骨吸收，密度减低和周围的骨密度增高，称为骨硬化环。CT扫描可显示骨骼改变及软组织占位效应，囊肿的边界清楚，囊内容物密度多不均匀，因有脂类物质，大部分为负CT值；可见多种形状的骨压迫痕迹。MR成像显示病变在T_1和T_2加权像均为高信号，因囊内容物的差异，也可显示为不均匀信号。

【治疗】手术治疗。手术注意彻底切除囊壁，骨凹陷处囊壁黏附紧密不易剔除，可使用石炭酸烧灼、酒精中和、盐水冲洗，使用腐蚀剂时应注意避免眶内正常结构的损伤。

第六节 眼眶肿瘤

一、眼眶淋巴瘤

眼眶淋巴瘤（orbital lymphoma）是成年人最常见的原发性眼眶恶性肿瘤，男性多见，好发于中老年人，其中90%单侧发病。眼眶淋巴瘤病理类型有20多种，80%以上为黏膜相关性淋巴组织结外边缘区B细胞淋巴瘤，恶性度低。

【临床表现】眼眶好发于眶外上方，其次为内上方，下方少见。主要表现为眼球突出和眼睑肿胀，可有疼痛、结膜水肿、眼球运动障碍、复视和视力下降等。MRI是首选的影像学检查方法，用于判断肿瘤位置和范围，并初步判断性质。临床上，低度恶性眼眶淋巴瘤易与眼眶特发性炎症等良性病变混淆，多数需要活检进行鉴别诊断。

【治疗】放疗对眼眶淋巴瘤敏感，是主要治疗方法；手术切除主要用于眼眶浅部局灶性病变；化疗适用于伴有系统性淋巴瘤患者；靶向治疗可辅助常规化疗，提高治疗效果。

二、眼眶脑膜瘤

眼眶脑膜瘤（orbital meningioma）可原发于眶内，也可继发于颅内，前者肿瘤来源于视神经外表面的蛛网膜或眶内异位的脑膜细胞；后者多由颅内蝶骨嵴脑膜瘤经视神经管或眶上裂蔓延而来。临床上以视神经脑膜瘤多见，中年女性居多。

【临床表现】慢性眼球突出、眼睑水肿、视力下降是主要的临床表现。视力减退、眼球突出、慢性视乳头水肿或萎缩、视神经睫状静脉称为脑膜瘤的四联症。肿瘤可沿视神经或眶上裂在眼眶和颅脑之间相互蔓延。原发于蝶骨嵴的脑膜瘤经视神经管或眶上裂入眶，肿瘤压迫视神经引起同侧原发性视神经萎缩，当肿瘤生长，体积增大，颅压增高后，又可引起对侧视乳头水肿，表现一侧视神经萎缩，另一侧视神经水肿，称为Foster-Kennedy综合征。蝶骨嵴脑膜瘤眶内蔓延还往往引起眶骨壁增生，因此，眶尖部软组织肿块同时有骨质增生，应高度怀疑本病。骨质增生尚可引起颞部骨性隆起；蝶骨嵴脑膜瘤蔓延眼眶者早期视力受损较轻微。

超声显示视神经增粗、眶内肿块，内回声少，声衰减明显。CT影像多样，根据肿瘤的原发部位、蔓延途径，可显示视神经的管状增粗、车轨征（即沿视神经鞘膜密度增高，而视神经纤维密度偏低的影像特征，类似车轨状）及钙化；蝶骨嵴脑膜瘤蔓延眼眶者，影像显示软组织占位和骨质增生同时存在的特征，可见边界不清块影，眶骨壁增厚，有的表现为眶壁半球状隆起。MRI在显示视神经管内及颅眶交界病变方面优于CT。

【治疗】手术为主。多采取外侧开眶或经颅开眶，对于视神经脑膜瘤，切除病变的视神经，术后将视力丧失；蝶骨嵴来源的脑膜瘤往往完整切除困难，术后易复发；必要时可实施眼眶内容摘除术，但术后严重影响外观。放射治疗有一定作用，对于局限于眶内较小的视神经脑膜瘤，可以在影像严密监测下，随诊观察，也可实施小剂量放射或γ刀治疗，可以相对保持一定时间的视力，一旦发现肿瘤生长快或有向颅内蔓延的迹象，应采取手术切除。

三、眼眶横纹肌肉瘤

眼眶横纹肌肉瘤（orbital rhabdomyosarcoma）是儿童时期最常见的眶内恶性肿瘤，发病年龄多在8

岁以下,少见于青年,偶见于成年人。肿瘤生长快,恶性程度高。治疗上采取综合治疗,但死亡率仍较高。

【临床表现】 肿瘤好发于眼眶上部,使眼球向前下方突出,眼睑、结膜水肿并突出于睑裂之外,类似眶蜂窝织炎(图 18-10)。肿瘤生长极快,往往数天即有明显的进展。眶缘可触及软性肿物,肿瘤快速生长可自穹隆结膜破溃,眼球固定,视力丧失,肿瘤可累及全眼眶并向颅内蔓延。

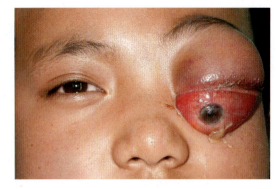

图 18-10　左眼眶横纹肌肉瘤外观像,肿瘤压迫眼球脱出眼眶

超声显示形状不规则异常回声病变,内回声较少或呈液性暗区,声穿透性较好,肿瘤的后部显示清楚。CT 显示眶内的高密度软组织病变,因肿瘤生长快,瘤体内出现坏死,表现为内密度不均匀;肿瘤的形状不规则,边界不清楚,可见骨破坏,肿瘤呈侵袭性生长,向周围结构蔓延。

【治疗】 目前多采用手术、放疗和化疗相结合的综合治疗。

第七节　眼眶爆裂性骨折

眼眶爆裂性骨折(orbital blowout fracture)是由于外力作用于眼部,其冲击力使眼眶压力突然增高,外力沿眶内软组织传递,使薄弱处的眼眶骨壁发生破裂,眶内软组织疝出或嵌塞,造成眼球内陷、眼球运动障碍等表现。

【临床表现】 临床上多见眼眶下壁或内壁骨折。由于骨折发生的部位、范围及骨折形状、软组织疝出量的不同,症状和体征有较大的差异。

外伤早期因眶内软组织肿胀、出血,骨折伴有的眶内气肿,致使眶压增高、眼外肌麻痹等原因,患者多表现为眼睑肿胀充血、眼球突出、固定,球结膜出血、水肿,甚至球结膜突出于睑裂之外。外伤后 1~2 周眶内出血及水肿逐渐吸收,根据骨折的位置及范围,可出现不同程度的眼球内陷;因眼外肌的移位、嵌塞或纤维化可出现不同程度的眼位偏斜或眼球运动障碍,患者出现复视症状;眼球内陷和眼球运动障碍是眼眶爆裂性骨折最常见的临床表现(图 18-11)。

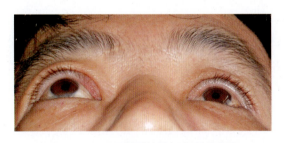

图 18-11　眼眶爆裂性骨折左眼球内陷

此外,眶下壁的骨折多引起眶下神经损伤,出现感觉障碍;鼻腔及副鼻窦的损伤尚可致鼻出血及鼻骨骨折。

CT 扫描是爆裂性眼眶骨折常规的检查方法,主要征象早期为眶内软组织肿胀、出血,眶内积气,副鼻窦出血,眶壁骨折;后期表现为眶壁骨折、眶腔扩大、眼外肌移位、肌腹增粗、眼球内陷。

【治疗】 早期应对症治疗,减轻眶内水肿。可实施局部冷敷,禁止擤鼻以防加重眶内积气;眶压较高者可使用脱水剂;可疑并发感染者加用抗生素;视力损伤者仔细查找原因并给予相应治疗;鼻腔及颌面部症状应相应处理。

手术治疗大致分为两种情况。①限期手术:适用于眼外肌嵌顿于骨折线者(常见于儿童患者,表现为眼球转动不过中线),此类患者应尽早手术,手术中注意松解被夹持的眼外肌。②择期手术:一般掌握在伤后 3~4 周左右。手术绝对适应证为眼球运动受限、持续性复视;相对适应证为眼球内陷大于 2mm、影响外观。手术原则为还纳疝出的眶内软组织、选用填充材料修复骨折的眶壁。术后常需要进行一定阶段的眼球运动训练。

第八节 眼眶先天性异常

一、先天性小眼球

先天性小眼球(congenital microphthalmos)是一种先天眼眶异常,胚胎发育阶段胚裂未闭合,神经上皮增殖在眼眶形成囊肿。囊的内层为发育不良的视网膜,结构不清。

【临床表现】患者表现为无功能的小眼球,部分伴囊肿。囊肿多位于小眼球的下方,并与之相连,下睑多隆起,囊性感,大小不一,眼球转动时囊肿可随之活动。

【治疗】手术摘除。

二、脑膜脑膨出

先天性眶壁缺损,颅腔内容物(包括脑组织、脑膜及脑脊液)突入眼眶,引起临床症状、体征称为脑膜膨出(meningocele)或脑膜脑膨出(meningoencephalocele)。

【临床表现】患儿出生后即可出现临床症状和体征。病变于眶前部的多在内眦或鼻根部,可触及软性肿物,表面光滑,有搏动感并与脉搏一致,压迫肿物可向颅内移位,有时引起脉搏减弱、恶心等脑部症状。病变位于眶后部者不易触及肿物,可致眼球突出,伴搏动,但无血管杂音。CT 可显示眶骨壁缺失。患儿可伴有其他的畸形。

【治疗】联合神经外科手术治疗。

思 考 题

1. 眼眶病常见的临床表现。
2. 医学影像检查在诊治眼眶病中的价值。
3. 眼眶蜂窝织炎的临床诊断和治疗原则。
4. 甲状腺相关眼病的诊断和治疗原则。
5. 眼眶海绵状静脉畸形的影像诊断特征。
6. 眼眶爆裂性骨折的临床表现和治疗原则。

(孙丰源 范先群)

第十九章 眼 外 伤

【导读】眼外伤是引起单眼失明的首要原因。患者中男性居多,青壮年和儿童发病率高,瞬间伤害会严重影响患者的身心健康和生活质量。眼外伤多种多样,在处理上又有其特殊性,是每位医生都可能面对的问题。哪些类型是常见眼外伤?各种眼外伤的临床表现、急救及处理原则是什么?如何评估伤眼的预后?作为通科医师,应该掌握常见外眼损伤及眼外伤急症的处理方法,认识威胁视力的严重眼外伤的原发损伤和并发症,了解其处理原则,以便在临床实践中正确处置,尽量挽救伤眼,减少眼外伤带来的伤害。绝大多数眼外伤是可以预防的,尤其对特殊人群,加强防范十分重要。

第一节 概 述

任何机械性、物理性和化学性的外来因素作用于眼部,造成视觉器官结构和功能的损害统称为眼外伤(ocular trauma),它是视力损害的主要原因之一。据 2006 年全国残疾人抽样调查估计,我国盲和低视力人数约 2003 万;在导致单纯视力残疾的眼病中,眼外伤占 3.05%。眼外伤更居单眼致盲原因的首位。由于眼的位置暴露,受伤的机会远高于身体其他任何部位,临床上眼外伤很常见。眼的结构精细特殊,一次严重的眼外伤可同时伤及眼部多种组织结构,引起严重的后果。眼外伤患者多为男性,儿童和青壮年发病率高,瞬间伤害可对患者的身心和生活质量造成严重影响,也随之带来沉重的社会和经济负担。因此,对眼外伤的防治应引起极大重视。

一、眼外伤的分类

眼外伤有多种分类方法。按致伤原因可分为机械性和非机械性两类,前者包括钝挫伤、穿通伤和异物伤等,后者有热烧伤、化学伤和辐射伤等。按致伤类型,主要有眼表异物或擦伤,各种锐器造成的眼球穿通伤、碰撞、斗殴、拳击和气体冲击等引起的眼球钝挫伤或破裂伤,以及运动或玩耍、爆炸物、交通事故等引起的多发伤或复合伤。按损伤程度还可分为轻度、中度和重度,轻度指眼睑、结膜和角膜等浅表组织的擦伤和轻度酸碱烧伤,中度指眼睑、泪器和结膜的撕裂伤、角膜浅层异物和中度酸碱烧伤,重度包括眼球穿通伤、眼内异物、眼球钝挫伤和重度酸碱烧伤等。

在众多的眼外伤中,机械性眼外伤最为常见,而且损害极其严重。国际眼外伤学会提出了机械性眼外伤分类法(ocular trauma terminology),为规范眼外伤的临床防治工作和促进学术交流发挥了积极的作用。该分类中将眼球壁(eyewall)定义为巩膜和角膜,依据眼球壁的完整性将眼球外伤分为开放性和闭合性两大类。无眼球壁的全层裂开称为闭合性眼外伤,其中由钝力引起受伤部位或远部组织的损伤称钝挫伤,外力造成的眼球壁部分裂开称板层裂伤,如有异物存留于眼球壁则为表浅异物;有眼球壁的全层裂开称为开放性眼外伤,依致伤原因不同进而分为两类:①眼球破裂伤(eyeball rupture):钝性外力造成眼球壁全层裂开,力量从内向外释放,眼球壁最薄弱处裂伤最为常见,如眼外肌止点和角巩膜缘。裂口可以在或不在受力点处。②裂伤(laceration):锐器产生的切割力造成眼球壁全层裂开,力量从外向内。可伴有钝力所致的损伤。裂伤按伤型进而又分为 3 种:由锐器造成单一伤口的眼球壁全层裂开称眼球穿通伤(perforating injury of eyeball);一个锐器或投射物造成眼球壁有入口和出口的损伤称贯通伤(penetrating wound);进入眼球内的异物引起眼球壁全层裂开具有特殊性,称眼内异物(intraocular foreign body),即包括了穿通伤在内(图19-1)。临床上见到的眼外伤患者,往往同时具备两种或两种以上损伤的特征,可称此为混合伤(mixed injury)。

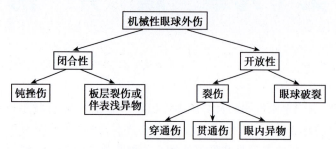

图19-1 机械性眼外伤标准化分类法(1996)

二、眼外伤病史采集

接诊眼外伤患者应从询问病史开始。通过全面而详细地询问病史,所获得的许多信息对分析和判断伤情、决定如何进行紧急或后续处置、评估预后十分重要。应该根据情况详细了解何时、何地、怎样受伤,致伤性质,有无异物进入;是否合并全身性损伤;受伤前及伤后即刻视力如何,视力丧失是迅速还是缓慢发生;经何急诊处置(破伤风抗毒素和抗生素等使用情况);就诊前最后一次进食/水情况等。同时了解患者既往眼部和全身健康状况、用药史及药物过敏史。病史采集对象主要为伤者本人,同时也应包括患者家属或受伤现场见证人员。对因意识不清、焦虑不安或年龄因素等不能配合的患者,后者则成为主要的病史来源对象。采集到的所有重要相关信息都应客观地记录于医疗文书中。

三、眼外伤的检查

总体原则是应在不延误急救、避免因检查而加重损伤、尽量减少伤病员痛苦的前提下有重点地对眼外伤进行检查。应快速评估全身情况,积极应对危及生命的并发症。若怀疑开放性眼外伤,不要强行分开眼睑进行检查,以免致眼内容物疝出。若眼睑严重肿胀或刺激症状明显者,最好手术时再检查。对儿童或不合作者,应在麻醉、镇痛或镇静下检查。对任何眼外伤都不可掉以轻心,对所有眼部受伤的患者,即使是对没有明显损害的眼和对侧眼,都应进行仔细的专科检查和适当的辅助检查,并认真做好详细的文字和影像记录。

1. **眼部检查** 伤后视力、瞳孔反应、损伤性质和部位是与眼外伤预后相关的主要因素。首先应评估视力情况,如无法使用视力表,可用数指、手动或有无光感进行检查和记录。明确是否存在相对性传入性瞳孔障碍,测试眼球运动状态,并触摸骨性眶缘是否有连续性中断或缺损。用裂隙灯或手电光(放大镜下)依次检查:眼表有无异物、出血和擦伤;有无异物入口、前房积血、虹膜损伤及嵌顿、白内障等。有时巩膜伤口会被出血的结膜掩盖。条件允许时,测眼压。用直接或间接检眼镜检查眼底,在没有出现角膜混浊、虹膜粘连或白内障、玻璃体积血未散开或感染未发展之前,可发现眼后段的贯通伤口或眼内异物。若无眼球损伤,可详细检查眼睑、睑结膜及穹窿部结膜的情况。眼外伤往往同时合并身体其他部位外伤,如需要通过瞳孔对光反应观察全身伤情变化时,不要使用散瞳剂。

2. **辅助检查** 对怀疑有异物、眶骨骨折、视神经损伤或眼球破裂者,需做CT、B型超声波或MRI(磁性异物禁忌)等影像学检查。视觉电生理检查对判定伤眼功能具有重要意义。

四、眼外伤的处理原则

1. **紧急处理原则** 眼的结构精细、复杂,一旦外伤,应及时救治,但如合并有休克和重要脏器损伤时,应先抢救生命。根据不同的眼外伤类型而进行相应的紧急处置。例如,遇到车祸伤员,存在明显的眼球破裂,或有明显的眼球穿通伤,应就地立即用硬纸板一类的物品(如纸杯的1/3底部)遮盖固定,以暂时性保护眼球。手术前不宜滴用睫状肌麻痹剂或抗生素,以避免造成药物眼内毒性;不宜随意清除眼部血痂或嵌塞于眼部的异物。同时,避免一切影响局部或全身麻醉的举措,迅速转送到有条件的医院进行眼科专科处理。非眼科专科医师,或不具备眼科手术条件时,切记不要做不当的检查或处置。如果发生酸碱化学伤,最重要的举措就是立即就近取水,进行充分的冲洗,至少持续冲洗30分钟。伤后开始冲洗的时间越晚,预后越差。对开放伤应注射破伤风抗毒素。

2. **后续处置原则** 复杂眼外伤往往有多种眼结构损伤。外伤后的并发症,如眼内炎症、感染、细胞过度增生,可造成更大的危害。正确的诊断、恰当的急救和后续治疗对挽救伤眼极为重要。对复合伤或开放性眼外伤应采用"二次手术"原则,通过初期缝合,恢复眼球或眼部结构的完整性;择期进行再次手术,进行眼内或眶内结构重建,恢复视功能或达到美容效果。尽量不做一期眼球摘除,慎重修剪或去除受损的眼部组织(如眼睑)。合理使用抗生素、糖皮质激素等对成功救治眼外伤也十分重要。由于一些并发症或后遗症可发生于伤后数月甚至数十年,还有危及对侧健眼的风险(如交感性眼炎等),对严重眼外伤应强调终身随访。

五、眼外伤预后评估

发生眼外伤会给患者和家属造成突如其来的沉重打击,而受伤眼预后是他们最为关心的问题之一。医护人员应充分体谅患者的痛苦和心理状态,掌握技巧,通过耐心细致的沟通,让患者和家属能够平和地应对外伤可能造成的后果。根据病史和检查结果,判定伤情,依据循证医学证据,对伤眼预后进行个性化的评估。目前使用较广泛的评估眼外伤视力预后的方法是由Kuhn等提出的眼外伤评分(ocular trauma score, OTS)系统,依据初始视力、眼球破裂、眼内炎、穿通伤、视网膜脱离和相对性瞳孔传入障碍等6个变量加权计算得分(表19-1),之后将分值分成5个层次,以反映伤后获得一定视力的可能性(表19-2)。

表19-1 眼外伤评分(OTS)系统原始分计算

初始视力因素	原始分值
A. 最初的原始分	NLP = 60
	LP/HM = 70
	0.005~0.095 = 80
	0.1~0.4 = 90
	≥0.5 = 100
B. 眼球破裂	−23
C. 眼内炎	−17
D. 穿通伤	−14
E. 视网膜脱离	−11
F. 相对性瞳孔传入障碍	−10
原始总分	=原始分之和

表19-2 估计的视力预后

原始分值	OTS评分	NLP(%)	LP/HM(%)	0.005~0.095(%)	0.1~0.4(%)	≥0.5(%)
0~44	1	73	17	7	2	1
45~65	2	28	26	18	13	15
66~80	3	2	11	15	28	44
81~91	4	1	2	2	21	74
92~100	5	0	1	2	5	92

尽管OTS对评估预后有一定作用,但实际应用中尚有局限性,尤其是无法应用于儿童和不能配合视力检查的患者。此外,已有研究证实,除上述6个初始变量外,眼外伤预后还与外伤类型、伤口部位和大小、伤及组织种类和范围、救治及时和恰当与否、是否发生合并症或后遗症等众多因素相关,因此对伤眼预后的评估尚需综合考虑。

六、眼外伤的预防

尽管眼科学及相关科学的飞速发展使眼外伤的预后得到了很大改善,但一些严重的眼外伤预后仍然很差,因此预防极为重要。在美国,眼外伤常发生于家庭事故、暴力袭击、爆炸、运动相关的损伤、机动车交通事故等;而在中国,致伤环境主要是在工农业生产中、家庭生活和公共场所等。近年来,运动相关性眼外伤和交通事故等所致的眼外伤在我国也逐渐增多。

约有90%以上的眼外伤是可以预防的,但有效的预防需要社会各界共同努力。加强卫生安全的宣传教育,注重岗前培训,严格执行操作规章制度,完善防护措施,能有效减少眼外伤。在工农业生产中,当暴露于有损害可能的环境时,应戴防护面罩或眼镜;开矿、采石或修路时,应规范使用雷管等爆炸物,并注意防止敲击溅起的飞行物致伤。在日常生活中,放置管理好锋利的用具和物品,以防误伤;应制止儿童玩弄危险玩具,如射弹弓等;关爱幼儿和老年人,避免摔伤或碰伤;注意房屋装修中的意外事故伤,以及避免啤酒瓶等装有含气液体的容器爆炸致伤;加强烟花爆竹的安全管理和合理燃放。在体育运动和娱乐活动中,尽可能避免近距离激烈对抗,特别是在高危险的活动中,如彩弹枪真人游戏拓展训练,应配戴防护镜,以降低严重眼外伤的发生率。已证明,发生车祸时汽车安全带可有效预防严重眼外伤,因此,在驾驶车辆或乘车时应养成系安全带的习惯。

第二节 机械性眼外伤

一、眼球钝挫伤

钝挫伤(blunt trauma)由机械性钝力引起。砖石、拳头、球类、跌撞、车祸以及爆炸的冲击波是钝挫伤的常见原因。除在打击部位产生直接损伤外,由于眼球是个不易被压缩的、内含液体的球体,力在眼内液体介质和球壁传递,还会引起多处间接损伤。

眼球钝挫伤的力学研究发现,当受到强力打击时,眼球可产生剧烈形变,前后径最大可缩短43%,周径明显扩张,眼内多种结构都可受到损伤。当内部压力不能由眼球的形变缓冲时,压力会冲破眼球壁,以"由内向外"的机制造成眼球破裂。而锐器造成的穿通伤,主要引起伤道所经过组织结构的损伤。因此,一些眼球钝挫伤的伤情,可能远比穿通伤严重。

钝挫伤可造成眼附属器、视神经或眼球的损伤,引起眼部多种结构的病变,如虹膜根部离断、前房或玻璃体积血、晶状体脱位、脉络膜破裂、黄斑裂孔以及巩膜破裂等。有的外伤眼后段损伤严重,但眼前段损伤轻微,对此应做全面评估。

(一)角膜挫伤

依损伤程度不同而表现各异。

1. 角膜上皮擦伤 有明显疼痛、畏光和流泪,伴视力减退。上皮缺损区荧光素着色,若发生感染,可引起角膜溃疡。可涂抗生素眼膏后包扎,也可同时滴用促进细胞修复再生的滴眼液,以加速上皮愈合。

2. 角膜基质层水肿 因角膜急剧内陷致内皮和后弹力层破裂,表现为基质层增厚及水肿混浊,后弹力层皱褶。可呈局限性。可滴用糖皮质激素滴眼液,或试用高渗液(如50%葡萄糖液)滴眼,必要时用散瞳剂。

3. 角膜破裂 重度挫伤可致角膜破裂,临床表现及处理详见"本节眼球穿通伤"内容。

(二)虹膜睫状体挫伤

1. 虹膜与瞳孔异常 依损伤部位和程度不同可表现为:①虹膜瞳孔缘撕裂及瞳孔括约肌断裂,出现不规则裂口,或虹膜基质纵形裂口;②虹膜根部离断(iridodialysis),虹膜根部有半月形缺损,瞳孔呈"D"字形(图19-2),可出现单眼复视。若整个虹膜完全离断,称外伤性无虹膜;③外伤性瞳孔扩大,因瞳孔括约肌受损,表现多

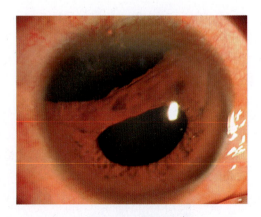

图19-2 虹膜根部离断

右眼颞上方虹膜根部有半月形离断,瞳孔呈"D"字形

为中度,瞳孔不圆,光反射迟钝;④睫状肌或支配神经受损,可伴有调节麻痹,近视力障碍。

治疗:瞳孔缘或基质裂口无须特殊处理。虹膜根部离断伴有复视症状,可行虹膜缝合术。外伤性瞳孔散大,轻者可能恢复或部分恢复,重者不能恢复。伴有调节麻痹时,可配戴眼镜矫正近视力。

2. 前房积血(hyphema) 多为虹膜血管破裂引起。微量出血仅见房水中出现红细胞。出血较多时,血液积于前房呈一液平面。根据积血占前房的容量可分为3级:少于1/3为Ⅰ级,介于1/3~2/3为Ⅱ级,多于2/3为Ⅲ级(图19-3)。也可记录血平面的实际高度(mm数)。严重时前房完全充满血液,可呈黑色。前房积血多能自行吸收。但当积血量大,或在吸收中再次出血(16%~20%发生率,多在伤后2~3天发生),可引起继发性青光眼。角膜内皮损害、高眼压和出血多时会引起角膜血染(blood staining of cornea),角膜基质呈棕黄色,中央呈盘状混浊(图19-4),以后渐变为黄白色,往往在1年内才缓慢消退。严重者,角膜无法恢复透明。

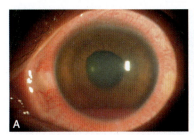 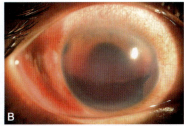 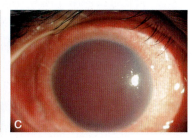

图19-3 前房积血
A. Ⅰ级;B. Ⅱ级;C. Ⅲ级

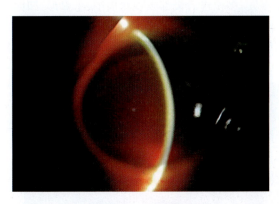

图19-4 角膜血染
裂隙灯显微镜下示角膜中央呈盘状混浊,基质呈棕黄色,前房积血,眼内结构欠清晰

治疗:①卧床休息,半卧位,适当应用镇静剂,可用纱布遮盖双眼以制动眼球;②滴用糖皮质激素滴眼液5天;③扩瞳有可能增加再出血风险,5天后可散瞳;④眼压升高时,应用降眼压药物;⑤每日观察积血的吸收。积血多、吸收慢,尤其有暗黑色血块,伴眼压升高时,经药物治疗眼压在5~7天内不能控制者,应做前房冲洗术或凝血块切除术,以避免角膜血染和视神经损害。

3. 外伤性青光眼 与眼外伤相关的青光眼可由多种因素引起,如眼部钝挫伤、开放伤、化学物质损伤和电磁辐射性损伤等均可引起青光眼,但以发生在钝挫伤后最为常见。房角可开放,也可关闭;眼压升高可出现在伤后数天内,或者发生在数年后;可为一过性眼压波动,也可发生继发性青光眼,而需要药物或手术治疗。钝挫伤性青光眼发病可能缘于钝力所致的虹膜睫状体炎、房角后退(指睫状肌的环形纤维与纵行纤维的分离,虹膜根部向后移位,前房角加宽、变深)、晶状体脱位和眼内出血等。参阅"第十一章 青光眼"章节。

4. 外伤性低眼压 常因睫状体分离引起。可表现为视力下降,视物变形,前房变浅,视盘水肿,视网膜静脉扩张,黄斑水肿及星状皱纹,眼轴变短,加正球镜片可能提高一些视力。长期的低眼压,可以引起黄斑和视神经功能的永久性损害。

治疗:可先试用1%阿托品散瞳,口服泼尼松。一些病例可能逐渐恢复。若药物无效,可采用手术治疗,如睫状体缝合术,但应注意术中出血和术后高眼压等并发症。

(三)晶状体挫伤

1. 晶状体脱位或半脱位 由悬韧带全部或部分断裂所致。部分断裂时,晶状体向悬韧带断裂的相对方向移位。在瞳孔区可见部分晶状体赤道部,可有虹膜震颤、散光或单眼复视。晶状体全脱位时,可向前脱入前房(图19-5)或嵌顿于瞳孔区,引起急性继发性青光眼和角膜内皮损伤;也可向后脱入玻璃体,此时前房变深,虹膜震颤,出现高度远视。如果角巩膜破裂,晶状体也可脱位于球结膜下。

治疗:晶状体嵌顿于瞳孔或脱入前房,需急诊手术摘除。晶状体半脱位时,可试用眼镜矫正散光,但效果差。晶状体脱入玻璃体,可引起继发性青光眼、视网膜脱离等并发症,可行玻璃体手术切除。

2. **外伤性白内障** 钝力所致的晶状体混浊有多种形态,还常伴有晶状体脱位或半脱位、虹膜和房角的损伤等,根据视力需要手术治疗。参阅"第十章第二节 白内障"。

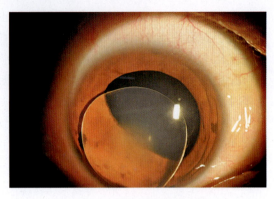

图19-5 外伤性晶状体脱位
示晶状体完全脱位于前房,并因接触角膜内皮致角膜混浊

（四）玻璃体积血

由睫状体、视网膜或脉络膜的血管损伤引起。少量出血,开始局限,然后散开,可自行吸收。若出血量大,屈光介质混浊,眼底无法观察,应做B型超声波检查,可见玻璃体内出血呈密集的点状、团状或条索状中低回声(图19-6),并可判断有无视网膜或脉络膜脱离及玻璃体后脱离。有黄斑损伤、脉络膜破裂或视网膜脱离时,影响视力恢复,需要手术治疗。参见"第十三章 玻璃体疾病"。

（五）脉络膜和视网膜挫伤

1. **脉络膜破裂**（choroidal rupture） 可单一或多发,多位于后极部及视盘周围,呈弧形,凹面对向视盘。伤后早期,破裂处常为出血掩盖。出血吸收后,显露出黄白色瘢痕(图19-7)。延伸到黄斑中心的破裂严重影响视力。破裂处可发生脉络膜新生血管。无有效治疗方法。

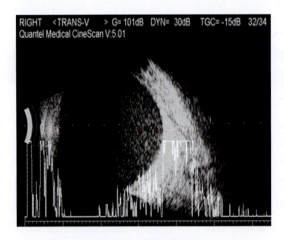

图19-6 玻璃体积血
B型超声波示玻璃体内为均匀一致的细小点状中低回声

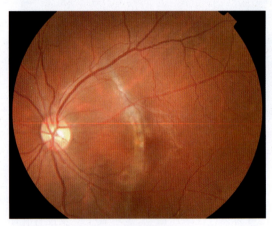

图19-7 脉络膜破裂
示左眼底有一黄白色弧形瘢痕跨过黄斑区

2. **视网膜震荡与挫伤** 指外伤致后极部出现的一过性视网膜水肿,视网膜变白,视力下降。由于受打击部位传送的冲击波损伤外层视网膜,色素上皮受损,屏障功能破坏,细胞外水肿,使视网膜混浊,视力可下降至0.1以下。主要表现为2种结局:①一些病例在3~4周水肿消退,视力恢复较好,属于"视网膜震荡(commotio retinae)"(图19-8);②有些病例存在明显的光感受器损伤、视网膜外层变性坏死,黄斑部色素紊乱,视力明显减退,可称为"视网膜挫伤",严重者伴有视网膜出血。

治疗:伤后早期应用大剂量糖皮质激素治疗,可能减轻视网膜水肿引起的损害。神经营养药、血

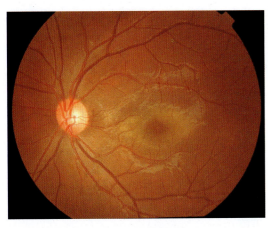

图 19-8 视网膜震荡
示左眼球钝挫伤后黄斑区灰白色混浊

管扩张剂、维生素类药物的疗效尚待明确。

3. **外伤性黄斑裂孔** 多为全层裂孔，因局部挫伤坏死和玻璃体牵拉所致。可立即出现，或发生在黄斑水肿、脉络膜破裂及视网膜下出血，或玻璃体后脱离之后。有少数病例会引起视网膜脱离。

治疗：外伤性黄斑裂孔引起视网膜脱离的可能性较小，可临床观察，一旦出现视网膜脱离，应手术治疗，但术后视力多无明显改善。

4. **锯齿缘离断** 是眼外伤引起的视网膜脱离的一种典型表现，常发生于鼻上或颞下象限。视网膜周边其他部位也可能因外伤的诱因发生视网膜裂孔，引起视网膜脱离。

治疗：对锯齿缘离断或周边部裂孔，可行巩膜外垫压术；复杂病例如合并巨大裂孔、玻璃体积血或外伤性增生性玻璃体视网膜病变时，需行玻璃体手术。

（六）眼球破裂

眼球破裂由严重的钝挫伤所致。常见部位在角巩膜缘，也可在眼外肌下。破裂处常有眼内组织脱出或嵌顿；眼压多降低，也可正常或升高；前房或玻璃体积血；球结膜出血及水肿；角膜可变形；眼球运动在破裂方向上受限；视力光感或更差。CT 或 B 型超声波检查可显示眼环连续性的中断、眼球变形、眼球体积缩小或眼球轴径缩短以及其他眼内结构受损的征象。

部分患者由于其破裂伤口位置靠后，如位于眼外肌下或后部巩膜的破裂，或因球结膜完整、结膜下大量出血掩盖破裂部位等因素，外部检查不易发现，临床上非常容易造成漏诊和误诊，称为"隐匿性巩膜破裂伤（occult scleral rupture）"（图 19-9A），是眼球破裂的一种特殊类型。其特征为：①有明显的严重眼钝挫伤史；②视力光感或光感以下；③球结膜水肿和结膜下大量出血；④低眼压；⑤不同程度的前房积血；⑥眼球运动障碍。如具有 4～5 种上述临床表现者，巩膜破裂伤的可能性极大。晶状体损伤或脱位、玻璃体积血、视网膜脱离等眼内结构损害，可作为其诊断、指导治疗以及判断预后的重要参考指标。与 A/B 型超声波及 CT 等影像学检查相结合，可减少误诊和漏诊率。

【治疗】急诊处理见概述中的描述。专科处理多采用两步手术。先急诊做初期眼球缝合术，术后使用抗生素和糖皮质激素，以控制感染和创伤性炎症反应。对疑似隐匿性巩膜破裂者，可行手术探查，以防漏诊。发现破裂应行缝合术（图 19-9B）。之后，做 A/B 型超声波及视觉电生理检查。根据情

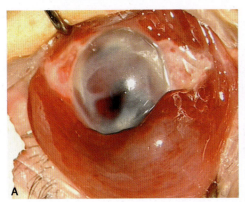
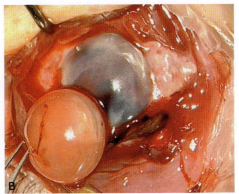

图 19-9 隐匿性巩膜破裂伤
A. 左眼球结膜下大量出血及水肿，角膜水肿混浊，前房积血；B. 手术探查发现角巩膜缘后巩膜伤口向后延伸，长达 8mm 以上，晶状体（镊子所指）脱出，葡萄膜和玻璃体嵌顿于伤口

况,在1~2周左右行玻璃体手术,有可能保留眼球外形,甚至有用视力。除非眼球结构完全破坏,无法将眼球缝合,一般不应做初期眼球摘除术。

二、眼球穿通伤

眼球球穿通伤由锐器的刺入、切割造成眼球壁的全层裂开,是"由外向内"的致伤机制,伴或不伴有眼内损伤或组织脱出。以刀、针、剪刺伤等较常见。预后取决于伤口部位、范围和损伤程度,有无感染等并发症,以及治疗措施是否及时适当。

【临床表现】按伤口的部位,可分为3类。

1. **角膜穿通伤** 较常见。分为单纯性和复杂性。①单纯性:角膜伤口较小且规则,常自行闭合,无虹膜嵌顿;②复杂性:伤口大,不规则,常有虹膜脱出及嵌顿,前房变浅(图19-10),可伴有晶状体破裂及白内障或眼后段损伤。有明显的眼痛、流泪和视力下降。

2. **角巩膜穿通伤** 伤口累及角膜和巩膜,可引起虹膜睫状体、晶状体和玻璃体的损伤、脱出,以及眼内出血,伴有明显眼痛和刺激症状,视力明显下降。

3. **巩膜穿通伤** 较小的巩膜伤口容易忽略,伤口表面仅见结膜下出血。大的伤口常伴有脉络膜、玻璃体和视网膜的损伤及出血,预后差。

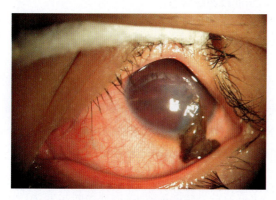

图19-10 角膜穿通伤
示左眼角膜伤口伴虹膜脱出嵌顿和前房积血

【治疗】伤后立即包扎伤眼,送眼科急诊处理。对复杂病例多采用两步手术治疗原则:①初期缝合伤口,恢复眼球完整性;②防治感染等并发症;③必要时行二期手术。

1. **初期伤口处理** ①单纯性角膜伤口,创口较小,对合良好,前房存在,可不缝合,包扎伤眼。大于3mm以上,多有闭合不全或对合不佳,使角膜欠平整,需做显微手术严密缝合,恢复前房;也可配合配戴角膜接触镜,以减少伤后不规则散光。②复杂性角膜伤口,有虹膜嵌顿时,用抗生素溶液冲洗,还纳眼内;不能还纳时(严重破坏、缺血、污染、伤后超过24小时),可予剪除。仔细缝合角膜伤口。③角巩膜伤口,先缝合角膜缘一针,再缝合角膜,然后缝合巩膜。脱出的睫状体和视网膜应予还纳。脱出的晶状体和玻璃体予以切除。④巩膜伤口,应自前向后边暴露、边缝合。必要时暂时性离断眼外肌。贯通伤的出口多不能缝合,由其自闭。

2. **外伤后炎症和感染防治** 常规注射破伤风抗毒素,全身应用抗生素和糖皮质激素。抗生素眼液频繁滴眼,并用散瞳剂。

3. **二期手术** 依眼内组织结构损伤情况,多在伤后1~2周左右,行内眼或玻璃体手术,处理外伤性白内障、玻璃体积血或视网膜脱离等。

【并发症及处理】

1. **外伤性感染性眼内炎(traumatic endophthalmitis)** 是眼外伤严重的并发症。不伴眼内异物的开放性眼外伤后眼内炎发生率约3.1%~11.9%;如果合并眼内异物则更高,为3.8%~48.1%。导致外伤性眼内炎的病原体与其他眼内炎(如内眼手术后眼内炎等)不完全相同。革兰阳性菌占绝大多数(如葡萄球菌属),革兰阴性菌次之(如假单胞菌属),真菌性眼内炎较少。发生眼内炎的相关危险因素包括外伤类型、是否有眼内异物存留、受伤后治疗是否及时(关闭伤口、合理用药等)以及患者是否有内科疾病等。眼内炎发展快,眼痛、头痛剧烈,刺激症状明显,视力严重下降,甚至无光感。球结膜高度水肿、充血,角膜混浊,前房纤维蛋白炎症或积脓,玻璃体雪球样混浊或脓肿形成。严重时可致角巩膜坏死及穿孔(图19-11),甚至眶蜂窝织炎。

治疗:发生眼内炎时应立即进行治疗,充分散瞳,局部和全身应用大剂量抗生素和糖皮质激素。

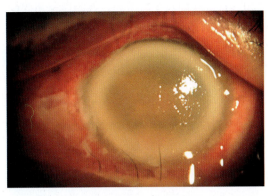

图19-11 外伤性眼内炎
示右眼混合充血,结膜水肿,角膜边缘坏死,中央区混浊,隐约可见前房下方积脓,眼内细节不清晰

玻璃体腔内注药是提供有效药物浓度的可靠方法,可注入万古霉素 1mg、头孢他啶 2mg(如无药物过敏等禁忌证)及地塞米松 0.4mg。注射前应抽取房水及玻璃体液做细菌培养和药敏试验,根据结果适当调整用药方案。对严重感染,需紧急行玻璃体切割术及玻璃体内药物灌注;对炎症控制不良者,可在 48~72 小时内重复上述治疗。延误抢救时机(例如过夜),可能难以保留眼球。

2. **交感性眼炎** 一眼遭受开放性眼外伤或内眼手术后发生的双侧肉芽肿性葡萄膜炎称为交感性眼炎(sympathetic ophthalmia),主要由外伤或手术造成眼内抗原暴露并激发自身免疫应答所致。外伤后的发生率约为 0.2%,内眼手术之后约 0.07‰。本病主要与细胞免疫有关,抗原成分可能来源于黑色素、视网膜色素上皮或光感受器外节,感染可能参与抗原的激活。

临床表现:可发生于外伤或手术后 5 天至 56 年内,但多发生于 2 周至 2 个月内。一般发病隐匿,多为肉芽肿性炎症,可为前葡萄膜炎、后葡萄膜炎、中间葡萄膜炎或全葡萄膜炎,但以全葡萄膜炎多见。临床表现为伤眼(称诱发眼)的葡萄膜炎症状持续不退,并逐渐加重,出现 KP,瞳孔缘可有小珍珠样灰白色结节。经过一定的潜伏期,另一眼(称交感眼)突然出现类似的葡萄膜炎,视力急剧下降。眼底可出现黄白色点状渗出,多位于周边部(称 Dalen-Fuchs 结节)。交感性眼炎病程长,反复发作,晚期由于视网膜色素上皮的广泛萎缩,整个眼底呈红色外观,可出现与 Vogt-小柳-原田综合征相似的"晚霞状眼底"。治疗不当或病情不能控制时,可出现继发性青光眼、视网膜脱离和眼球萎缩等。也可出现一些眼外病变,如白癜风、毛发变白、脱发、听力下降或脑膜刺激征等。

治疗:伤后尽早缝合伤口、切除或还纳脱出的葡萄膜组织,预防感染,可能对预防本病有益。一旦发现本病,应按葡萄膜炎给予糖皮质激素和散瞳治疗。对眼前段受累者,可给予糖皮质激素滴眼和睫状肌麻痹剂等治疗。对于表现为后葡萄膜炎或全葡萄膜炎者,则应选择糖皮质激素口服;对不显效的病例可选用免疫抑制剂。多数病例经治疗可恢复一定视力。摘除诱发眼多不能终止病程,而且有些诱发眼经治疗后还可获得一定视力。有关摘除伤眼眼球是否具有预防作用尚无定论;如果要摘除,眼球摘除术和眼内容摘除术哪种术式对预防本病更佳有争议,从美容考虑,目前趋向后者。

3. **外伤性增生性玻璃体视网膜病变** 由于伤口或眼内过度的修复反应,纤维组织增生引起牵拉性视网膜脱离。可适时行玻璃体手术。但有些伤眼最终萎缩。

相对而言,"外伤性视网膜脱离"的概念较宽,可因视网膜裂孔形成、视网膜下出血或渗出、牵拉(视网膜嵌顿或伤口的纤维组织增生)等一种或混合因素造成。如果合并黄斑损伤、巨大裂孔和严重的牵拉脱离,预后不良,需要做玻璃体手术治疗。如果存在大的角膜裂伤,手术时可采用暂时性人工角膜,或行眼内镜下手术。

三、眼异物伤

眼异物伤比较常见。大多数异物为铁质磁性金属,也有非磁性金属异物如铜和铅。非金属异物包括玻璃、碎石、植物性(如木刺、竹签)和动物性(如毛、刺)异物等。不同性质的异物所引起的损伤及其处理有所不同。

(一)眼球外异物

1. **眼睑异物** 多见于爆炸伤时,可使眼睑布满细小的火药渣、尘土及沙石。对较大的异物可用镊子夹出。

2. **结膜异物** 常见的有灰尘、煤屑等，多隐藏在睑板下沟、穹窿部及半月皱襞。异物摩擦角膜会引起刺激症状。可在表面麻醉剂滴眼后，用无菌湿棉签拭出异物，或结膜囊冲洗，然后滴用抗生素滴眼液。

3. **角膜异物** 以铁屑、煤屑较多见，有明显刺激症状，如刺痛、畏光、流泪和眼睑痉挛等。铁质异物可形成锈斑（图 19-12）。植物性异物容易引起感染。

治疗：对角膜浅层异物，可在表面麻醉下用盐水湿棉签拭去。较深的异物，可用无菌注射针头剔除。如有锈斑，尽量一次刮除干净。对多个异物可分期取出，即先取出暴露的浅层异物，对深层的异物暂不处理。若异物较大，已部分穿透角膜进入前房，应行显微手术摘除异物，必要时缝合角膜伤口。挑取异物时应严格执行无菌操作，否则有引起化脓性角膜溃疡的危险。异物取出后，滴用抗生素滴眼液或眼膏。

4. **眶内异物** 常见的有金属弹片、气枪弹，或木、竹碎片。可有局部肿胀、疼痛。若合并化脓性感染时，可引起眶蜂窝织炎或瘘管。眶内金属异物多被软组织包裹，可不必勉强摘除。若存在以下情况，应尽早手术完全取出异物：①异物造成眼眶与鼻窦或颅腔沟通者；②异物引起组织反应，伤口不易愈合者；③异物大，表面粗糙，且邻近视神经或其他重要结构，具有潜在损伤危险者；④铜或植物性异物。

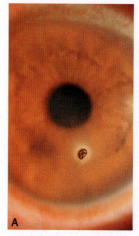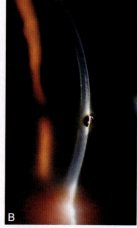

图 19-12 角膜异物
示一铁屑沉着于左眼角膜，异物达基质深层，伴角膜浸润和锈斑形成（A 为弥散光像，B 为裂隙像）

（二）眼内异物

眼内异物（intraocular foreign body）是严重危害视力的一类眼外伤。任何开放性眼部或眼眶外伤，都应怀疑并排除异物。敲击金属是最常见的受伤方式。异物的损伤因素包括机械性破坏、化学及毒性反应、继发感染等。除穿通伤之外，还有异物特殊的损害。

【病理学和临床表现】眼内的反应取决于异物的化学成分、部位和有无感染。

1. **概况** 不活泼的无菌异物，如石、沙、玻璃、瓷器、塑料和睫毛等，一般能耐受。铁、铜、铝和锌是常见的反应性异物，后两种引起轻微炎症，可包裹；若异物很大可刺激炎症，引起细胞增生、牵拉性视网膜脱离和眼球萎缩。异物也可移位。

2. **铁质沉着症（siderosis）** 关于眼内铁离子的损害机制，一般认为，铁片与玻璃体或眼内组织接触后，铁离子迅速氧化与扩散，激发 Haber-Weiss 反应，形成强力氧化剂，如羟自由基、超氧自由基和过氧化氢，引起脂质过氧化、细胞膜损伤以及酶失活，造成严重的结构与功能损害。

铁最容易沉着在上皮组织，瞳孔括约肌、开大肌、无色素睫状上皮、晶状体上皮以及视网膜。光感受器和色素上皮细胞对铁质沉着最敏感。损害后的症状为夜盲、向心性视野缺损甚至失明。体征包括：角膜基质铁锈色沉着、虹膜异色症、瞳孔扩大及反应迟钝、晶状体前棕色沉着、白内障、玻璃体混浊（图 19-13）、周边视网膜色素增生（早期，晚期为弥漫性），视网膜血管变窄，视盘色淡、萎缩。因为铁离子聚集在小梁网，可继发开角型青光眼。ERG 改变包括极早期 a 波升高，b 波正常，以后 b 波降低，最终消失。

3. **铜质沉着症（chalcosis）** 纯铜有特别的毒性，可引起急性铜质沉着症和严重炎症，需要立即摘除。若异物为铜合金，铜的含量少于 85%，会引起慢性铜质沉着症。铜离子亲合膜性结构，典型的表现是在角膜后弹力层沉着，绿色房水颗粒，虹膜变绿色，向日葵样白内障，棕红玻璃体混浊，条索形成，视网膜血管上和黄斑区有金属斑。金属弥散后，摘除异物不能减轻损害。

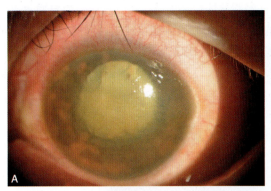
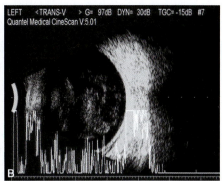
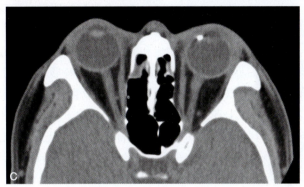

图19-13 铁质沉着症

A. 左眼前节像示角膜轻度混浊,虹膜异色伴虹膜表面铁锈色沉着物,瞳孔扩大,晶状体混浊;
B. A/B型超声波示玻璃体混浊;C. CT示左眼鼻侧睫状体附近金属异物

【诊断】 外伤史,如敲击金属或石质、爆炸伤和车辆交通事故挡风玻璃破碎等应怀疑有异物存留。高速小金属片可由锤子和机械上飞出,易被忽视。

1. **临床特征** 常有穿通伤的体征,发现伤口是诊断的重要依据。如角膜有线状伤口或全层瘢痕,相应的虹膜部位有穿孔,晶状体局限性混浊,表明有异物进入眼内。巩膜伤口较难发现。若屈光介质尚透明,可在裂隙灯或检眼镜下直接看到异物(图19-14)。必要时做前房角镜或三面镜检查,有助于发现隐匿在前房角或眼底周边部的异物。异物有无视网膜毒性,可用ERG检查判断。

2. **影像学检查** 采用X线摄片、B型超声波或超声生物显微镜、CT扫描等,各有其优缺点。MRI不能用于磁性异物检查。

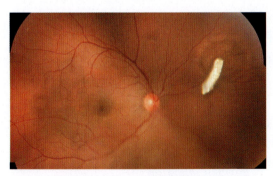

图19-14 视网膜的铁异物
可见右眼视盘鼻上方3PD处视网膜表面有一反光的金属异物,其周围视网膜受累

【治疗】 眼内异物一般应及早手术取出,以重建眼部结构及恢复视功能。手术方法取决于异物大小、位置(如是位于玻璃体内,还是嵌顿于视网膜及其他结构内)、性质(如异物是否有磁性、是否包裹),以及眼部并发症情况(如屈光介质透明度是否影响观察异物,眼内是否有出血、感染等并发症)。

1. **前房及虹膜异物** 经靠近异物的方向或相对方向做角膜缘切口取出,磁性异物可用电磁铁吸出,非磁性异物用镊子夹出。

2. **晶状体异物** 若晶状体大部分透明,可不必立即手术。若晶状体已混浊,可连同异物摘除。

3. **眼后段异物** 异物较小且已完全包裹于球壁内,不一定要勉强取出。对甚小的铁异物存留,多次ERG检查可能有帮助,若b波振幅降低,建议取出异物。

根据情况采用外路法或玻璃体手术取出眼后段异物。体积较小、可见的玻璃体内铁异物,没有包裹的异物,同时无视网膜并发症,可以应用电磁铁经睫状体扁平部摘除;其他情况,如异物大、包裹、粘连、非磁性,需玻璃体手术摘除,同时处理眼内的并发症,如玻璃体积血或视网膜脱离;较大的异物可通过角巩膜切口或原入口取出,以减少对周边视网膜组织的损伤。

四、眼附属器和视神经外伤

(一)眼睑外伤

1. 眼睑挫裂伤 挫伤致眼睑小血管破裂,常引起眼睑水肿和出血。出血初为青紫色,以后渐变为黄色,可在1~2周内完全吸收。严重挫伤或锐器切割伤时,可出现睑皮肤全层裂伤,甚至深达肌层、睑板和睑结膜(图19-15)。

治疗:①眼睑淤血和肿胀较明显时,可在伤后48小时内冷敷,以后热敷;②眼睑裂伤应尽早清创缝合,尽量保留组织,不可去除皮肤,注意功能和美容效果的恢复。对全层裂伤应严格分层对位缝合,以减轻瘢痕形成和眼睑畸形。伴有上睑提肌断裂时应修复,以免上睑下垂的发生。眼睑裂伤修复应遵循以下原则:眼睑血供丰富,极少发生缺血坏死。除未累及睑缘的板层裂伤可以简单缝合外,其他眼睑外伤都应将睑缘、睑板和皮肤严格对合,通常先用褥式缝合邻近睑缘的睑板,以避免日后出现成角畸形。缝合应及早,伤后24小时组织水肿,增加缝合难度。

2. 泪小管断裂 内眦眼睑外伤常伴发泪器损伤,以下泪小管断裂多见(图19-16),可由锐器造成直接的切割伤,或因眼睑突然向外侧牵拉间接撕裂薄弱的内眦部。治疗不当会造成眼睑畸形和泪溢症。

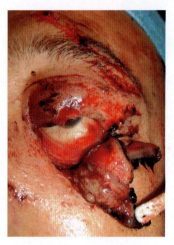

图19-15 眼睑全层裂伤
示左下眼睑全层裂伤,并有眉弓部和上眼睑多处皮肤裂伤

治疗:手术是唯一的治疗方法。应争取尽早行泪小管吻合术,最好在伤后48小时内完成。伤后时间太久,可能会因组织水肿而影响泪小管的修复或接通。术中寻找到泪小管断端是手术成功的关键,最好在患者有效的镇静或麻醉下,借助具有良好照明的手术显微镜进行寻找。术者需要熟悉内眦部的解剖结构,必要时使用探针或荧光素钠等染色剂冲洗协助定位。在显微镜下通过引导置入支撑物(如硬膜外麻醉导管或专用硅胶管或支架等),将断裂的泪小管和周围组织恢复正常解剖位置,缝合泪小管管壁及周围肌肉和软组织,修复眼睑皮肤裂伤。术后3~6个月后可拔出支撑物。如刺激症状明显、感染、局部炎症或形成脓性肉芽肿时,需要尽早取出支撑物。若同时发生上、下泪小管断裂,建议尽可能将其全部吻合。

(二)眼眶外伤

1. 眼眶骨折 在头面部外伤中多见,常见原因为钝力打击、车祸或从高处跌落等。从骨折发生的机制分析,眶骨折可包括直接性骨折和间接性骨折,后者多为爆裂性眶骨折(参见"第十八章 眼眶疾病")。

2. 眼眶穿通伤 常由锐器切割引起眼睑、眼球及眶深部组织的损伤。如果眼外肌及其支配神经损伤,可出现眼球运动障碍。眶内出血可引起急性眶内压升高,危及视功能。

治疗:对软组织损伤应分层清创缝合,同时应用破伤风抗毒素及抗生素防治感染。对因出血引起的急性

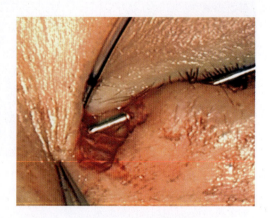

图19-16 泪小管断裂
左眼下眼睑全层裂伤伴下泪小管断裂,手术修复时,泪道支撑管由其鼻侧断端经泪囊和鼻泪管插入鼻腔,用金属探针明确断裂泪小管的颞侧端

眶内压升高,需要及时做眶减压术。

3. **眶出血**　血管破裂,出血进入眶内,或在眶内形成血肿,是眼眶外伤的常见并发症。出血可在骨膜下,或进入眶组织内。一般而言,严重的眶出血多与眶骨骨折有关,也可因对冲伤撕裂眶内动脉分支,或使刚刚进入眼球的睫状血管破裂所致。

治疗:通常只需观察。早期可冷敷或加压包扎,24小时后改湿热敷。可全身使用止血药物或抗生素等。当眼球突出造成角膜暴露或视功能受损而危及眼球时,应及时行减压手术处理。

4. **眶气肿**　通常由眶壁骨折和黏膜撕裂造成,使空气在眼睑或眼眶组织内积聚,表明眶组织已与鼻旁窦沟通,多见于外伤,可由拳头、木块、铁块、石块及球类等打击直接损伤引起,也可见于从高处坠落时头后部着地等间接性损伤,偶见于手术创伤。骨折一般不自行发生眶气肿,只有当上呼吸道压力增大,如打喷嚏或擤鼻子时才引起空气进入眶组织内。少数患者无外伤史,称自发性眶气肿。X线平片、CT扫描及MRI可清楚显示眶部有气体存在。

治疗:无须特殊治疗。也可用绷带加压,嘱患者避免用力或急促呼吸。眶内气体多在数天内很快吸收,肿胀消失。

（三）视神经外伤

1. **视神经挫伤**　亦称外伤性视神经病变(traumatic optic neuropathy),损伤可发生在视神经的球后段到颅内段的任何部位,分为直接损伤和间接损伤两种,交通事故、坠落和拳击伤为最常见原因。直接损伤源自视神经本身的撕裂或由骨折碎片或其他异物引起的撕裂伤,也可由视神经管骨折、眶内或鞘内出血造成的压迫性损伤;间接损伤是最常见的形式,可发生于头颅外伤,前额部外伤最常见,尤其是眉弓外侧的挫伤,推测与剪切力作用于视神经或视神经管内滋养血管的附着点造成损害相关。典型表现为视力即刻丧失,且严重,24%~86%的患者就诊时无光感;外表面很少有损伤的表现,但均存在相对性传入性瞳孔障碍。通常在发病时视盘正常,4~8周内会出现视神经萎缩。影像学检查有助于判定损伤的程度,并发现一些相关的颅内或面部损伤、眶内骨片或血肿。对合并颅脑外伤的昏迷患者,应积极早期行眼科检查,以便及时发现和治疗视神经损伤。

治疗:视神经挫伤的视功能预后一般很差,但近期报道有一些患者可自行恢复部分视功能。有关间接性视神经挫伤的治疗目前尚未达成共识,临床上可供选择的有保守疗法、糖皮质激素和视神经管减压术,而神经保护策略尚在研究中。各文献报道的用药方法不同,临床结果差别也很大,但广泛接受的是治疗开始得越早,疗效越好。一般遵循以下原则:急性病例可尽快启动大剂量静脉滴注甲泼尼龙疗法,建议剂量每次500mg,每日2次。经治疗如果视功能改善,静脉给药48小时后可改为口服给药减量过程,直至2周。如果12~48小时后对药物治疗无效,或减量过程出现视力减退,有建议考虑经颅或经筛窦视神经管减压术。但也有学者认为,对间接性视神经挫伤早期糖皮质激素冲击疗法无效时,手术效果也很有限。对伤后早期视力进行性下降,并伴球后或视神经鞘血肿、视神经管骨折变形或狭窄、骨折刺入视神经等直接损伤的患者,应积极进行视神经管减压术,以解除压迫或刺伤。使用糖皮质激素治疗视神经挫伤的同时,可配合使用脱水剂、改善微循环药物、神经营养药物等,同时应注意大剂量糖皮质激素相关并发症的风险。

2. **视神经撕脱**　眼球受力极度旋转,向前移位;或挤压使眼内压突然升高致筛板破裂;或眶穿通伤使视神经向后牵拉,在这些情况下,视神经受到强力牵引从巩膜管向后脱位,引起视神经撕脱(avulsion of the optic nerve)。可见视盘处呈坑状凹陷,后部出血,挫伤样坏死。通常视力完全丧失,无有效疗法。

第三节　非机械性眼外伤

一、酸碱化学伤

化学性烧伤(chemical injuries)由化学物品的溶液、粉尘或气体接触眼部所致。多发生在化工厂、实验室或施工场所，其中常见的有酸、碱烧伤，都需要作为急诊处理。

【损伤机制】酸碱烧伤的损伤机制不同：①酸性烧伤(acid burns)，酸对蛋白质有凝固作用。浓度较低时，仅有刺激作用；强酸能使组织蛋白凝固坏死，凝固蛋白可起到屏障作用，能阻止酸性作用向深层渗透，组织损伤相对较轻。②碱性烧伤(alkali burns)，常见由氢氧化钠、生石灰、氨水等引起。碱能溶解脂肪和蛋白质，与组织接触后能很快渗透到深层和眼内，使细胞分解坏死。因此，碱烧伤的后果要更严重。

【临床表现与并发症】根据酸碱烧伤后的组织反应，可分为轻、中、重三种不同程度的烧伤。

1. **轻度** 多由弱酸或稀释的弱碱引起。眼睑与结膜轻度充血水肿，角膜上皮有点状脱落或水肿。数日后水肿消退，上皮修复，不留瘢痕，无明显并发症，视力多不受影响。

2. **中度** 由强酸或较稀的碱引起。眼睑皮肤可起水疱或糜烂；结膜水肿，出现小片缺血坏死；角膜有明显混浊、水肿，上皮层完全脱落，或形成白色凝固层(图19-17)。治愈后可遗留角膜斑翳，影响视力。

3. **重度** 大多为强碱引起。结膜出现广泛的缺血性坏死，呈灰白色混浊；角膜全层灰白或者呈瓷白色。由于坏死组织释放趋化因子，大量中性粒细胞浸润并释放胶原酶，角膜基质层溶解，出现角膜溃疡或穿孔。碱性物质可立即渗入前房，引起葡萄膜炎、继发性青光眼和白内障等。角膜溃疡愈合后会形成角膜白斑，角膜穿孔愈合后会形成前粘性角膜白斑、角膜葡萄肿或眼球萎缩。由于结膜上皮的缺损，在愈合时可造成睑球粘连、假性翼状胬肉等。最终可引起视功能或眼球的丧失。

碱烧伤后的眼压升高可能原因是碱立即引起巩膜收缩，小梁网受损，使眼压迅速升高；2~4小时后，由于前列腺素释放，使眼压再次升高。因为角膜混浊，不容易检测眼压。

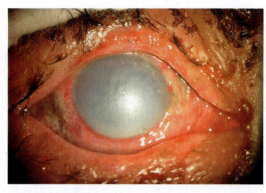

图19-17 碱化学烧伤
右眼碱烧伤后3天，示眼睑皮肤烧伤、结痂，结膜充血、局部坏死，角膜瓷白色水肿、混浊

此外，眼睑、泪道的烧伤还可引起眼睑畸形、眼睑闭合不全和泪溢等并发症。

【急救和治疗】

1. **急救** 争分夺秒地在现场彻底冲洗眼部，是处理酸碱烧伤最重要的一步。及时彻底冲洗能将烧伤降到最低程度。应立即就地取材，用大量清水或其他水源反复冲洗，冲洗时应翻转眼睑，转动眼球，暴露穹窿部，将结膜囊内的化学物质彻底洗出。应至少冲洗30分钟以上。送至医疗单位后，根据时间早晚也可再次冲洗，并检查结膜囊内是否还有异物存留。也可进行前房穿刺术，以减轻对眼内组织的损害。

2. **后续治疗**

(1) 早期治疗：局部或联合全身应用抗生素控制感染。1%阿托品每日散瞳。局部或全身使用糖皮质激素，以抑制炎症反应和新生血管形成；但在伤后2~3周，角膜有溶解倾向，应停用。可滴用自家血清和含细胞生长因子的药物，以促进愈合。0.5% EDTA（依地酸钠）可用于石灰烧伤病例。在2周内都应滴用降眼压药。持续的胶原酶活性升高，是角膜溶解的原因之一。为防止角膜穿孔，可应用胶原酶抑制剂。局部滴用2.5%~5%半胱氨酸眼液；全身应用四环素类药物，每次0.25g，每日4次。维生素C对轻中度碱烧伤有益，但对阻止严重碱烧伤的角膜溶解作用有限。如果球结膜有广泛坏死，或角膜上皮坏死，可早期切除坏死组织，防止睑球粘连。一些患者在2周内出现角膜溶解变薄，需行全角膜板层移植术，并保留植片的角膜缘上皮，以挽救眼球。也可做羊膜移植、角膜缘干细胞移植，或自体口腔黏膜和对侧球结膜移植。每次换药时用玻璃棒分离睑球粘连，或安放隔膜。

(2) 晚期治疗:针对并发症进行。如烧伤后矫正睑外翻、睑球粘连,进行角膜移植术等。出现继发性青光眼时,应用药物降低眼压,或行睫状体冷凝术或810nm激光光凝术。

二、眼部热烧伤

多种因素可造成眼部热烧伤(thermal burns)。高温液体如铁水、沸水和热油等溅到眼部引起的热烧伤称接触性热烧伤,由火焰喷射引起的烧伤称火焰性热烧伤。沸水、沸油的烧伤一般较轻。眼睑发生红斑、水疱,结膜充血、水肿,角膜轻度混浊。热烧伤严重时,如铁水溅入眼内,可引起眼睑、结膜、角膜和巩膜的深度烧伤,甚至组织坏死。组织愈合后可出现瘢痕性睑外翻、眼睑闭合不全、角膜瘢痕、睑球粘连甚至眼球萎缩。

【治疗】原则是防止感染,促进创面愈合,预防睑球粘连等并发症。对轻度热烧伤,局部滴用散瞳剂及抗生素眼液;严重的热烧伤应除去坏死组织,处理大致同严重碱烧伤。有角膜坏死时,可行羊膜移植、角膜缘干细胞移植或带角膜缘上皮的全角膜板层移植。晚期根据病情治疗并发症。

三、辐射性眼损伤

辐射性损伤(radiation injuries)包括电磁波谱中各种射线造成的损害,如微波、红外线、可见光、紫外线、X线和γ射线等。中子或质子束照射也能引起这类损伤。

(一) 可见光损伤

热和光化学作用可引起黄斑损伤,如用不当的方法观察日食引起的"日光性视网膜病变(solar retinopathy)"。对视力有不同程度的影响,严重者有中央暗点、视物变形和头痛。视力下降到0.1~0.08。最初几天眼底可见中心凹黄白色点,几天后变成红点,有色素晕。2周后,出现小而红色的板层裂孔,可位于中心凹或旁中心凹。轻者通常3~6个月可恢复或部分恢复,但重度损伤将造成永久性视力损害。预防极为重要,在强光下应戴有色眼镜。

视网膜的光损伤(photic damage)可由多种强光源引起。视野中出现旁中央暗点,眼底中心凹旁有黄白色深层病变,以后呈斑驳状,造影显示荧光增强。激光的机械性、热和光化学作用能引起视网膜炎症和瘢痕,应注意防护。近年临床上可见到由市售的不合格激光笔误伤而造成暂时性或持久性视力损害的病例,加强宣传和管理十分必要。

(二) 紫外线损伤

电焊、高原、雪地及水面反光可造成眼部紫外线损伤(ultraviolet radiation injury),又称为电光性眼炎(electric ophthalmia)或雪盲。紫外线对组织有光化学作用,使蛋白质凝固变性,角膜上皮坏死脱落。可在照射后3~12小时发作,有强烈的异物感、刺痛、畏光、流泪及睑痉挛、结膜混合充血、角膜上皮点状脱落,荧光素钠染色呈点状着色(图19-18)。24小时后症状减轻或痊愈。中波紫外线(UV-B)辐射与年龄相关性白内障的发生密切相关。

【治疗】对症处理,减轻疼痛,可涂抗生素眼膏包扎,预防感染。也可同时滴用促进角膜上皮愈合的眼液或眼用凝胶。应配戴防护面罩或眼镜预防。

(三) 离子辐射性损伤

X线、γ线、中子或质子束可引起放射性白内障、放射性视网膜病变或视神经病变、角膜炎或虹膜睫状体炎等,应注意防护。对肿瘤行放射治疗是一种常见原因,暴露于离子辐射会损伤视网膜血管。外照射,或用局部敷贴器(剂量30~36Gy,也有15Gy引起的),一般4个月~3年后,引起进行性的微血管病变,类似于糖

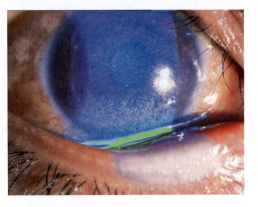

图19-18 电光性眼炎
荧光素钠染色在钴蓝光下示右角膜上皮弥漫性点状着色

尿病视网膜病变。无症状,或视力下降。检查见神经纤维层梗死、视网膜出血、微动脉瘤、血管白鞘、毛细血管扩张和渗出,出现无灌注区及新生血管形成。视力预后与黄斑病变有关。可用局部或广泛激光光凝治疗。急性视神经病变也可引起视力丧失。

第四节　几种特殊人群的眼外伤

一、儿童眼外伤

眼外伤是儿童单眼失明最常见的原因。儿童眼外伤(pediatric ocular trauma)的特点:①发病率高,约占全部眼外伤病例的三分之一,且多为意外伤或误伤;②就诊不及时,沟通困难,部分患儿缺乏明确病史,以致延误治疗;③难以配合检查和治疗,对较小患儿必要时应在镇静或全麻下进行详细检查和妥善处理,最好检查与处理同时进行,以减少患儿痛苦;④儿童眼部结构特殊,对各种损伤产生的炎性反应强烈,并发症多,预后差,致盲率高;⑤在损伤即刻就应开始面对弱视问题,应注重视觉康复,加强随访;⑥绝大部分是可预防的,防护十分重要。

接诊儿童患者应具备一定的技巧,了解不同年龄段造成眼外伤的原因不同,掌握各种类型眼外伤发生在儿童身上时具有的特殊性。新生儿期眼外伤以产伤多见;婴幼儿期以玩具致伤和碰伤为主,还应注意摇晃婴儿综合征(shaken baby syndrome);学龄前期和学龄期儿童多在玩耍或运动中自我保护不善而使眼部受伤。应向患儿家属详细询问并全面采集受伤史和相关病史,征得家属的配合,以期获得良好的依从性。

二、屈光手术后眼外伤

屈光手术快速发展已有三十余年的历史,估计中国大陆每年约有100万以上的近视患者接受屈光手术,且手术人数呈逐年增加趋势,而屈光手术后眼外伤(ocular trauma after refractive surgeries)时有发生。已接受过屈光手术的人群非常庞大,多数处在眼外伤高发年龄段,一旦发生眼外伤,临床表现具有特殊性,处理上与普通人眼外伤不尽相同。有时即使较轻微的眼外伤也会给屈光手术眼带来较严重的伤害。因此应积极预防,建议避免进行对抗性较强的活动,必要时配戴防护眼镜。当临床上遇到接受屈光手术后的眼外伤患者时,建议与屈光手术专科医生协同处理。

常见的与眼外伤相关的屈光手术主要有放射状角膜切开术(radial keratotomy,RK)、准分子激光原位角膜磨镶术(laser in situ keratomileusis,LASIK)和后房型有晶状体眼人工晶状体植入术(posterior chamber phakic intraocular lens,PC PIOL),主要外伤表现为角膜手术切口裂开或伴眼内容脱出或嵌顿、角膜瓣移位、撕脱或撕裂、甚至丢失,上皮植入、瓣下异物或感染,人工晶状体移位和瞳孔夹持等。小切口飞秒激光角膜基质透镜切除术(small incision lenticule extraction,SMILE)开展时间尚短,理论上受外伤后也存在角膜帽撕裂、帽下感染和上皮植入等并发症风险。

三、单眼视力障碍者眼外伤

单眼视力障碍或称单一眼(unique eye),意指另眼已盲或近于盲,且视力恢复无望者,与独眼畸形(cyclopia)不同。各种严重眼病都可能导致单一眼状态,如先天性发育异常或遗传性疾病、陈旧性视网膜脱离、增生性糖尿病视网膜病变、难治性葡萄膜炎、绝对期青光眼和眼肿瘤等,而眼外伤是导致单眼盲和低视力的首要原因。

因对侧眼盲目,残存的单眼视力对这一个特殊群体人群的生活质量至关重要。由于缺乏双眼视功能,自我保护能力相对较弱,健眼更易受到外界伤害;一旦受到眼外伤,患者承受心理压力大,对视力恢复的期望值较高,最终不良的预后会给个人、家庭和社会造成极大的影响。

除防范已盲目眼致盲相关疾病对残存眼视功能的影响外,对单眼视力障碍者强调眼外伤防范十分重要。加强道路安全教育,远离影响视功能的高危环境和活动。从事工农业生产或参加体育活动时,建议配戴专用的防护眼镜。发生眼外伤后,应进行及时和适当的救治。要注重治疗前准备与评估,加强与患者的沟通,配合必要的心理疏导,以征得患者对诊治过程的理解和配合,并对预后能有客观的期望。

思 考 题

1. 根据眼外伤的分类,说明眼外伤的主要类型和临床特点是什么。
2. 眼球钝挫伤和穿通伤有什么不同?怎样检查和处理?
3. 一位眼外伤患者就诊时,伤眼前房充满积血,没有发现角膜或巩膜伤口,应怎样处理?可能合并哪些伤害?
4. 石灰水溅入眼部,应该如何进行现场急救?怎样进行后续治疗?
5. 与成人眼外伤相比,儿童眼外伤具有哪些临床特点?

(王雨生)

第二十章 常见全身疾病的眼部表现

【导读】许多全身疾病可以引起眼部的异常,眼部的异常又可以反映全身疾病的严重程度。哪些全身疾病可以引起眼部异常、眼部又会出现哪些异常的临床体征?本章针对引起眼部异常的常见全身疾病进行阐述,有助于掌握动脉硬化性视网膜病变、高血压性视网膜病变、糖尿病的眼部表现、早产儿视网膜病变、Sjögren综合征等全身疾病的眼部表现以及药源性眼病等;了解肾脏疾病、血液病以及神经科、儿科、皮肤科和口腔科疾病的眼部表现。

第一节 概 述

眼与全身性疾病的关系极其密切。许多全身性疾病或全身用药会引起眼部异常,或出现眼部特殊的改变,如全身性血管病、代谢性疾病、传染病、皮肤病等都可能引起眼部损害;许多眼病体征又可以反映全身疾病,如高血压性视网膜病变、糖尿病性视网膜病变等。由于眼球的特殊解剖位置——位于体表,可以在直视下观察到眼前段、借助检眼镜也可以观察到视网膜和血管的变化。因此通过对眼部的检查,有助于对全身疾病的早期诊断、治疗和调整用药,了解全身疾病的严重程度和判断预后。因此在全身疾病的诊断和治疗过程中以及全身用药治疗时,要考虑到可能引起的眼部异常,进行定期的眼部检查。而全身病的及时诊治对预防和治疗眼部异常也具有重要意义。眼局部用药可以引起全身反应或并发症,严重者可以致死。因此眼局部用药时也要考虑到患者的全身状况,了解患者的全身疾病史和既往用药反应史,对于选择适宜的眼局部用药同样具有重要意义。

第二节 内 科 疾 病

一、动脉硬化与高血压

(一)动脉硬化性视网膜病变(arteriosclerotic retinopathy)

动脉硬化的共同特点是动脉非炎症性、退行性和增生性的病变,一般包括老年性动脉硬化、动脉粥样硬化和小动脉硬化等。老年性动脉硬化多发生在50~60岁以上,为全身弥漫性动脉中层玻璃样变性和纤维样变性。动脉粥样硬化主要损害大动脉和中动脉,也可累及小动脉,最常见于主动脉、冠状动脉和脑动脉。在眼部多累及视网膜中央动脉视神经内段、视盘筛板区及视盘附近的主干动脉。小动脉硬化是对血压缓慢而持续升高的一种反应性改变,常与高血压同时存在。

眼底所见的视网膜动脉硬化为老年性动脉硬化和小动脉硬化。在一定程度上,反映了脑血管和全身其他血管系统的情况,又称动脉硬化性视网膜病变。主要表现为:①视网膜动脉弥漫性变细、弯曲度增加、颜色变淡,动脉反光增宽,血管走行平直;②动静脉交叉处可见静脉隐蔽和静脉斜坡现象;③视网膜,特别是后极部可见渗出和出血,一般不伴有水肿。

(二)高血压性视网膜病变(hypertensive retinopathy)

高血压病是以体循环动脉压升高为主要临床表现的心血管综合征,分为原发性和继发性两大类。

1. 原发性高血压(primary hypertension) 占总高血压患者的95%以上,70%有眼底改变。眼底改变与年龄、血压升高的程度、病程的长短有关。年龄愈大、病程愈长,眼底改变的发生率愈高。视网膜动脉对高血压的反应是血管痉挛、变窄,血管壁增厚,严重时出现渗出、出血和棉絮斑。临床上采用 Keith-Wagener 眼底分级法。Ⅰ级：主要为血管收缩、变窄。视网膜动脉普遍变细，动脉反光带增宽；Ⅱ级：视网膜动脉狭窄，动静脉交叉压迫（图 20-1）；Ⅲ级：在上述病变基础上有眼底出血、棉絮状渗出；Ⅳ级：在上述病变基础上，伴有视盘水肿。

2. **高血压急症和亚急性高血压** 高血压急症是指原发性或继发性高血压患者，在某些诱因作用下，血压突然和明显升高（一般超过 180/120mmHg），伴有进行性心、脑、肾等重要靶器官功能不全的表现。高血压急症和亚急性高血压最主要的眼部改变是视盘水肿、视网膜出血和渗出。

3. **继发性高血压** 继发性高血压是指某些确定的疾病或病因引起的血压升高，约占所有高血压的 5%。继发性高血压也可引起与原发性高血压相似的眼底改变。

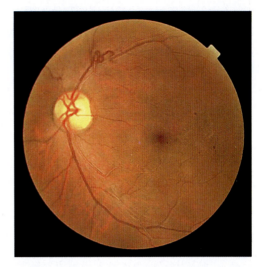

图 20-1　高血压性视网膜病变

高血压患者除了出现高血压性视网膜病变外，还可出现视网膜静脉阻塞、缺血性视神经病变、眼运动神经麻痹、视网膜动脉阻塞和渗出性视网膜脱离等。

二、糖尿病（diabetic mellitus）

糖尿病是一组多病因引起的以慢性高血糖为特征的代谢性疾病，是由于胰岛素分泌和（或）作用缺陷所引起。我国成人糖尿病患病率达 9.7%，而糖尿病前期的比例更高达 15.5%。糖尿病引起的眼部并发症很多，包括糖尿病性视网膜病变（diabetic retinopathy，DRP）、白内障、晶状体屈光度变化、虹膜睫状体炎、虹膜红变和新生血管性青光眼等。其中 DRP 是糖尿病最严重的并发症之一，其发病率与糖尿病的病程、发病年龄、遗传因素和控制情况有关。病程越长，发病率越高。30 岁以前诊断糖尿病的患者，10 年后 DRP 约占 50%，而 30 年后约占 90%。10% 的糖尿病患者在发病 5~9 年左右发生眼底病变。血糖控制好的比控制不好的发生 DRP 要晚。肥胖、吸烟、高血脂、妊娠、高血压、肾病等可加重 DRP。

（一）糖尿病性视网膜病变（DRP）

糖尿病性视网膜病变是最常见的视网膜血管病。参阅视网膜疾病。

（二）糖尿病性白内障

高血糖可以使晶状体纤维肿胀变性混浊，发生白内障。参阅晶状体病。

（三）屈光不正

血糖升高时，患者由正视可突然变成近视，或原有的老视症状减轻。发病机制为血糖升高、血液内无机盐含量降低、房水渗透压下降，导致房水渗入晶状体，晶状体变凸，屈光度增加。血糖降低时，又可恢复为正视眼，当阅读时又需要配戴老花镜。

（四）虹膜睫状体炎

多见于青少年型糖尿病。

（五）虹膜新生血管和新生血管性青光眼

糖尿病虹膜新生血管的发生率为 1%~17%，而在 PDR 可高达 65%。原因是广泛的视网膜缺血，诱发血管内皮生长因子的释放，刺激虹膜和房角新生血管产生。表现为虹膜上出现一些细小弯曲、不规则的新生血管，最先出现于瞳孔缘，并逐渐发展到虹膜周边部，又称虹膜红变。新生血管逐步发展达房角，房角的纤维新生血管可以阻塞小梁网，或牵拉小梁网产生粘连，导致房角关闭，引起继发性青光眼。

（六）成年发病的糖尿病与开角型青光眼有相关性

糖尿病患者是原发性开角型青光眼的高危人群,糖尿病患者的高眼压和开角型青光眼的发病率升高。目前认为由于糖尿病累及小血管,使视神经对压力相关的损害更加敏感。

（七）眼球运动神经麻痹

糖尿病是眼球运动神经麻痹的常见原因,可突然出现眼外肌运动障碍和复视,瞳孔通常不受累。一般可以逐渐恢复。

（八）其他

糖尿病患者常伴有泪膜稳定性的降低、球结膜小血管迂曲扩张并有微血管瘤、角膜知觉下降、缺血性视神经病变和星状玻璃体变性等。

三、肾脏疾病

引起眼部并发症的肾脏疾病主要有肾小球肾炎、慢性肾脏功能不全等。肾小球肾炎（glomerulonephritis）分为急性、急进性和慢性肾小球肾炎。急性肾小球肾炎多发生于儿童,男性多于女性；急进性肾小球肾炎好发于中青年和老年,男性略多。慢性肾小球肾炎可以发生于任何年龄,但以中青年为主,男性居多。两者均可引起眼部变化。

急性肾小球肾炎除表现为眼睑水肿外,常伴有因高血压引起的眼底病变（图20-2）。包括视网膜血管痉挛、视网膜出血和渗出等。这些病变为可逆性的,可因疾病的痊愈而恢复正常。

慢性肾小球肾炎50%以上有眼底改变,伴有肾功能不全者约75%,尿毒症几乎全部有眼底改变。表现为高血压性视网膜病变和贫血性视网膜病变,如视网膜动脉细,视网膜动静脉交叉压迹,静脉迂曲扩张；视网膜弥散性灰白色水肿、硬性渗出；视网膜出血和棉絮斑以及视盘充血、水肿。这些病变在全身病变好转后,可逐渐缓解。本病预后差,当出现视盘水肿和视网膜棉絮斑时,预后更差。

慢性肾功能不全还可以出现角膜带状变性和白内障；肾透析者视网膜水肿明显；肾脏移植患者因糖皮质激素和其他免疫抑制剂的使用,可发生白内障和巨细胞病毒感染综合征等。

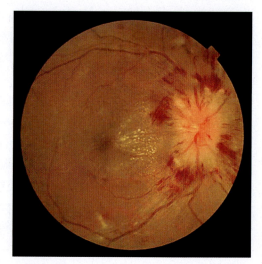

图 20-2　肾小球肾炎视网膜病变

四、感染性心内膜炎

感染性心内膜炎（infective endocarditis）是因心脏内膜表面的微生物感染,伴赘生物形成,脱落时会发生病灶转移或机械性血管阻塞。根据病程感染性心内膜炎分为急性和亚急性。常见的是亚急性细菌性心内膜炎,病原体以草绿色链球菌为常见,偶有眼部并发症且严重,可出现眼睑和皮下小出血点或出血斑,其中心常呈灰白色；球结膜下点状、线状或火焰状出血点；虹膜睫状体炎或伴有前房积脓的内源性眼内炎；视网膜中央动脉阻塞等。出现脓毒性视网膜炎（septic retinitis）时,视盘附近有视网膜出血和渗出,出血大小、形状不一,渗出多为圆形或椭圆形白点状,单独存在或位于出血斑中央形成 Roth 斑（视网膜的卵圆形出血斑,其中心呈白色）,视盘充血和水肿,一般不超过3PD。

五、血液病

（一）贫血

贫血（anemias）是指人体外周血红细胞容量减少,低于正常范围下限,不能运输足够的氧至组织而产生的综合征。贫血在眼部可表现为视力下降、视疲劳或视野缺损等症状。眼底改变的轻重取决于各类贫血的严重程度、起病的急缓和个体反应。轻度贫血眼底可正常，如果血红蛋白浓度或红细胞计数降低到正常的 30%～50%，则可出现眼底变化。最常见的体征是视网膜出血。通常呈火焰状和圆点状，也可为线状或不规则状，多位于后极部。视网膜血管颜色变淡，动脉管径正常或稍细，静脉迂曲扩张、色淡。视网膜有棉絮斑，偶尔可见硬性点状渗出（图20-3）。视网膜水肿可局限在后极部或整个视网膜。恶性贫血可出现缺血性视神经病变或视神经炎；或表现为视神经萎缩，可致失明。镰刀细胞样贫血可出现增殖性视网膜病变。还可表现为结膜苍白，球结膜出血，眼球运动障碍、眼球震颤、瞳孔反应迟钝等。

（二）白血病

白血病（leukemias）是一类造血干细胞的恶性克隆性疾病。临床表现为发热、感染、出血和贫血、肝脾肿大及全身脏器损害等症状。常伴有眼部异常，引起视力下降或失明，偶有视野缺损、夜盲和眼球突出等症状。体征有：

1. **眼底改变** 视网膜深层点状出血或浅层火焰状出血，也可见视网膜前出血，典型的为 Roth's 斑（图20-4）。视网膜渗出较少见。视网膜结节状浸润，多见于白细胞大量增加并有不成熟白细胞的患者，是预后不良的指征。视网膜血管改变表现为：静脉血管迂曲、扩张。慢性白血病患者周边视网膜可见微血管瘤，少数有周边血管闭塞和新生血管。急性白血病患者因视盘水肿伴有出血，而发生视神经病变。

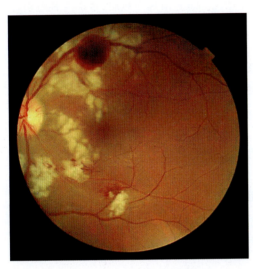

图20-3 贫血性视网膜病变

2. **眼眶浸润** 多发生于幼儿。急性白血病因眶内组织受白血病细胞浸润，造成眼球突出、眼球运动障碍、上睑下垂、结膜充血水肿等。部分急性髓系白血病伴有粒细胞肉瘤，在眶缘可触及坚硬的肿物，称为"绿色瘤（chloroma）"或称粒细胞肉瘤（granulocytic sarcoma），可引起眼球突出、复视或失明。眼眶浸润提示病情严重、预后不良。

3. **眼前段病变** 最常见于急性淋巴细胞性白血病。表现为自发性结膜下和前房积血、假性前房积脓、虹膜浸润和肥厚，临床表现类似急性虹膜睫状体炎。

4. 角膜溃疡、玻璃体混浊、继发性青光眼及眼前段缺血等较少见。

（三）真性红细胞增多症

真性红细胞增多症（polycythemia rubra vera）是一种以克隆性红细胞异常增多为主的慢性骨髓增生性疾病。其外周血血细胞比容增加，血液黏稠度增高，常伴有白细胞和血小板增高、脾大，病程中可出现血栓和出血等并发症。当红细胞数超过 $(6～6.3)×10^9/ml$ 以上，或血红蛋白超过 170g/L 以上时，可累及眼部。表现为视力正常或短暂模糊，夜视力障碍，视野缺损，闪光感、飞蚊症、畏光、视疲劳及复视等症状。视网膜静脉迂曲扩张，呈紫红色或紫黑色；动脉管径扩大；视网膜出血、渗出较少见，出血多为浅层，是由于血液黏滞度增高，引起循环障碍所致，可表现为视网膜静脉阻塞。眼睑皮肤呈紫红色；结膜血管扩张充盈，可见小出血点；浅层巩膜血管、虹膜血管扩张等。

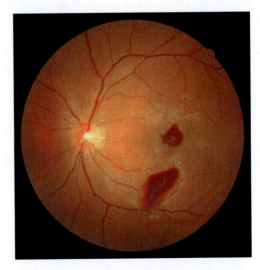

图20-4 白血病引起的眼底病变

六、结核病

结核病(tuberculosis)是由结核杆菌引起全身多脏器的炎性改变。偶有眼部并发症,可累及除晶状体以外的眼部所有组织。

1. **眼眶结核**　少见。常发生于40~50岁。分为原发性和继发性。后者是由泪囊、眼球、视神经、鼻窦等感染所致。患部有疼痛感、流泪和眼球突出等症状。眼睑和球结膜水肿;睑外翻;眶骨壁上下缘隆起,晚期形成冷脓肿并有瘘管和死骨形成。

2. **眼睑结核**　由眼睑皮肤损伤的直接感染或体内结核灶蔓延及经血液播散而成。初期表现为大小不等的圆形结节,以后逐渐形成干酪样变、溃疡及瘘管,经久不愈。溃疡痊愈后,常形成瘢痕引起睑外翻。

3. **泪器结核**　以结核性泪腺炎多见。

4. **结膜结核**　较少见,多为青年人,常为单眼。因患者的免疫状态不同而有多种表现:①结核瘤:开始表现为急性结膜炎,急性期后发展为结核灶;②结膜寻常狼疮:少见,病变处结膜一致性增厚,可见红斑,红斑中可见小溃疡;③疱疹性结膜炎。

5. **角膜结核**　多继发于邻近组织病灶。年轻女性多见,易反复发作。临床表现为:①结核性角膜溃疡:类似匐行性角膜溃疡;②角膜基质炎:最常见;③泡性角膜炎;④深层中央性角膜炎:与病毒性盘状角膜炎相似。

6. **巩膜结核**　多继发于邻近病灶,也可因对结核蛋白过敏而发生。表现为表层巩膜炎或巩膜炎。

7. **结核性葡萄膜炎**　是内因性葡萄膜炎的原因之一。可表现为肉芽肿性虹膜睫状体炎、多灶性脉络膜炎、慢性结核性全葡萄膜炎。

8. **视网膜结核**　较少见。可能是全身粟粒状结核的一部分,或从邻近组织继发。男性常见。表现为:①视网膜结核结节:和脉络膜结核同时存在;②结核性视网膜炎:可见黄白色渗出病灶及出血,静脉扩张等;③结核性视网膜静脉周围炎;④结核性视网膜动脉炎:罕见,视网膜动脉上可见白色渗出物及结核性脉络膜炎的表现。

9. **视神经结核**　少见。表现为球后视神经炎或视乳头炎。

七、维生素缺乏

1. **维生素A缺乏**　角膜软化症,参阅"第八章 角膜病"。

2. **维生素B_1缺乏**　可发生脚气病,70%伴有眼部异常,角结膜上皮改变可表现干眼、浅层角膜炎;严重时视神经萎缩,视力丧失。

3. **维生素B_2缺乏**　表现为酒糟鼻性角膜炎,角膜缘周围新生血管形成,晚期整个角膜被浅层和深层的新生血管侵袭。可有脂溢性睑缘炎和结膜炎等。

4. **维生素C缺乏**　眼睑、结膜、前房、玻璃体、视网膜和眼眶等部位都可发生出血。还易发生白内障。

5. **维生素D缺乏**　常见于3岁以下婴幼儿。可引起眼眶狭窄、眼球突出、眼睑痉挛、屈光不正和低钙性白内障。但如摄入过量,可出现角膜带状混浊等。

八、结节病

结节病(sarcoidosis)是一种多系统损害的慢性肉芽肿性疾病,累及肺、肝、中枢神经系统及皮肤等器官。多发生于20~40岁。25%~50%可出现眼部并发症,且较严重。以葡萄膜炎最常见,多为慢性肉芽肿性,也可为急性或慢性非肉芽肿性。视网膜和脉络膜上可见黄白色结节、静脉血管旁白鞘、视网膜周边新生血管形成、黄斑囊样水肿、视盘水肿和新生血管。还可见眼睑皮肤、眼眶、睑结膜、球结膜和眼外肌结节、泪腺肿大等。也可发生角结膜干燥症。

第三节 外科疾病

一、颅脑外伤

常由于外伤部位、暴力的程度、受伤方式不同而出现不同的眼部表现。

(一)硬脑膜外血肿(epidural hematoma)

颅盖骨,特别是颞部的直接暴力伤,局部有伤痕和头皮血肿。常有顶骨或颞骨骨折,以脑膜中动脉主干损伤产生的颞部血肿最多。如不及时手术多导致死亡。本病的一个重要体征为瞳孔改变。外伤后几分钟,同侧眼瞳孔缩小,对光反应迟钝,持续数分钟;然后瞳孔进行性开大,对光反应消失。1~2小时后呈高度僵直性开大。此时,多可挽救患者生命。如果一侧或双侧瞳孔开大、僵直达30分钟以上,很少有存活者。此外,眼部还可表现出眼球运动神经麻痹。幕上硬脑膜外血肿合并广泛脑挫裂伤时,可见视网膜前出血。

(二)硬脑膜下血肿(subdural hematoma)

多因外伤引起颅内小静脉的破裂所致。可分为急性、亚急性和慢性。眼部表现为同侧瞳孔开大;轻度的颅脑损伤患者眼底多无变化,较重者常出现轻度视盘水肿、视网膜水肿、静脉充盈等变化,容易误诊为颅内肿瘤。

(三)颅底骨折(fracture of skull base)

双侧眼睑、结膜、眼眶皮下淤血呈"熊猫眼"征。颅前凹骨折可有眼球突出或眼眶皮下气肿。颅中窝骨折可引起搏动性突眼,动眼神经麻痹的体征。

(四)颅骨骨折(skull fracture)

常同时伴有视神经管骨折。骨折片可压迫视神经引起失明。患者在受伤时常处于昏迷或衰竭状态下,易忽略眼部体征,最终发生视神经萎缩。因此,对颅脑损伤者,应特别注意双侧瞳孔的改变。如发现一侧瞳孔直接对光反射消失,间接对光反射存在,则表明该侧视神经受损,应及时做X线或CT检查,发现视神经管骨折,可急行视神经管减压手术,以挽救视功能。

二、几种与外伤有关的视网膜病变

(一)远达性视网膜病变(Purtscher's retinopathy)

因车祸、地震、房屋倒塌等所引起的、对头胸腹部的急性挤压伤或粉碎性骨折,可引起一眼或双眼的视网膜病变,视力下降。在视网膜和视盘周围常见棉绒斑、出血和水肿,以及视盘水肿或玻璃体积血。通常,视网膜内出血散布于黄斑周围,脂肪栓子造成的棉绒斑一般较小,常位于较周边区。荧光血管造影显示小动脉阻塞及渗漏。并伴有眼睑和结膜充血、水肿,眼球突出。发病机制可能为:因系统性组织严重损伤,激活补体,颗粒细胞凝聚,白细胞栓子形成;局部的视网膜血管损伤,引起补体介导的白细胞凝聚和阻塞。挤压性损伤或长骨骨折,可引起类似的视网膜表现。

因Purtscher视网膜病变描述为与外伤有关,在没有外伤的情况下,其他一些疾病凡能激活补体的,也可引起类似的眼底改变,这种病变则称为"类Purtscher视网膜病变"。例如,急性胰腺炎,胶原血管病(如系统性红斑狼疮)或分娩等。

(二)Terson综合征

由急性颅内出血引起的玻璃体、内界膜下或玻璃体后出血。机制不清,推测引起了眼内静脉压急剧升高,造成视盘周围和视网膜血管破裂。约2/3的蛛网膜下出血伴有眼内出血,约6%有玻璃体积血。多见于30~50岁,也可发生于任何年龄。少有视网膜脱离。

(三)Valsalva视网膜病变

腹腔内压力(如咳嗽、呕吐、举重、大便用力)突然升高,可使眼内静脉压上升到足以使黄斑的毛细血管破裂,出血位于内界膜下,通常较小,偶有 1~2PD,视力仅稍有下降,预后好,出血在数月内自发消退。

三、面部疖肿及体内深部脓肿

面部疖肿(furuncle),特别是危险三角区的化脓性感染,处理不当或自行挤压时,常使脓毒性栓子进入面静脉、内眦静脉,经眼静脉进入海绵窦,引起海绵窦静脉炎或海绵窦血栓或颅内化脓性感染。

体内深部感染或脓肿可因败血症引起转移性眼内炎或球后脓肿。

第四节 儿 科 疾 病

一、麻疹

母亲妊娠前3个月内感染麻疹(measles),可引起新生儿白内障和色素性视网膜病变。麻疹患儿初期表现为急性卡他性结膜炎,皮疹出现后1~2周内,可引起双侧视神经视网膜炎,表现为视盘水肿、视网膜静脉扩张、黄斑区星芒状改变。麻疹的主要后果之一是迟发性亚急性硬化性全脑炎,其中50%可引起眼部损害,表现为幻视或皮质盲;眼球运动障碍;视神经炎、视神经萎缩、视神经视网膜炎及坏死性视网膜炎等。部分患儿因高热引起消耗增加,导致维生素A缺乏出现角膜软化。

二、流行性腮腺炎

妊娠期妇女如果患腮腺炎(parotitis),则生出的婴儿会有小眼球、小角膜、角膜混浊、先天性白内障及眼球震颤、视神经萎缩等先天异常。

儿童感染腮腺炎,眼部可表现为滤泡性结膜炎、角膜炎、巩膜炎、虹膜炎或葡萄膜炎、青光眼、眼外肌麻痹、泪腺炎及视神经炎。视神经炎是伴随脑膜炎和脑炎最常见的眼部并发症,通常为双侧。

三、风疹

妊娠期妇女在怀孕早期患风疹(rubella),则出生的婴儿易患先天性白内障。晶状体呈乳白色混浊,以中央明显;常为双眼;在视网膜后极部可见棕黄色色素沉着,呈细点状或斑纹状,大小不一,疏密不均,呈散在分布,互不融合;并伴有其他先天异常,如先天性心脏病、小头畸形、智力障碍等。

四、急性细菌性痢疾

患有急性细菌性痢疾(acute bacillary dysentery)可因脱水而引起眼睑皮肤干燥,维生素A缺乏导致角膜软化,高热或毒素引起皮质盲。中毒性痢疾可出现视网膜动脉痉挛、视网膜水肿,少数有结膜炎、虹膜睫状体炎或视神经炎。

五、早产儿视网膜病变

早产儿视网膜病变(retinopathy of prematurity,ROP)以往曾称为 Terry 综合征或晶状体后纤维增生症(retrolental fibroplasia),但后者仅反映了该病的晚期表现。孕期34周以下、出生体重小于1500g、生后吸氧史,发生率约60%;孕期更短或更低出生体重者,发生率可达66%~82%。在发达国家,ROP是小儿致盲的主要眼疾,最早出现在矫正胎龄(孕周+出生后周数)32周,阈值病变大约出现在矫正胎龄37周,早期筛查和治疗可以阻止病变的发展。

(一) 病因

未完全血管化的视网膜对氧产生血管收缩和血管增殖而引起。正常视网膜血管约在胚胎36周发育达到鼻侧边缘,40周时达到颞侧缘。此期内暴露于高浓度氧,引起毛细血管内皮细胞损伤,血管闭塞,刺激纤维血管组织增生。

（二）临床体征与分期

1. **ROP 的发生部位分为 3 个区**　Ⅰ区是以视乳头中央为中心，视乳头中央到黄斑中心凹距离的 2 倍为半径画圆；Ⅱ区以视乳头为中心，视乳头中心到鼻侧锯齿缘为半径画圆，除去Ⅰ区之后的环状区域；Ⅱ区以外剩余的部位为Ⅲ区。早期病变越靠后极部（Ⅰ区），进展的危险性越大。

2. **病变严重程度分为 5 期**　1 期约发生在矫正胎龄 34 周，在眼底视网膜颞侧周边有血管区与无血管区之间出现分界线。2 期平均发生在矫正胎龄 35 周（32～40 周），眼底分界线隆起呈嵴样改变。3 期平均发生在矫正胎龄 36 周（32～43 周），眼底分界线的嵴上发生视网膜血管扩张增殖，伴随纤维组织增殖；阈值前病变平均发生在矫正胎龄 36 周，阈值病变平均发生在矫正胎龄 37 周（图 20-5）。4 期由于纤维血管增殖发生牵拉性视网膜脱离，先起于周边，逐渐向后极部发展；此期根据黄斑有无脱离又分为 A 和 B，4A 无黄斑脱离，4B 黄斑脱离。5 期视网膜发生全脱离（大约在出生后 10 周）。

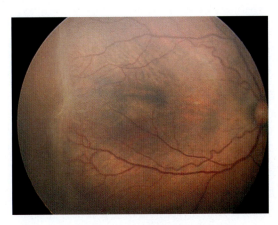

图 20-5　早产儿视网膜病变 3 期 +Plus

附加病变（Plus disease）：指后极部至少两个象限出现视网膜血管扩张、迂曲，严重的附加病变还包括虹膜血管充血或扩张、瞳孔散大困难、玻璃体可有混浊等。附加病变提示活动期病变的严重性。存在"Plus"病时，病变分期的期数旁写"+"，如 3 期+。

阈值病变（threshold disease）：Ⅰ区或Ⅱ区的 3 期+，相邻病变连续至少达 5 个钟点，或累积达 8 个钟点，是必须治疗的病变。

阈值前病变（pre-threshold disease）：指存在明显 ROP 病变但尚未达到阈值病变的严重程度，分为"1 型阈值前病变"和"2 型阈值前病变"。1 型阈值前病变包括Ⅰ区伴有附加病变的任何一期病变。Ⅰ区不伴有附加病变的 3 期病变，Ⅱ区的 2 期+或 3 期+病变。2 型阈值前病变包括 3 期病变。阈值前病变平均发生在矫正胎龄 36 周。急进型后极部 ROP（aggressive posterior ROP，AP-ROP）：发生在后极部，通常位于Ⅰ区，进展迅速常累及 4 个象限，病变平坦，嵴可不明显，血管短路不仅发生在视网膜有血管和无血管交界处，也可以发生在视网膜内；病变可不按典型的 1 至 3 期的发展规律进展，严重的"附加病变"曾称为"Rush"病，常发生于极低体重的早产儿。

病变晚期前房变浅或消失，可继发青光眼、角膜变性。

（三）诊断要点

1. **病史**　早产儿和低体重儿。

2. **临床表现**　病变早期在视网膜的有血管区和无血管区之间出现分界线是 ROP 临床特有体征。分界处增生性病变，视网膜血管走行异常，以及不同程度的牵拉性视网膜脱离和晚期改变，应考虑 ROP 诊断。

（四）筛查标准

1. **出生孕周和出生体重的筛查标准**　对出生体重<2000g，或出生孕周<32 周的早产儿和低体重儿，进行眼底病变筛查，随诊直至周边视网膜血管化。对患有严重疾病或有明确较长时间吸氧史，儿科医师认为比较高危的患者可适当扩大筛查范围。

2. **筛查起始时间**　首次检查应在生后 4～6 周或矫正胎龄 31～32 周。

3. **干预时间**　确诊阈值病变或Ⅰ型阈值前病变后，应尽可能在 72 小时内接受治疗，无治疗条件要迅速转诊。

4. **筛查人员要求**　检查由有足够经验和相关知识的眼科医师进行。

5. **筛查方法**　检查时要适当散大瞳孔，推荐使用间接检眼镜进行检查，也可用广角眼底照相机筛查。检查可以联合巩膜压迫法进行，至少检查 2 次。

6. **筛查间隔期** Ⅰ区无ROP,1期或2期ROP每周检查1次;Ⅰ区退行ROP,可以1~2周检查1次;Ⅱ区2期或3期病变,可以每周检查1次;Ⅱ区1期病变,可以1~2周检查1次;Ⅱ区1期或无ROP,或Ⅲ区1期、2期,可以2~3周随诊。

7. **终止检查的条件** 满足以下条件之一即可终止随诊:视网膜血管化(鼻侧已达锯齿缘,颞侧距锯齿缘1个视乳头直径);矫正胎龄45周,无阈值前病变或阈值病变,视网膜血管已发育到Ⅲ区;视网膜病变退行。

(五)治疗原则

1. 对3区的1期、2期病变定期随诊;
2. 对阈值前病变(1区的任何病变,2区的2期+、3期、3期+)密切观察病情;
3. 对阈值病变(1区和2区的3期+病变连续达5个钟点,或累计达8个钟点)行间接检眼镜下光凝或冷凝治疗;
4. 对4期和5期病变可以进行手术治疗。

第五节 神经与精神科疾病

一、脱髓鞘、锥体外系和脊髓退行性疾病

(一)多发性硬化(multiple sclerosis)

为中枢神经系统的脱髓鞘疾病,多发生于25~40岁。主要临床特点为中枢神经系统白质散在分布的多病灶与病程中呈现的缓解复发,症状和体征的空间多发性和病程的时间多发性。以视神经、脊髓和脑干等为好发部位。常有眼部表现,可出现一眼或双眼视力下降,视野缺损(中心暗点)。50%病例发生球后视神经炎。通常可在数周内大部分恢复,但易复发。视神经损害较重者有视神经萎缩。眼肌麻痹表现为病变侧眼内收不足,向外注视时出现单眼水平性眼球震颤。视网膜静脉周围白鞘,小静脉阻塞,表现为视网膜静脉周围炎。此外,还有中间葡萄膜炎、眼球震颤、上睑下垂、Horner综合征和偏盲等。

(二)视神经脊髓炎(neuromyelitis optica)

又称Devic病,是先后或同时累及视神经和脊髓的一种脱髓鞘疾病。可表现为急性视神经炎或球后视神经炎,同时或先后发生的由脊髓炎引起的截瘫。视力多急剧下降至光感或完全失明,巨大中心暗点或视野向心性缩小。偶伴有眼外肌麻痹。

(三)震颤麻痹(paralysis agitans)

又称帕金森病(Parkinson's disease,PD),是一种锥体外系统的慢性进行性疾病。多发于50~60岁。眼睑痉挛、瞬目和眼球活动减少,视野外侧缩小或向心性缩小。可有球后视神经炎或视神经萎缩,视网膜小动脉硬化。动眼危象见于脑炎后震颤综合征,表现为阵发性眼球向上偏斜。

二、脑血管疾病

(一)脑动脉阻塞(cerebral artery occlusion)

因损害部位不同,眼部的表现也不同。颈总动脉或颈内动脉阻塞,表现为患侧眼一过性黑矇或持续性失明。双眼出现病灶对侧同向偏盲,或患侧全盲及对侧眼颞侧偏盲;患侧缺血性视神经病变。眼底可以无改变,或表现为视盘和视网膜颜色略淡,视网膜动脉细。

大脑中动脉阻塞表现为病灶对侧同向偏盲,无黄斑回避;也可呈下内偏盲。大脑后动脉阻塞表现为病灶对侧同向偏盲,有黄斑回避及皮质盲或象限盲。基底动脉阻塞表现为瞳孔缩小,第Ⅲ、Ⅳ、Ⅵ脑神经麻痹。

(二)颅内动脉瘤(intracranial aneurysm)

是自发性蛛网膜下腔出血的主要原因。可发生于颅内动脉的任何部位,好发于颈内动脉及后交通动脉的分叉处。自觉眼眶及额部疼痛,复视,视力减退,眼球突出等。眼睑充血肿胀,下睑外翻,球

结膜水肿,静脉怒张,结膜下出血斑。双侧瞳孔不等大。眼底改变表现为视盘水肿,视网膜静脉怒张、弯曲,视网膜出血。病程长者可见同侧视神经萎缩。可有眼球搏动。因脑神经损害可致眼球运动障碍。动脉瘤如压迫视交叉与视神经交界处的外侧,可出现同侧眼鼻侧暗点或缺损,对侧眼颞上象限视野缺损。如动脉瘤压迫一侧视交叉,使视交叉向对侧移位,出现双鼻侧偏盲。

（三）颅内出血（intracranial hemorrhage）

1. **蛛网膜下腔出血** 有脑神经麻痹;视网膜小动脉狭窄或节段性收缩,视网膜静脉充盈、扩张,视网膜出血或前出血。严重者出现视盘水肿。

2. **脑出血** 80%的脑出血发生在基底节附近。①如为壳核、外囊出血,可表现为瞳孔不等大,双眼同侧偏盲,视盘水肿等。②丘脑出血时,瞳孔缩小、不等大、对光反射消失;眼球垂直方向运动障碍,双眼向下或鼻下方凝视。如出血进入第三脑室,两眼向瘫痪侧凝视,视盘水肿,少见偏盲。③脑室出血时,瞳孔不等大,对光反射迟钝或消失。双眼同向运动麻痹,视盘水肿。④脑干出血:表现为双侧瞳孔缩小,对光反射消失或减弱。极重者,瞳孔散大或不等大。双眼球固定于正中位,Ⅴ、Ⅵ、Ⅶ、Ⅷ脑神经麻痹。双眼向病灶侧凝视,或双眼球摆动。一侧或双侧上睑下垂等。

（四）静脉窦血栓（venous sinus thrombosis）

包括:①海绵窦血栓:可有视力下降,眼眶疼痛;眼睑水肿,结膜充血水肿,结膜巩膜静脉明显扩张、弯曲;眼球突出;眼底视盘水肿、视网膜静脉扩张及视网膜出血;脑神经麻痹等。②上矢状窦血栓:视力下降,甚至黑矇,复视;一侧或双侧展神经麻痹;偏盲,视盘水肿,视网膜出血。

三、颅内肿瘤

颅内肿瘤（intracranial tumor）如额叶、枕叶和颞叶的肿瘤,脑垂体瘤及小脑肿瘤等可有两大类眼部表现。①颅内压增高引起原发性视盘水肿,晚期出现视神经萎缩。②视野改变,与肿瘤定位有关。额叶肿瘤表现为向心性视野缩小,伴患侧视神经萎缩、对侧视盘水肿,称 Foster-Kennedy 综合征。颞叶肿瘤表现为同侧偏盲或上象限盲。枕叶肿瘤表现为对侧同向偏盲,常有黄斑回避。

四、颅内炎症

（一）脑炎（encephalitis）

眼部可有眼痛、畏光等症状。脑干和枕叶、颞叶病变时,可有上睑下垂、眼球震颤、眼外肌麻痹,睑闭合不全;结膜炎,角膜知觉迟钝或消失;瞳孔扩大或缩小,不等大,对光反应迟钝或消失。病情严重者眼底可表现为视盘充血、水肿,视网膜静脉扩张,动脉明显变细,后极视网膜水肿。少数有视乳头炎、视神经萎缩及皮质盲。

（二）脑膜炎（meningitis）

眼球运动神经受损引起眼肌麻痹,结膜炎,角膜浅层溃疡和实质层浸润。有时可见视神经炎、视神经视网膜炎或视神经萎缩、转移性眼内炎或全眼球炎等。昏迷者发生暴露性角膜炎。呼吸衰竭时有瞳孔异常,早期瞳孔缩小或时大时小,继之瞳孔散大,对光反射迟钝或消失。

五、颞动脉炎

颞动脉炎（temporal arteritis）又称巨细胞动脉炎,系全身血管病变的部分表现,为一种动脉阻塞性炎症。多见于60岁以上人群,多侵犯双眼,可先后发病,表现为缺血性视神经病变,如不及时治疗,可迅速发生视神经萎缩。偶可发生视网膜中央动脉痉挛或阻塞,并可伴有眼外肌运动障碍,以外直肌麻痹多见。

六、精神病

（一）癔症（hysteria）

有双眼复视,视野缩小;畏光、异物感,眼球或眼眶剧痛;色觉异常;并可有眼球运动障碍、眼球震颤、眼睑痉挛、调节痉挛或调节麻痹等。癔症性失明又称精神盲。因强烈精神刺激,视皮层视觉投射区出现局部性抑制所致。这种抑制并不均匀和完全,有时仍能看到物体,甚至可以看书读报等,但看不到前面大的物体。癔症患者的所有症状在暗示下均可加重、缓解和消失。因此,可采取暗示治疗。

(二) 伪盲(malingering blindness)

某些情况下可见。可通过行为学、平片验光、视觉电生理检查诊断。

第六节　妇产科疾病

妊娠高血压综合征(pregnancy induced hypertension,PIH)以高血压、水肿和蛋白尿为特征。眼部可发生眼睑皮肤和结膜水肿,球结膜小动脉痉挛、毛细血管弯曲及结膜贫血等,这些血管改变较视网膜血管改变为早。重症者球结膜小血管可呈蛇行状,一般产后6周左右逐渐恢复正常。眼底视网膜小动脉功能性痉挛和狭窄,继之动脉反光增强,可见动静脉交叉压迫现象,黄斑星芒状渗出,视网膜水肿、出血和渗出;严重者产生浆液性视网膜脱离或视盘水肿。浆液性视网膜脱离在分娩后数周内可自行复位。视网膜出血、水肿、渗出或小动脉硬化者,说明心、脑、肾等全身血管系统均受损害。

第七节　口腔科疾病

一、口腔颌面部感染

口腔颌面部感染是因致病微生物的入侵引起口腔颌面部软、硬组织局部乃至全身的复杂病理过程,也会累及邻近的眼部组织。由龋齿引起的齿槽脓肿、上颌前牙和第一前磨牙的根尖感染等,可引起角膜炎、葡萄膜炎、眶蜂窝织炎或眶骨膜炎及骨髓炎。拔牙后感染,可出现虹膜睫状体炎、化脓性眼内炎或眶蜂窝织炎等。

二、颌面外伤与眼

颌面外伤常伴有上颌骨、颧骨等骨折,可累及眶缘及其附近骨质,或造成眼眶壁爆裂性骨折,眶周可见瘀斑及肿胀、结膜下出血。上颌骨Le Fort Ⅲ型高位骨折时,由于上颌骨的眶板构成了眼眶的底部,骨折累及眶底可能造成眼下直肌及下斜肌随同其周围的脂肪和结缔组织夹持于骨折片之间,引起眼球垂直方向运动障碍而产生复视,眼眶骨折造成眶腔体积增大时出现眼球内陷。颧骨骨折移位后,眼内肌和外侧韧带也随之移位,或受骨折片的挤压,发生复视。如创伤严重,不仅眶缘折断,还会伴有眶底骨折。因此查体时应仔细触诊眶周骨质,多可发现有骨移位、阶梯样表面或压痛。冠状位和水平位的CT检查有助于发现眼眶壁的骨折。如损伤眶下神经,可出现眶下区皮肤麻木;如面神经颧支受损,可出现患侧眼睑闭合不全。

三、下颌瞬目综合征

下颌瞬目综合征(Marcus Gunn jaw-winking syndrome)又称Marcus Gunn综合征。是一种较少见的先天性上睑下垂和下颌的共同运动,由先天性三叉神经与动眼神经中枢或末梢有异常的联系所引起。多为单侧。当张口和下颌向左右活动时,睑裂发生不同的变化,上睑提起,睑裂开大甚至超过健眼;闭口时上睑又恢复下垂位置。咀嚼时,眼睑随下颌的咀嚼运动不停地瞬目。部分性眼肌麻痹,内斜视。轻度无须治疗,重症可手术。

第八节　耳鼻喉科疾病

一、炎症性疾病

1. **中耳炎(otitis media)**　中耳炎累及内耳时,在眼部引起眼球震颤;严重的化脓性中耳炎可有化脓性乳突炎,致颞骨岩部的岩尖炎,表现为眼球后痛,外直肌麻痹,称Gradenigo综合征。

2. **扁桃体炎**（tonsillitis） 可有虹膜睫状体炎或全葡萄膜炎,伴急性结膜炎或角膜溃疡。

3. **鼻窦炎**（nasosinusitis） 易扩散至眼部,引起眶蜂窝织炎、眶内脓肿、眶反应性水肿和眼球突出等。

二、肿瘤

1. **鼻窦肿物**（paranasal sinus neoplasms） 可直接侵入眶内或波及眼外肌,引起眼球突出和运动受限。如上颌窦肿物使眼球向前、上突出,下转受限;额窦肿瘤使眼球向前、下突出,上转受限;筛窦肿物使眼球向前、外突出,内转受限;蝶窦和筛窦后组肿物使眼球向正前方突出,可伴视盘水肿及视神经萎缩。

2. **鼻咽癌**（nasopharyngeal carcinoma） 有眼部表现的占25%~42%,患者多因眼部转移症状而到眼科首诊。肿瘤经颅底破裂孔等处侵入脑部可致第Ⅲ~Ⅶ脑神经及视神经受损;因肿瘤进入眼眶引起眼球突出;还可有眼外肌麻痹、斜视及Horner综合征;因三叉神经受损引起麻痹性角膜炎或溃疡等。

第九节　皮肤与性传播疾病

一、麻风病

麻风病（leprosy）是由麻风分枝杆菌引起的一种慢性传染病。大约50%以上麻风患者有眼部损害且表现严重:秃眉、秃睫、倒睫、眼睑闭合不全、上睑下垂、下睑外翻、泪囊炎、卡他性结膜炎。角膜表现为点状角膜炎、神经麻痹性角膜炎、暴露性角膜炎及深层角膜炎等。可有虹膜睫状体炎,虹膜表面可见结节或孤立性麻风结节,以及见于晚期活动性瘤型患者的巩膜炎。

二、性传播疾病

（一）淋病（gonorrhea）

是由淋球菌感染所引起的性传播疾病。偶见眼部表现,但较严重。主要表现为超急性结膜炎伴有大量奶样分泌物(参阅结膜病)。还可引起眶蜂窝织炎、新生儿淋菌性眼炎。

（二）梅毒（syphilis）

是由梅毒螺旋体所引起的慢性传染病。眼部表现为角膜基质炎、虹膜睫状体炎或葡萄膜炎。先天性梅毒患儿还可见孤立或多灶性脉络膜视网膜炎,表现为出生后不久双眼发病,弥漫性,呈椒盐状眼底（pepper and salt fundus）,即有散在细小的蓝黑色斑点和同样大小的脱色素斑点。周边或全眼底散在片状脉络膜视网膜萎缩区及骨细胞样色素沉着。

梅毒还可引起视神经炎、视神经视网膜炎、视神经萎缩;因脑血管梅毒侵犯脑神经所致的斜视,或上睑下垂。瞳孔异常表现为Argyll Robertson瞳孔,双侧瞳孔缩小,不等大,不正圆;反射性瞳孔强直,无光反应而有调节反应与集合反应;对扩瞳剂反应差。二期梅毒患者偶见单纯性结膜炎、巩膜炎和眶骨骨膜炎。

（三）获得性免疫缺陷综合征（acquired immune deficiency syndrome, AIDS）

获得性免疫缺陷综合征又称艾滋病。常发生于性混乱和同性恋、静脉注射毒品、输血及使用血液制品者,也可见于儿童。在本病的不同时期均可累及眼部,引起视力损害或丧失。

1. **微血管病变** 球结膜微血管管腔不规则、节段性血柱、毛细血管瘤、小动脉狭窄等;视网膜棉绒斑,后极部片状、火焰状出血及Roth斑,毛细血管瘤及血管白鞘等;黄斑区视网膜水肿和渗出。

2. **眼部感染** ①巨细胞病毒性视网膜炎;②弓形虫性视网膜脉络膜炎;③眼带状疱疹:可为首发症状,表现为皮疹重、病程长,常合并角膜炎、葡萄膜炎;④水痘-带状疱疹病毒性视网膜炎或急性视网膜坏死;⑤角膜炎:表现为单纯疱疹性、真菌性、细菌性;⑥眼内炎:多为真菌性。

3. 眼部肿瘤 ①卡波西肉瘤（Kaposi sarcoma）：肉瘤位于眼睑、结膜、睑板腺、泪腺、虹膜或眼眶等部位。以下睑、下穹窿部为最早发生的部位。肉瘤呈暗红、青紫或鲜红色，扁平斑状、片状、结节状或弥漫性，孤立或多发性。②眼眶淋巴瘤（Burkitt's lymphoma）：表现为上睑下垂、眼球运动障碍、瞳孔对光反应迟钝或消失。

4. 神经性眼部异常 有脑血管性并发症时，第Ⅲ、Ⅳ、Ⅵ脑神经障碍，引起上睑下垂、眼肌麻痹、视盘水肿、视乳头炎、球后视神经炎、视神经萎缩；偶见巩膜炎、虹膜睫状体炎、葡萄膜炎或继发性青光眼。

三、Stevens-Johnson 综合征

Stevens-Johnson 综合征又称多形渗出性红斑症，为一种严重的皮肤黏膜病。多见于 10～30 岁男性，发病原因可能与病毒或药物过敏有关。全身表现为高热、恶寒、急性呼吸道感染、皮肤有多形性渗出性红斑，阿弗他性口炎、龟头炎、尿道炎、阴道炎等。眼部表现为眼睑红肿、糜烂、结膜充血、水肿并见大泡样损害；卡他性、黏液脓性、出血性或膜状结膜炎；浅层或深层角膜炎、角膜溃疡甚至穿孔；泪点或鼻泪管阻塞；睑球粘连、睑内翻等。

第十节　遗传性代谢性疾病

一、肝豆状核变性

肝豆状核变性（hepatolenticular degeneration）又称 Wilson 病，是由于铜的代谢障碍所致，为罕见的常染色体隐性遗传病，多发生于 10～25 岁。主要病变为基底节变性、肝硬化和肾脏损害。角膜色素环（Kayser-Fleischer ring，K-F 环）为特征性眼部表现。裂隙灯检查可见角膜缘处有 1～3mm 宽的色素颗粒组成的环，呈棕黄色或略带绿色，位于角膜后弹力层及附近组织内，色素环与角膜缘间有一透明带。晶状体前囊或囊下葵花状混浊。可伴有眼肌麻痹、眼球震颤及夜盲等。

二、白化病

白化病（albinism）是常染色体隐性遗传病，表现为眼与皮肤黑色素沉着减少或缺乏的一组疾病。眼部表现为视力低下（通常为 0.1）、眼球震颤，虹膜苍白可透光，眼底少色素，黄斑部形成不全等。突出的症状为畏光。其中眼白化病属性连锁隐性遗传，皮肤仅表现为色淡，是先天性眼球震颤的重要原因。

三、黏多糖贮积症

黏多糖贮积症（mucopolysaccharide storage disease）可见角膜混浊、视网膜色素变性、视神经萎缩。

第十一节　全身免疫异常性疾病

全身以及局部免疫功能紊乱均可造成眼部严重的损害。许多自身免疫性疾病所引起的免疫应答常常累及眼部组织，往往表现为长期的、慢性的、反复发作的组织损害，严重者可使眼内组织损毁从而导致不可逆盲。

一、系统性红斑狼疮

系统性红斑狼疮（systemic lupus erythematosus，SLE）是一种多系统损害的慢性自身免疫病，其血清具有以抗核抗体为代表的多种自身抗体。多见于 20～40 岁女性。偶见眼部损害，表现为眼睑皮肤可见微隆起或萎缩的红斑、色素沉着或脱失。睑缘干燥有鳞屑。可发生继发性干燥综合征、边缘性角膜溃疡。约 15% 的患者出现眼底改变，表现为视盘充血和水肿、缺血性视神经病变。在急性期，视网膜后极部因缺血还可见棉绒斑，缓解期消失；也可见视网膜出血和水肿，视网膜动脉或静脉阻塞。发生眼部损害者可影响视力，但如能及时抗狼疮治疗，多数可以逆转。

二、强直性脊柱炎

强直性脊柱炎（ankylosing spondylitis）是脊柱关节炎常见的临床类型，以中轴关节受累为主，可伴发关节外表现，是一种慢性自身炎症性疾病。常并发急性非肉芽肿性虹膜炎、巩膜炎。骶髂关节摄片和血 HLA-B27 检查有助于诊断。

三、Behcet 病

Behcet 病是以葡萄膜炎、口腔黏膜和外阴部溃疡、皮肤损害为特征的一种自身免疫性疾病。眼部表现为反复发作的全葡萄膜炎，呈非肉芽肿性，部分患者可伴有前房积脓，眼底可表现为视网膜炎、视网膜血管炎。随着病情的发展，可出现并发性白内障、继发性青光眼等。除眼部表现外尚可累及血管、神经系统、皮肤及关节等，因此，它是一种多系统受累的疾病。参阅"第十二章 葡萄膜疾病"。

四、干燥综合征

干燥综合征（Sjögren syndrome）是一种侵犯唾液腺和泪腺等外分泌腺体，具有淋巴细胞浸润和特异性自身抗体等特征的弥漫性结缔组织病，本病分为原发性和继发性两类。继发性是指与诊断明确的弥漫性结缔组织病如系统性红斑狼疮等并存的干燥综合征。原发性干燥综合征（primary Sjögren syndrome，PSS）在我国老年人群中的患病率为 2%～4.8%，女性患者明显多于男性患者，男女比为 1∶9～1∶20；发病年龄多为 30～60 岁。该病病因至今不清，目前认为是多种病因相互作用的结果。特征是全身多发性干燥症，包括眼部、皮肤、黏膜、泪腺、口涎腺及其他排泄管腺存在分泌障碍。眼部表现为眼干燥感、刺痛、异物感、灼热感、痒感及眼睑开启困难和少泪等症状；眼睑皮肤干燥或轻度水肿；结膜干燥、充血；角膜干燥，上皮剥脱，角膜点状、线状混浊，荧光素染色阳性；泪膜破裂时间变短，泪液分泌试验≤5mm/5min；Adie 瞳孔等。其诊断依赖于临床表现和实验室检查，如自身抗体和高球蛋白血症。治疗主要是对症治疗和替代疗法，眼部治疗参见"第六章 眼表疾病"。

五、重症肌无力

重症肌无力（myasthenia gravis）是一种自身免疫病，主要损害横纹肌。多发生于 20～40 岁，女性多见，也见于幼儿和小儿。90% 病例有眼外肌受累。80%～90% 的成人患者以眼睑下垂、复视为首发症状。可两眼同时或先后发病，晨起及睡眠后减轻，午后及疲劳时加重，双侧常不对称。可累及一眼的某些肌群，而另一眼累及其他肌群。严重者眼球固定不动，眼睑闭合不全。诊断主要根据：①受累肌的无力表现具有晨轻、下午或傍晚重，休息后可以恢复、劳动后加重的特点。②做受累肌的反复运动，如闭眼、睁眼，可出现暂时性瘫痪。③对可疑病例可肌注新斯的明 0.5～1.0mg，15～30 分钟后症状明显缓解。④胸透或胸片了解胸腺情况。

六、肉芽肿性血管炎

肉芽肿性血管炎（granulomatosis with polyangiitis，GPA），是一种少见的特发性坏死性肉芽肿性血管炎，累及多系统，如呼吸道、肾脏、肝、脾、心脏、胃肠道及周围神经和皮肤血管等。眼部病变不常见，但较严重。表现为结膜炎、巩膜炎、周边部角膜溃疡、葡萄膜炎、眶假瘤、泪道阻塞、泪囊炎、视网膜周边动脉炎等，15%～20% 有眼球突出，少数病例可有视网膜中央动脉阻塞和视网膜中央静脉阻塞。

第十二节 药源性眼病

许多全身药物可以引起眼部病变，如影响眼压的全身应用的药物有糖皮质激素、氯胺酮（ketamine）、琥珀酰胆碱（succinylcholine）、抗胆碱能药物（anticholinergics）、海洛因（heroin）、大麻（marijuana）、托吡酯、氨苯磺胺（sulfonamides）、乙酰唑胺（acetazolamide）等。引起白内障的全身应用的药物包括糖皮质激素、氯丙嗪。引起角膜病变的全身应用的药物：糖皮质激素、氯丙嗪、胺碘酮等。引起眼底病变的全身应用的药物有氯丙嗪、洋地黄、乙胺丁醇、氯喹、羟氯喹、奎宁、避孕药、他莫昔芬等。眼科医生应该掌握全身用药对眼部的影响和干扰，从而更好地指导患者选择药物、合理用药。

一、糖皮质激素

长期局部、眼周、吸入或全身应用糖皮质激素均可引起原发性开角型青光眼。原发性开角型青光眼患者对局部应用糖皮质激素的反应更敏感，而全身应用糖皮质激素对于一些个体可以引起眼压的升高，但比局部应用者发生比例要少。糖皮质激素引起的青光眼（corticosteroid-induced glaucoma）的临床过程和表现与原发性开角型青光眼相似，但只有少数患者有临床意义的眼压升高。其机制与小梁网房水流出阻力增加有关。由于糖皮质激素性青光眼可以发生在长期应用糖皮质激素过程中的任何时间，因此在患者接受糖皮质激素治疗的过程中，应该定期监测眼压。由于氟氢缩松（fluorometholone，FML）、利美缩拢（rimexolone，Vexol）、甲羟松（medrysone，HMS）、氯替泼诺（loteprednol，Lotemax）等糖皮质激素对眼压升高的影响要比泼尼松龙和地塞米松小，在选择糖皮质激素治疗疾病时可以选择对眼压影响小的药物。同时也应注意内源性糖皮质激素水平过高的患者，如 Cushing 综合征患者，也可以引起眼压升高，但通常在切除了引起糖皮质激素的肿瘤或增生组织后，眼压即可恢复正常。

此外，长期全身应用还可引起白内障，诱发或加重单纯疱疹病毒性角膜炎。如角膜上皮不完整，局部应用可引起真菌过度生长。治疗全身性血管病时，全身用药与浆液性视网膜脱离有关，甚至形成泡状视网膜脱离。

二、安定药

氯丙嗪（aminazine）长期（3～10 年）、大剂量（500～1500mg/d）服用，可引起眼部损害。①眼睑：蓝灰色或紫色，结膜暴露部分呈铜棕色；②角膜：下半部内皮或实质层可见类似晶状体的混浊；③白内障：表现为前囊、前囊下灰白色小点沉着或浅棕色混浊；④视网膜：可见色素紊乱和黄斑色素变化。建议控制用药剂量在 400mg/d 以下。

三、盐酸苯海索

盐酸苯海索（benzhexol hydrochloride）化学名为 α-环己基-α-苯基-1-哌啶丙醇盐酸盐，商品名为安坦。它是中枢抗胆碱抗帕金森病药，作用在于选择性阻断纹状体的胆碱能神经通路，而对外周作用较小，从而有利于恢复帕金森病患者脑内多巴胺和乙酰胆碱的平衡，改善患者的帕金森病症状。超剂量应用此药时，可见瞳孔散大、眼压增高；老年人长期应用容易促发青光眼。

四、心血管系统药物

1. **洋地黄（digitalis）** 具有加强心肌收缩和减慢心率等作用。少数患者服用后可出现视物模糊及视物变色，物体被视为黄色、绿色、红色或雪白色等；也可有畏光或闪光感；少见的有弱视和暗点，可能与球后视神经炎有关。

2. **胺碘酮（amiodarone）** 为抗心律失常药。大多数服用者可引起角膜上皮基底细胞层小点状沉着，呈旋涡状，其严重程度与日用量有关，<20mg/d 者较轻。角膜病变在治疗中不断扩大，但很少影响视力，停药后可完全消退。

五、抗结核药

1. **乙胺丁醇（ethambutol）** 为抗结核病药。少数患者长期应用后可出现视神经炎（每日用量超过 25mg/kg）、视交叉受损，后者引起双颞侧偏盲。停药后可恢复。

2. **利福平（rifampicine）** 主要与其他抗结核药联合用于各种结核病的治疗。眼部表现有：有色泪液，橘红色、粉红色或红色泪液；渗出性结膜炎；睑缘结膜炎等。

六、抗惊厥药

托吡酯(topiramate,Topamax)是一种氨基磺酸单糖,用于抗癫痫和抗抑郁治疗。使用该药的部分患者可引起急性高度近视(>6D)和双眼急性闭角型青光眼。通常在应用托吡酯后一个月内发生。眼部检查可见屈光度改变、均匀一致的浅前房和晶状体虹膜隔前移、微囊样角膜水肿、眼内压升高(40~70mmHg)、房角关闭和睫状体脉络膜渗出或脱离。其发生机制是由于睫状体脉络膜渗出引起悬韧带松弛,从而导致晶状体虹膜隔明显前移,引起继发性急性闭角型青光眼和高度近视。通常在停药后24~48小时内可以控制继发性青光眼,1~2周内近视可以恢复。

七、避孕药

有报告某些敏感的个体,口服避孕药(contraceptive pill)可诱发或加速眼血管阻塞疾病或视神经损害。但很难确定因果关系。建议此类药物仅用于健康的、没有血管性、神经性或眼疾病的女性。

八、非类固醇抗雌激素药物

他莫昔芬(tamoxifen)用于乳腺癌术后的辅助治疗,可延长乳腺癌患者的生存率。由于乳腺癌术后需要长期服用(5~10年),因此该药物引起的眼部异常值得关注。有报道即使小剂量(20~40mg/d)应用该药物,也可以引起眼部毒性作用,表现为角膜上皮下白色至棕色结晶样沉积物、浅层角膜溃疡、白内障、视神经炎、伴有或不伴有黄斑水肿的视网膜内高反射结晶样物质沉积、黄斑中心凹假囊性空泡改变等。考虑引起眼部病变的原因与雌激素的活性有关。

九、抗疟药

(一)氯喹

氯喹(artrichin)用于治疗疟疾急性发作,也可用于肝阿米巴病、华支睾吸虫病、肺吸虫病、结缔组织病和光敏性疾患等。长期或大剂量应用,总剂量超过100g或长期服用超过1年,可引起眼部损害。30%~70%的患者角膜上皮或上皮下有细小的灰白色小点,呈环形沉着,但仅引起轻度视物模糊,一旦停药即可逆转。因此,轻微的角膜累及不是停药的指征。氯喹也可引起少见的更严重的视网膜病变,引起中心视力下降,周边视野向心性缩小。眼底表现为黄斑色素沉着,外围以环形脱色素区,周边再围以色素沉着,呈"靶心",晚期血管变细、视神经萎缩呈蜡黄色。氯喹对视网膜的损害为不可逆性,且有蓄积作用。因此应用该药前、用药中和用药后必须进行视力、色觉和眼底的常规检查,必要时还应检查视野。

羟氯喹(hydroxychloroquine)作为抗过敏药用于治疗自身免疫性疾病,如扁平苔藓,也可以引起与氯喹相同的眼部并发症,但较氯喹引起的不良反应轻,因此应用时也要进行常规眼科检查。

(二)奎宁

奎宁(quinine)是一种可可碱和4-甲氧基喹啉类抗疟药,24小时内剂量大于4g时,可直接损害神经组织并收缩视网膜血管,出现视野缩小、复视、弱视等;偶可发生全盲,一般情况下,视野缺损可部分恢复,但也可为永久性缺损。早期可发生视网膜水肿,停药后可恢复;视神经萎缩为晚期表现。急性奎宁中毒时,首先出现瞳孔扩大,对光反应存在,个别病例的瞳孔可出现蠕动样运动,随后视力完全丧失,多数患者是一过性的,少数为永久性失明。

思 考 题

1. 慢性高血压性视网膜病变如何分级?
2. 糖尿病的眼部并发症有哪些?
3. 试述早产儿视网膜病变的临床体征和分期。
4. 试述糖皮质激素对眼压的影响。

(原慧萍)

第二十一章 防盲治盲

【导读】防盲治盲既是公共卫生事业的一部分,也是眼科学的重要组成部分,具有重要的意义。本章主要介绍盲和视力损伤的标准,世界盲的主要原因和防盲治盲工作开展的情况,我国防盲治盲的历史和现状,以及盲和视力损伤的康复手段。

盲和视力损伤(visual impairment)虽然不会危及生命,但对患者造成巨大痛苦和损失,也会加重家庭和社会负担,因此防盲治盲具有重要意义。防盲治盲既是公共卫生事业的一部分,也是眼科学的重要组成部分。从广义来说,眼科医生所从事的工作都是为了防盲和复明。但是,防盲治盲工作还有其特定含义,它主要包括对盲和视力损伤进行流行病学调查,对引起盲和视力损伤的主要眼病进行病因和防治方法的研究,对盲和视力损伤的防治进行规划、组织和实施等方面。目前,防盲治盲和视力损伤是全世界和我国主要的公共卫生课题之一。

第一节 盲和视力损伤标准

确定统一的盲和视力损伤标准对于做好防盲治盲工作十分重要。长期以来,各国采用的盲和视力损伤标准并不一致,这对盲和视力损伤的流行病学研究、防盲治盲工作的开展和国际交流造成了困难。世界卫生组织(World Health Organization,WHO)于1973年提出了盲和视力损伤分类标准(表21-1),这一标准将视力损伤分为五级,其中1、2级视力损伤为低视力,3、4、5级视力损伤为盲。该标准还考虑到视野状况,指出无论中心视力是否损伤,如果以中央注视点为中心,视野半径≤10°、但>5°时为3级盲,视野半径≤5°时为4级盲。

表21-1 视力损伤的分类(国际疾病分类标准,世界卫生组织,1973)

视力损伤		最好矫正视力	
类别	级别	较好眼	较差眼
低视力	1级	<0.3	≥0.1
	2级	<0.1	≥0.05(指数/3m)
盲	3级	<0.05	≥0.02(指数/1m)
	4级	<0.02	光感
	5级	无光感	

上述盲和视力损伤的标准都是以最好矫正视力来衡量的。采用这样的方法不容易发现因屈光不正所造成的视力损伤。2009年4月WHO通过了"预防可避免盲及视力损伤行动计划",认可了新的盲和视力损伤的标准(表21-2),该标准将"日常生活视力(presenting vision)"作为判定依据,有利于发现未矫正的屈光不正造成的视力损伤,并将对盲和视力损伤的估计产生重大变化,对防盲治盲工作产生重大影响。所谓日常生活视力是指在日常屈光状态下的视力:如果一个人平时不戴眼镜,则将其裸眼视力作为其日常生活视力;如果一个人平时戴眼镜,无论这副眼镜是否合适,则将戴这副眼镜的视力作为日常生活视力;如果一个人已配有眼镜,但他在日常生活中并不戴用,则以其裸眼视力作为其日常生活视力。

表21-2 新的盲和视力损伤标准(国际疾病分类标准,世界卫生组织,2009)

视力损伤		日常生活视力	
级别	类别	低于	等于或好于
0级	轻度或无视力损伤		0.3
1级	中度视力损伤	0.3	0.1
2级	重度视力损伤	0.1	0.05
3级	盲	0.05	0.02
4级	盲	0.02	光感
5级	盲	无光感	

第二节 世界防盲治盲状况

盲和视力损伤是世界范围内的严重公共卫生、社会和经济问题。WHO根据55个新的调查资料,于2004年重新公布了根据2002年人口资料所确定的全世界视力损伤人群,盲人为3700万人,低视力者为1.24亿人,共有视力损伤者1.61亿人。视力损伤的地区分布为:西太平洋地区占26%,东南亚地区占27%,非洲占17%,欧洲、美洲和中东地区各占10%。全世界盲人患病率为0.7%。发展中国家的情况更为严重,全世界十分之九的盲人生活在那里。目前大约60%的盲人生活在非洲、中国和印度。由于人口增长和老龄化,世界盲人负担大幅度地增加。从1978年到1990年之间,世界盲人数增加了1000万人。2010年WHO数据显示,视力损伤者已达到2.85亿人,盲人为3926万人;2017年10月WHO最新数据估计,视力损伤者为2.53亿人,盲人为3600万人;到2050年盲人数将达到1.15亿人。

在2010年WHO公布的数据将屈光不正患者统计在视力损伤范围内,因屈光不正得不到矫正导致视力损伤者占43%,而白内障、青光眼、年龄相关性黄斑变性、糖尿病视网膜病变、沙眼、角膜病及其他则分别占视力损伤者总人数的33%、2%、1%、1%、1%、1%及18%;白内障、青光眼、老年性黄斑变性、儿童眼病与角膜病、屈光不正与沙眼、糖尿病视网膜病变及其他则分别占盲人总人数的51%、8%、5%、4%、3%、1%及21%。在这些致盲的原因中,如果及时应用足够的知识和恰当的措施,有的能够及早预防或控制,有的能够治疗而恢复视力。根据WHO估计,全球80%的盲人是可以避免的。

在2017年10月WHO公布的最新数据中,中度及重度视力损伤原因前五位为:因屈光不正得不到矫正占53%、未行手术的白内障占25%、年龄相关性黄斑变性占4%、青光眼占2%、糖尿病视网膜病变占1%;致盲原因前三位分别为:未行手术的白内障占35%、因屈光不正得不到矫正占21%、青光眼占8%。

全世界盲的发病具有以下一些特点:①不同经济地区的盲患病率明显不同。盲患病率在发达国家约为0.3%左右,而在发展中国家为0.6%以上。②不同年龄人群中盲患病率明显不同,老年人群中明显增高。发展中国家老年人群盲患病率增高更为明显。③低视力患病率约为盲患病率的2.9倍。如果不认真防治低视力患者,盲人数将会急剧增加。④不同经济地区盲的主要原因明显不同,经济发达地区为年龄相关性黄斑变性、糖尿病性视网膜病变等,而发展中国家以老年性白内障和感染性眼病为主。⑤由于世界人口的增长和老龄化,盲人数将继续增加。

WHO等国际组织和各国已为尽快减少世界的盲人负担做了大量工作。WHO和一些国际非政府组织联合于1999年2月发起"视觉2020,享有看见的权利"行动,这次行动将通过以下措施在2020年全球根治可避免盲:①预防和控制疾病;②培训人员;③加强现有的眼保健设施和机构;④采用适当和能负担得起的技术;⑤动员和开发资源用于防治盲。已确定白内障、沙眼、河盲(盘尾丝虫病)、儿童盲、屈光不正和低视力等五个方面作为"视觉2020"行动的重点。"视觉2020,享有看见的权利"行动的实施,已经在防治眼病中发挥了积极的作用。2013 年,WHO 制定了"2014—2019 年全球行动计划",争取到 2019 年将可避免视力损伤减少 25%。

第三节　我国防盲治盲工作的历史和现状

一、历史

我国曾是盲和视力损伤十分严重的国家之一。1949 年之前,人民生活贫困,卫生条件极差,眼病非常普遍,以沙眼为主的传染性眼病、维生素 A 缺乏、眼外伤和青光眼是致盲的主要原因。沙眼患病率高达 50%~90%。新中国成立后,各级政府大力组织防治沙眼。在全国农业发展纲要中,沙眼被列为紧急防治的疾病之一。全国眼科医师积极参与防治沙眼,使全国沙眼患病率和严重程度明显下降,这是我国防盲治盲工作取得的历史性成就。1966—1976 年,全国防盲治盲工作受到干扰而中断,党的十一届三中全会以后又重新开展起来。1984 年国家成立全国防盲指导组,统筹全国防盲治盲工作,制定了《1991—2000 年全国防盲和初级眼保健工作规划》。1996 年原卫生部等国家部委发出通知,规定 6 月 6 日为"全国爱眼日"。1980 年以来全国各地进行眼病流行病学调查,明确白内障为致盲主要原因。各地积极开展筛查和手术治疗白内障盲。全国残疾人联合会把白内障盲的复明纳入工作范围,极大地推动了防盲治盲工作。1988 年国务院批准实施的《中国残疾人事业五年工作纲要》将白内障手术复明列为抢救性的残疾人三项康复工作之一。1991 年国务院批准的《中国残疾人事业"八五"计划纲要》中又明确规定了白内障复明任务。全国各省、市、自治区也相继成立了防盲指导组,认真规划防盲治盲工作,建立和健全防盲治盲网络,根据各自实际情况,运用各种方式积极开展工作。眼科事业得到很大发展,许多地方除了诊治眼科常见病之外,还能开展先进和复杂的手术。WHO 和一些非政府组织也大力支持我国的防盲治盲工作。所有这些,使我国防盲治盲工作呈现了前所未有的大好局面。其突出的标志是我国于 2001 年白内障盲的年手术量超过了白内障盲的年新发病例数,实现了白内障盲的负增长,这是我国防盲治盲取得的又一个历史性成就。

二、现状

2010 年 WHO 公布的最新数据,中国视力损伤者人数为 7551 万人,其中低视力人数为 6726 万人,盲人为 825 万人。盲和低视力的患病率随年龄增加而明显增加,女性比男性高,农村地区比城市高。由于我国人口众多,老龄化的速度很快,如果不采取切实有效措施做好防盲治盲,我国的盲人数将会急剧增加。各地在调查中发现,半数以上盲和视力损伤是可以预防和治疗的。

我国防盲治盲工作正以多样化形式发展。防盲治盲越来越得到社会各界的广泛关注和积极参与。我国在防盲治盲中也积累了许多经验,在农村建立县、乡、村三级初级眼病防治网络是开展防盲治盲工作的一种最常见形式,它将防盲治盲工作纳入了我国初级卫生保健,可以发挥各级眼病防治人员的作用。组织眼科手术医疗队、手术车到农村和边远地区巡回开展白内障复明手术,也是防盲治盲的一种有效形式。开展评选"防盲先进县""白内障无障碍县"是我国现阶段做好防盲治盲工作行之有效的方法之一。这些"防盲先进县"或"白内障无障碍县"有一些共同的特点:①成立了县级防盲治盲领导小组,规划、组织和协调全县的防盲治盲工作;②依托原有县、乡、村三级医疗卫生网,建立了三级眼病防治网,组成了眼病转诊系统;③积极培训基层眼病防治人员;④大力宣传眼病防治知识;⑤筛选白内障盲人,积极组织手术治疗,使盲患病率有所下降。十多年来我国大规模地开展防盲治盲工作,也为我国培养了一支防盲治盲队伍。经过"十一五"期间的努力,目前我国 94% 的县级医院可以开展眼科医疗服务,其中 84% 的县级医院可以开展白内障复明手术。2012 年由原卫生部和中国残联组织制定的《全国防盲治盲规划(2012—2015 年)》提出了"十二五"我国防盲治盲工作目标:到 2015 年年底,85% 的县级综合医院眼科能开展白内障复明手术;为 50 万名低视力患者免费配用助视器;培训低视力儿童家长 20 万名;力争根治致盲性沙眼等。提升基层防盲治盲能力。

目前我国防盲治盲工作也存在一些问题,主要是组织协调有待于进一步加强,防盲治盲的实际需要和效率不高之间存在着矛盾,大规模白内障手术治疗的质量有待于进一步提高。

三、几种主要致盲眼病的防治

(一)白内障

是致盲主要原因,估计目前全世界有2500万人因此而失明。我国目前盲人中约有半数是白内障引起的,估计我国积存的急需手术治疗的白内障盲人有300多万人。我国每年新增白内障盲人约为40万人。随着人口增加和老龄化,这一数字还会增加。因此白内障盲是防盲治盲最优先考虑的眼病。一般认为白内障不能被预防,但通过手术可将大多数盲人恢复到接近正常的视力。

每年每百万人群中所做的完成白内障手术数称为白内障手术率(cataract surgical rate,CSR),是表示不同地区眼保健水平的测量指标。目前各国之间CSR差别很大,美国为5500以上,非洲为200,2010年我国每百万人口白内障手术率(CSR)已达到900。2015年我国白内障手术量约为250万,每百万人口白内障手术率已超过1750,我国白内障摘除手术已步入中等发达国家水平。在发展中国家,白内障手术的效率很低。即使有白内障手术设施,但经济和文化方面的障碍使得一些白内障盲人不能接受手术。

在白内障手术治疗中,应当强调:①使患者获得恢复视力和生活质量的高手术成功率;②向患者提供可负担的和可接近的服务,特别是在缺医少药的人群中;③采取措施提高现有白内障手术设施的利用率。所采用的策略包括协调工作、培训人员和加强管理、监察和评价服务质量。

对于防治白内障盲,应做到"量大、高质、低价",即每年完成的白内障例数要多,才能尽快解决我国白内障盲积存的数量问题;白内障手术质量提高,才能使白内障盲恢复视力;手术费用适当降低,使大多数白内障盲患者能够接受治疗。

(二)青光眼

虽然"视觉2020"行动还没有将青光眼列入防治重点,但青光眼是我国主要致盲原因之一,也是全世界致盲的第二位原因,而且青光眼引起的视功能损伤是不可逆的,青光眼是在不可逆致盲眼病中位列第一,后果极为严重,因此预防青光眼盲十分重要。只要早期发现,合理治疗,绝大多数患者可终生保持有用的视功能。在人群中筛查青光眼患者是早期发现青光眼切实可行的重要手段。进一步普及青光眼知识,可使患者及早就诊。对于确诊的青光眼患者应当合理治疗,定期随诊。应当积极开展青光眼的病因、诊断和治疗方面的研究,特别是视神经保护研究,将有助于青光眼盲的防治。

(三)角膜病

各种角膜病引起的角膜混浊也是我国致盲的主要原因,我国角膜病患者3237万人,全国角膜病单眼盲患者292.5万人,双眼角膜盲患者44.0万人,其中以感染所致的角膜炎症为多见。因此积极预防和治疗细菌性、病毒性、真菌性等角膜炎是减少角膜病致盲的重要手段。

角膜移植术是治疗角膜病致盲的有效手段。虽然我国许多地区设有眼库,为角膜移植患者提供了一定量的供体,但角膜供体来源仍有很大限制。应当加强宣传,争取社会各界支持,鼓励更多的人去世后捐献眼球,使更多的角膜病盲人得到复明机会。

(四)年龄相关性黄斑变性

在2017年10月WHO公布的最新数据中,年龄相关性黄斑变性为世界范围第三位致中度及重度视力损伤眼病。其主要的危险因素是年龄,其他危险因素可能包括吸烟、遗传、色素沉着程度、高血压、紫外线和非均衡饮食。目前认为戒烟可预防年龄相关性黄斑变性发生。年龄相关性黄斑变性尚无明确的治疗方法,目前主要治疗是延缓疾病进展,包括玻璃体腔药物注射、激光、光动力治疗。对年龄相关性黄斑变性患者,治疗还包括心理学支持、运动和生活技能训练,以及使用助视器等。目前WHO正在与国际专家小组合作,制订年龄相关性黄斑变性及其他主要慢性眼病处理方案。

文献报告年龄相关性黄斑变性是50岁以上人群首位致盲原因,我国50岁以上人群年龄相关性黄斑变性的发病率为15.5%,其中湿性年龄相关性黄斑变性占11.9%。年龄相关性黄斑变性致盲眼和致低视力眼的比例分别为5.1%和31.1%。应将糖尿病视网膜病变、黄斑变性、早产儿视网膜病变等眼病列为今后防盲工作的重点。

(五) 儿童盲

儿童盲(children blindness)也是"视觉2020"行动提出的防治重点。主要由维生素A缺乏、麻疹、新生儿结膜炎、先天性或遗传性眼病和未成熟儿视网膜病变引起。不同国家儿童盲的原因有所不同。由于考虑到儿童失明后持续的年数长,而且失明对发育有所影响,因此儿童盲被认为是优先考虑的领域。估计全世界有儿童盲150万人,其中100万生活在亚洲,30万在非洲。每年约有50万儿童成为盲人,其中60%在儿童期就已死亡。"视觉2020"行动对防治儿童盲采取以下策略:①在初级卫生保健项目中加强初级眼病保健项目,以便消灭可预防的致病原因;②进行手术等治疗服务,有效地处理"可治疗的"眼病;③建立视光学和低视力服务设施。

在我国儿童盲主要是由先天/遗传性眼病所致。应当加强宣传,注意孕期保健,避免近亲结婚,开展遗传咨询,提倡优生优育,能有效地减少这类眼病的发生。同时在一些地区也应注意维生素A缺乏和未成熟儿视网膜病变的防治。此外,也应做好儿童眼外伤的防治宣传。

(六) 屈光不正和低视力

向屈光不正者提供矫正眼镜和解决低视力矫正问题也已包括在"视觉2020"行动中。WHO估计目前有3500万人需要低视力保健服务。当人口老龄化时,这一数字将会迅速增加。"视觉2020"行动将通过初级保健服务、学校中视力普查和提供低价格的眼镜,努力向大多数人提供能负担得起的屈光服务和矫正眼镜,以及提供低视力保健服务。

我国是近视眼高发地区。根据1998年在北京顺义区以人群为基础的调查,15岁男、女儿童近视眼的患病率分别达37.6%和55.0%,并有随年龄增加而增加的趋势。2000年在该区进行的屈光不正随诊研究表明,5~15岁儿童中近视眼的发病率为7.9%。而且由于配镜设施、经济和对近视眼的认识等因素,相当一部分应当配戴眼镜的儿童不能及时配戴眼镜。对此应当进一步加强对屈光不正防治的研究,培训足够的验光人员,普及验光配镜设施,使屈光不正患者得到及时恰当的屈光矫正。

(七) 糖尿病视网膜病变

糖尿病是全球性严重的公共卫生问题。糖尿病会并发糖尿病视网膜病变、新生血管青光眼,导致严重的视力损伤,甚至盲。在过去20年中,糖尿病的并发症如糖尿病视网膜病变已经急剧增加。糖尿病及糖尿病视网膜病变的发生与生活方式有关,合理控制和早期治疗糖尿病对于控制糖尿病视网膜病变是有效的。改变生活方式,进行恰当及早干预可能会改变糖尿病视网膜病变的预后。但是,目前接受这种治疗的情况并不乐观,所以防治糖尿病视网膜病变将是公共卫生领域的重要课题。

四、展望

从我国目前情况来看,搞好防盲治盲的关键是提高效率。应当根据我国盲和视力损伤的严重情况和人力、财力资源做好规划,争取在尽量短的时间内根治我国的可避免盲。当前最为严重的是白内障盲问题。要提高白内障手术效率,单靠眼科医生是不够的,需要集中各方面的力量共同工作。提高白内障手术效率还应当掌握防盲治盲工作的"3A"原则,即开展防盲治盲工作应当是适当的(appropriate)、能负担的(affordable)、可接近的(accessible)。"适当的"原则是指防盲治盲应当因地制宜,采取符合各地实际情况的措施和方法;"能负担的"原则是指防盲治盲应和各地社会经济发展水平相适应,能被国家、社会和个人所负担;"可接近的"原则是指应当使盲和视力损伤者能有途径充分使用防盲治盲的服务设施。提高防盲治盲的工作质量也是当务之急。特别是在手术过程中,一定要把手术质量放在首位。人员培训是开展防盲治盲的核心问题。无论要提高我国白内障手术效率,增加年手术量,还是提高手术质量,都离不开人员培训。合理地调整眼科力量的布局也是一个重要问题。目前,我国多数眼科设施和眼科医生集中在大中城市,造成农村和边远地区白内障复明工作进展缓慢。

我们应当逐步地改变这种状况。在防盲治盲工作中,应当注意充分发挥眼科医生的作用。眼科医生应当积极主动地投身到防盲治盲工作中去,为解决目前我国盲人问题和全国人民的眼保健做贡献。此外,我们应当在积极开发我国防盲治盲资源前提下,加强与 WHO 和国际非政府防盲组织的合作,争取更多的资源,努力创造防盲治盲工作的新局面,达到在 2020 年根治可避免盲的宏伟目标。

第四节　盲和低视力的康复

一些眼病患者虽经积极治疗,仍处于盲和低视力状态。但这些患者并非毫无希望,应当采取康复措施,以尽可能地使他们像正常人一样生活。眼科医生的责任不仅在于诊断、治疗和预防那些致盲眼病,而且应当关注处于盲和低视力状态患者的康复。

盲人适应生活的能力可因盲发生年龄、患者的性格、受教育程度、经济状况及其他因素而有很大差别。老年盲人可能会较平静地接受盲的事实,而对青壮年来说,盲的状态常会对他们的职业和社会生活造成巨大冲击。出生时就失明的人或视力是逐渐而不是突然丧失的人会相对平静地接受盲的事实。

不同类型的盲人会有不同的需求,因此盲人的康复应根据具体情况采取个体化实施。老年盲人可能最需要适应家庭生活方面的训练,而年轻的盲人则需要适应社会生活、教育、工作等比较全面的训练,包括盲文方面的训练。

对于仍有部分视力的盲人和低视力患者来说,应当采用光学助视器和非光学助视器来改进他们的视觉活动能力,使他们利用残余视力工作和学习,以便获得较高的生活质量。

目前使用的助视器有远用和近用两种。常用的远用助视器为放大 2.5 倍的 Galileo 式望远镜,以看清远方景物。这种助视器不适合行走时配戴。近用的助视器有:①手持放大镜,是一种凸透镜,可使视网膜成像增大。②眼镜式助视器,主要用于阅读,其优点是视野大,携带方便。③立式放大镜,将凸透镜固定于支架上,透镜与阅读物之间的距离固定,可以减少透镜周边部的变形。④双合透镜放大镜,由一组消球面差正透镜组成,固定于眼镜架上,有多种放大倍数,可根据需要选用。其优点是近距离工作时不需用手扶持助视器,但焦距短,照明的要求高。⑤近用望远镜,在望远镜上加阅读帽而制成。其优点是阅读距离较一般眼镜式助视器远,便于写字或操作。缺点是视野小。⑥电子助视器,即闭路电视,包括摄像机、电视接收器、光源、监视器等,对阅读物有放大作用。其优点是放大倍数高、视野大,可以调节对比度和亮度,体位不受限制,无须外部照明,更适用于视力损伤严重、视野严重缩小和旁中心注视者,但价格较贵,携带不便。

非光学助视器包括大号字的印刷品、改善照明、阅读用的支架、导盲犬等。许多低视力患者常诉说对比度差和眩光。戴用浅灰色的滤光镜可减少光的强度,戴用琥珀色或黄色的滤光镜片有助于改善对比敏感度。

现代科学技术的进步会给盲人带来方便。声呐眼镜、障碍感应发生器、激光手杖、字声机、触觉助视器等虽然不能给盲人获得正常人那样的影像,但明显提高了他们的生活质量。人工视觉研究的进展有可能使盲人重建视觉。

盲人的教育和就业也是一个很重要的问题。我国主要通过民政部门和残疾人联合会开展工作,很多地方设立了视障或盲童学校,进行文化和专业技术培训。国家对吸收盲人的单位给予优惠政策,有助于全社会都来关心盲人,使他们能像普通人一样幸福地生活。

思 考 题

1. 视力损伤的分类标准是什么?
2. 全球盲和视力损伤及我国盲的主要原因是什么?
3. 盲和低视力患者如何进行康复?

（颜　华）

附录　眼科测量正常值

解剖生理部分

眼球　前后径24mm,垂直径23mm,水平径23.5mm
　　　眼内轴长(角膜内面～视网膜内面)22.12mm,容积6.5ml,重量7g
　　　突出度12～14mm,两眼相差不超过2mm

泪膜　厚度7μm,总量7.4μl,更新速度12%～16%/分钟,pH 6.5～7.6
　　　渗透压296～308mOsm/L

角膜　横径11.5～12.0mm,垂直径10.5～11.0mm
　　　厚度　中央部约0.5mm,周边部约1.0mm
　　　曲率半径　前面7.8mm,后面6.8mm
　　　屈光力　前面+48.83D,后面-5.88D,总屈光力+43D
　　　　　　屈光指数1.337
　　　　　　内皮细胞数2899±410/mm^2

角膜缘　宽1.5～2mm

巩膜　厚度　眼外肌附着处0.3mm,赤道部0.4～0.6mm,视神经周围1.0mm

瞳孔　直径2.5～4.0mm(两眼差<0.25mm)
　　　瞳距　男60.9mm,女58.3mm

睫状体　宽度　约6～7mm

脉络膜　平均厚度　约0.25mm,脉络膜上腔间隙10～35μm

视网膜
　　　视盘　直径1.50mm×1.75mm
　　　黄斑　直径2mm,中心凹位于视盘颞侧缘3mm,视盘中心水平线下0.8mm
　　　视网膜动静脉直径比例　动脉:静脉=2:3
　　　视网膜中央动脉　收缩压60～75mmHg,舒张压36～45mmHg

视神经　全长约40mm(眼内段1mm,眶内段25～30mm,管内段6～10mm,颅内段10mm)

前房　中央深度2.5～3.0mm

房水　容积　0.15～0.3ml,前房0.2ml,后房0.06ml
　　　比重　1.006,pH 7.5～7.6
　　　屈光指数　1.3336～1.336
　　　生成速率　2～3μl/min
　　　流出易度　0.22～0.28μl/(min·mmHg)
　　　氧分压　55mmHg,二氧化碳分压40～60mmHg

晶状体　直径9mm,厚度4mm,体积0.2ml
　　　曲率半径　前面10mm,后面6mm
　　　屈光指数　1.437
　　　屈光力　前+7D,后面+11.66D,总屈光力+19D

玻璃体 容积4.5ml,屈光指数1.336

睑裂 平视时高8mm,上睑遮盖角膜1~2mm,长26~30mm

内眦间距 30~35mm,平均34mm

外眦间距 88~92mm,平均90mm

睑板中央部宽度 上睑6~9mm,下睑5mm

睫毛 上睑100~150根,下睑50~75根,平视时倾斜度分别为110°~130°、100°~120°,寿命3~5个月。

拔除后1周生长1~2mm,10周可达正常长度

结膜 结膜囊深度(睑缘至穹窿部深处)上方20mm,下方10mm

穹窿结膜与角膜缘距离上下方均为8~10mm,颞侧14mm,鼻侧7mm

泪器

泪点 直径0.2~0.3mm,距内眦6.0~6.5mm

泪小管 直径0.5~0.8mm,垂直部1~2mm,水平部8mm

直径可扩张3倍

泪囊 长10mm,宽3mm,上1/3位于内眦韧带以上

鼻泪管 全长18mm;下口位于下鼻甲前端之后16mm

泪囊窝 长17.86mm,宽8.01mm

泪腺 眶部20mm×11mm×5mm,重0.75g

睑部 15mm×7mm×3mm,重0.2g

泪液 正常清醒状态下,每分钟分泌0.9~2.2μl

每眼泪液量7~12μl

比重1.008,pH 7.35,屈光指数1.336

渗透压295~309mOsm/L,平均305mOsm/L

眼眶 深40~50mm,容积25~28ml

视神经孔直径4~6mm,视神经管长4~9mm

有关的其他数据

眼外肌肌腱宽度 内直肌10.3mm,外直肌9.2mm,上直肌10.8mm,下直肌9.8mm,上斜肌9.4mm,下斜肌9.4mm

直肌止点距角膜 内直肌5.5mm,下直肌6.5mm,外直肌6.9mm,上直肌7.7mm

锯齿缘距角膜缘 7~8mm

赤道部距角膜缘 14.5mm

黄斑部距下斜肌最短距离(下斜肌止端鼻侧缘内上)2.2mm,距赤道18~22mm

涡静脉4~6条,距角膜缘 14~25mm

检 查 部 分

视功能检查

视野 用直径为3mm的白色视标,检查周边视野

正常:颞侧90°,鼻侧60°,上方55°,下方70°

用蓝、红、绿色视标检查,周边视野依次递减10°左右

立体视觉 立体视敏度<60弧秒

对比敏感度 函数曲线呈倒"U"形,也称为山形或钟形

泪液检查

泪膜破裂时间 10~45s;<10s为泪膜不稳定

Schirmer试验 (10~15)mm/5min;<10mm/5min为低分泌,<5mm/5min为干眼

眼压和青光眼的有关数据

平均值 10~21mmHg；病理值>21mmHg

双眼差异不应大于 5mmHg

24h 波动范围不应大于 8mmHg

房水流畅系数（C）　正常值 0.19~0.65μl/(min·mmHg)

　　　　　　　　　病理值≤0.12μl/(min·mmHg)

房水流量（F）　正常值 1.84±0.05μl/min，>4.5μl/min 为分泌过高

压畅比（P/C）　正常值≤100

　　　　　　　病理值≥120

巩膜硬度（E）　正常值 0.0215

C/D 比值　正常≤0.3，两眼相差≤0.2；C/D 比值≥0.6 为异常

饮水试验　饮水前后相差　正常值≤5mmHg

　　　　　　　　　　　　病理值≥8mmHg

暗室试验　试验前后眼压相差　正常值≤5mmHg

　　　　　　　　　　　　　　病理值≥8mmHg

暗室加俯卧试验　试验前后眼压相差　正常值≤5mmHg

　　　　　　　　　　　　　　　　　病理值≥8mmHg

眼底荧光血管造影

臂—脉络膜循环时间平均 8.4s

臂—视网膜循环时间平均 7~12s

推荐阅读

1. 范先群. 眼整形外科学. 北京:科学技术出版社,2009.
2. 赫雨时. 斜视. 2版. 天津:天津科学技术出版社,1982.
3. 李凤鸣,谢立信. 中华眼科学. 3版. 北京:人民卫生出版社,2014.
4. 刘祖国. 眼表疾病学. 北京:人民卫生出版社,2003.
5. 美国眼科学会. 眼科临床指南. 2版. 中华医学会眼科学分会,编译. 北京:人民卫生出版社,2013:217-314.
6. 瞿佳. 眼镜学. 3版. 北京:人民卫生出版社,2017.
7. 孙丰源,宋国祥. 眼与眼眶疾病超声诊断. 北京:人民卫生出版社,2010.
8. 王宁利,欧阳洁,周文炳. 中国人闭角型青光眼房角关闭机制的研究. 中华眼科杂志,2000,36(1):46-51.
9. 王雁,赵堪兴. 波前像差与临床视觉矫正. 北京:人民卫生出版社,2011.
10. 王雨生,徐建锋,郭长梅. 隐匿性巩膜破裂伤的临床特征. 中华眼科杂志,2008,44(5):431-435.
11. 徐国兴. 临床眼科学. 福州:福建科技出版社,2006.
12. 杨培增. 葡萄膜炎诊断与治疗. 北京:人民卫生出版社,2009.
13. 赵家良. 防盲治盲. 中华眼科杂志,1997,33(06):464-467.
14. 赵堪兴,杨培增. 眼科学. 8版. 北京:人民卫生出版社,2013.
15. American Academy of Ophthalmology Basic and Clinical Science Course Subcommittee. Pediatric Ophthalmology and Strabismus. Section 6:Basic and Clinical Science Course. San Francisco,CA:American Academy of Ophthalmology,2012-2013.
16. Wang B,Congdon NG,Wang N,et al. Dark Room Provocative Test and Extent of Angle Closure:An Anterior Segment OCT Study. Journal of Glaucoma,2010,19(3):183-187.
17. Basic and clinical sciencecourse. American Academy of Ophthalmology,2017-2018 edition.
18. Chalam KV. Basic and Clinical Science Course ,Section 2:Fundamentals and Principles of Ophthalmology. San Francisco:American Academy of Ophthalmology,2015-2016.
19. Charles S,Calzada J,Wood B. Vitreous Microsurgery. 5th ed. Philadelphia:Lippincott Williams & Wilkins,2011.
20. Chi W,Yang P,Li B,et al. TL-23 promotes CD4+ T cells to produce IL-17 in Vogt- Koyanagi- Harada disease. J Allergy Clin Immun,2007,119(5):1218-1224.
21. Davison JA,Chylack LT. Clinical application of the lens opacities classification system III in the performance of phacoemulsification. J Cataract Refract Surg,2003,29(1):138-145.
22. Dolmetsch AM. Nonlaser endoscopic endonasal dacryocystorhinostomy with adjunctive mitomycin C in nasolacrimal duct obstruction in adults. Ophthalmology,2010,117(5):1037-1040.
23. Foster A,Gilbert C,Rahi J. Epidemiology of cataract in childhood:A global perspective. J Cataract Refract Surg,1997,23 suppl 1:601-604.
24. Foster CS. General principles and philosophy//Foster CS,Vitale AT. et al. Diagnosis and Treatment of Uveitis. Philadelphia:W. B. Saunders Company,2002.
25. Resnikoff S,Pascolini D,Etya'ale D,et al. Global data on visual impairment in the year 2002. Bulletin of the World Health Organization,2004,82(11):844-851.
26. Hermann DS. 2017—2018 Basic and Clinical Science Course ,Section 12:Retina and Vitreous. San Francisco:American Academy of Ophthalmology,2012-2013.
27. Keay L,Edwards K,Naduvilath T,et al. Microbial keratitis predisposing factors and morbidity. Ophthalmology,2006,113(1):109-116.
28. Miller NR,Newman NJ. Walsh & Hoyt's Clinical Neuro-Ophthalmology. 6th ed . Philadelphia:Lippincott Williams & Wilkins,2008.
29. Nancy B. Carlson,Daniel Kurtz. Clinical procedures for ocular examination. 4th ed. New York:McGraw-Hill Education,2016.

30. Ronald Rabbetts. Bennett and Rabbett's Clinical Visual Optics. 4th ed. Oxford:Butterworth-Heinemann,2007.
31. Riordan-Eva P,Augsburger J. General Ophthalmology. 19 ed. New York:McGraw-Hill Education,2017.
32. Yang P,Fang W,Meng Q,et al. Clinical features of Chinese patients with Behcet's disease. Ophthalmology,2008,115(2):312-318.
33. Yang P,Ren Y,Li B,et al. Clinical characteristics of Vogt-Koyanagi-Harada syndrome in Chinese patients. Ophthalmology,2007,114(3):606-614.
34. Yang P,Ye Z,Tang J,et al. Clinical Features and Complications of Scleritis in Chinese Patients. Ocul Immunol Inflamm,2018,26(3):387-396.
35. Wu F,Liu Y,Zhang K. Examination of the Retina. N Engl J Med,2015,373:2483-2484.
36. Yang P,Zhong Y,Du L,et al. Development and Evaluation of Diagnostic Criteria for Vogt-Koyanagi-Harada Disease. JAMA Ophthalmology,2018,doi:10.1001/jamaophthalmol.2018.2664.
37. Chylack LT Jr,Leske MC,McCarthy D,Khu P,Kashiwagi T,Sperduto R. Lens opacities classification system II (LOCS II). Arch Ophthalmol,1989,107(7):991-997.
38. Davison JA,Chylack LT. Clinical application of the lens opacities classification system III in the performance of phacoemulsification. J Cataract Refract Surg,2003,29(1):138-145.

中英文名词对照索引

AC/A 比率　accommodative convergence/accommodation ratio, AC/A ratio　243
A、V 型斜视　A、V Patterns　251
A 型超声检查　A-scan ultrasonography　56
Behcet 病　Behcet disease　170
B 型超声检查　B-scan ultrasonography　56
DNA 甲基化　DNA methylation　27
Duane 眼球后退综合征　Duane retraction syndrome, DRS　252
Farnsworth D-15 色调检测法　Farnsworth D-15 Hue Test　39
Farnsworth-Munsell（FM）-100 色调检测法　Farnsworth Munsell 100 Hue Test　39
Fuchs 角膜内皮营养不良　Fuchs endothelial dystrophy　123
Fuchs 综合征　Fuchs syndrome　172
Goldmann 压平眼压计　Goldmann applanation tonometer　49
Gullstrand 精密模型眼　Gullstrand exact model eye　218
Hertel 眼球突度计　Hertel exophthalmometer　45
Schirmer 试验　Schirmer test　44
Schiötz 眼压计　Schiötz tonometer　49
Sjögren 综合征　Sjögren syndrome, SS　82,100
Stevens-Johnson 综合征　Stevens-Johnson syndrome　101
Terrien 边缘变性　Terrien marginal degeneration　121
Thygeson 浅层点状角膜炎　superficial punctate keratitis of Thygeson　120
Vogt-小柳原田病　Vogt-Koyanagi-Harada disease　170

A

阿托品　atropine　230
暗点　scotoma　38
暗适应　dark adaptation　40

B

白内障　cataract　133
白内障囊内摘除术　intracapsular cataract extraction, ICCE　137
白内障囊外摘除术　extracapsular cataract extraction, ECCE　137
白内障手术率　cataract surgical rate, CSR　305
白内障针拨术　couching of lens　137
瘢痕性睑内翻　cicatricial entropion　68
瘢痕性睑外翻　cicatricial ectropion　69
瘢痕性类天疱疮　cicatricial pemphigoid　101
半乳糖性白内障　galactose cataract　142
包涵体性结膜炎　inclusion conjunctivitis　96
暴露性角膜炎　exposure keratitis　118
杯凹　optic cup　9
被动牵拉试验　forced ductions　243
鼻睫状神经　nasociliary nerve　18
鼻泪管　nasolacrimal duct　14
边缘性角膜变性　marginal degeneration　121
扁平部　pars plana　8
扁平角膜　applanation　125
表层巩膜炎　episcleritis　129
表皮外胚叶　surface ectoderm　21
表型模拟　phenocopy　26
并发性白内障　complicated cataract　142
病毒性睑皮炎　virus palpebral dermatitis　65
病毒性结膜炎　viral conjunctivitis　92
病理性近视　pathologic myopia　221
波前像差　wave-front aberration　43
玻璃膜　Bruch membrane　9
玻璃体　vitreous body　10,176
玻璃体后脱离　posterior vitreous detachment, PVD　177
玻璃体黄斑牵拉综合征　vitreomacular traction syndrome, VMTS　178,184
玻璃体积血　vitreous hemorrhage　183
玻璃体基底部　vitreous base　176
玻璃体角巩膜伤口嵌顿　vitreous incarceration in the corneal-scleral wound　183
玻璃体角膜接触　vitreocorneal touch　183
玻璃体劈裂　vitreoschisis　177
玻璃体视网膜界面异常　vitreoretinal interface abnormalities　178

玻璃体脱出 vitreous loss 183
不等像 aniseikonia 224
不规则散光 irregular astigmatism 222
部分调节性内斜视 partially accommodative esotropia 247

C

彩色超声多普勒成像 color doppler imaging,CDI 57
蚕食性角膜溃疡 Mooren ulcer 119
常年性过敏性结膜炎 perennial allergic conjunctivitis 99
超急性细菌性结膜炎 hyperacute bacterial conjunctivitis 90
超声乳化白内障吸除术 phacoemulsification 137
超声生物显微镜检查 ultrasound biomicroscopy,UBM 57
成熟期 mature stage 135
初步 MPMVA maximum plus to maximum visual acuity 228
初发期 incipient stage 135
垂直分离性斜视 dissociated vertical deviation,DVD 247
垂直斜视 hypertropia 247
春季角结膜炎 vernal keratoconjunctivitis,VKC 95,97
磁共振成像 magnetic resonance imaging,MRI 59

D

大角膜 megalocornea 125
大泡性角膜病变 bullous keratopathy 121
带状光检影镜 streak retinoscopes 226
带状角膜病变 band-shaped keratopathy 120
带状疱疹病毒性睑皮炎 herpes zoster dermatitis of eyelid 65
单纯近视散光 simple myopic astigmatism 223
单纯疱疹病毒 herpes simplex virus,HSV 113
单纯疱疹病毒性睑皮炎 herpes simplex dermatitis of eyelid 65
单纯疱疹病毒性角膜炎 herpes simplex keratitis,HSK 113
单纯性表层巩膜炎 simple episcleritis 130
单纯远视散光 simple hyperopic astigmatism 223
单眼运动 monocular rotation 237
单一眼 unique eye 284
胆固醇沉着变性 cholesterolosis 178
倒睫 trichiasis 68,95
等效球镜 spherical equivalent 224
滴眼液 eyedrops 28
地图-点状-指纹状营养不良 map-dot-finger print dystrophy 122
第二玻璃体 secondary vitreous 20
第二斜视角 secondary deviation 238
第二眼位 secondary positions 238
第三玻璃体 tertiary vitreous 20
第三眼位 tertiary positions 238
第一斜视角 primary deviation 238
第一眼位 primary position 238
点状光检影镜 spot retinoscopes 226
电光性眼炎 electric ophthalmia 283
动脉硬化性视网膜病变 arteriosclerotic retinopathy 286
动态视野检查 kinetic perimetry 37
动眼神经麻痹 oculomotor palsy 250
对比敏感度 contrast sensitivity 41
钝挫伤 blunt trauma 272
多焦 ERG multifocal ERG,mfERG 43

E

恶性青光眼 malignant glaucoma 160
儿童盲 children blindness 306
儿童眼外伤 pediatric ocular trauma 284

F

发病率 incidence 31
房角固定型 angle-fixated 235
房角后退性青光眼 angle-recession glaucoma 159
房角切开术 goniotomy 156
房角粘连 goniosynechia 165
房水 aqueous humor 10
房水引流装置植入术 implantation drainage device 156
放射状角膜切开术 radial keratotomy,RK 233,284
飞秒激光辅助下白内障摘除术 femtosecond laser-assisted cataract surgery 138
飞秒激光辅助制瓣的准分子激光原位角膜磨镶术 Femto-LASIK 234
飞秒激光角膜基质透镜取出术 femtosecond lenticule extraction,FLEx 234
飞秒激光小切口角膜基质透镜取出术 femtosecond small incision lenticule extraction,SMILE 234
飞蚊症 muscae volitantes 178
非编码 RNA noncoding RNA 27
非穿透性小梁手术 nonpenetrating trabecular surgery 156
非调节性内斜视 nonaccommodative esotropia 248
非共同性内斜视 incomitant esodeviation 248
非接触眼压计 non-contact tonometer 50
非正视 ametropia 217

分开　divergence　237
分析性研究　analytic study　29
辐射性损伤　radiation injuries　283
负相对调节　negative relative accommodation, NRA　229
复合近视散光　compound myopic astigmatism　223
复合远视散光　compound hyperopic astigmatism　224
复视　diplopia　239
复杂性视网膜脱离　complicated retinal detachment　184

G

干眼　dry eye　82
感觉融合　sensory fusion　237
高 AC/A 型调节性内斜视　high AC/A ratio accommodative esotropia　247
高血压性视网膜病变　hypertensive retinopathy, HRP　195, 286
高眼压症　ocular hypertension　147
巩膜　sclera　6
巩膜葡萄肿　scleral staphyloma　132
巩膜炎　scleritis　130
贯通伤　penetrating wound　269
光损伤　photic damage　283
光学相干断层扫描　optical coherence tomography, OCT　55, 188
规则散光　regular astigmatism　222
过敏性结膜炎　allergic conjunctivitis　99
过熟期　hypermature stage　136

H

核性白内障　nuclear cataract　136
黑色素瘤　melanoma　103
恒定性外斜视　constant exotropia　249
虹膜　iris　8
虹膜根部离断　iridodialysis　272
虹膜后粘连　posterior synechia of the iris　165
虹膜夹型　iris-claw　235
虹膜角膜内皮综合征　iridocorneal endothelial syndrome, ICE　161
虹膜囊肿　iris cyst　173
虹膜膨隆　iris bombe　165
虹膜前粘连　anterior synechia of the iris　165
虹膜缺损　coloboma of the iris　174
后弹力层膨出　descementocele　107
后发性白内障　after cataract　144, 183
后房　posterior chamber　10
后房型有晶状体眼人工晶状体植入术　posterior chamber phakic intraocular lens, PC PIOL　284
后巩膜加固术　posterior scleral reinforcement, PSR　235
后巩膜炎　posterior scleritis　131
后囊膜混浊　posterior capsular opacification　144
后囊下白内障　posterior subcapsular cataract　136
后葡萄膜炎　posterior uveitis　169
化学性烧伤　chemical injuries　281
坏死性前巩膜炎　necrotizing anterior scleritis　131
缓释控制装置　sustained-release devices　29
患病率　prevalence　31
黄斑　macula lutea　9
黄斑分裂　macular splitting　39
黄斑回避　macular sparing　39
黄斑裂孔　macular hole, MH　199
黄斑囊样水肿　cystoid macular edema, CME　191
黄斑前膜　macular epiretinal membrane　184
黄斑中心凹　fovea centralis　9
混合散光　mixed astigmatism　224
混合伤　mixed injury　270
混合型调节性内斜视　mixed accommodative esotropia　248
混淆视　confusion　239
活性氧　reactive oxygen species, ROS　233
获得性上斜肌麻痹　acquired superior oblique muscle palsy, ASOP　250

J

机械法准分子激光上皮瓣下角膜磨镶术　epipolis laser in situ keratomileusis, Epi-LASIK　233
基本型内斜视　basic esotropia　248
基底层　basal lamina　176
基底细胞癌　basal cell carcinoma　67
激光法准分子激光上皮瓣下角膜磨镶术　transepithelial photorefractive keratectomy, t-PRK　233
激光巩膜造瘘术　laser sclerostomy　156
激光虹膜切开术　laser iridotomy　156
激光扫描拓扑仪　scanning laser topography　56
激光小梁成形术　selective laser trabeculoplasty, SLT　156
急性闭角型青光眼　acute angle-closure glaucoma　150
急性共同性内斜视　acute comitant esotropia　248
急性泪腺炎　acute dacryoadenitis　71
急性视网膜坏死综合征　acute retinal necrosis syndrome, ARN　172
疾病优势比　odds ratio, OR　32
棘阿米巴角膜炎　acanthamoeba keratitis　116
集合　convergence　220, 237

集合近点检查　near point of convergence, NPC　243
计算机化断层显像　computerized tomography, CT　58
季节性过敏性结膜炎　seasonal allergic conjunctivitis　98
继发性青光眼　secondary glaucoma　159
继发性视神经萎缩　secondary optic atrophy　211
继发性外斜视　consecutive exotropia　250
家族性渗出性玻璃体视网膜病变　familial exudative vitreoretinopathy, FEVR　179, 180
甲状腺相关眼病　thyroid associated ophthalmopathy, TAO　263
假同色图　pseudoisochromatic plate　39
假性视盘水肿　pseudopapilloedema　211
间歇性外斜视　intermittent exotropia　249
检眼镜　ophthalmoscope　50
睑板腺功能障碍　Meibomian gland dysfunction, MGD　82, 84
睑板腺囊肿　chalazion　63
睑结膜　palpebral conjunctiva　13
睑结膜瘢痕　tarsal conjunctival scarring　95
睑裂　palpebral fissure　12
睑裂斑　pinguecula　103
睑裂狭小综合征　blepharophimosis syndrome　70
睑内翻　entropion　68
睑外翻　ectropion　69
睑腺炎　hordeolum　62
睑缘　palpebral margin　12
睑缘炎　blepharitis　64
简略眼　reduced eye　218
碱性烧伤　alkali burns　282
渐变多焦点镜片　progressive addition lens　230
交叉柱镜　Jackson cross cylinder, JCC　229
交感性眼炎　sympathetic ophthalmia　171, 277
交替遮盖法　alternate cover test　242
胶原　collagen　176
胶原盾　collagen cornea shield　29
角结膜干燥症　keratoconjunctivitis sicca　82
角膜　cornea　6, 106
角膜白斑　corneal leucoma　108
角膜斑翳　corneal macula　108
角膜变性　corneal degeneration　120
角膜薄翳　corneal nebula　108
角膜穿孔　corneal perforation　107
角膜地形图　corneal topography　45, 52
角膜共聚焦显微镜　corneal confocal microscopy　53
角膜后沉着物　keratic precipitates, KP　45, 164
角膜混浊　corneal opacification　95
角膜基质环植入术　intrastromal corneal ring segments, ICRS　233
角膜基质炎　interstitial keratitis　117
角膜胶原交联术　corneal collagen cross-linking, CXL　233
角膜浸润　corneal infiltration　107
角膜溃疡　corneal ulcer　107
角膜老年环　cornea arcus senilis　120
角膜鳞状细胞癌　corneal squamous cell carcinoma　126
角膜瘘　corneal fistula　107
角膜内皮镜　corneal specular microscopy　52
角膜皮样瘤　corneal dermoid tumor　125
角膜葡萄肿　corneal staphyloma　108
角膜曲率计　keratometer　45
角膜屈光手术　keratorefractive surgery　233
角膜软化症　keratomalacia　123
角膜塑形镜　orthokeratology, OK　232
角膜血染　blood staining of cornea　273
角膜炎　keratitis　107
角膜营养不良　corneal dystrophy　122
角膜映光法　Hirschberg test　242
角膜缘　limbus　7
角膜缘干细胞功能障碍　limbal stem cell deficiency, LSCD　80
角膜脂质变性　corneal lipid degeneration　121
接触镜　contact lens　232
接触性睑皮炎　contact dermatitis of lids　65
拮抗肌　antagonist　238
结节性表层巩膜炎　nodular episcleritis　129
结节性前巩膜炎　nodular anterior scleritis　131
结膜　conjunctiva　13, 86
结膜结石　conjunctival concretion　105
结膜鳞状细胞癌　squamous cell carcinoma of conjunctiva　103
结膜滤泡　follicular conjunctival inflammation　95
结膜囊　conjunctival sac　13
结膜囊肿　conjunctival inclusion cyst　102
结膜皮样瘤　conjunctival dermoid tumor　102
结膜乳头状瘤　conjunctival papilloma　101
结膜色素痣　conjunctival nevi　101
结膜上皮内瘤变　conjunctival epithelial neoplasia, CIN　102
结膜血管瘤　conjunctival angioma　102
结膜炎　conjunctivitis　86
睫状长神经　long ciliary nerve　18
睫状短神经　short ciliary nerve　18
睫状冠　pars plicata　8

睫状后长动脉　long posterior ciliary artery　17
睫状后短动脉　short posterior ciliary artery　17
睫状环阻塞性青光眼　ciliary-block glaucoma　160
睫状肌麻痹验光　cycloplegic refraction　230
睫状前动脉　anterior ciliary artery　18
睫状前静脉　anterior ciliary vein　18
睫状神经节　ciliary ganglion　18
睫状体　ciliary body　8
睫状体光凝术　cyclophotocoagulation　156
睫状体冷凝术　cyclocryotherapy　156
睫状体透热术　cyclodiathermy　156
睫状突　ciliary processes　8
近点　near point　220
近视　myopia　217
近用　near vision, NV　231
晶状体　lens　10
晶状体板　lens placode　19
晶状体混浊分类方法　Lens Opacities Classification System, LOCS　134
晶状体泡　lens vesicle　19
晶状体脱位或半脱位　dislocation or subluxation of the lens　183
静态视野检查　static perimetry　37
巨乳头性结膜炎　giant papillary conjunctivitis, GPC　96, 99, 232
锯齿缘　ora serrata　8
绝对性远视　absolute hyperopia　222

K

颗粒状角膜基质营养不良　granular corneal stroma dystrophy　122
空蝶鞍综合征　empty sella syndrome　214
枯草热性结膜炎　hay fever conjunctivitis　98
框架眼镜　spectacles　230
眶隔　orbital septum　12
眶隔前蜂窝织炎　preseptal cellulitis　261
眶上裂　superior orbital fissure　12
眶深部蜂窝织炎　deep orbital cellulitis　261
眶下裂　inferior orbital fissure　12
溃疡性睑缘炎　ulcerative blepharitis　64

L

老年性白内障　senile cataract　135
老视　presbyopia　217
泪道　lacrimal passages　14
泪点　lacrimal puncta　14
泪膜　tear film　21
泪膜破裂时间　breaking up time, BUT　44
泪囊　lacrimal sac　14
泪器　lacrimal apparatus　14, 71
泪腺　lacrimal gland　14
泪小管　lacrimal canaliculi　14
泪液分泌器　secretory apparatus　71
泪液排出器　excretory apparatus　71
棱镜度　prismatic diopter　220
立体视检查　stereopsis testing　244
立体视觉　stereoscopic vision　41
粒细胞肉瘤　granulocytic sarcoma　289
镰状细胞病　sickle cell disease　178
裂伤　laceration　269
裂隙灯生物显微镜　slit-lamp biomicroscope　47
临床试验　clinical trial　30
淋球菌性结膜炎　gonococcal conjunctivitis　91
鳞屑性睑缘炎　squamous blepharitis　64
鳞状细胞癌　squamous cell carcinoma　67
流行性出血性结膜炎　epidemic hemorrhagic conjunctivitis　94
流行性角结膜炎　epidemic keratoconjunctivitis　93
乱睫　aberrant lashes　68

M

麻痹性睑外翻　paralytic ectropion　69
马方综合征　Marfan syndrome　144
马切山尼综合征　Marchesani syndrome　144
脉络膜　choroid　9
脉络膜恶性黑色素瘤　malignant melanoma of the choroid　173
脉络膜骨瘤　choroidal osteoma　174
脉络膜破裂　choroidal rupture　274
脉络膜缺损　coloboma of the choroid　175
脉络膜新生血管　choroidal neovascularization, CNV　184, 196
脉络膜血管瘤　choroidal hemangioma　173
脉络膜转移癌　metastatic carcinoma of the choroid　174
慢性闭角型青光眼　chronic angle-closure glaucoma　152
慢性泪腺炎　chronic dacryoadenitis　72
慢性滤泡性结膜炎　chronic follicular conjunctivitis　95
慢性细菌性结膜炎　chronic conjunctivitis　91
弥漫性层间角膜炎　diffuse lamellar keratitis, DLK　128, 234
弥漫性结膜感染　diffuse conjunctival inflammation　95
弥漫性前巩膜炎　diffuse anterior scleritis　130

免疫性结膜炎　immunologic conjunctivitis　97
描述性研究　descriptive study　29
明适应　light adaptation　40

N

难治性青光眼　refractory glaucoma　158
脑膜脑膨出　meningoencephalocele　268
脑膜膨出　meningocele　268
脑神经嵴细胞　cranial neural crest cells　19，21
内斜视　esotropia，ET　222，247
内转　adduction　237
内眦赘皮　epicanthus　70
逆规散光　astigmatism against the rule　223
年龄相关性白内障　age-related cataract　135
年龄相关性黄斑变性　age-related macular degeneration，ARMD　197
颞侧偏盲　temporal hemianopsia　39
凝缩　syneresis　177

P

旁中心注视　eccentric fixation　240
泡性角结膜炎　phlyctenular keratoconjunctivitis　100
胚裂　embryonic fissure　19
胚眼　embryonic eye　19
配偶肌　yoke muscles　239
配偶肌定律　Hering's law　239
膨胀期　intumescent stage　135
皮样脂肪瘤　dermolipoma　102
皮脂腺癌　sebaceous gland carcinoma　67
皮质性白内障　cortical cataract　135
葡萄膜　uvea　8
葡萄膜炎　uveitis　163
葡萄膜炎并发白内障　cataract associated with uveitis　183

Q

牵拉性视网膜脱离　traction retinal detachment　184
牵牛花综合征　morning-glory syndrome　213
前部缺血性视神经病变　anterior ischemic optic neuropathy，AION　208
前弹力层下激光角膜磨镶术　Sub-Bowman keratomileusis，SBK　234
前房　anterior chamber　10
前房积血　hyphema　273
前房角　anterior chamber angle　7
前房角镜　gonioscope　48

前房闪辉　anterior chamber flare　165
前房细胞　anterior chamber cells　165
前巩膜炎　anterior scleritis　130
前葡萄膜炎　anterior uveitis　164
浅层点状角膜炎　superficial punctate keratitis，SPK　120
强直性脊柱炎　ankylosing spondylitis　169
青光眼　glaucoma　147
青光眼睫状体炎综合征　glaucomatocyclitic syndrome　159
青年性视网膜劈裂症　juvenile retinoschisis　179
青少年型青光眼　juvenile glaucoma　162
穹窿结膜　fornical conjunctiva　13
球结膜　bulbar conjunctiva　13
球结膜下出血　subconjunctival hemorrhage　105
球镜度数　diopter of spherical power，DS　231
屈光　refraction　217
屈光不正　refractive error　217
屈光参差　anisometropia　224
屈光度　diopter　218
屈光力　refractive power　218
屈光手术后眼外伤　ocular trauma after refractive surgeries　284
屈光性调节性内斜视　refractive accommodative esotropia　247
屈光性弱视　refractive amblyopia　222
屈光状态　refractive status　218
全葡萄膜炎　generalized uveitis　169
全视网膜光凝　panretinal photocoagulation，PRP　195
全远视　total hyperopia　222

R

染色质重塑　chromosome remodeling　27
热烧伤　thermal burns　283
人工晶状体植入术　intraocular lens implantation　138
日常生活视力　presenting vision　302
日光性视网膜病变　solar retinopathy　283
溶血性青光眼　hemolytic glaucoma　159
融合　fusion　237
融合储备力检查　fusion potential　243
融合交叉柱镜　fused cross cylinder，FCC　229
软镜　soft contact lens　232
弱视　amblyopia　240

S

三棱镜度　prism diopter，PD　238
三棱镜加角膜映光法　Krimsky test　242
三棱镜加遮盖试验　prism plus cover testing　242

散光　astigmatism　217
散光性角膜切开术　astigmatic keratotomy, AK　233
色盲镜　anomaloscope　39
色素性青光眼　pigmentary glaucoma　161
沙眼　trochoma　94
沙眼衣原体　chlamydia trachomatis　94
闪光 ERG　flash ERG　42
闪辉性玻璃体液化　synchysis scintillans　178
上睑下垂　ptosis　69
上皮基底膜营养不良　epithelial basement membrane dystrophy　122
上皮内上皮癌　intraepithelial epithelioma　126
上斜肌肌鞘综合征　Brown syndrome　251
上斜肌麻痹　superior oblique muscle palsy　250
上转　supraduction　237
神经交互支配定律　Sherrington's law　239
神经麻痹性角膜炎　neuroparalytic keratitis　118
神经外胚叶　neuroectoderm　21
神经褶　neural fold　19
渗出性视网膜脱离　exudative retinal detachment　184
实验研究　experimental study　30
世界卫生组织　World Health Organization, WHO　302
视杯　optic cup　19
视放射　optic radiation　16
视沟　optic sulcus　19
视交叉　optic chiasm　16
视交叉综合征　chiasmatic syndrome　214
视茎　optic stalk　19
视觉诱发电位　visual evoked potential, VEP　42, 137, 255
视力表　vision chart　35
视力损伤　visual impairment　302
视路　visual pathway　15, 205
视能矫正训练　orthoptics　246
视盘　optic disc　9
视盘玻璃膜疣　optic disc drusen　213
视盘缺损　coloboma of optic disc　213
视盘水肿　optic disc edema, papilloedema　210
视盘血管瘤　hemangioma of the optic disc　212
视盘血管炎　optic disc vasculitis　211
视泡　optic vesicle　19
视皮质　visual cortex　16
视乳头　optic papillae　9
视锐度　visual acuity　35
视神经　optic nerve　15
视神经管　optic canal　11
视神经脊髓炎　neuromyelitis optica　294

视神经孔　optic foramen　11
视神经乳头　optic papilla　205
视神经撕脱　avulsion of the optic nerve　281
视神经萎缩　optic atrophy　211
视神经炎　optic neuritis　205
视束　optic tract　16
视网膜　retina　9
视网膜电图　electroretinogram, ERG　42, 137
视网膜对应　retinal correspondence　239
视网膜分支动脉阻塞　branch retinal artery occlusion, BRAO　189
视网膜分支静脉阻塞　branch retinal vein occlusion, BRVO　178, 192
视网膜静脉周围炎　retinal periphlebitis　193
视网膜毛细血管扩张症　retinal telangiectasia　179
视网膜母细胞瘤　retinoblastoma, RB　202
视网膜劈裂症　retinoschisis　179
视网膜前膜　epiretinal membrane, ERM　200
视网膜色素上皮层　retinal pigment epithelium, RPE　10
视网膜神经感觉层　neurosensory retina　10
视网膜脱离　retinal detachment, RD　200
视网膜脱离合并玻璃体积血　retinal detachment associated with vitreous hemorrhage　184
视网膜脱离合并黄斑裂孔　retinal detachment with macular hole　184
视网膜脱离合并巨大裂孔　retinal detachment with giant tear　184
视网膜脱离合并视网膜嵌顿　retinal detachment with retina incarceration　184
视网膜下出血　subretinal hemorrhage　184
视网膜血管瘤　retinal angiomatosis　178
视网膜血管性疾病合并玻璃体积血　vitreous hemorrhage induced by retinal vascular diseases　183
视网膜血管炎　retinal vasculitis　179
视网膜震荡　commotio retinae　274
视网膜中央动脉　central retinal artery, CRA　17
视网膜中央动脉阻塞　central retinal artery occlusion, CRAO　188
视网膜中央静脉　central retinal vein, CRV　18
视网膜中央静脉阻塞　central retinal vein occlusion, CRVO　178, 191
视窝　optic pit　19
视野　visual field　36
视野计　perimeter　37
视紫红质　rhodopsin　24
视紫蓝质　iodopsin　25

手足搐搦性白内障　tetany cataract　142
双目间接检眼镜　binocular indirect ophthalmoscope　51
双上转肌功能不足　double elevator insufficiency　251
双眼颞侧偏盲　bitemporal hemianopsia　214
双眼视觉　binocular vision　239
双眼同向运动　conjugate movement, version　237
双眼异向运动　disjunctive movement, vergence　237
双眼运动检查　binocular eye movement　243
水平视差　horizontal visual disparity　244
水平斜视　horizontal strabismus　247
水液缺乏性干眼　aqueous tear deficiency, ATD　82, 83
顺规散光　astigmatism with the rule　223
丝状角膜炎　filamentary keratitis　118
酸性烧伤　acid burns　282
随机点立体图　random-dot stereogram　41
随意性远视　facultative hyperopia　222

T

糖尿病视网膜病变合并玻璃体积血　diabetic retinopathy with vitreous hemorrhage　183
糖尿病性白内障　diabetic cataract　141
糖尿病性视网膜病变　diabetic retinopathy, DR　194
糖皮质激素性青光眼　corticosteroid-induced glaucoma　159
特发性黄斑裂孔　idiopathic macular hole　184
调节　accommodation　219
调节幅度　amplitude, AMP　220
调节性内斜视　accommodative esotropia　247
调整缝线　adjustable sutures　247
铁质沉着症　siderosis　278
同侧偏盲　homonymous hemianopsia　38
同视机法　synoptophore　41
同型胱氨酸尿症　homocystinuria　144
铜质沉着症　chalcosis　278
瞳孔　pupil　8
瞳孔闭锁　seclusion of pupil　166
瞳孔残膜　persistent pupillary membrane　174
瞳孔光反射　light reflex　22
瞳孔近反射　pupil near reflex　22
瞳孔膜闭　occlusion of pupil　166, 183
瞳孔移位　displacement of pupil　183
透明质酸　hyaluronic acid　176
图形 ERG　pattern ERG　43
退行性睑内翻　degenerative entropion　68
退行性睑外翻　degenerative ectropion　69

W

歪头试验　Bielschowsky head tilt test　243
外侧膝状体　lateral geniculate body　16
外伤性白内障　traumatic cataract　140, 183
外伤性玻璃体积血　traumatic vitreous hemorrhage　183
外伤性感染性眼内炎　traumatic endophthalmitis　276
外伤性视神经病变　traumatic optic neuropathy　281
外斜视　exotropia, XT　247
外转　abduction　237
未成熟期　immature stage　135
伪盲　malingering blindness　296
伪装综合征　masquerade syndrome　172
涡静脉　vortex vein　18
无虹膜　aniridia　174
无晶状体眼瞳孔阻滞性青光眼　aphakia pupillary block glaucoma　183

X

息肉样脉络膜血管病变　polypoidal choroidal vasculopathy, PCV　179, 196
细菌性角膜溃疡　bacterial corneal ulcer　110
细菌性角膜炎　bacterial keratitis　109
细菌性结膜炎　bacterial conjunctivitis　90
下颌瞬目综合征　Marcus Gunn jaw-winking syndrome　296
下斜肌麻痹　inferior oblique muscle palsy, IOP　251
下转　infraduction　237
先天性白内障　congenital cataract　183
先天性睑内翻　congenital entropion　68
先天性脑神经发育异常综合征　congenital cranial dysinnervation disorders, CCDDs　252
先天性青光眼　congenital glaucoma　161
先天性上斜肌麻痹　congenital superior oblique muscle palsy, CSOP　250
先天性外斜视　congenital exotropia　249
先天性小眼球　congenital microphthalmos　268
先天性眼外肌纤维化综合征　congenital fibrosis of extraocular muscles, CFEOM　252
先天性遗传性视网膜劈裂症　X-linked retinoschisis　179
先天性运动性眼球震颤　congenital motor nystagmus　256
显斜视　tropia　238
显性远视　manifest hyperopia　222
相对危险度　relative risk, RR　32
相对性传入性瞳孔障碍　relative afferent pupillary defect, RAPD　46

小角膜　microcornea　125
小梁切除术　trabeculectomy　156
小梁切开术　trabeculotomy　156
小切口飞秒激光角膜基质透镜切除术　small incision lenticule extraction, SMILE　284
协同肌　synergist　239
斜轴散光　oblique astigmatism　223
新生血管性青光眼　neovascular glaucoma　160
星状玻璃体变性　asteroid hyalosis　178
旋转斜视　cyclodeviation　247
血管内皮生长因子　vascular endothelial growth factor, VEGF　191
血-视网膜屏障　blood-retinal barrier, BRB　186
血影细胞性青光眼　ghost-cell glaucoma　159

Y

咽结膜热　pharyngoconjunctival fever　93
盐酸环喷托酯　cyclopentolate hydrochloride　230
眼表　ocular surface　78
眼表疾病　ocular surface disease, OSD　80
眼表泪液疾病　ocular surface & tear diseases　80
眼底荧光素血管造影　fundus fluorescein angiography, FFA　188
眼底自发荧光　fundus autofluorescence　55
眼电图　electrooculogram, EOG　42
眼膏　ointments　28
眼睑　eye lids　12
眼睑闭合不全　lagophthalmus　69
眼睑黄色瘤　xanthelasma of the lid　67
眼睑色素痣　nevus of the lid　66
眼睑血管瘤　hemangioma of the lid　66
眼科流行病学　ocular epidemiology　29
眼科学　ophthalmology　1
眼眶　orbit　11
眼眶爆裂性骨折　orbital blowout fracture　267
眼眶蜂窝织炎　orbital cellulitis　261
眼眶海绵状静脉畸形　orbital cavernous venous malformation　264
眼眶横纹肌肉瘤　orbital rhabdomyosarcoma　266
眼眶淋巴瘤　orbital lymphoma　266
眼眶脑膜瘤　orbital meningioma　266
眼眶皮样囊肿　orbital dermoid cyst　265
眼眶特发性炎症　idiopathic orbital inflammation, IOI　262
眼眶炎性假瘤　orbital inflammatory pseudotumor　262
眼内炎　endophthalmitis　169, 180
眼内异物　intraocular foreign body　270, 278

眼内注射　intraocular injections　28
眼球穿通伤　perforating injury of eyeball　269
眼球破裂伤　eyeball rupture　269
眼球震颤　nystagmus　256
眼外肌　extraocular muscles　15
眼外伤　ocular trauma　269
眼外伤的玻璃体切割术　vitrectomy for eye injury　184
眼外伤分类法　ocular trauma terminology　269
眼外伤评分　ocular trauma score, OTS　271
眼压测量　tonometry　49
眼遗传学　ophthalmic genetics　26
眼周注射　periocular injections　28
眼轴长度　axial length　218
摇晃婴儿综合征　shaken baby syndrome　284
液化　liquefaction　177
遗传异质性　heterogeneity　26
乙醇法准分子激光上皮瓣下角膜磨镶术　laser subepithelial keratectomy, LASEK　233
异常视网膜对应　anomalous retinal correspondence, ARC　240
抑制　suppression　240
抑制检查　suppression testing　243
翼状胬肉　pterygium　104
吲哚菁绿血管造影　indocyanine green angiography, ICGA　53, 196
隐匿性巩膜破裂伤　occult scleral rupture　275
隐斜视　phoria　237
隐性眼球震颤　latent nystagmus　256
隐性远视　latent hyperopia　222
婴幼儿型青光眼　infantile glaucoma　161
荧光素眼底血管造影　fundus fluorescence angiography, FFA　53
硬镜　rigid contact lens　232
硬性透气性接触镜　rigid gas-permeable contact lens, RGP　232
原发性闭角型青光眼　primary angle-closure glaucoma, PACG　149
原发性开角型青光眼　primary open angle glaucoma, POAG　153
原发性视神经萎缩　primary optic atrophy　211
原发性视网膜色素变性　retinitis pigmentosa, RP　202
原始玻璃体　primary vitreous　20
圆锥角膜　keratoconus　124
远达性视网膜病变　Purtscher's retinopathy　291
远点　far point　220
远视　hypermetropia　217

远用　distance vision,DV　231
运动融合　motor fusion　237

Z

早产儿视网膜病变　retinopathy of prematurity,ROP　178,196,292
增殖性玻璃体视网膜病变　proliferative vitreoretinopathy,PVR　184
增殖性糖尿病视网膜病变　proliferative diabetic retinopathy,PDR　178
粘连性角膜白斑　adherent leucoma　108
展神经麻痹　abducens/sixth nerve palsy　248
遮盖法　cover test　241
遮盖-去遮盖法　cover uncover test　241
诊断眼位　diagnostic positions　238
真菌性角膜炎　fungal keratitis　112
正常眼压青光眼　normal tension glaucoma,NTG　147
正视　emmetropia　217
正位视　orthophoria　238
正相对调节　positive relative accommodation,PRA　230
知觉缺陷性眼球震颤　sensory defect nystagmus　256
知觉性内斜视　sensory esotropia　248
知觉性外斜视　sensory exotropia　249
脂质体　liposomes　29
直肌后徙术　recession of a rectus muscle　246
直肌缩短术　resection of a rectus muscle　246
直接检眼镜　direct ophthalmoscope　50

中和点　neutral point　227
中间葡萄膜炎　intermediate uveitis　168
中胚叶　mesoderm　21
中心凹　fovea　9
中心小凹　foveola　9
中心性浆液性脉络膜视网膜病变　central serous chorioretinopathy,CSC　196
中央角膜厚度　central corneal thickness,CCT　158
周边虹膜切除术　peripheral iridectomy　156
周期交替性眼球震颤　periodic alternating nystagmus,PAN　257
周期性内斜视　cyclic esotropia　248
猪囊尾蚴病　cysticercosis cellulosae　181
主导眼　dominant eye　237
主动牵拉试验　active force generation　243
主觉验光　subjective refraction　225
柱镜度数　diopter of cylindrical power,DC　231
准分子激光角膜表面切削术　photorefractive keratectomy,PRK　233
准分子激光原位角膜磨镶术　laser in situ keratomileusis,LASIK　234,284
紫外线损伤　ultraviolet radiation injury　283
自身免疫性结膜炎　autoimmune conjunctivitis　100
眦部睑缘炎　angular blepharitis　64
综合验光仪　phoropter　227
组蛋白修饰　histone modification　27
最小弥散圆　least blur　224